全国普通高等中医药院校药学类专业"十三五"规划教材（第二轮规划教材）

中药药剂学

（第2版）

（供中药学、药学、药物制剂、制药工程及相关专业使用）

主　编	傅超美　刘　文
副主编	桂双英　王志萍　肖学凤
	邹　亮　史亚军　李春花

编　者　（以姓氏笔画为序）

王　芳（江西中医药大学）　　　　　　王志萍（广西中医药大学）

王利胜（广州中医药大学）　　　　　　史亚军（陕西中医药大学）

刘　文（贵州中医药大学）　　　　　　孙　琴（西南医科大学）

李　玲（西华大学）　　　　　　　　　李春花（河北中医学院）

余　琰（甘肃中医药大学）　　　　　　邹　亮（成都大学）

肖学凤（天津中医药大学）　　　　　　冷　静（重庆市中医研究院）

张　华（山东中医药大学）　　　　　　桂双英（安徽中医药大学）

隋　宏（宁夏医科大学）　　　　　　　彭　涛（太极集团有限公司）

董自亮（重庆太极医药研究院有限公司）　程铁峰（河南大学）

傅超美（成都中医药大学）　　　　　　谢　辉（南京中医药大学）

廖　婉（成都中医药大学）

秘　书　廖　婉

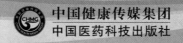

中国健康传媒集团

中国医药科技出版社

内容简介

　　本书是"全国普通高等中医药院校药学类专业'十三五'规划教材（第二轮规划教材）"之一，依照教育部相关文件和精神，根据本专业教学要求和课程特点，结合《中国药典》（2015 年版）和《国家执业药师资格考试考试大纲》编写而成。全书共分 23 章，分别介绍了中药调剂及制药卫生，中药制剂共性技术，中药常用剂型，药物制剂新技术与新剂型等方面内容。本书为书网融合教材，即纸质教材有机融合电子教材、教学配套资源（PPT、微课、视频）和数字化教学服务（在线教学、在线作业、在线考试）。

　　本教材采用了大量的案例，实用性强。可供高等中医药院校中药学、药学、药物制剂、制药工程及相关专业使用，也可作为医药行业考试与培训的参考用书。

图书在版编目（CIP）数据

中药药剂学/傅超美，刘文主编 . —2 版 . —北京：中国医药科技出版社，2018.8
全国普通高等中医药院校药学类专业"十三五"规划教材（第二轮规划教材）
ISBN 978 - 7 - 5214 - 0271 - 1

Ⅰ. ①中… Ⅱ. ①傅… ②刘… Ⅲ. ①中药制剂学 - 中医学院 - 教材 Ⅳ. ①R283

中国版本图书馆 CIP 数据核字（2018）第 097824 号

美术编辑　陈君杞
版式设计　诚达誉高

出版　**中国健康传媒集团** | 中国医药科技出版社
地址　北京市海淀区文慧园北路甲 22 号
邮编　100082
电话　发行：010 - 62227427　邮购：010 - 62236938
网址　www. cmstp. com
规格　889 × 1194mm $^1/_{16}$
印张　27 $^3/_4$
字数　555 千字
初版　2014 年 8 月第 1 版
版次　2018 年 8 月第 2 版
印次　2023 年 8 月第 5 次印刷
印刷　三河市百盛印装有限公司
经销　全国各地新华书店
书号　ISBN 978 - 7 - 5214 - 0271 - 1
定价　65. 00 元

获取新书信息、投稿、为图书纠错，请扫码联系我们。

全国普通高等中医药院校药学类专业"十三五"规划教材（第二轮规划教材）
编写委员会

主 任 委 员	彭　成（成都中医药大学）	
副主任委员	朱　华（广西中医药大学）	
	杨　明（江西中医药大学）	
	冯卫生（河南中医药大学）	
	刘　文（贵州中医药大学）	
	彭代银（安徽中医药大学）	
	邱智东（长春中医药大学）	
委　　　员	（以姓氏笔画为序）	

王　建（成都中医药大学）	王诗源（山东中医药大学）
文红梅（南京中医药大学）	尹　华（浙江中医药大学）
邓　赟（成都中医药大学）	史亚军（陕西中医药大学）
池玉梅（南京中医药大学）	许　军（江西中医药大学）
严　琳（河南大学）	严铸云（成都中医药大学）
杨　云（云南中医药大学）	杨怀霞（河南中医药大学）
杨武德（贵州中医药大学）	李　峰（山东中医药大学）
李小芳（成都中医药大学）	李学涛（辽宁中医药大学）
吴　虹（安徽中医药大学）	吴培云（安徽中医药大学）
吴啟南（南京中医药大学）	吴锦忠（福建中医药大学）
何　宁（天津中医药大学）	张　丽（南京中医药大学）
张　梅（成都中医药大学）	张师愚（天津中医药大学）
张朔生（山西中医药大学）	陆兔林（南京中医药大学）
陈振江（湖北中医药大学）	金传山（安徽中医药大学）
周长征（山东中医药大学）	周玖瑶（广州中医药大学）
郑里翔（江西中医药大学）	赵　骏（天津中医药大学）
胡　明（四川大学）	夏厚林（成都中医药大学）
郭　力（成都中医药大学）	郭庆梅（山东中医药大学）
容　蓉（山东中医药大学）	康文艺（河南大学）
巢建国（南京中医药大学）	彭　红（江西中医药大学）
蒋桂华（成都中医药大学）	韩　丽（成都中医药大学）
傅超美（成都中医药大学）	曾　南（成都中医药大学）
裴　瑾（成都中医药大学）	

全国普通高等中医药院校药学类专业"十三五"规划教材（第二轮规划教材）

出 版 说 明

"全国普通高等中医药院校药学类'十二五'规划教材"于2014年8月至2015年初由中国医药科技出版社陆续出版，自出版以来得到了各院校的广泛好评。为了更新知识、优化教材品种，使教材更好地服务于院校教学，同时为了更好地贯彻落实《国家中长期教育改革和发展规划纲要（2010－2020年)》《"十三五"国家药品安全规划》《中医药发展战略规划纲要（2016－2030年)》等文件精神，培养传承中医药文明，具备行业优势的复合型、创新型高等中医药院校药学类专业人才，在教育部、国家药品监督管理局的领导下，在"十二五"规划教材的基础上，中国健康传媒集团·中国医药科技出版社组织修订编写"全国普通高等中医药院校药学类专业'十三五'规划教材（第二轮规划教材)"。

本轮教材建设，旨在适应学科发展和食品药品监管等新要求，进一步提升教材质量，更好地满足教学需求。本轮教材吸取了目前高等中医药教育发展成果，体现了涉药类学科的新进展、新方法、新标准；旨在构建具有行业特色、符合医药高等教育人才培养要求的教材建设模式，形成"政府指导、院校联办、出版社协办"的教材编写机制，最终打造我国普通高等中医药院校药学类专业核心教材、精品教材。

本轮教材包含47门，其中39门教材为新修订教材（第2版），《药理学思维导图与学习指导》为本轮新增加教材。本轮教材具有以下主要特点。

一、教材顺应当前教育改革形势，突出行业特色

教育改革，关键是更新教育理念，核心是改革人才培养体制，目的是提高人才培养水平。教材建设是高校教育的基础建设，发挥着提高人才培养质量的基础性作用。教材建设以服务人才培养为目标，以提高教材质量为核心，以创新教材建设的体制机制为突破口，以实施教材精品战略、加强教材分类指导、完善教材评价选用制度为着力点。为适应不同类型高等学校教学需要，需编写、出版不同风格和特色的教材。而药学类高等教育的人才培养，有鲜明的行业特点，符合应用型人才培养的条件。编写具有行业特色的规划教材，有利于培养高素质应用型、复合型、创新型人才，是高等医药院校教育教学改革的体现，是贯彻落实《国家中长期教育改革和发展规划纲要（2010－2020年)》的体现。

二、教材编写树立精品意识，强化实践技能培养，体现中医药院校学科发展特色

本轮教材建设对课程体系进行科学设计，整体优化；对上版教材中不合理的内容框架进行适当调整；内容（含法律法规、食品药品标准及相关学科知识、方法与技术等）上吐故纳新，实现了基础学科与专业学科紧密衔接，主干课程与相关课程合理配置的目标。编写过程注重突出中医药院校特色，适当融入中医药文化及知识，满足21世纪复合型人才培养的需要。

参与教材编写的专家以科学严谨的治学精神和认真负责的工作态度，以建设有特色的、教师易用、学生易学、教学互动、真正引领教学实践和改革的精品教材为目标，严把编写各个环节，确保教材建设质量。

三、坚持"三基、五性、三特定"的原则，与行业法规标准、执业标准有机结合

本轮教材修订编写将培养高等中医药院校应用型、复合型药学类专业人才必需的基本知识、基本理论、基本技能作为教材建设的主体框架，将体现教材的思想性、科学性、先进性、启发性、适用性作为教材建设灵魂，在教材内容上设立"要点导航""重点小结"模块对其加以明确；使"三基、五性、三特定"有机融合，相互渗透，贯穿教材编写始终。并且，设立"知识拓展""药师考点"等模块，与《国家执业药师资格考试考试大纲》和新版《药品生产质量管理规范》（GMP）、《药品经营管理质量规范》（GSP）紧密衔接，避免理论与实践脱节，教学与实际工作脱节。

四、创新教材呈现形式，书网融合，使教与学更便捷、更轻松

本轮教材全部为书网融合教材，即纸质教材与数字教材、配套教学资源、题库系统、数字化教学服务有机融合。通过"一书一码"的强关联，为读者提供全免费增值服务。按教材封底的提示激活教材后，读者可通过 PC、手机阅读电子教材和配套课程资源，并可在线进行同步练习，实时反馈答案和解析。同时，读者也可以直接扫描书中二维码，阅读与教材内容关联的课程资源（"扫码学一学"，轻松学习 PPT 课件；"扫码练一练"，随时做题检测学习效果），从而丰富学习体验，使学习更便捷。教师可通过 PC 在线创建课程，与学生互动，开展在线课程内容定制、布置和批改作业、在线组织考试、讨论与答疑等教学活动，学生通过 PC、手机均可实现在线作业、在线考试，提升学习效率，使教与学更轻松。此外，平台尚有数据分析、教学诊断等功能，可为教学研究与管理提供技术和数据支撑。

本套教材的修订编写得到了教育部、国家药品监督管理局相关领导、专家的大力支持和指导；得到了全国高等医药院校、部分医药企业、科研机构专家和教师的支持和积极参与，谨此，表示衷心的感谢！希望以教材建设为核心，为高等医药院校搭建长期的教学交流平台，对医药人才培养和教育教学改革产生积极的推动作用。同时精品教材的建设工作漫长而艰巨，希望各院校师生在教学过程中，及时提出宝贵的意见和建议，以便不断修订完善，更好地为药学教育事业发展和保障人民用药安全有效服务！

中国医药科技出版社
2018 年 6 月

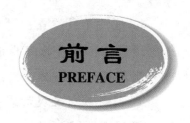

前 言
PREFACE

　　本书为全国普通高等中医药院校药学类"十三五"规划教材（第二轮规划教材），由在中药药剂学领域中具有丰富教学和科研经验的教师进行编写。中药药剂学是中药学及相关专业的主干课程，是一门综合性应用技术学科。本教材以中医药理论为指导，将中药药剂的配制理论、生产技术、质量控制和合理应用等基本理论知识作为教材的核心主线，以案例导入为特色创新，从"理论"到"实践"呈现中药药剂学学科体系。主要适用于中药学、药学、制药工程、药物制剂及相关专业本科教学使用，也可作为国家执业中药师资格考试的重要参考用书。

　　为充分体现行业特色，体现药学与临床的结合、基础理论与中药产业的结合、中医药与现代药学的结合，全面反映中药药剂学的发展水平，本教材在体现科学性、系统性、准确性及"全、新、准、精、特"基础上，还有以下特色。

　　1. 结合中药药剂学自身规律及教学特点，将本书分二十三章论述。第一章为"绪论"主要概述中药药剂学的发展，中药剂型选择的基本原则以及中药药剂工作的依据等内容；第二、三章介绍"中药调剂及制药卫生"，主要编排中药处方调配、配伍变化及制药环境卫生等内容；第四至七章介绍"中药制剂共性技术"，包括中药粉碎、筛析、混合、制粒，中药浸提、分离与纯化、浓缩与干燥等技术；第八至十八章介绍"中药常用剂型"，按液体、半固体、固体、气体和其他剂型顺序编写；第十九至二十二章介绍"药物制剂新技术与新剂型及其他"，分为药物制剂新技术与新剂型、中药制剂的稳定性、中药制剂的配伍变化、中药制剂的评价与新药开发；第二十三章介绍"药物体内过程"。

　　2. 严格按照中药药剂学教学大纲和规划教材编写基本原则，充分吸收各版《中药药剂学》教材成功的编写经验和内容精华，同时紧扣《中国药典》（2015年版）、《药品生产质量管理规范》等国家有关新法规以及更新、更高的中医药本科教学要求，体现了继承传统药剂与发展现代剂型相结合的编写特点。

　　3. 特设"案例导入"栏目，选取经典实用的案例，将理论与实践相融合，帮助学生系统理解中药药剂的关键知识与技能，提高学生的分析能力，启发学生的综合创新能力。设立"药师考点"栏目，对执业药师资格考试的重点、难点作针对性辅导。设立"要点导航"，一般分为掌握、熟悉、了解3个层次，起到了教学大纲的作用。设立"知识拓展"，相关学科知识的渗入，使学生更全面的掌握本章内容。设立"重点小结"栏目，并根据内容难易程度以不同★标出，更能突出本学科的学习重点，加深学生对知识点的系统理解与掌握。

4. 根据学科特点，对中药药剂的工艺、技术等内容大部分以图表形式表达，使抽象的概念形象化，复杂的流程条理化，便于学生更好地理解、掌握和应用。增加和替换了部分新的制药机械设备图，体现了本教材的科学性、时代性和适用性。

5. 创新教材呈现形式，书网融合，将纸质教材与数字教材、教学配套资源（PPT、微课、视频）、题库系统、数字化教学服务有机融合。通过"一书一码"的强关联，为读者提供全免费增值服务。

通过本课程的学习，使学生掌握剂型、制剂设计、制备及质量控制等基本理论、基本知识和基本技能，为从事药物制剂的调剂、制剂的生产以及新剂型的研究开发工作打下基础。

本书的编者都是多年从事中药药剂学教学与科研工作的学者，在编写过程中也得到各编委所在院校领导和兄弟院校同行的大力支持，在此一并感谢；同时各编委单位对出版此书给予的高度重视及大力协助，十分感谢。

由于时间仓促，又限于编者水平，书中难免有不当之处，殷切地希望在使用过程中提出宝贵意见，以便修订。

编 者

2018 年 6 月

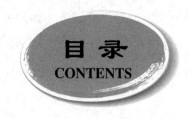

目录
CONTENTS

第五章 ● 散剂

第八章 ● 液体药剂

第十章 ● 外用膏剂

第十一章 ● 栓剂

第十二章 ● 胶剂

第十五章　●　颗粒剂

第二十三章 ● 药物体内过程

第一章 绪 论

要点导航

  1. **掌握** 中药药剂学的含义、性质、任务；中药剂型选择的基本原则；中药药剂工作的法定依据。

  2. **熟悉** 中药药剂学常用术语的概念；中药药剂学在中医药事业中的地位与作用；药品标准。

  3. **了解** 中药药剂学的发展简况、研究进展；药品管理法规；中药剂型的分类方法。

第一节 概 述

扫码"学一学"

一、中药药剂学的性质

中药药剂学（pharmaceutics of traditional Chinese medicine）是以中医药理论为指导，运用现代科学技术，研究中药药剂的配制理论、生产技术、质量控制与合理应用等内容的综合性应用技术学科。该学科是联结中医与中药的纽带，其内容涉及中药专业的各门基础课程、专业基础课和其他专业课，既具有运用多学科知识与技能的综合性，又具有紧密联系生产和临床的实用性，还具有保持传统制剂理论和现代制剂理论的统一性，是中药类各专业的主干专业课程。

中药药剂学是中医药学的重要组成部分，其理论和技术在中医药学共同发展的历史进程中得以形成、发展并逐步完善形成体系。中药药剂学应坚持以中医药理论为指导，体现制剂功能主治的特点，特别应注意以下几个方面。

（1）中药制剂的处方组成必须符合中医药理论，在理、法、方、药基础上，选择合适的药物组合成方，通过合理的配伍，增强或改变其原有的功用，调其偏性，制其毒性，消除或减缓其对人体的不利因素，使各具特性的药物发挥综合作用，达到增效减毒的目的。方剂组成要遵循君、臣、佐、使的制方规律。所谓"药有个性之专长，方有合群之妙用"，即是此意。

（2）中药制剂一般应进行提取与纯化工艺研究，首先必须考虑君臣药的提取效率，以确保原方特有的疗效。不仅要考虑有效成分和（或）指标性成分，而且要考虑到"活性混合物"，采用现代科学技术与评价指标深入研究能保持中医方剂特色的中药提取、纯化工艺条件与参数，达到"去粗取精"的目的，获得体现原方剂功能主治的中药有效物质（半成品）。

（3）中药制剂成型工艺研究，强调"方–证–剂"的理念及根据疾病治疗需求与方药性质选择相应的剂型，将处方药物经提取与纯化所得的半成品，制成可供临床使用的某一剂型，是中药制剂制备工艺研究中十分重要的环节。首先是根据半成品性质、剂型特点、临床要求、给药途径等筛选适宜的辅料及确定制剂处方，通过先进的制药设备与技术等成型条件制成中药制剂，达到安全、有效、稳定、方便、精密、可控的制剂标准，满足"三效"（速效、高效、长效）、"三小"（剂量小、副作用小、毒性小）、"五方便"（服用、携带、生产、运输、贮藏方便）的要求。

（4）中药制剂是直接应用于临床的药品，衡量其质量优劣的最终指标是成品是否安全、有效、稳定、可控。中药制剂质量标准的制订，要显示中药制剂质量控制与评价标准的特点，除要求符合中药制剂通则检查外，中药制剂处方描述宜以君、臣、佐、使为序；选择评价指标宜体现该制剂功能主治的有效成分、特征成分、代表成分（已知、未知）为序，通常选定君臣药中有效成分和（或）指标性成分作为制剂的鉴别和含量测定指标，同时尽量考虑以多成分作为指标，保证制剂处方的功能主治可控，还可以探索制定中药制剂的指纹图谱。

（5）中药制剂的药效学研究，在运用现代药理学方法及模型的同时，注重中药对机体的整体协调作用，应尽可能建立符合中医学辨证要求的动物模型，特别注意自然环境、精神状态等对疾病的发生与发展的作用，因此中医证候动物模型需要在中医理论体系指导下，体现中药的功能主治。中药药理学研究可印证其传统功用的有效性，说明药物的作用机制，并对原有功效进行补充和完善，挖掘和创新，并可评判药物配伍是否合理。中药制剂的药物动力学研究不仅可借鉴现代药剂学中药物动力学的研究方法，而且还应发展符合中医药传统理论和中药复方配伍特点的新研究方法，如药理效应法、毒理效应法等。

（6）中药制剂的临床应用，应研究所防治病证的病因、病机、治疗法则。成药组成是以病证为主体，辨证立法，以法统方，以方遣药。方中药物有君、臣、佐、使之分，但药味及用量的多少，完全取决于病情治法的需要。因此，中药制剂的临床应用，必须在中医药理论指导下辨证用药，方可发挥其应有的疗效。

任何一个药品从原料药到制剂产品，无论是从组方与剂型选择到制剂研究，还是质量标准的制定等，都必然涉及很多基础研究和制剂研究。中药药剂学既具有原料药物加工科学的属性，又必须保证加工出来的药物制剂具有良好的理化性质和生理药理活性，以保证临床疗效。因此不能仅局限于中药药剂学本身的知识，还应与中医学、中药学、方剂学、中药炮制学、有机化学、中药化学、生理学、生物化学、病理学、中药药理学、物理化学、化工原理、计算机数学、统计学等相关学科密切相关。由于中药药剂学牵涉到如此庞大和具体的知识与技能，所以学习者应该具备比较全面的中医药专业知识和现代科学知识。

知识拓展

近年来，中药药剂学在继承传统剂型理论和经验的基础上，汲取借鉴了工业药剂学、物理药剂学、生物药剂学、药物动力学等现代药剂学分支学科的新理论、新技术，成为了一门既具有中医药特色，又能反映当代中药药剂学水平的综合性应用学科。

工业药剂学（industrial pharmaceutics）是研究药物制剂的剂型设计及制剂生产理论与技术的一门学科。物理药剂学（physical pharmaceutics）是应用物理化学原理研究和解释药剂制造和贮存过程中存在的现象及其内在规律，并在该基础上指导剂型及制剂设计的一门学科。生物药剂学（biopharmaceutics）是研究药物及其制剂在体内的吸收、分布、代谢和排泄过程，阐明药物的剂型因素、用药对象的生物因素与药效三者关系的一门学科。药物动力学（pharmacokinetics）是研究药物及其代谢产物在人体或动物体内的时间 – 数量变化过程，并建立用于解释这一过程的数学模型，为指导合理用药、剂型设计提供量化指标的一门学科。

二、中药药剂学的任务

中药药剂学的基本任务是研究如何根据临床用药和处方饮片的性质以及生产、贮藏、运输、携带、服用等方面的要求，将中药制成适宜的剂型，以质优价廉的制剂满足医疗卫生保健的需要。具体任务概述如下。

（1）继承和整理中医药学中有关药剂学的理论、技术与经验，为发展中药药剂奠定基础。中医药宝库中有关药剂的内容极其丰富，但大多散在于历代医书、方书、本草、医案等医药典籍中。在"系统学习，全面掌握，整理提高"理念的指引下，虽已进行了较多的继承和整理工作，但远远不够，尚需进一步深入，使其系统化、科学化；很多有名的传统制剂至今还缺少客观的质量控制方法与标准，难以达到中药现代化的要求。

（2）充分吸收和应用现代药剂学的理论知识和研究成果，实现中药剂型现代化。在中医药理论指导下，应用和推广制药新技术、新工艺、新设备和新辅料，以提高中药药剂的研究水平，改进某些传统的中药剂型，逐步创制出既具有中国传统医药特色，又与现代科学发展相适应的中药新剂型。

（3）积极寻找与开发药剂新辅料，以适应新制剂、新剂型、大品种二次开发的需要。药用辅料是指生产药品和调配处方时所用的赋形剂和附加剂。辅料不仅是原料药物制剂成型的物质基础，而且与制剂工艺过程的难易、药品的质量、稳定性与安全性，给药途径、作用方式与释药速度、临床疗效，以及新剂型、新药品的开发密切相关。故要积极寻找与开发符合中药制剂特色的新辅料，体现"药辅合一"、"与药效相结合"的特色，以适应当代中药制剂学现代化发展的迫切需求。

案例导入

案例 1 – 1 伤湿止痛膏

处方：伤湿止痛流浸膏 50g　　水杨酸甲酯 15g　　薄荷脑 10g　　冰片 10g
樟脑 20g　　　芸香浸膏 12.5g　　颠茄流浸膏 30g

功能与主治：祛风湿，活血止痛。用于风湿性关节炎，肌肉疼痛，关节肿痛。

制法：以上七味，伤湿止痛流浸膏系取生草乌、生川乌、乳香、没药、生马钱子、丁香各 1 份，肉桂、荆芥、防风、老鹳草、香加皮、积雪草、骨碎补各 2 份，白芷、山奈、干姜各 3 份，粉碎成粗粉，用 90% 乙醇制成相对密度约为 1.05 的流浸膏；按处方量称取各药，另加 3.7～4.0 倍量的由橡胶、松香等制成的基质，制成药料。进行涂膏，切段，盖衬，切成小块，即得。

用法与用量：外用，贴于患处。

注解：（1）中药传统剂型黑膏药，其基质的主要成分是脂肪酸铅盐及植物油氧化聚合的增稠产物，但黑膏药易污染衣物，揭扯性差且存在铅离子，阻碍了黑膏药的发展。伤湿止痛膏在原黑膏药的基础上，吸收了橡胶硬膏基质的组成特点，将其制成贴膏剂。

（2）贴膏剂的制备工艺流程为：提取药料—制备胶浆—涂布膏料—回收溶剂—切割—加衬—包装。

三、中药药剂学在中医药事业中的地位与作用

中药药剂学是专门研究中药剂型和制剂的学科，作为联系中医与中药的纽带和桥梁，在医疗卫生实践和医药工业实践中占有极其重要的地位，具有推动中医药事业不断发展的作用。中药药剂学在一定程度上集中体现了整个中医药行业和现代科学技术的技术水平和发展概况，在中医临床和医药工业中占有极其重要的地位。

中药药剂学将中药基础研究与产业化发展紧密结合，是"中药研究—产业化生产—医疗实践"的关键环节，中药制剂的安全、有效、稳定和可控，决定了用药效果及药品的成本和经济效益，通过合理的剂型设计、给药途径、制备工艺研究等，实现从实验室向产业化的转变；不断依据生产实际情况解决工艺、技术和质量中存在的问题；密切联系临床医疗实践，根据临床需要，改进和提高中药制剂的质量。此外，通过开展中药制剂现代化关键技术、核心问题的攻关研究，逐步解决影响中药制剂现代化发展的一些瓶颈问题，如制剂物质基础不明确、制备工艺不合理、质量评价不完善等，才能逐渐实现中药药剂的剂型现代化、质量控制标准化、生产技术产业化，逐步提升我国制药工业的整体技术水平，发挥中药全产业链的优势与作用，增强中药在国际经济环境中的核心竞争力，扩大中医药在国际医药市场中的份额，带来更大的社会、经济效益。

四、中药药剂学常用术语

1. 药物与药品 凡用于预防、治疗和诊断疾病的物质称为药物，包括原料药与药品。药品（drug）一般是指原料药经过加工制成具有一定剂型，可直接应用的成品。

2. 剂型 根据药物的性质、用药目的和给药途径将原料药加工制成适合于预防、治疗和诊断疾病需要的不同给药形式，称药物剂型（dosage forms），简称剂型。它是药物施用于机体前的最后形式。如牛黄解毒片、复方丹参片、元胡止痛片等具有相同的药物应用形式"片剂"。目前常用的中药剂型有汤剂、煎膏剂、散剂、丸剂、片剂、胶囊剂、注射剂、气雾剂等40多种。一个药物处方可以有多种剂型，如在藿香正气系列制剂中有藿香正气水、藿香正气口服液、藿香正气胶囊、藿香正气软胶囊、藿香正气丸、藿香正气滴丸、藿香正气片、藿香正气颗粒剂等。剂型可以影响药物的有效性与安全性、改变药物的作用性质、影响药物的作用速度、决定给药的途径等。

案例导入

案例1-2　藿香正气水

处方： 苍术 160g　　陈皮 160g　　姜厚朴 160g　　白芷 240g

茯苓 240g　　大腹皮 240g　　生半夏 160g　　甘草浸膏 20g

广藿香油 1.6ml　紫苏叶油 0.8ml

功能与主治： 解表化湿，理气和中。用于外感风寒、内伤湿滞或夏伤暑湿所致的感冒，

症见头痛昏重、胸膈满闷、脘腹疼痛、呕吐泄泻；胃肠型感冒见上述证候者。

制法： 以上十味，苍术、陈皮、厚朴、白芷分别用 60% 乙醇作溶剂，浸渍 24h 后进行渗漉，前三味各收集初漉液 400ml，白芷收集初漉液 500ml，备用，继续渗漉，收集续漉液，浓缩后并入初漉液中。茯苓加水煮沸后，80℃温浸二次，第一次 3h，第二次 2h，取汁；生半夏用冷水浸泡，每 8h 换水一次，泡至透心后，另加干姜 13.5g，加水煎煮二次，第一次 3h，第二次 2h；大腹皮加水煎煮 3h，甘草浸膏打碎后水煮化开；合并上述提取液，滤过，滤液浓缩至适量。广藿香油、紫苏叶油用乙醇适量溶解。合并以上溶液，混匀，用乙醇与水适量调整乙醇含量，并使全量成 2050ml，静置，滤过，灌装，即得。

用法与用量： 口服，一次 5~10ml，一日 2 次，用时摇匀。

注解： （1）原方始载于《太平惠民和剂局方》。原方由十一味药组成：大腹皮、白芷、紫苏、茯苓（去皮）各一两，半夏曲、白术、陈皮（去白）、厚朴（去粗皮，姜汁炙）、苦桔梗各二两，藿香（去土）三两，甘草（炙）二两半。

新方十味，即原方去桔梗，并且将其中三味改用提取物以定量加入，即甘草浸膏、广藿香油、紫苏叶油。另外，白术换苍术，半夏曲用生半夏，引药去大枣。不仅对原处方做了修订，并由散剂（煮散）改为酊剂。

（2）本方中以含挥发油的药味为多，原剂为散剂水煎服。而改变剂型后若要使挥发油溶解，用做溶媒的醇就须提高到一定浓度（45%~50%），这样有利于有效成分的溶解，保证产品的疗效。

（3）本品根据大腹皮、半夏、茯苓等药材中含生物碱、苷类、有机酸类等易溶于水的有效成分，选择水为提取溶媒，主要有效成分提取较完全；但用水作溶媒提取出的杂质较多，同时易生霉变质，故将乙醇渗漉液与水煎液混合，醇沉除杂，使不溶于乙醇的杂质，如黏液质、糊化淀粉、多糖等沉淀，达到分离精制的目的，保证了制剂的有效性和稳定性。

（4）制剂中乙醇含量高于 20% 时，即可防腐，故酊剂中无需加入防腐剂等辅料。

（5）将藿香正气水改剂为藿香正气口服液，属于改剂型较为成功的案例，其制备方法与酊剂基本一致，只是最后成品中主要溶媒为水，这样避免了酊剂醇浓度较高，有一定刺激作用，对某些患者不太适合的缺点。成品中含橙皮苷、厚朴酚等酸性物质，在贮藏过程中容易发生水解而影响药液 pH，进而导致树胶等高分子物质的析出和药物成分含量降低，影响产品澄清度和稳定性，故在灭菌灌封前加入氢氧化钠溶液，调节 pH 至 5.8~6.2，抑制酸性物质的水解和沉淀的产生，保证成品的稳定性和有效性。

思考题： （1）简述藿香正气系列制剂的剂型选择依据？

（2）不同浓度的乙醇加入制剂中，分别有什么作用？

3. 制剂 根据《中华人民共和国药典》（以下简称《中国药典》）药品标准等将药物加工制成具有一定规格，可直接用于临床的药物制品，称为制剂（pharmaceutical preparation）。如四物汤合剂、藿香正气口服液、一清颗粒、双黄连粉针剂（冻干）等。制剂一般指某一个具体品种，有时可以是各种剂型、各具体制剂的总称。制剂的生产一般在符合 GMP 要求中药制药企业或医院制剂室中进行。研究制剂的生产工艺和理论的学科，称为制剂学。

4. 调剂 按照医师处方专为某一患者配制，注明用法用量的药剂调配操作，称为调剂（dispersing drug）。此操作一般在医院药房的调剂室中进行。研究药剂调配、服用等有关理论、原则和技术的学科，称为调剂学。

药剂调配与制剂制备在原理和应用技术上有密切联系，将这两部分内容结合在一起研究、论述的学科称为药剂学。

5. 成方制剂 系指以中药饮片、中药提取物为原料，在中医药理论指导下，经药品注册管理部门批准的处方和制法大量生产，有特有名称并标明功能主治、用法用量和规格的药品称为成方制剂（Chinese patent medicine）。其中单味处方者称为单味制剂。成方制剂习称中成药，包括处方药和非处方药。

6. 新药 国务院于2002年9月15日颁布施行的《中华人民共和国药品管理法实施条例》规定，新药（new drug）是指未曾在中国境内上市销售的药品。2015年对新药的概念进行了更正，新药是指未曾在中国境内外上市销售的药品。

> **知识拓展**
>
> 中药制剂与西药制剂最大的差别是组方用药的理论基础不同、制剂的原料不同。前者用中医药理论指导处方用药，具有明确的功能与主治，主要以中药材、饮片、植物油脂和提取物为原料；后者用现代医药理论指导处方用药，主要是以结构明确、作用机制清楚、质量标准完善、可控的单一化合物或有限的几个化合物为原料，具有明确的适应症。因此，中药制剂的内涵，除与西药制剂一样，包括制剂成型理论和技术、质量控制、合理应用等内容外，还包括对中药或复方药效物质的提取、纯化、浓缩、干燥等内容，其中关键环节是"提取与纯化"。在中医药理论指导下，采用一定技术和方法将中药或复方的药效物质最大限度地提取出来，获得既能真正"去粗取精"，又能充分保留原中药或复方特有的功能主治的中药有效物质（半成品），这是中药制剂现代化的核心与关键。

第二节 中药药剂学的发展简况

扫码"学一学"

一、中药药剂学发展的历史回顾

中药药剂学的发展是在漫长的中医药发展进程中，在古今成方及剂型的演变过程中逐渐形成和完善的，随着社会的进步、科学技术的发展和医药水平的提高，中药药剂的剂型理论、制备方法、加工技术以及临床应用等不断发展与完善。

中药药剂的起源可追溯至公元前2140年的夏禹时期，那时已经能酿酒，并有多种药物浸制而成的药酒。酿酒同时又发现了曲（酵母），曲剂具有健脾胃、助消化、消积导滞的功效，是一种早期应用的复合酶制剂，至今仍在应用。

在公元前1766年的商汤时期，伊尹首创汤剂，并总结了《汤液经》，为我国最早的方剂与制药技术专著，汤剂至今仍是中医用药的常用剂型。药酒、汤剂沿用至今，其创用远在希波克拉底（公元前460～前377年）及格林（131～201年）之前。

公元前221年以前的战国时期，我国现存的第一部医药经典著作《黄帝内经》中提出了"君、臣、佐、使"的组方原则，同时还在《汤液醪醴论》中论述了汤液醪醴的制法和作用，并记载了汤、丸、散、膏、药酒等不同剂型。各种剂型均有较明确的制法、用法、用量与适应症，此实为中药药剂学的先导。

公元前221年～公元219年的秦、汉时期，是我国药剂学理论与技术显著发展的时期。马王堆汉墓出土文物《五十二病方》中用药除外敷和内服外，尚有药浴法、烟熏或蒸汽熏法、药物熨法等记载，药物剂型最常用的是丸剂，其制法及应用有：以酒制丸，内服；以油脂制丸；以醋制丸，外用于熨法；制成丸后，粉碎入酒吞服等记载。

东汉时期成书的《神农本草经》是现存最早的本草专著。该书论及了制药理论和制备法则，并强调应根据药物性质需要选择剂型，指出："药性有宜丸者，宜散者，宜水煎者，宜酒渍者，宜煎膏者，亦有一物兼宜者，亦有不可入汤酒者，并随药性，不得违越。"

东汉末年，张仲景的《伤寒论》和《金匮要略》，记载了煎剂、丸剂、散剂、浸膏剂、软膏剂、酒剂、栓剂等十余种剂型及其制备方法。另外，书中首次记载用动物胶汁、炼蜜和淀粉糊做为丸剂的赋形剂，至今仍然沿用，为我国中药药剂学的发展奠定了良好的基础。

晋代葛洪著《肘后备急方》八卷，记载了铅硬膏、蜡丸、锭剂、条剂、药膏剂、灸剂、熨剂、饼剂、尿道栓剂等多种剂型。并首次提出"成药剂"的概念，主张批量生产贮备，供急需之用。

梁代陶弘景在《本草经集注》中提出以治病的需要来确定剂型，指出："疾有宜服丸者，宜服散者，宜服汤者，宜服酒者，宜服膏煎者"；附有"合药分剂料理法则"，指出药物的产地和采治方法对其疗效有影响；书中考证了古今度量衡，并规定了汤、丸、散、膏、药酒的制作常规，实为近代制剂工艺规程的雏形。

公元659年即唐代显庆四年，政府组织编纂并颁布了《新修本草》，它是我国历史上第一部官修本草，是我国也是世界最早的一部全国性药典。孙思邈《备急千金要方》和《千金翼方》分别收载成方5300首和2000首，有汤剂、丸剂、散剂、膏剂、丹剂、灸剂等剂型。其中著名的成药有磁朱丸、紫雪、定志丸等，至今沿用不衰。《备急千金要方》设有制药总论专章，叙述了制药理论、工艺和质量问题，促进了中药药剂学的发展。王焘所著《外台秘要》收方6000余首，在每个病名的门下都附有处方、制备方法等。

公元960年~1367年的宋、元时期，中药成方制剂得到巨大发展，中药制剂初具规模。公元1080年由太医局颁布的《太平惠民和剂局方》，为我国历史上由官方颁发的第一部制剂规范，也是世界上最早的具有药典性质的药剂方典，共收载中药制剂788种，卷首有"和剂局方指南总论"，文中对"处方""合药""服饵""服药食忌"和"药石炮制"等均作专章讨论，书中收载的很多方剂和制法至今仍为传统中成药制备与应用时所沿用，该书可视为中药药剂发展史上的第一个里程碑。

此外，民间方书《小儿药证直诀》《金匮要略方论》《济生方》《普济本事方》亦收载了很多疗效确切的中药制剂，如抱龙丸、七味白术散、六味地黄丸等。

明、清时期（1369~1911年），中药成方及其剂型也有充实和提高。朱橚《普济方》收载成方61739首，对外用的膏药、丹药及药酒专篇介绍。李时珍《本草纲目》中载药1892种，附方剂13000余首，剂型近40种，其论述范围广泛，内容丰富，是对我国16世纪以前本草学的全面总结，对方剂学、药剂学等学科都有重大贡献，有多种文字的译本，成为国内外公认的药学巨著。清代赵学敏《本草纲目拾遗》对民间草药作了广泛收集与整理，全书共载药物921种，新增的就有716种之多，大大丰富了我国药学宝库。另外，《证治准绳》中的二至丸、水陆二仙丹，《外科正宗》中的冰硼散、如意金黄散等一直沿用至今。《理瀹骈文》系统论述了中药外用膏剂的制备与应用。

鸦片战争后的百年间，由于外敌入侵，大量洋药、伪药流入我国，严重摧残了国内制药工业，束缚了中医药学的发展。

二、现代中药药剂学的主要成就

中华人民共和国成立后，由于党和政府的高度重视，中医药事业得到了前所未有的发展，中药制剂的研究、生产、流通和使用等随之也有了较大进展。逐步走上了规范化、科学化和法制化轨道，中药剂型理论的相关研究也取得了一定成果。归纳起来主要有以下几方面。

1. 中药制剂的文献研究　为继承、发掘祖国医药宝库中传统中成药的处方和生产工艺，1962 年，汇编出版了《全国中成药处方集》，全书收载成方 6000 余首，中成药 2700 余种，发挥了承前启后的重要作用。较重要的中药制剂专著还有：中国中医研究院中药研究所编写的《中药制剂手册》（1965 年）收载制剂 555 种；原国家医药管理局中成药情报中心站的《全国中成药产品目录》（一、二部），收载中成药 9089 种，包括 43 种剂型。另有《中药制剂汇编》（1983 年）收载中药提取制剂达 4000 种、剂型 30 余种等。《中华本草》《中医方剂大辞典》等巨著也有很多中药成方制剂收载。

2. 传统剂型改进的研究　为数众多的中成药传统产品，大多疗效显著，深受临床欢迎。但某些产品在剂型及制剂工艺等方面也存在不足。近 40 年来，对传统剂型的改进及原产品制剂工艺的优化等方面进行了许多卓有成效的研究，如汤剂改制成颗粒剂（如五苓散颗粒）、口服液（如四逆汤口服液）、糖浆剂（如养阴清肺糖浆）、注射剂（如生脉注射液）等；丸剂改制成片剂（如银翘解毒片）、口服液（如杞菊地黄口服液）、酊剂（如藿香正气水）、滴丸剂（如苏冰滴丸）、气雾剂（如宽胸气雾剂）等，或改变了给药途径，或缩小了服用剂量，或提高了临床疗效，或有利于工业生产，或兼而有之。

3. 中药新剂型、新制剂的研究开发　在多学科综合研究的基础上，应用现代科学技术（如超临界二氧化碳萃取、微型包囊、药物微粉化、固体分散等技术），将大批有效方药及中药有效部位或有效成分研发成中药新剂型、新制剂，创新了注射给药、舌下给药等许多新剂型，如注射用双黄连粉针剂、复方丹参滴丸、牡荆油胶丸、芸香油气雾剂、桂枝茯苓胶囊、毛果芸香碱膜剂等，还有处于国际领先地位的青蒿素栓、青蒿琥珀酯片和注射用青蒿琥珀酯，以及具靶向作用且可用于癌肿治疗的鹤草酚、紫杉醇等静脉注射用新制剂等。

4. 中药制剂的基础理论研究　中药制剂溶出度、生物利用度及配伍组方等基础理论的研究，对阐明中药制剂的生物有效性，正确选择药物剂型、合理拟定生产工艺、准确控制药品质量、有效监控临床用药具有指导作用，对提高中药药剂的生产技术水平，制备安全、有效、稳定且可控的产品具有重要意义。如银黄口服液与其片剂生物利用度比较研究表明，口服液黄芩苷、绿原酸血药峰浓度和血药达峰时间均优于片剂，生物利用度口服液也高于片剂。

5. 中药制剂新的质量标准体系的建立　随着现代分析技术和方法在中药制剂质量控制中的应用，现已逐步建立起中药制剂质量标准体系。中药及其制剂质量可控性、有效性的技术保障不断得到提升，中药制剂质量标准内容渐趋科学规范合理，在《中国药典》中得到了充分体现。中药制剂在不同剂型常规标准（如崩解时限、重量差异、澄清度、微粒细度等）、成分鉴别（包括理化鉴别、薄层色谱鉴别等）及含量控制（主药、毒剧药成分含量测定等）等项目和指标方面逐步完善，同时增订了安全卫生标准（如微生物、重金属、砷盐、农残等限度）。一些检测方法，如薄层色谱法、气相色谱法、高效液相色谱法等现代检测技术和方法在中药制剂生产、研究中已普遍使用，液相色谱－质谱联用、分子鉴定、薄层－生物自显影技术等新方法也已采用。

6. 中药制剂现代化产业体系的形成　经过多年的调整、改造和扩建，一大批符合 GMP 要求的创新中药制剂现代化产业体系已经形成。具有中医药特色的中药提取、纯化、浓缩、干燥、制粒、包衣等的新技术、新工艺、新方法、新设备在中药制剂生产、研究中得到普及应用；中成药工业生产的单元操作系统、物料与热量平衡、原材料与中间体质量控制以及中试放大等研究与应用已取得显著进展。上述诸多成果已转化为生产力，并产生了巨大的社会和经济效益，同时对学科本身和中医药事业的发展产生了重大而深远的影响。当然，为加速中成药工业现代化进程，中药制剂系统工程的研究还有待进一步加强。

三、中药制剂的研究应用现状

1. 新技术、新设备与新辅料的研究

（1）新技术研究　创新的粉碎技术如超微粉碎、超低温粉碎等，提高了细胞的破壁率，增加药物的比表面积，大大提高了溶解速度和生物利用度；先进的提取分离技术如超临界流体萃取、微波萃取、动态循环阶段连续逆流提取、超声提取、大孔树脂分离、膜分离、高速离心等，大大提高了产品的纯度，降低了服用量；新兴的干燥技术如冷冻干燥、喷雾干燥、沸腾干燥、微波干燥、真空干燥等，效率高、速度快、干燥均匀、节约能源，且避免了高温对热敏物质的破坏，确保了产品质量的稳定和临床疗效。另外，薄膜包衣、环糊精包合、固体分散、微囊化、微乳化、缓控释、pH 梯度释药、经皮给药、靶向给药，以及原位凝胶、纳米囊泡、微型成球、脂质体等新型制剂技术及相关设备，有的也已应用于生产，有的仍在研发。其中"超临界二氧化碳萃取中药有效成分产业化应用技术"、"中药超微粉体关键技术的研究及产业化"等技术已获得突破，在产业中推广应用。

（2）新设备研究　建立了提取、纯化、浓缩、干燥、灭菌、制剂成型等生产过程组装式自动化流水线，加快了中药制剂工艺参数在线检测和自动化控制系统及其装备的产业化开发与应用；通过引进和采用快速搅拌制粒机、沸腾制粒机、喷雾干燥机、一步制粒机、粉末直接压片机、高速压片机、中药防黏冲压片机等国内外先进成套装备，大幅提升了我国中药制药装备水平，促进了中药制剂产业的技术升级。

（3）新辅料研究　辅料在制剂的研究中占据重要的地位，不仅是原料药物制剂成型的物质基础，而且与制剂工艺过程的难易、药品的质量、稳定性与安全性、给药途径、作用方式与释药速度、临床疗效以及新剂型、新制剂的开发密切相关。药用辅料与制剂理论和技术、制剂设备是构成药剂学不可缺少的组成部分。中药制剂使用辅料有两个特点：一是"药辅合一"；二是将辅料作为处方的一味药使用。在选用辅料时，注重"辅料与药效相结合"。

目前，一些新辅料如天然大分子物质、纤维素衍生物、淀粉衍生物、合成半合成油脂、磷脂、合成表面活性剂、乙烯聚合物、丙烯酸聚合物、可生物降解聚合物的应用，为中药缓释、控释、靶向制剂等各种给药系统的研究提供了必备的物质基础。

2. 新剂型的研究　药物剂型的发展进程可分为四个时代，即常规剂型时代、长效和缓释剂型时代、控释剂型时代、靶向剂型时代。其中后三者又属于药物的释放系统。

在我国中药工业化发展的同时，对中成药传统剂型及其产品的科学化、新型化、方便化、高效化等方面进行了许多有益的探索，取得了一定的成绩。除对有确切疗效的传统中药成方制剂进行革新改进外，还创制出许多新剂型，为丰富临床用药，充分发挥药物疗效，方便药物应用等作出了贡献。如天花粉粉针剂、康莱特静脉注射乳剂、鸦胆子油静脉注射乳剂、喜树碱静脉注射混悬剂、牡荆油微囊片、复方丹参膜剂、复方大黄止血海绵、宽胸气雾剂、小儿解热镇痛栓剂等。此外，清开灵注射液、参附注射液、双黄连粉针、速效救心丸、麝香保心丸、葛根芩连微丸及复方丹参滴丸等37个品种被国家中医药管理局定为中医医院急诊必备中成药。

未来中药剂型工艺的研究必将在提高常规剂型质量的基础上，充分运用现代药剂学的最新研究成果，不断研制发展中药制剂的药物给药系统。

扫码"学一学"

第三节　药物剂型的分类

药物剂型的种类繁多，为了便于学习、研究和应用，需要对剂型进行分类。剂型分类方法目前主要有以下几种。

一、按物态分类

分为固体、半固体、液体和气体等类型。固体剂型如散剂、颗粒剂（冲剂）、丸剂、片剂、胶剂等；半固体剂型如内服膏滋、外用膏剂、糊剂等；液体剂型如汤剂、合剂（含口服液剂）、糖浆剂、酒剂、酊剂、露剂等；气体剂型如气雾剂、喷雾剂、烟剂等。由于物态相同，其制备特点、用药起效时间和贮运上有相似之处。例如固体剂型多需干燥粉碎和混合；半固体剂型多需熔化和研匀；液体剂型多需提取和分离操作。用药起效时间以液体、气体剂型为最快，固体剂型较慢；固体制剂便于贮运，液体制剂易产生沉淀。

这种分类法在制备、贮藏和运输上较有意义，但是过于简单，缺少剂型间的内在联系，实用价值不大。

二、按制备方法分类

将主要工序采用同样方法制备的剂型列为一类。

例如浸出药剂是将用浸出方法制备的汤剂、合剂、酒剂、酊剂、流浸膏剂与浸膏剂等归纳为一类；无菌制剂是将用灭菌方法或无菌操作法制备的注射剂、滴眼剂等列为一类。

这种分类法有利于研究制备的共同规律，但归纳不全，而且某些剂型随着科学的发展会改变其制法，故有一定的局限性。

三、按分散系统分类

此法按剂型分散特性分类，便于应用物理化学原理说明各类剂型的特点，分类如下。

1. 真溶液类剂型　如芳香水剂、溶液剂、醑剂、甘油剂及部分注射剂等。

2. 胶体溶液类剂型　如胶浆剂、火棉胶剂、涂膜剂等。

3. 乳浊液类剂型　如乳剂、静脉乳剂、部分搽剂等。

4. 混悬液类剂型　如洗剂、混悬剂等。

5. 气体分散体剂型　如气雾剂等。

6. 固体分散体剂型　如散剂、丸剂、片剂等。

这种分类法最大的缺点是不能反映用药部位与方法对剂型的要求，甚至一种剂型由于辅料和制法的不同而必须分到几个分散系统中去，因而无法保持剂型的完整性，如注射剂中有溶液型、混悬型、乳浊型及粉针型等，合剂、软膏剂也有类似情况。此外，中药汤剂可同时包含有真溶液、胶体溶液、乳浊液和混悬液。

四、按给药途径与方法分类

将采用同一种给药途径和方法的剂型列为一类，分类如下。

1. 经胃肠道给药的剂型　汤剂、合剂（口服液）、糖浆剂、煎膏剂、酒剂、流浸膏剂、散剂、颗粒剂（冲剂）、丸剂、片剂、胶囊剂等。经直肠给药的剂型有灌肠剂、栓剂等。

2. 不经胃肠道给药的剂型

（1）注射给药　注射剂（包括肌内注射、静脉注射、皮下注射、皮内注射及脊椎腔注射等）。

（2）经皮肤给药　软膏剂、膏药、橡胶膏剂、糊剂、搽剂、洗剂、涂膜剂、离子透入剂等。

（3）经黏膜给药　滴眼剂、滴鼻剂、含漱剂、舌下片、吹入剂、栓剂、膜剂及含化丸等。

（4）经呼吸道给药　气雾剂、吸入剂、烟剂等。

这种分类方法与临床用药结合得比较紧密，并能反映给药途径与方法对剂型制备的特殊要求。缺点是往往一种剂型，由于给药途径或方法的不同，可能多次出现，使剂型分类复杂化，同时这种分类方法亦不能反映剂型的内在特性。

第四节　中药剂型选择的基本原则

扫码"学一学"

剂型是药物使用的必备形式。药物疗效主要取决于药物本身，但在一定条件下，剂型对药物疗效的发挥也可起到关键性作用，主要表现为对药物释放、吸收的影响。同一种药物，由于剂型种类不同，所选用的辅料、制备方法、工艺操作不同，往往会使药物的稳定性和药物起效时间、作用强度、作用部位、持续时间以及副作用等出现较大的差异。因此剂型的选择是中药制剂研究与生产的重要内容之一。

一、根据防治疾病的需要选择剂型

《本草经集注》载："疾有宜服丸者，宜服散者，宜服汤者，宜服酒者，宜服膏煎者"，即应当根据防治疾病的需要选择不同的剂型。同一药物因剂型不同，给药方式不同，会出现不同的药理作用。如大承气汤在治疗肠梗阻等急腹症中，口服汤剂有效，若制成注射剂应用，则不能呈现促进肠套叠的还纳作用；枳实煎剂具行气宽中、消食化痰的作用，而若遇到休克病人，则应使用枳实注射剂，取其起效迅速、升压、抗休克的作用。另外，改变药物剂型能扩大适应症，降低毒副作用，如用洋金花单味药口服治疗慢性支气管炎疗效较明显，但易出现口干、眩晕、视力模糊等副作用，而制成复方洋金花栓剂，则上述副作用减轻或消失。

不同给药途径的药物剂型，起效时间快慢不同，通常是：静脉注射 > 吸入给药 > 肌内注射 > 皮下注射 > 直肠或舌下给药 > 口服给药（液体制剂）> 口服给药（固体制剂）> 经皮给药。药物的吸收、分布、代谢、排泄与疗效的发挥有着密切的关系，故应从防治疾病的角度选择剂型，急症用药宜选用发挥疗效迅速的剂型，如注射剂、气雾剂、滴丸、舌下片、合剂、保留灌肠剂等；慢性疾病用药宜选用作用缓和、持久的剂型，如丸剂、片剂、煎膏剂及长效缓释制剂等；皮肤疾患用药宜选用软膏剂、橡胶膏剂、外用膜剂、涂膜剂、洗剂、搽剂等；某些局部黏膜用药宜选用栓剂、膜剂、条剂、线剂、酊剂等。

案例导入

案例 1-3　复方丹参滴丸

处方：丹参　　三七　　冰片

功能与主治：活血化瘀，理气止痛。用于气滞血瘀所致的胸痹，症见胸闷、心前区刺痛；冠心病心绞痛见上述证候者。

制法：以上三味，冰片研细；丹参、三七加水煎煮，煎液滤过，滤液浓缩，加入乙醇，静置使沉淀，取上清液，回收乙醇，浓缩成稠膏，备用。取聚乙二醇适量，加热使熔融，加入上述稠膏和冰片细粉，混匀，滴入冷却的液体石蜡中，制成滴丸，或包薄膜衣，即得。

用法与用量：吞服或舌下含服。一次 10 丸，一日 3 次。28 天为一个疗程，或遵医嘱。

注解：（1）丹参、三七采用水提法，在于将丹参中水溶性的酚酸类成分和三七中皂苷全部提取出来，但出膏量较大，故采用乙醇沉淀，以除去蛋白质、淀粉和多糖等杂质，减少服用量。

（2）冰片研细，易分散在熔融混匀的聚乙二醇和丹参、三七提取物中；成品采用包薄膜衣，可防止冰片的升华和保证外观的美观；冰片的升华作用会导致滴丸形成花斑，应注意贮存温度。

（3）药物制成滴丸以后，药物在基质中的分散呈分子状态、胶体状态或微粉状结晶，为高度分散状态，而水溶性基质（如聚乙二醇类），则可增加或改善药物的溶解性能，加快药物的溶出速度和吸收速度，提高药物的生物利用度。

（4）复方丹参滴丸溶化时间在 3min 以内，缓解心绞痛的时间在 3~8min，可直接含化、吸收，不但能预防心血管疾病，还可用于心绞痛发作的急救。

思考题：（1）复方丹参滴丸的成功研制，应用了什么样的新技术或新方法？

（2）查阅有关复方丹参滴丸研制与开发过程的文献，谈谈个人看法。

二、根据药物性质选择剂型

中药制剂多为复方，所含成分极为复杂。在选择药物剂型前，必须认真进行组方药物的研究，重点研究活性成分的溶解性、稳定性和刺激性大小等，在符合临床用药要求的前提下，充分考虑所设计剂型对主要药物活性成分溶解性、稳定性、刺激性的影响，且每种剂型均有一定的载药范围，应根据处方剂型大小，结合其他因素综合考虑应制成何种剂型。

一般而言，含难溶性或在水中不稳定的成分的药物、主含挥发油或有异臭的药物不宜制成口服液等液体剂型。药物成分易被胃肠道破坏或不被其吸收，对胃肠道有刺激性，或因肝脏"首过作用"（或称首关效应、第一关卡效应），而疗效显著降低的药物等均不宜设计为口服剂型。成分间易产生沉淀等配伍变化的组方，则不宜制成注射剂和口服液等液体剂型。如黄连的主要成分小檗碱，水中溶解度很小，肌内注射 2～5ml（1mg/ml）很难达到有效抗菌浓度，且因为小檗碱季铵盐结构难以透过肠壁而吸收，因此治疗肠道感染，小檗碱以口服给药剂型为佳；又如，黄连、黄柏中的小檗碱与大黄中的鞣质在水溶液中易生成鞣酸小檗碱沉淀，故含上述药材的处方不宜制成注射剂或口服液。药材富含糖类，胶类等活性成分者，其出膏率较高，浸膏吸湿性强，若制成硬胶囊剂则可能导致服用剂量大，制剂稳定性差。如八味丸治疗糖尿病用药材粉末有效，而水浸膏无效，与该丸中主要药味之一山茱萸所含的齐墩果酸、熊果酸在水中不能溶出有关。

知识拓展

胰岛素是一种蛋白质多肽类药物，经口服给药后会被消化道内的蛋白水解酶消化分解，不能被吸收进入血液，失去生物学活性，起不到降低血糖的作用。故临床上一般采用注射剂形式给药，静脉注射和皮下注射是胰岛素最早最经典的用药途径。

目前很多 1 型糖尿病和晚期的 2 型糖尿病患者就是主要靠皮下注射胰岛素来维持正常血糖水平。但胰岛素注射液需要反复注射，给病人带来很多不便。所以，多年来国内外专家投入了大量时间和经费致力于不需注射的胰岛素制剂的研究，并取得一定的进展。如口腔喷雾剂已于 2005 年在厄瓜多尔批准用于治疗 1 型和 2 型糖尿病；吸入式胰岛素可以通过鼻腔吸入给药。随着制剂科学的发展，将出现更多的新型胰岛素给药系统以适应患者的需要。

三、根据原方不同剂型的生物药剂学和药代动力学特性选择剂型

不同处方、不同药物、不同的有效成分应选择各自相适宜的剂型。若根据所选剂型要求制定的工艺路线不能使有效成分最大限度地提取出来，并保留于成品中，制剂疗效差、不稳定，无法制定质量规格和标准，则所选剂型就不合理。为了客观地评价所确定剂型的合理性，要有资料证明所选剂型最优。因此，如果是改进剂型，药物应与原剂型药物作对比实验；如果是新研制的药物，应将此处方药物制成符合临床用药目的和药物理化性质的两种以上不同剂型的药剂，通过体内药代动力学（如测定血浆原型药浓度或尿中原型药排泄总量，代谢物尿排泄总量计算生物利用度），药理效应法，体外溶出度法等的研究，反映药物不同剂型生物利用度的差异，从中优选出生物利用度较高的剂型。

有些药物溶液状态不稳定，需制成固体制剂，如天花粉用于中期妊娠引产，疗效较好，其有效部位为蛋白质，对热很不稳定，其水溶液也不稳定，用丙酮分级沉淀制得具有一定分子量的蛋白质，经无菌分装，冷冻干燥制成粉针剂，临用前用新鲜灭菌注射用水配制，不仅制剂质量稳定，而且改变了给药途径，提高了疗效，降低了毒副作用。

四、根据生产条件和"五方便"的要求选择剂型

药物剂型的选择在满足防治疾病需要和符合药物本身及其成分性质的前提下，应根据中药制药企业的技术水平和生产条件选择。剂型不同，采用的工艺路线不同，对所需的技术、生产环境、设备、工人素质等也有不同的要求。若目前尚缺乏生产该剂型的符合药品

生产质量管理规范（GMP）要求的车间，在临床用药、药物性质许可的前提下，可更换具备生产条件的其他剂型。当然，必要的厂房设施、仪器设备、制剂技术是确保剂型选择准确的重要条件。

剂型设计还应考虑"五方便"（服用、携带、生产、运输、贮藏方便）的要求，就携带、贮运而言，剂量小且质量稳定的固体制剂优于液体制剂。如汤剂味苦量大、服用不便，将部分汤剂处方改制成颗粒剂、口服液、胶囊剂等，既保持汤剂疗效好的特点，又易于服用；甘草产于我国西北、东北及内蒙古一带，在制剂中用量很大，可以考虑在产地将甘草制成甘草浸膏，以便于运输。对于儿童用药还应尽量做到色美、味香、量宜、效高，并能多种途径给药，可考虑制成口服液、微型颗粒剂、滴鼻剂、微型保留灌肠剂、栓剂、注射剂等。

扫码"学一学"

第五节 中药药剂工作的依据

法定依据是指中药药剂工作中应遵循的国家药品标准及相关管理法规。我国目前药品所有执行标准均为国家注册标准。国家注册标准，是指中华人民共和国国家卫生和计划生育委员会或国家食品药品监督管理总局批准给申请人特定药品的标准，生产该药品的药品生产企业必须执行该注册标准。包括药典标准、新药转正标准（不断更新）、进口药品标准、《中华人民共和国卫生部中药成方制剂药品标准》（1998 年至今发布 20 册，收载中药成方制剂 4061 种）等。部颁标准、局颁标准的性质与作用同《中国药典》，都归属于国家药品标准，作为药物生产、供应、使用、监督等部门检验质量的法定依据，具有法律的约束力。

一、药典

1. 药典的性质与作用 药典（pharmacopoeia）是一个国家记载药品质量规格、标准的法典。由国家药典委员会组织编纂，并由政府颁布施行，具有法律的约束力。药典中收载疗效确切、毒副作用小、质量稳定的常用药物及其制剂，规定其质量标准，如制备要求、鉴别、检查、含量测定、功能与主治及用法与用量等，作为药物生产、检验、供应与使用的依据。药典在一定程度上反映了该国家药物生产、医疗和科技的水平，也体现了医药卫生工作的特点和服务方向。药典在保证人民用药安全、有效，促进药物研究和生产上有重大作用。

随着医药科学的发展，新药及新的试验方法亦不断出现，为适应科技的发展，药典每隔几年修订一次。在修订出版新药典前往往发行该版的增补本，以使新的研究尽快地用于实践中。

2. 中国药典 我国是世界上最早颁布全国性药典的国家，唐代的《新修本草》又称《唐新修本草》或《唐本草》是我国第一部药典，它比欧洲 1498 年出版的地方性药典《佛洛伦斯药典》早 800 多年，比欧洲第一部全国性药典《法国药典》早 1100 多年。所以《新修本草》是世界上最早的一部国家药典，这也是我国作为文明古国的标志之一。

《太平惠民和剂局方》（1151），为宋代"太平惠民和剂局"用的药方，堪称我国第一本官方颁布的制剂规范，也具有药典的性质。

1930年国民党政府卫生署编纂了《中华药典》第一版，主要参考英、美国家药典编写而成，规定的药品标准不适合我国的实际情况。该药典出版后，直到中华人民共和国建立，20年之久也未修订过。

新中国成立以来，《中国药典》至今已颁发了十版，即1953年版、1963年版、1977年版、1985年版、1990年版、1995年版、2000年版、2005年版、2010年版及2015年版，每版药典在前版药典的基础上，在品种、标准和检测水平上有大幅度的增修和提高。

《中国药典》（2015年版）由一部、二部、三部和四部构成，一部收载药材和饮片、植物油脂和提取物、成方制剂和单味制剂等。二部收载化学药品、抗生素、生化药品和各类药物制剂，以及放射性药物制剂。三部收载生物制品。四部收载通则和药用辅料。每部都有凡例、正文、索引。凡例是使用本药典的总说明，包括药典中各种计量单位、符号、术语等的含义及其在使用时的有关规定。正文是药典的主要内容，叙述本部药典收载的所有药物和制剂。索引设有中文、汉语拼音、拉丁名和拉丁学名索引，以便查阅。

3. 其他药典简介

（1）美国药典 《美国药典》（Pharmacopoeia of the United States，USP），是美国政府对药品质量标准和检定方法作出的技术规定，也是药品生产、使用、管理、检验的法律依据，对于在美国制造和销售的药物和相关产品而言，美国药典是唯一由美国食品药品管理局（FDA）强制执行的法定标准，USP标准在全球130多个国家得到认可和使用。USP于1820年出版了第一版，1950年以后每五年出一次修订版，自2002年开始，每年发布一版，并从1980年第15版USP起，将收载USP中所使用到的药用辅料标准的美国处方集（NF，the National Formulary）并入USP中，前面内容为USP，后面为NF，在NF中还收载了USP尚未收入的新药和新制剂，目前USP最新版为2016年12月出版的第40版（USP40-NF35）。

（2）欧洲药典 《欧洲药典》（European Pharmacopoeia，EP），由二十六国和欧共体协议编订。由欧洲药品质量委员会（EDQM）编辑出版，有英文和法文两种法定文本，其成员包括了欧盟在内的37个成员和23个观察员，《欧洲药典》于1977年出版第一版，1980～1996年出第二版，分2部4册。第一册是通则，包括各种分析方法、传统药物分析方法、制剂技术、试剂等；第二册为各论，分3册，共收载133种药物及制剂。第三版为合订本，于1997年出版，第四版于2002年1月生效。现行版为第八版。

（3）英国药典 《英国药典》（British Pharmacopoeia，BP），首版于1864年出版，自1980年起改变了每5年修订1次的期限，而是根据需要不定期地修订出版。由英国药品委员会正式出版，为英国制药标准的重要来源，其在发行的同时会发布其姐妹篇《英国药典（兽医）》，目前最新版的《英国药典》为BP2015。按照惯例，欧洲药典的全部专论与要求都收录在《英国药典》或其姐妹篇《英国药典（兽医）》中，其中BP2015就包含了《欧洲药典》EP 8.0-8.2的所有内容，并新增了40个英国药典专论、40个欧洲药典专论，修正专论272个，新增红外光谱1个，修正红外光谱6个。

（4）日本药典（日本药局方） 《日本药典》（Pharmacopoeia of Japan，JP），首版于日本明治19年（公元1886年）出版，由日本药局方编辑委员会编纂，由厚生省颁布执行，分两部出版，第一部主要收载原料药及基础制剂，第二部主要收载生药、家庭药制剂和制剂原料。目前最新版为2016年出版的第十七改正版（即JP17）。

（5）国际药典　《国际药典》（International Pharmacopoeia，Ph. Int.），联合国世界卫生组织（WHO）为了统一世界各国药品的质量标准和质量控制方法，于1951年正式出版了第一部《国际药典》（第一版），1955年出版了第二部，1959年出版了补充版。由于各先进国家的新药研究、剂型的发展，及以生物效应为主的制剂试验方法等的飞速发展，使得建立一个能指导各国药典体制的想法在力度和时间上皆缺乏可能性，只能由各国根据各自的情况制定本国的药典。故于1967年发行《国际药典》（第二版）时就改名为《药品质量控制规格》，副名为《国际药典》（第二版），只突出药品质量管理标准的作用。1971年又专门出版了补充版（Supplement，1971）。第三版分5卷出版，1979年出版了第一卷《一般分析方法》（General methods of analysis）；1981年出版了第二卷《质量规格》（Quality specifications）；1988年出版了第三卷《质量规格》。第四卷（1994）为有关试验、方法的信息以及药品原料、赋形剂的一般要求和质量说明等。第五卷（2003）为剂型通则、制剂各论以及药品原料和质量标准等。《国际药典》对各国药典无法律约束力，仅供各国编纂药典时作为参考标准。

二、局颁、部颁药品标准

在原国家食品药品监督管理局成立前，由原卫生部颁布的药品标准，称为《部颁药品标准》，包括中药材分册、中药成方制剂分册共20册，共收载品种4052种。由原国家食品药品监督管理局颁布实施的药品标准，称为《局颁药品标准》。《部颁药品标准》、《局颁药品标准》的性质与作用与《中国药典》类似，具有法律的约束力，都归属于国家药品标准，作为药物生产、供应、使用、监督等部门检验质量的法定依据。

三、药品管理法规

1. 中华人民共和国药品管理法　《中华人民共和国药品管理法》（简称《药品管理法》），我国第一部《药品管理法》自1985年7月1日起施行。该法在加强药品监督管理、打击制售假劣药品行为、保证人民用药安全有效方面发挥了十分重要的作用。随着我国市场经济体制的推行和加入WTO，对外开放的进一步扩大，于2015年4月24日起施行了新修订的《药品管理法》。

根据《药品管理法》，2002年9月15日起又施行了《药品管理法实施条例》。其特点是：全面体现了药品监督管理体制改革的精神和原则；进一步完善了行政执法手段，明确了权力和责任的关系；加大了对制售假劣药品等违法行为的处罚力度，完善了法律责任制度；增加了近十几年来在实践中探索出来的行之有效的新药品监管制度；增加了人民群众普遍关心的热点问题，为更好地依法制药奠定了法律基础。

2. 药品注册管理办法　药品注册是指国家食品药品监督管理总局根据药品注册申请人的申请，依照法定程序，对拟上市销售的药品的安全性、有效性、质量可控性等进行系统评价，并决定是否同意其申请的审批过程。药品的注册管理办法是为了保证药品的安全、有效和质量可控，规范药品注册行为而制定的管理办法，在我国境内申请药物临床试验、药品生产和药品进口，以及进行药品审批、注册检验和监督管理，均适用本办法。

药品注册申请分为：①新药申请；②已有国家标准的药品申请；③进口药品申请；④补充申请。

为了规范新药的研制，加强新药的审批管理，原卫生部于1985年7月1日发布了《新药审批办法》。1992 年 9 月 1 日又发布了《有关中药部分的修订和补充规定》。1998 年我国组建国家药品监督管理局后，对《新药审批办法》进行了修订，并于 1999 年 5 月 1 日起施行，且于 2002 年 12 月 1 日起施行了《药品注册管理办法》（试行），其后原国家食品药品监督管理局又分别于 2005 年 5 月 1 日和 2007 年 10 月 1 日两次颁布施行了新的《药品注册管理办法》。

3. 药品生产质量管理规范 《药品生产质量管理规范》（Good Manufacturing Practice of Drug，GMP）系指在药品生产过程中，运用科学、合理、规范化的条件和方法保证生产优良药品的一整套科学管理方法。GMP 的实施，确保了制剂生产、管理的规范性。现行 GMP 的类型大致分为 3 类：一是国际性的 GMP，如 WTO 的 GMP，欧洲自由贸易联盟的 GMP、欧洲共同体的 GMP、东南亚国家联盟的 GMP 等；二是国家性的 GMP，如美、日、英、法、澳、中国的 GMP；三是制药行业性的 GMP，如美国制药联合会、日本制药协会、中国医药工业公司及中国药材公司制订的 GMP 等。

GMP 是药品生产企业管理生产和质量的基本准则。早在 1963 年，美国 FDA 便制订了 GMP，并于 1964 年开始以法令形式正式实施，1976 年 FDA 又对 GMP 进行了修订。1975 年 WHO 修订发表了作为世界各国实行 GMP 的指导性文件。我国于 1988 年颁布实施 GMP，并于 1992 年重新修订，1998 年国家药品监督管理局组建后，又颁布了《药品生产质量管理规范》（1998 年修订版），2010 年再次对 GMP 进行修订，现行的 GMP 为 2011 年 3 月 1 日起施行的《药品生产质量管理规范》（2010 年修订版）。目前我国现有中药制药企业皆已通过了 GMP 认证。

4. 药品非临床研究质量管理规范 原国家食品药品监督管理局自 1999 年 11 月 1 日起施行《药品非临床研究质量管理规范》（Good Laboratory Practice of Drug，简称 GLP），是为提高药物非临床研究的质量，确保实验资料的真实性、完整性和可靠性，保障人民用药安全而制定的管理规范。

5. 药品临床试验管理规范 原国家食品药品监督管理局自 1999 年 7 月 23 起施行《药品临床试验质量管理规范》（Good Clinical Practice of Drug，GCP），是为保证药物临床试验过程规范，结果科学可靠，保护受试者的权益并保障其安全而制定的管理规范，是临床试验全过程的标准规定。

6. 中药材生产质量管理规范 《中药材生产质量管理规范》（Good Agricultural Practice for Chinese Crude Drugs，GAP）是为了规范中药材的生产，保证中药材质量，促进中药标准化、现代化而制定的管理规范，是中药材生产和质量管理的基本准则，适用于中药材生产企业生产中药材（含植物、动物药）的全过程。

7. 药品经营质量管理规范 2000 年 7 月 1 日起施行的《药品经营管理规范》（Good Supplying Practice of Drug，GSP），共 4 章，88 条。药品经营企业对药品零售、批发的质量进行管理，即在药品的购进、储运和销售等环节实行质量管理，建立包括组织机构、职责制度、过程管理和设施设备等方面的质量体系，并使之有效运行。

重点小结

重点难点	药师考点
1. 中药药剂学的含义、性质、任务与地位；中药药剂学常用术语的概念	☆☆☆中药药剂学的含义、性质、任务与地位；中药药剂学常用术语的概念
2. 中药剂型选择的基本原则；中药药剂学的发展简况	☆☆中药剂型的分类；中药剂型选择的基本原则；中药药剂学的发展简况；中药药剂工作的法定依据
3. 中药药剂工作的法定依据	

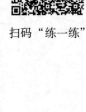

扫码"练一练"

（傅超美）

第二章　中药调剂

要点导航

1. 掌握　处方的调配程序与注意事项。

2. 熟悉　中药"斗谱"排列的一般原则；处方药、非处方药的基本概念；中药毒性药品种及用量；处方禁忌药。

3. 了解　处方种类与格式；中药学的配伍变化与现代研究简况。

第一节　概　述

中药调剂系指调剂人员根据医师处方，按照配方程序和原则，及时、准确地调配和发售药剂的操作技术，是确保用药安全、有效的重要环节。中药调剂具有临时调配的特点，涉及内容广泛，与中医学基础、中药学、方剂学、中药鉴定学、中药炮制学、中药药剂学等学科关系密切。

中药调剂是中医药学的重要组成部分，其起源和发展有着悠久的历史。商代《汤液经法》、《周礼》中记载"和药""和齐"，"齐"即后世之"剂"，始载汤剂的创制，标志着中药饮片调剂配方技术的初步形成。东汉《伤寒杂病论》对汤剂的调配方法，如煎药的火候、溶剂（酒、蜜、井水等）、煎法（先煎、后下、包煎、另煎等）、服法（温服、顿服、分服等）均有详细论述，进一步丰富了中药调剂理论。

第二节　处　方

一、处方的概念与种类

（一）概念

处方（prescription）系指由注册的执业医师和执业助理医师在诊疗活动中为患者开具的，由取得药学专业技术职务任职资格的药学专业技术人员审核、调配、核对，并作为患者用药凭证的医疗文书。包括医疗机构病区用医嘱单。

（二）种类

1. 法定处方（official prescription）　系指国家药品标准收载的处方，具有法律的约束力，在制备或医师开写法定制剂时，均应遵照其规定。

2. 协议处方（agreed prescription）　系指医院医师与药房药学工作人员根据临床需要，互相协商所制定的处方。它可以大量配制成医院制剂，弥补成药品种的短缺，且方便患者使用。协议处方药剂的制备必须经上级主管部门批准，并只限于本单位使用。

扫码"学一学"

扫码"学一学"

3. 医师处方（physician prescription） 系指医师对患者进行诊断后，对特定患者根据疾病而开写给药房的有关药品、给药量、给药方式、给药天数以及制备等内容的书面凭证。医师和调剂人员必须在处方上签字，以示对开写处方及调配处方所负的法律责任和技术责任。处方具有法律、技术和经济的意义，因此，药房发药后，处方要留存一定时间，以便查考。

4. 经方、古方和时方 经方系指经典医学书籍中收载的处方。古方泛指古典医籍中记载的处方。时方系指从清代至今出现的处方。

5. 单方、验方和秘方 单方一般系指较简单的处方，通常只有1～2味药。验方系指民间和医师积累的经验处方。秘方一般系指过去秘而不传的单方和验方。

二、医师处方的内容

完整的医师处方包括以下各项。

1. 处方前记 包括医疗、预防、保健机构名称、处方编号、费别、科别、处方日期、患者姓名、性别、年龄、门诊或住院号、临床诊断、可添加特殊要求的项目。

2. 处方正文 包括药品名称、规格、数量、用法用量。中成药还应当标明剂型，中药饮片处方的书写，一般应当按照"君、臣、佐、使"的顺序排列。

3. 处方后记 包括医师签名或加盖专用签章，药品金额以及审核、调配、核发、发药药师签名或加盖专用签章。

案例导入

案例2-1 旋覆代赭汤

处方： 旋覆花（布包煎）9g 代赭石（先煎）15g 制半夏9g 生姜12g

人参12g 大枣4枚 炙甘草5g

功能与主治： 降逆化痰，益气和胃。用于胃虚气逆，痰浊内阻所致的噫气频作，胃脘痞硬，反胃呕吐，或吐涎沫等症。

制法： 先将代赭石置煎器内，加水350ml，煎1h。再将旋覆花布包，同其余五味药物置煎器内，共煎30min，滤取药液；再加水250ml，煎20min，滤取药液。将两次煎出液合并，即得。

用法与用量： 口服，每日3次温服。

注解： （1）本方具有降逆化痰、益气和胃功效，方中以旋覆花为君以降逆化痰；代赭石甘寒质重，助旋覆花降逆化痰止呕，生姜半夏祛痰散结、散寒止呕同用为臣；人参、炙甘草、大枣益脾胃，补气虚，扶助已伤之中气，为佐使之用。故处方按照君臣佐使顺序，将药味依次排列。

（2）代赭石为矿物类药材，有效成分较难煎出，故需加水先煎；而旋覆花表面含大量茸毛，服用汤液时可能造成咽喉部刺激，因而需包煎；为提高药物成分煎出率，其他药物采用加水分煎后汤液合服的方式，这些都是医师处方中需要对患者说明的。

三、处方药与非处方药

为保证人民用药安全有效、使用方便，我国自2000年1月1日起施行《处方药与非处方药分类管理办法》（试行），对处方药和非处方药进行分类管理。

1. 处方药（prescription drug）　系指必须凭执业医师或执业助理医师处方才可调配、购买和使用的药品。处方药只能在专业性医药报刊进行广告宣传。

2. 非处方药（nonprescription drug）　系指不需凭执业医师或执业助理医师处方即可自行判断、购买和使用的药品，又称为柜台发售药品（over the counter，简称OTC）。根据药品的安全性，非处方药分为甲、乙两类。非处方药有其专有标识，为椭圆形背景下的OTC三个英文字母，甲类非处方药专有标识为红色，乙类非处方药为绿色。非处方药经审批可以在大众传播媒介进行广告宣传。

扫码"学一学"

第三节　中药处方的调配

中药处方调配是临床用药的关键环节，直接关系到患者的健康和生命安全。调剂人员必须掌握药物的配伍禁忌，毒性药及药物的别名、并开和脚注等有关知识，才能确保调配质量，发挥处方中药物应有的治疗作用。

一、处方的调配程序

中药处方包括中药饮片处方、中成药（含医疗机构中药制剂）处方。中药处方的调配程序为：审方→计价→调配→复核→发药。

（一）审方

1. 审查项目和处理

审方是调剂工作的关键环节，审方内容如下。

（1）处方医师、开方时间及患者姓名、年龄、性别。

（2）药名、剂量、规格、用法与用量等。

（3）如发现处方中药味或剂量字迹不清时，不可主观猜测，以免错配。对有配伍禁忌或超剂量的处方，应拒绝调配、销售，审核人员将处方返还患者，并告知患者需经原处方医生更正或重新签字，方可调配和销售。

2. 毒性药与配伍禁忌

（1）毒性药　系指毒性剧烈，治疗量与中毒量接近，使用不当可致人中毒或死亡的中药。《医疗用毒性药品管理办法》（国务院第23号令）发布了28种毒性中药品种，《中国药典》（2015年版）规定了相关品种的用法与用量，调剂人员应严格遵循毒性中药的剂量与用法规定。

（2）配伍禁忌　中药配伍"七情"中相反和相恶，均使药物配伍后产生抑制和对抗作用。对于十八反、十九畏的药物，须避免盲目配合应用。

（3）妊娠禁忌　凡能影响胎儿生长发育、有致畸作用，甚至造成堕胎的中药为妊娠禁忌用药。妇女在怀孕期间应禁止使用。

《中国药典》（2015年版）将妊娠禁忌用药分为：妊娠禁用药、妊娠忌用药和妊娠慎用药3类。

3. 并开药物与脚注

（1）并开药物　系指将处方中2～3种中药开在一起。药物并开大致有两种情况：一是疗效基本相同的药物，如"二冬"即指天冬和麦冬，都具有养阴、益胃、清心肺作用。二是药物配伍时可产生协同作用，如"知柏"即知母和黄柏，二者配伍能增强滋阴降火作用。

（2）脚注 系指医师开处方时在某味药的上角或下角所加的简单要求。其作用是简明指示调剂人员对该药饮片采取不同的处理方法。脚注内容一般包括炮制法、煎法、服法等。常用的脚注术语有打碎、炒制、先煎、后下、另煎、包煎、烊化、捣汁、冲服等。

（二）计价

药价的计算要按当地药政部门统一规定的办法和计价收费标准执行，不得任意改价或估价。

（三）调配

调剂人员接到计价收费处方后再次审方。配方时按处方药物顺序逐味称量，间隔摆放，多剂处方应先称取总量，然后按"等量递减"、"逐剂复戥"的原则进行称量分配。需特殊处理的药物应单独包装，并注明处理方法。若调配中成药处方，则按处方规定的品名、规格、药量进行调配。调剂完毕，自查无误后签名盖章，交复核人员核对。

（四）复核

对调配的药品按处方逐项进行核对。复核具体要求如下：

（1）注意调配的药味和称取的分量与处方是否相符，有无多配、漏配、错配或掺杂异物现象。

（2）饮片有无生虫、发霉及变质现象，有无以生代制、生制不分的处方应付错误，整药、籽药有无应捣未捣的情况。

（3）需特殊处理的药物是否按要求单包并注明用法，贵重药、毒性药是否处理得当。

（4）发现有调剂不当的情况时，应及时请调剂人员更改。复核无误后在处方上签字，在包装袋上写清病人姓名和取药号，交予发药人员。

（五）发药

发药人员将饮片包装，核对无误后，发给病人。发药时要注意如下事项。

（1）认真核对取药凭证、姓名、剂数，检查外用药专用包装。

（2）向患者说明用法、用量、禁忌等。

（3）耐心回答病人提出的有关用药问题。

二、中药"斗谱"的排列原则

在调剂室中，"药斗"是必不可少的盛装饮片的容器。药斗架内饮片的存放顺序规律称为"斗谱"，其目的是为了便于调剂操作，减轻劳动强度，避免差错事故，保证患者用药安全。

"斗谱"一般排列原则如下。

1. 按用药频率和质地排列 根据临床用药情况将饮片分为常用饮片、次常用饮片和不常用饮片。常用饮片装入药斗架的中层，不常用饮片装在最远处或上层，较常用饮片装在两者之间。质重的和易染的药物如磁石、炭药（如地榆炭、大黄炭）等宜装在下层药斗内；质轻且用量少的饮片如月季花等宜放在药斗架的高层；质轻而体积大的饮片如竹茹、夏枯草等宜装入下层大药斗内。

2. 按方剂组成排列 同一方剂内药物宜装在同一药斗或临近药斗中，以方便调配。

3. 按入药部位排列　如按根、茎、叶、花、果实、种子及动物药、矿物药等分类装入药斗。

4. 按药物性味功效排列　性味功能相近的排列在一起，如广藿香、藿香梗、香薷；"二活"之羌活、独活，"二芽"之谷芽、麦芽等。

需特殊保管的药物一般不装药斗，毒性药、麻醉药应设专柜、专锁、专账、专人管理，如马钱子、罂粟壳等；易燃药宜装在缸、铁箱内，远离火源、电源，如火硝、硫黄等；贵重细料药应专柜存放，专人保管，如红参、西洋参等。

第四节　中药学的配伍变化及其现代研究

药物配伍变化系指药物配伍后在理化性质或生理效应方面产生的变化，也称为药物的相互作用。药物的配伍禁忌是指在一定条件下，产生的不利于生产、应用和治疗的配伍变化。

一、配伍用药的目的

临床上常根据病情的需要和药物的特性，按照一定的法则将两味及以上的药物配合应用，有助于增强药效，全面照顾病情，减轻或消除毒副作用，使临床用药更安全、更有效。

二、中药学的配伍变化

（一）中药处方的组方原则与配伍方法

1. 组方原则　处方的组方原则最早见于《黄帝内经》。一张完整的处方包括君、臣、佐、使四个方面。

2. 配伍方法　中药处方除按"君、臣、佐、使"组方外，在具体用药上还应遵循"七情"配伍理论。

（二）中药配伍禁忌的现代研究

十八反、十九畏是自古以来中医临床用药经验对于中药配伍禁忌的总结，在无充分根据和应用经验的前提下，避免盲目配合使用。

（三）中药学配伍变化的现代研究

1. 中药复方水煎液中化学成分的研究　中药复方在煎煮过程中，各成分之间可能会发生络合、水解、氧化、还原等各种化学反应，产生化学配伍变化，或生成新物质。

（1）配位络合物　中药复方中的各味中药含有许多金属离子，在煎煮过程中可能与含有—OH、—COOH、—CN、—S 等基团的生物碱、黄酮、香豆素、蒽醌、羧酸、蛋白质等成分形成配位络合物。如麻黄碱与 Cu^{2+} 生成配位络合物。

（2）分子络合物　分子络合物是指有机单体分子间靠静电作用、疏水作用、核移作用或交叠作用结合生成的复合物。如中药复方水煎药中生物碱与黄酮类、鞣质等生成分子络合物。

（3）化学动力学产物　中药复方煎煮时，各成分之间发生水解、聚合、氧化、还原等各种化学反应，伴随产生新的物质，这些新物质统称为化学动力学产物。如生脉散水煎液经 UV、IR、MS 及 NMR 谱鉴定，生成的新成分为 5 - 羟甲基 - 2 - 糠醛（5 - HMF）。

由于这些新物质的产生，使中药复方的药效不同于各单味药的药效，从而发挥增效、减毒或改变药效的作用，体现了中药复方用药的特点。

2. 中药配伍有效成分煎出量的研究 中药复方中配伍药味不同，有效成分煎出量也有显著差异，例如柴胡与牡蛎同煎，牡蛎可中和酸性物质，抑制柴胡皂苷分解，提高了柴胡皂苷的煎出率。

▰▰ **知识拓展**

附子-甘草药对是中药配伍调剂以减毒增效的典范。现代研究表明，附子生物碱是其主要有效成分，亦是其毒性物质基础。附子与甘草合煎过程，甘草酸可促使附子生物碱的溶出，但甘草皂苷、黄酮的多羟基结构可与附子乌头类生物碱产生络合作用，而形成沉积物，在体内实现"缓释"过程，使附子生物碱的胃肠道吸收速率减慢，但吸收总量增加，由此形成附子配伍甘草"减毒而增效"作用，从合煎过程物质基础变化层面阐明了两药配伍的意义。

扫码"学一学"

第五节　中药饮片形式的沿革

中药饮片是中医辨证论治的物质基础，是中药处方、调剂的具体形式，其质量的优劣直接影响中药制剂的疗效，中药饮片的变革是中医药发展的重大标志。

一、传统中药饮片

传统中药饮片在经历了"㕮咀""煮散"等系列变革后，随着时代的进步和生活方式的改变，传统中药饮片在调配、煎煮、包装、携带、贮存等方式均突显出诸多不足，已不能适应当前中医药事业发展的需要。

二、新型中药饮片

自20世纪80年代，我国先后进行了多种新型饮片形式的适宜性研究和应用推广。

（一）小包装中药饮片

小包装中药饮片是近年来国家中医药管理局推广使用的饮片类型，是将加工炮制合格后的中药饮片按设定的剂量单味定量包装，由配方药师直接数包调配而无需称量的一种新型中药饮片，具有方便贮存保管、提高调剂效率、计量准确的特点。同时，每个小包装上注明品名、规格、生产日期、生产厂家等，可方便患者自行核对处方与药物，发挥患者对医院配方质量的监督作用，提高了患者用药的知情权。

但目前小包装中药饮片的规格固定，难以满足临床处方变化要求；同时目前国家对小包装饮片的生产包装材料尚无统一标准；以及饮片成本增加都是需要进一步考虑的问题。

（二）中药配方颗粒

中药配方颗粒又称免煎中药，是将单味药材炮制加工后，根据药味有效组分理化性质经现代工艺提取、浓缩、干燥、制粒等多道工序精制而成的单味中药产品。这种饮片形式既保持了原中药饮片的性味、归经和功效等特性，同时提高了有效成分和（或）组分含量，减少了用药剂量，使调剂更加科学准确，提高了调剂人员的工作效率，携带服用更方便。

　　但目前中药配方颗粒的制备仍受限于大部分中药物质基础不明确；再则，中药复方并非单味药材中有效成分的累加，中药配方颗粒忽略了煎煮过程中药物成分间配伍变化作用。

（三）超微中药

　　超微中药又叫微粉中药、中药超微颗粒、中药超细粉体，是将传统饮片加工成粒径为微米级的新型中药饮片。其特点是通过微粉化技术将药材粉碎至 $1\sim75\mu m$，使中药细胞壁破碎而又不改变分子结构，药材表面积增加，孔隙率增大，促进了药物成分的溶出。超微中药既保持了中药特性，又能随症加减、方便使用，也是现阶段比较理想的中药新型饮片。

重点小结

重点难点	药师考点
1. 处方的调配程序与注意事项	☆☆☆处方药与非处方药概念
2. 中药"斗谱"排列的一般原则；处方药与非处方药概念	☆☆中药"斗谱"排列的一般原则
3. 中药学的配伍变化	☆中药制剂配伍变化基本理论知识

（李　玲）

扫码"练一练"

第三章　制药卫生

要点导航

1. **掌握**　常用的灭菌方法和主要防腐剂的正确用法。
2. **熟悉**　制药卫生的意义和基本要求；预防药剂污染的主要环节。
3. **了解**　制药环境卫生的要求和管理；无菌操作法和无菌检查法。

扫码"学一学"

第一节　概　　述

一、制药卫生的含义

制药卫生是药品生产管理的一项重要内容，涉及药品生产的全过程，是保证成品质量，防止微生物污染的重要措施，是 GMP 的一项重要内容，也是药品生产最基本的要求之一。

药品是一种与人类健康和生命息息相关的特殊商品。只有严格按照 GMP 的要求组织生产，符合法定药品质量标准，并且在运输、贮藏、使用等各环节保持质量均一稳定的药品，才能保证用药安全有效。药品生产周期长、生产过程中涉及的因素复杂，增大了药品受微生物污染的机会，从而导致药品变质、腐败、疗效降低或失效，甚至可能产生对人体有害的物质，因此采取有效的制药卫生措施是确保药品质量的重要因素。通过研究药品的卫生标准和为达到该标准可采取的措施，进一步明确如何结合实际，采取适当的技术与措施，并不断研究开发新技术和新手段，以达到防止微生物在生产过程中的污染、抑制微生物在成品中的生长繁殖、杀灭或除去药品中微生物的目的，对于提高药品质量，保证药品疗效和促进制药工业的发展十分重要。

二、中药的微生物限度标准

根据药品的给药途径、对患者健康存在潜在的危害以及药品的特殊性，《中国药典》（2015 年版）对中药提取物、饮片、中药制剂微生物限度作了具体规定。制剂通则，品种项下要求无菌的制剂、原辅料和用于手术、烧伤或严重创伤的局部给药制剂应符合无菌检查法规定。非无菌不含药材原粉的中药制剂的微生物限度标准见表 3-1。

表3-1 非无菌不含药材原粉的中药制剂的微生物限度标准

给药途径		需氧菌总数 （cfu/g、cfu/ml 或 cfu/10cm²）	霉菌和酵母菌总数 （cfu/g、cfu/ml 或 cfu/10cm²）	控制菌
口服给药	固体制剂	10^3	10^2	不得检出大肠埃希菌（1g 或 1ml）；含脏器提取物的制剂还不得检出沙门菌（10g 或 10ml）
	液体制剂	10^2	10	
口腔黏膜给药制剂 齿龈给药制剂 鼻用制剂		10^2	10	不得检出大肠埃希菌、金黄色葡萄球菌、铜绿假单胞菌（1g、1ml 或 10cm²）
耳用制剂 皮肤给药制剂		10^2	10	不得检出金黄色葡萄球菌、铜绿假单胞菌（1g、1ml 或 10cm²）
呼吸道吸入给药制剂		10^2	10	不得检出大肠埃希菌、金黄色葡萄球菌、铜绿假单胞菌、耐胆盐革兰阴性菌（1g 或 1ml）
阴道、尿道给药制剂		10^2	10	不得检出金黄色葡萄球菌、铜绿假单胞菌、白色念珠菌（1g、1ml 或 10cm²）；中药制剂还不得检出梭菌（1g、1ml 或 10cm²）
直肠给药	固体制剂	10^3	10^2	不得检出金黄色葡萄球菌、铜绿假单胞菌（1g 或 1ml）
	液体制剂	10^2	10^2	
其他局部给药制剂		10^2	10^2	不得检出金黄色葡萄球菌、铜绿假单胞菌（1g、1ml 或 10cm²）

非无菌含药材原粉的中药制剂微生物限度标准见表3-2。

表3-2 非无菌含药材原粉的中药制剂微生物限度标准

给药途径		需氧菌总数 （cfu/g、cfu/ml 或 cfu/10cm²）	霉菌和酵母菌总数 （cfu/g、cfu/ml 或 cfu/10cm²）	控制菌
固体口服给药制剂	不含豆豉、神曲等发酵原粉	10^4 （丸剂 $3×10^4$）	10^2	不得检出大肠埃希菌（1g）；不得检出沙门菌（10g）；耐胆盐革兰阴性菌应小于 10^2cfu（1g）
	含豆豉、神曲等发酵原粉	10^5	$5×10^2$	
液体口服给药制剂	不含豆豉、神曲等发酵原粉	$5×10^2$	10^2	不得检出大肠埃希菌（1ml）；不得检出沙门菌（10ml）；耐胆盐革兰阴性菌应小于 10cfu（1ml）
	含豆豉、神曲等发酵原粉	10^3	10^2	
固体局部给药制剂	用于表皮或黏膜不完整	10^3	10^2	不得检出金黄色葡萄球菌、铜绿假单胞菌（1g 或 10cm²）；阴道、尿道给药制剂还不得检出白色念珠菌、梭菌（1g 或 10cm²）
	用于表皮或黏膜完整	10^4	10^2	
液体局部给药制剂	用于表皮或黏膜不完整	10^2	10^2	不得检出金黄色葡萄球菌、铜绿假单胞菌（1ml）；阴道、尿道给药制剂还不得检出白色念珠菌、梭菌（1ml）
	用于表皮或黏膜完整	10^2	10^2	

非无菌的药用原料及辅料微生物限度标准见表3-3。

表 3 - 3 非无菌的药用原料及辅料的微生物限度标准

	需氧菌总数 （cfu/g、cfu/ml 或 cfu/10cm²）	霉菌和酵母菌总数 （cfu/g、cfu/ml 或 cfu/10cm²）	控制菌
药用原料及辅料	10^3	10^2	*

注：* 表示限度未做统一规定。

中药提取物及中药饮片的微生物限度标准见表 3 - 4。

表 3 - 4 中药提取物及中药饮片的微生物限度标准

	需氧菌总数 （cfu/g、cfu/ml 或 cfu/10cm²）	霉菌和酵母菌总数 （cfu/g、cfu/ml 或 cfu/10cm²）	控制菌
中药提取物	10^3	10^2	*
中药饮片	*	*	不得检出沙门菌（10g）； 耐胆盐革兰阴性菌应小于 10^4 cfu（1g）

注：* 表示限度未做统一规定。

霉变、长螨者，以不合格论。

三、预防中药制剂污染的措施

为预防中药制剂在生产过程中受到微生物的污染，确保中药制剂符合《药品质量标准》的要求，应针对微生物污染的原因，采取积极的防菌、灭菌措施。

（一）原辅料的处理

中药制剂的原料主要是植物的根、根茎、叶、花、果实和动物及其脏器等。原药材本身带有大量的微生物、虫卵及杂质，同时在采集、贮藏、运输过程中还会受到各种污染，应当对原药材进行洁净处理，以避免或减少微生物的污染。

中药材可通过选用挑选、风选、水选、筛选、剪切、刮削、剔除、刷擦、碾串及泡洗等方法进行清洁处理，达到规定净度的质量标准。常用设备有（循环水）洗药机、干式表皮清洗机、带式磁选机、变频式风选机、柔性支承斜面筛选机和振动筛选机以及机械化净选机等。

中药材的前处理、提取、浓缩以及动物脏器、组织的洗涤或处理等生产操作，必须与其制剂生产严格分开，中药材的蒸、炒、炙、煅等炮制操作应具备良好的通风、除烟、除尘、降温设施。筛选、切片、粉碎等操作应具备有效的除尘、排风设施。

为防止中药在贮藏过程中的污染，还可采用干燥养护技术（如远红外加热干燥技术、微波干燥技术等）、气调养护技术、^{60}Co - γ 射线辐射杀虫灭菌养护技术、包装防霉养护技术、气幕防潮养护技术、蒸汽加热养护技术、气体灭菌养护技术、中药挥发油熏蒸防霉技术等进行中药的保管及养护。

中药制剂制备过程中常会使用各种辅料。如制药用水，有饮用水、纯化水、注射用水、灭菌注射用水，都应有相应的质量标准。中药材洗涤、浸润、提取用水的质量标准不得低于饮用水标准，无菌制剂的提取用水应当用纯化水。又如蜂蜜、蔗糖、淀粉、糊精等辅料，也可能含有一定数量的微生物，使用前应严格按照标准进行选择并作适当处理，以防止将微生物带入制剂。

案例导入

案例3-1　川芎饮片的炮制

功能与主治：活血行气，祛风止痛。用于胸痹心痛，胸肋刺痛，跌扑肿痛，月经不调，头痛，风湿痹痛。

制法：川芎药材→预处理→净制加工→软化处理→水分检验→切片→干燥→川芎饮片

用法与用量：3～10g。

注解：（1）预处理过程是指对川芎表皮的清洗。

（2）净制过程是通过筛选除去药材中的泥沙、石块等杂质。

（3）精制是通过筛选除去碎末。

（二）生产过程的控制

生产过程为防止微生物污染，应采用阶段性生产方式；在分隔的区域内生产不同品种的药品；空气洁净度级别不同的区域应当有压差控制；采用密闭系统生产；干燥设备的进风应当有空气过滤器，排风应当有防止空气倒流装置；生产和清洁过程中应当避免使用易碎、易脱屑、易发霉器具；使用筛网时，应当有防止因筛网断裂而造成污染的措施；液体制剂的配制、滤过、灌封、灭菌等工序应当在规定时间内完成；软膏剂、乳膏剂、凝胶剂等半固体制剂以及栓剂的中间产品应当规定贮存期和贮存条件。

扫码"学一学"

第二节　制药环境的卫生管理

一、中药制药环境的基市要求

《中华人民共和国药品管理法》《中华人民共和国药品管理法实施办法》《药品生产质量管理规范》等法规对药品生产企业的环境、布局、厂房和设施等方面提出了基本要求。中药制药环境的基本要求，主要包括以下几个方面。

（一）厂区环境

企业应当有整洁的生产环境，厂房所处的环境应当能够最大限度地降低物料或产品遭受污染的风险，厂区的地面、路面及运输等不应当对药品的生产造成污染。

（二）厂房设计与设施要求

生产、行政、生活和辅助区的总体布局应当合理，不得互相妨碍。中药材和中药饮片的取样、筛选、称重、粉碎、混合等易产生粉尘的操作，应当采取有效措施，以控制粉尘扩散，避免污染和交叉污染，如安装捕尘设备、排风设施或设置专用厂房（操作间）等。中药材前处理的厂房内应当设拣选工作台，工作台表面应当平整、易清洁，不产生脱落物。中药提取、浓缩等厂房应当与其生产工艺要求相适应，并有良好的排风、水蒸气控制及防止污染和交叉污染等设施。中药提取、浓缩、收膏工序宜采用密闭系统进行操作，并在线进行清洁，以防止污染和交叉污染。采用密闭系统生产的，其操作环境可在非洁净区；采用敞口方式生产的，其操作环境应当与其制剂配制操作区的洁净度级别相适应。中药提取后的废渣如需暂存、处理时，应当有专用区域。浸膏的配料、粉碎、过筛、混合等操作，其洁净度级别应当与其制剂配制操作区的洁净度级别一致。经粉碎、过筛、混合后直接入药的中药饮片，上述操作的厂房应当能够密闭，有良好的通风、除尘等设施，人员、物料进出及生产操作应当参照洁净区管理。中药注射剂浓配前的精制工序应当至少在 D 级洁净区内完成。非创伤面外用中药制剂及其他特殊的中药制剂可在非洁净厂房内生产，但必须进行有效地控制与管理。中药标本室应当与生产区分开。

二、洁净室的净化标准

采用空气洁净技术，能使洁净室达到一定的洁净度，可满足制备各类药剂的需要。关于洁净室的等级标准与要求，可分为以下 4 个级别。

A 级：高风险操作区，如灌装区、放置胶塞桶、与无菌制剂直接接触的敞口包装容器的区域、无菌装配或连接操作的区域，通常用层流操作台（罩）维持该区的环境状态。层流系统在其工作区域必须均匀送风，风速为 0.36~0.54m/s（指导值）。应当有数据证明层流的状态并经过验证。

在密闭的隔离操作器或手套箱内，可使用较低的风速。

B 级：指无菌配制和灌装等高风险操作 A 级洁净区所处的背景区域。

C 级和 D 级：指无菌药品生产过程中操作步骤重要程度较低的洁净区。

以上各级别空气悬浮粒子的标准和微生物监测的动态标准见表 3 – 5 和表 3 – 6。

表 3 – 5　各级别空气悬浮粒子的标准

洁净级别	悬浮粒子最大允许数/m³			
	静态		动态	
	≥0.5μm	≥5.0μm	≥0.5μm	≥5.0μm
A 级	3520	20	3520	20
B 级	3520	29	352000	2900
C 级	352000	2900	3520000	29000
D 级	3520000	29000	不作规定	不作规定

表 3 – 6　各级别微生物监测的动态标准

洁净度级别	浮游菌 (cfu/m³)	沉降菌 (Φ90mm) (cfu/4h)	表面微生物	
			接触 (Φ55mm) (cfu/碟)	5 指手套 (cfu/手套)
A 级	<1	<1	<1	<1
B 级	10	5	5	5
C 级	100	50	25	—
D 级	200	100	50	—

三、空气洁净技术与应用

空气洁净技术是指能创造洁净空气环境的各种技术的总称。目前，常用的空气洁净技术可分为非层流型洁净技术和层流型洁净技术。

（一）非层流型洁净技术

非层流型洁净技术的气流运动形式是乱流或称紊流，这是使用高度净化的空气将操作室内产生的尘粒稀释的空气净化方式。

非层流型空调系统一般是在操作室的天棚侧墙上安装一个或几个高效空气过滤器的送风口，回风管安置在侧墙下部或采用走廊回风，空气在室内的运动成乱流状态。非层流型空调系统示意图如图 3-1 所示。

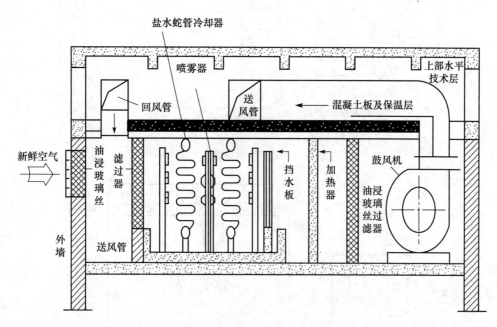

图 3-1 非层流型空调系统

非层流型空调系统的设备虽然费用低，安装简单，但使用时不易将空气中的尘粒除净，主要是通过稀释空气中尘粒浓度达到空气净化的效果。非层流洁净室有多种送、回风形式，可根据洁净等级和生产需要而定。

（二）层流型洁净技术

层流型洁净技术的气流以平行状态单向流动，是一种将操作室内产生的尘粒排出的空气洁净方式。层流型洁净技术能为需要严格控制空气中尘粒污染的操作或无菌操作提供符合要求的空气洁净环境，可在工作面上保持 A 级的洁净空气。层流分为水平层流与垂直层流。

1. 水平层流洁净室 水平层流洁净室的构造和工作原理如图 3-2 所示。一般水平层流洁净室室内的一面墙上布满（也可以是局部，但不得少于墙面的 30%）高效空气过滤器，对面墙上布满回风格栅，洁净空气沿水平方向均匀地从送风墙流向回风墙，房间断面的风速≥0.25m/s，换气次数在 400 次/h 左右。

2. 垂直层流洁净室 垂直层流洁净室的构造和工作原理如图 3-3 所示。如图可知，垂直层流洁净室的工作原理与水平层流洁净室相同。洁净空气从天棚沿垂直方向均匀地流向地面回风格栅，房间断面风速≥0.35m/s。

3. 层流洁净工作台 在药品生产或实验研究过程中，有些小规模的操作在局部区域要求较高的空气洁净度，此时可采用层流洁净工作台。洁净工作台的气流方向也可分为水平层流和垂直层流，垂直层流洁净工作台应用较多，效果也较好。

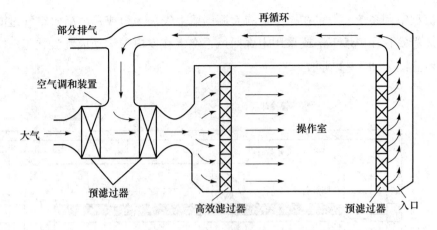

图 3-2　水平层流洁净室构造

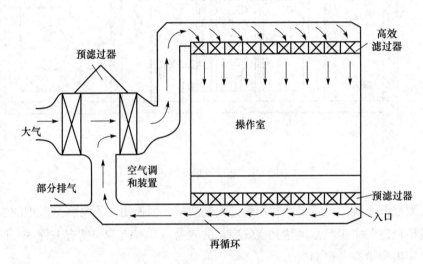

图 3-3　垂直层流洁净室构造

目前，层流洁净工作室和层流洁净工作台国内均有定型产品生产，洁净效果可达到 A 级洁净度的要求，能够满足无菌操作的需要。

第三节　灭菌方法与无菌操作

扫码"学一学"

灭菌与灭菌操作是注射剂、滴眼剂等灭菌与无菌制剂制备过程中必不可少的操作。与灭菌法相关的操作包括：①灭菌（sterilization）：系指用物理或化学方法将所有致病和非致病的微生物、细菌的芽孢全部杀死的操作；②防腐（antisepsis）：系指用物理或化学方法防止和抑制微生物生长繁殖的操作；③消毒（disinfection）：系指用物理或化学方法将病原微生物杀死的操作。

一、灭菌方法

灭菌方法主要有物理灭菌法、化学灭菌法。

（一）物理灭菌法

物理灭菌法（physical sterilization）是采用温度、射线和滤过方法杀灭或除去微生物的技术，亦称物理灭菌技术。

1. 干热灭菌法 干热灭菌法是利用火焰或干热空气进行灭菌的方法。通过加热可使蛋白质变性或凝固，核酸破坏，酶失去活性，从而导致微生物死亡。

（1）火焰灭菌法 指用火焰直接灼烧达到灭菌目的的方法。该法灭菌迅速、可靠、简便，适宜于耐火焰材质（如瓷器、玻璃和金属制品）的物品与用具的灭菌。

（2）干热空气灭菌法 利用高温干热空气达到灭菌目的的方法。一般在高温烘箱或干热灭菌柜中进行。由于干燥状态下微生物的耐热性强，同时干热空气穿透力弱，温度不易均匀，因此，为了确保灭菌效果，干热空气灭菌法采用的温度一般比湿热灭菌法高，一般规定为：160~170℃灭菌2h以上，170~180℃灭菌1h以上或250℃灭菌45min以上。干热灭菌时，灭菌柜腔室内的空气应当循环并保持正压，防止非无菌空气进入。本法适用于耐高温的玻璃、金属制品以及不允许湿气穿透的油脂类材料和耐高温的粉末材料等，但不适宜用于大部分药品及橡胶、塑料制品的灭菌。

2. 湿热灭菌法 湿热灭菌法系指利用饱和水蒸气或沸水灭菌的方法。由于湿热潜热大，穿透力强，容易使蛋白质变性或凝固，因此灭菌效果可靠。

（1）湿热灭菌法的分类 湿热灭菌法可分为：热压灭菌法、煮沸灭菌法、流通蒸汽灭菌法和低温间歇灭菌法等。

①热压灭菌法 利用高压饱和水蒸气杀灭微生物的方法，称为热压灭菌法。该法是灭菌制剂生产中应用最广泛，也被认为是最可靠的湿热灭菌方法，可采用脉动真空灭菌器（或称预真空灭菌器）进行热压灭菌。凡能耐热压灭菌的药物制剂、玻璃容器、滤过器等，均可采用此法。湿热灭菌工艺监测的参数应当包括灭菌时间、温度与压力。一般热压灭菌所需的温度和与温度相对应的压力与时间见表3-7。

表3-7 热压灭菌所需的温度、压力与时间

温度（℃）	表压力（kPa）	绝对压力（kPa）	时间（min）
115	68.6	166.7	30
121.5	98.0	196.1	20
126.5	137.2	235.3	15

②煮沸灭菌法 系指利用沸水加热灭菌的方法。煮沸时间通常为30~60min。该法灭菌效果较差，常用于注射器、注射针等器皿的消毒。为提高灭菌效果，必要时可加入适量的抑菌剂，如三氯叔丁醇、甲酚、氯甲酚等，可杀死芽孢，提高灭菌效果。

③流通蒸汽灭菌法 是在常压下使用100℃流通蒸汽加热进行灭菌的方法。通常灭菌时间为30~60min。该法不能保证杀灭所有芽孢，一般作为不耐热无菌产品的辅助灭菌手段。

④低温间歇灭菌法 此法是将待灭菌物品于60~80℃加热1h，杀灭其中细菌繁殖体，然后在室温或37℃恒温箱中放置24h，待芽孢继续发育成为繁殖体，再进行加热灭菌。按此法反复操作3次以上，直至杀灭全部细菌繁殖体和芽孢为止。该法灭菌效率低，且芽孢的杀灭效果不理想，必要时可加适量的抑菌剂，以提高灭菌效率。此法适用于必须用加热灭菌法灭菌但又不耐较高温度的药品。

（2）影响湿热灭菌的因素

① 微生物的种类和数量 微生物的种类和发育阶段不同，其耐热、耐压性存在很大差异，在不同发育阶段，其耐热、耐压由强到弱的次序为芽孢 > 繁殖体 > 衰老体。被灭菌物

品中微生物数量愈少，所需灭菌时间愈短。

② 蒸汽的性质　蒸汽分为饱和蒸汽、湿饱和蒸汽和过热蒸汽。饱和蒸汽的热含量高，穿透力强，灭菌效力高；湿饱和蒸汽的热含量低，穿透力差，灭菌效率低；过热蒸汽类似于干热空气，虽然温度高，但穿透力差，灭菌效果也较差。因此热压灭菌应采用饱和蒸汽。

③ 制剂中介质的性质　制剂中含有的营养物质（如糖、蛋白质等），能增强其抗热性。介质的性质对微生物的活性也有影响，如一般情况下微生物在中性环境中耐热性最强，在碱性环境中次之，而在酸性环境中则不利于微生物的生长发育。

④ 灭菌温度与时间　灭菌温度与灭菌时间成反比，在设计灭菌温度与灭菌时间时，以达到灭菌要求为前提，必须考虑药品的稳定性，尽可能降低灭菌温度、缩短灭菌时间。

3. 紫外灭菌法　紫外灭菌法（ultraviolet sterilization）系指用紫外线进行灭菌的方法。紫外线属于电磁波非电离辐射，一般用于灭菌的紫外线波长是 200~300nm，灭菌力最强的波长是 254nm，紫外线可促使核酸蛋白变性。同时紫外线照射空气后产生微量臭氧，共同起到杀菌作用。

紫外线以直线进行传播，其强度与距离的平方成正比例减弱，能被不同表面反射和吸收。紫外线的穿透力弱，玻璃容器中的药物不能采用此法进行灭菌。该法广泛用于空气灭菌与表面灭菌。

紫外线对人体照射过久会引起结膜炎、皮肤烧灼、红斑，一般在操作前紫外灯开启 1~2h，操作时关闭。应用紫外线灭菌时，应注意紫外灯管的使用寿命期限，其使用寿命以辐射紫外线的衰减为标准。

4. 微波灭菌法　通常微波系指频率在 300MHz~300GHz 之间的高频电磁波。微波灭菌法（microwave sterilization）是用微波照射产生的热进行灭菌的方法。微波灭菌具有低温、常压、灭菌时间短（一般为 2~3min）、高效、均匀、节能、操作简单、易维护等优点。此法适用于以水为溶剂的液体药剂、中药饮片及固体制剂的灭菌。

5. 辐射灭菌法　辐射灭菌法（radiation sterilization）是利用放射源辐射的 γ 射线或 β 射线进行灭菌的方法。辐射灭菌具有穿透力强，灭菌效率高，对被灭菌物温度影响小的特点，适用于不耐热药物制剂的灭菌，但设备费用高，有时会使某些药物（特别是液体制剂）药效降低，应用时应注意避免，且使用中还要注意安全防护问题。

目前，^{60}Co-γ 射线辐照中药及中成药的研究与应用的报道较多，例如有人对 ^{60}Co-γ 射线辐照对赤芍和黄芩有效成分的影响进行研究，通过比较辐照前后饮片的杂菌和霉菌总数及其有效成分黄芩苷和芍药苷的含量，结果表明两味中药在经过 5kGy 的辐照后，都能达到卫生学标准要求，且有效成分较辐照前无明显变化；经过 8kGy、10kGy 辐照后，赤芍所含的成分芍药苷有明显变化。结论：^{60}Co-γ 射线辐照灭菌的效果理想，但要慎重选择辐照的剂量。辐射剂量的确定与灭菌效果具有十分密切的关系，确定辐射剂量也是一个复杂的问题，采用辐射灭菌法灭菌时，应参考有关资料，并进行相关实验，才能合理确定辐射剂量。

6. 滤过除菌法　滤过除菌法（Filtration sterilization）是采用无菌滤器滤过，去除介质中活的和死的微生物，达到除菌目的的方法。该法主要用于不耐热的低黏度药物溶液和相关气体物质的除菌处理。

繁殖型微生物大小约 1μm，芽孢 ≤0.5μm 或者更小。除菌滤膜孔径一般不超过0.22μm。目前常用的滤过除菌器主要有微孔薄膜滤器、垂熔玻璃滤器和砂滤棒。由于除菌过滤器不能将病毒或支原体全部滤除，故常采用热处理方法来弥补滤过除菌的不足。

（二）化学灭菌法

化学灭菌法（chemical sterilization）是使用化学药品直接作用于微生物进行灭菌的方法。化学药品主要通过以下机制达到灭菌：①使病原体蛋白质变性而死亡；②与细菌的酶系统结合，影响其代谢功能；③降低细菌的表面张力，增加菌体胞浆膜的通透性，使细胞破裂或溶解。

化学灭菌法一般包括气体灭菌法和药液法。

1. 气体灭菌法　气体灭菌法（gas sterilization）是通过使用化学药品形成气体或蒸汽达到灭菌目的的方法。常用的化学灭菌剂有环氧乙烷、甲醛、臭氧等。此法适用于环境消毒、不耐热医用设备器具的消毒。

（1）环氧乙烷灭菌法　环氧乙烷穿透力强，灭菌谱广，对多数物品呈惰性，无损害，但环氧乙烷易燃、易爆，对皮肤、眼黏膜有损害，并且可吸入产生毒性，故灭菌后的物品应当存放于受控的通风环境中，以便将残留的气体及反应中产物降至规定的限度内。

（2）甲醛蒸汽熏蒸灭菌法　与环氧乙烷相比，杀菌效力更大，但由于穿透力差，主要用于空气杀菌。应用甲醛溶液加热熏蒸法灭菌时，一般采用气体发生装置，每立方米空间用40%甲醛溶液30ml。甲醛蒸汽熏蒸灭菌法的缺点是：灭菌时间长，操作较繁琐，可产生二次污染，对人体有一定的危害。

（3）其他蒸汽熏蒸灭菌法　加热熏蒸法还可用丙二醇，灭菌用量为$1ml/m^3$；乳酸，灭菌用量为$2ml/m^3$。此外，β-丙内酯、三甘醇、过氧醋酸也可以蒸汽熏蒸的形式用于室内灭菌。

2. 药液法　药液法（liquid sterilization）系指以化学药品作为溶液灭菌剂，采用喷雾、涂抹或浸泡等方法达到消毒的目的。多数化学灭菌剂不能杀死芽孢，主要作为其他灭菌法的辅助灭菌措施，适合皮肤、无菌器具等的消毒。目前常用的液体灭菌剂有以下几类。

（1）醇类　包括乙醇、异丙醇、氯丁醇等，能使菌体蛋白变性，但杀菌力较弱，可杀灭细菌繁殖体，但不能杀灭芽孢。

（2）酚类　包括苯酚、甲酚、氯甲酚、甲酚皂溶液等。高浓度的苯酚对细胞有原生质毒性，对细胞壁与细胞质膜有损害作用，并能使蛋白质沉淀。苯酚的杀菌力较强，有效浓度为0.5%，常用浓度为2%~5%，可杀灭细菌繁殖体，但不能杀灭芽孢。

（3）氧化剂　包括过氧乙酸、过氧化氢、臭氧等。具有很强的氧化能力，杀菌作用较强。

（4）表面活性剂　包括洁尔灭、新洁尔灭、杜米芬等季铵盐类的阳离子表面活性剂。这类化合物对细菌繁殖体有广谱杀菌作用，作用快而强。常用浓度为0.1%~0.2%。

（5）其他　如一些含氯化合物、含碘化合物、酸类化合物和酯类化合物等也有杀菌消毒功效，可根据具体情况选择应用。

案例导入

案例3-2　六味地黄丸（浓缩丸）

处方： 熟地黄120g　　酒萸肉60g　　牡丹皮45g　　山药60g

茯苓45g　　　泽泻45g

功能与主治：滋阴补肾。用于肾阴亏损，头晕耳鸣，腰膝酸软，骨蒸潮热，盗汗遗精，消渴。

制法：以上六味，牡丹皮用水蒸气蒸馏法提取挥发性成分；药渣与酒萸肉20g、熟地黄、茯苓、泽泻加水煎煮二次，每次2h，煎液滤过，滤液合并，浓缩成稠膏；山药与剩余酒萸肉粉碎成细粉，过筛，混匀，与上述稠膏和牡丹皮挥发性成分混匀，制丸，干燥，打光，即得。

用法与用量：口服。一次8丸，一日3次。

规格：每8丸重1.4g（每8丸相当于饮片3g）。

注解：（1）稠膏是由煎煮液浓缩而成，已高温灭菌，因此在制丸前无需其他灭菌措施。

（2）山药与酒萸肉细粉灭菌后方可制丸。

（3）制丸方法为塑制法。

（4）本浓缩丸应采用低温灭菌法（如微波灭菌法、辐射灭菌法等）灭菌。

思考题：本制备过程中，药粉可采用哪种灭菌方法？

二、无菌操作法

无菌操作法（aseptic manipulation）系指在无菌控制条件下制备无菌制剂的操作方法。该法须在制备过程中保持无菌。无菌操作所用的一切用具、材料以及环境，均需按照前述的灭菌法灭菌，操作须在无菌操作室或无菌柜内进行。

1. 无菌操作室的灭菌　无菌操作室的灭菌多采用除菌和灭菌相结合的方式，无菌操作室空气的灭菌常采用过滤介质除菌、气体灭菌、紫外线灭菌等方法，用具、地面、墙壁等的灭菌主要采用加热灭菌和液体灭菌等方法。

2. 无菌操作　操作人员应当按操作规程更衣和洗手，各洁净区的着装应与洁净度级别相适应。操作过程中所用的容器、用具、器械均要经过灭菌，大量无菌制剂的生产主要在无菌操作室内进行，小量无菌制剂制备，主要在层流洁净工作台、无菌操作柜进行。

3. 无菌检查法　制剂经灭菌或无菌操作法处理后，需经无菌检查法进行验证。无菌检查应在环境洁净度B级背景下的局部A级洁净度的单向流空气区域内或隔离系统中进行，其全过程应严格遵守无菌操作。无菌检查法包括直接接种法和薄膜滤过法，可按照《中国药典》（2015年版）中的"无菌检查法"项下的具体规定和方法检查。

三、F 与 F_0 值在灭菌中的意义与应用

为保证最终产品的无菌效果，目前多采用 F 与 F_0 值作为验证灭菌可靠性的参数。

（一）微生物致死时间曲线与 D 值

研究表明，灭菌时微生物的死亡速度属于一级或近似一级动力学过程，符合下列方程：

$$\lg N_t = \lg N_0 - \frac{kt}{2.303} \tag{3-1}$$

式中，N_0 为原始的微生物数，N_t 为 t 时残存的微生物数，k 为灭菌速度常数。微生物残存数的对数 $\lg N_t$ 对时间 t 作图，可得一条直线，斜率为 $-k/2.303$。式（3-1）也可改写成：

$$t = \frac{2.303}{k}(\lg N_0 - \lg N_t) \tag{3-2}$$

D 值是指在一定灭菌温度下被灭菌物品中杀灭微生物 90% 或残存 10% 所需的时间。根据 D 值的定义，则：

$$D = t = \frac{2.303}{k}(\lg 100 - \lg 10) = \frac{2.303}{k} \tag{3-3}$$

D 值也可看作被灭菌的物品中微生物数降低一个数量级或一个对数值（如 lg100 降低到 lg10）所需的时间。

D 值愈大表明微生物耐热性愈强，微生物的种类、环境、灭菌条件不同，D 值也不同，见表 3-8。

表 3-8 不同灭菌方法不同微生物的 D 值

灭菌方法	微生物	温度（℃）	样品或介质	D 值（min）
蒸汽灭菌	嗜热脂肪芽孢杆菌	105	5%葡萄糖水溶液	87.8
蒸汽灭菌	嗜热脂肪芽孢杆菌	121	5%葡萄糖水溶液	2.4
蒸汽灭菌	嗜热脂肪芽孢杆菌	121	注射用水	3.0
蒸汽灭菌	产芽孢梭状芽孢杆菌	105	5%葡萄糖水溶液	1.3
干热灭菌	枯草芽孢杆菌	135	纸	16.6
红外线灭菌	枯草芽孢杆菌	160	玻璃板	0.3

（二）Z 值

在设计灭菌温度条件时，为了确保灭菌效果，必须了解在该温度下微生物的 D 值，同时也应掌握温度变化对 D 值的影响。衡量温度对 D 值影响的参数称为 Z。

Z 值是指在一定温度条件下对特定的微生物灭菌时，降低一个 $\lg D$ 所需升高的温度值，单位为℃。可用公式表示为：

$$Z = \frac{T_1 - T_2}{\lg D_2 - \lg D_1} \tag{3-4}$$

式 3-4 中，D_2 为温度 T_2 的 D 值，D_1 为温度 T_1 的 D 值。将式 3-4 重排，得：

$$\frac{D_2}{D_1} = 10^{\frac{T_1 - T_2}{Z}} \tag{3-5}$$

设 $Z = 10℃$，$T_1 = 110℃$，$T_2 = 121℃$，则 $D_2 = 0.079 D_1$。即 110℃ 灭菌 1min 与 121℃ 灭菌 0.079min 的灭菌效果相当。若 $Z = 10℃$，灭菌温度每增加 1℃，则 $D_1 = 1.259 D_2$，即温度每增加 1℃，其灭菌速率提高 25.9%。

Z 值越大表明微生物对灭菌温度变化的"敏感性"越弱，通过升高灭菌温度来加速杀灭微生物的效果就越不明显。

（三）F 值与 F_0 值

1. F 值 系指在一定灭菌温度（整个灭菌过程中所经历的各种温度）T，给定 Z 值所产生的灭菌效果，与参比温度 T_0 给定 Z 值所产生的灭菌效果相同时所相当的时间，单位"min"，用公式表示为：

$$F = \int_0^T 10^{\frac{T_1 - T_2}{Z}}$$

$$或 \quad F = \Delta t \sum 10^{\frac{T - T_0}{Z}} \tag{3-6}$$

式中，Δt 为测量被灭菌物品温度的时间间隔，通常是 $0.5 \sim 1min$ 或更小。T 为每个 Δt 测得的被灭菌物品的温度。

按式 3 – 6 定义所得 F 值也称为物理 F 值。

F 值还可看作是 D 值与微生物降低值的乘积，即：

$$F = D_T(\lg N_0 - \lg N_t) \qquad (3-7)$$

式 3 – 7 中，N_t 为灭菌后预期达到的微生物残存数，一般取 N_t 为 10^{-6} 即认为达到可靠的灭菌效果，故：

$$F = D_T(\lg N_0 - \lg 10^{-6}) \qquad (3-8)$$

式 3 – 8 表明，F 值是在一定温度下，杀死容器中全部微生物所需的时间。按式 3 – 8 定义所得 F 值为 $10℃$，此时得到的 F 值称为生物 F 值。

2. F_0 值 对于湿热灭菌，参比温度定为 $121℃$，参比微生物选择嗜热脂肪芽孢杆菌，其 Z 值为 $10℃$，此时得到的 F 值称为 F_0 值。用公式表示为：

$$F_0 = \Delta t \sum 10^{\frac{T-121}{10}} \qquad (3-9)$$

式 3 – 9 表明，F_0 值为一定灭菌温度（T），Z 值为 $10℃$ 产生的灭菌效果，与 $121℃$ 时 Z 值为 $10℃$ 产生的灭菌效力相同时所相当的时间（min）。即 F_0 是将被灭菌物品在灭菌过程中不同灭菌温度下的灭菌时间折算成与热压 $121℃$ 灭菌等效的灭菌时间。

在灭菌过程中，记录下被灭菌物品的温度与时间，即可通过式 3 – 9 算出 F_0 值。例如，若设定的灭菌温度数据如表 3 – 9 中所示，Δt 取 $1min$。

表 3 – 9　灭菌过程中不同时间的温度

时间（min）	0	1	2	3	4	5	6	7	8	9 ~ 39	40	41	42	43	44
温度（℃）	100	102	104	106	108	110	112	115	114	115	110	108	106	102	100

按表 3 – 9 中的数据用式 3 – 9 计算 F_0 值如下：

$$F_0 = 1 \times [10^{(100-121)/10} + 10^{(102-121)/10} + 10^{(104-121)/10} + 10^{(106-121)/10} + 10^{(108-121)/10}$$
$$+ 10^{(110-121)/10} + 10^{(112-121)/10} + 10^{(115-121)/10} + 10^{(114-121)/10} + (10^{(115-121)/10}) \times 30$$
$$+ 10^{(110-121)/10} + 10^{(108-121)/10} + 10^{(106-121)/10} + 10^{(102-121)/10} + 10^{(100-121)/10}$$
$$= 8.49(min)$$

上述结果表明 $44min$ 内一系列温度下的灭菌效果相当于该物品在 $121℃$ 灭菌 $8.49min$ 产生的灭菌效果。

F_0 值也可以看作是 D_{121} 值与微生物降低值的乘积。用公式表示为：

$$F_0 = D_{121}(\lg N_0 - \lg N_t) \qquad (3-10)$$

如将含有 200 个嗜热脂肪芽孢杆菌的 5% 葡萄糖水溶液，以 $121℃$ 热压灭菌时，D 值为 $2.4min$，按式 3 – 10 计算，则：

$$F_0 = 2.4 \times (\lg 200 - \lg 10^{-6}) = 19.92(min)$$

因此，F_0 值也可以认为是相当于 $121℃$ 热压灭菌时杀死容器中全部微生物所需要的时间。

由于 F_0 值综合考虑了温度与时间对灭菌效果的影响，而且以"标准状态"作为参照，可以较科学、准确地对灭菌程序进行设计和验证，但为保证灭菌效果，应尽可能减少被灭菌物中的初始菌数，同时增加 50% 的 F_0 值，如规定 F_0 为 8min，实际操作可控制 F_0 为 12min。

知识拓展

欣弗注射液，通常名克林霉素磷酸酯葡萄糖注射液，在药厂生产中主要采用湿热灭菌法达到灭菌目的。2006 年，使用某药厂生产的欣弗注射液的部分患者出现了严重的不良反应，甚至致死。经调查后发现，该厂家在 2006 年 6 月到 7 月生产的欣弗注射液未按批准的工艺参数灭菌，擅自降低灭菌温度，缩短灭菌时间，增加灭菌柜装载量，从而影响了灭菌效果。经原中国药品生物制品检定所对相关样品进行检验后表明，无菌检查和热原检查均不符合相应的规定要求。

第四节 防腐与防虫

扫码"学一学"

中药制剂的防腐与防虫是保证中药制剂质量的一个重要环节。中药材、中药饮片、中药制剂由于原料质量、生产工艺、设备条件、贮藏环境等因素，有时会出现霉变、染菌及虫蛀等情况，严重影响药品质量，应该引起高度重视，并应积极采取各种有效预防措施，解决好防腐与防虫的问题。

一、防腐与防虫措施

防腐，首先应注意药品生产过程中防止微生物的污染，其措施在本章第一节中已进行论述。实际生产时，往往不能完全杜绝微生物的污染，制剂中有少量微生物的存在，也会在适宜的条件下引起微生物的滋长与繁殖，结果导致霉败变质。因此，根据实际情况，有针对性地选择应用防腐剂，也是中药制剂防腐的有效手段。

防虫，主要是防止仓库害虫的危害，许多动、植物药材和中药制剂，由于本身含有可供害虫生长繁殖所需的养分，加上自然界危害中药的害虫种类多、繁殖快、适应能力强、分布广，若加工制作不当，保管不善，中药及其制剂就很容易被害虫感染，这些感染的害虫，在适宜的条件下滋长繁殖，可造成虫害。

防虫措施，首先应当注意杜绝虫源，认真分析害虫感染的可能途径，有目的地采取相应措施，如对中药材、中药饮片、辅料及包装材料进行必要的灭虫处理，对贮藏各类物品的仓库进行科学管理，以防止害虫的感染及滋生繁殖。

二、防腐剂

防腐剂系指防止药物制剂由于微生物污染而产生变质的添加剂。优良的防腐剂应符合以下条件：①用量小，对人体无害、无刺激性，无不良臭味；②水中溶解度能达到有效抑菌浓度；③抑菌谱广，对大多数微生物抑制作用较强；④理化性质稳定，不与制剂中的其他成分起反应，不易受温度和 pH 影响，可长期贮存。

（一）苯甲酸与苯甲酸钠

其防腐作用依靠苯甲酸未解离分子，而在酸性溶液中（pH 为 4）抑菌效果最好，一般用量为 0.1% ~0.25%。在不同 pH 的介质中，苯甲酸钠未解离部分的分数及其对葡萄酒酵母的抑菌浓度见表 3 - 10。

表 3 - 10　葡萄酒酵母的抑菌浓度

pH	未解离的分数	抑菌浓度（mg/100ml）
3.65	0.77	35
4.1	0.55	50
4.4	0.38	100
5.0	0.13	500
5.3	0.022	1500
6.5	0.003	>2500

苯甲酸的溶解度，在水中为 0.29%（20℃），在乙醇中为 43%（20℃）。苯甲酸钠的溶解度在水中为 55%（25℃），在乙醇中为 1.3%（25℃）。

（二）对羟基苯甲酸酯类

对羟基苯甲酸酯类有甲酯、乙酯、丙酯和丁酯，亦称尼泊金类。在酸性溶液中作用最强，在微碱性溶液中作用减弱。该类抑菌剂的抑菌作用随烷基碳数增加而增加，而溶解度递减，其中丁酯的抑菌力最强，溶解度最小。故该类抑菌剂常合并使用，产生协同作用，效果更佳，一般用量为 0.01% ~ 0.25%，各类酯类在不同溶剂中的溶解度以及在水中的抑菌浓度见表 3 - 11。

表 3 - 11　对羟基苯甲酸酯类在不同溶剂中的溶解度及在水中的抑菌浓度

酯类	溶解度%（g/ml）（25℃）						水溶液中抑菌浓度（%）
	水	乙醇	甘油	丙二醇	脂肪醇	1%聚山梨酯 80 水溶液	
甲酯	0.25	52	1.3	22	2.5	0.38	0.05 ~ 0.25
乙酯	0.16	70		25		0.50	0.05 ~ 0.15
丙酯	0.04	95	0.35	26	2.6	0.28	0.02 ~ 0.075
丁酯	0.02	210		110		0.16	0.01

聚山梨酯、聚乙二醇等能与本类防腐剂产生络合作用，增加对羟基苯甲酸酯类在水中的溶解度，可减弱其抑菌效力，应避免合用。

（三）山梨酸及其盐

本品对霉菌的抑制力强，常用浓度为 0.15% ~ 0.2%，对细菌的最低抑菌浓度为 0.8 ~ 1.2mg/ml。山梨酸也是依靠其未解离分子发挥防腐作用，故在酸性溶液中效果较好，一般介质的最适 pH 为 4 左右。山梨酸钾、山梨酸钙作用与山梨酸接近，水中的溶解度更大。

（四）三氯叔丁醇

常用浓度为 0.25% ~ 0.5%，一般用于微酸性注射液或滴眼液中，本品有局部麻醉作用。

（五）酚类及其衍生物

常用作注射剂的抑菌剂。苯酚的有效抑菌浓度一般为 0.5%，在低温及碱性溶液中抑菌力较强，与甘油、油类或醇类共存时抑菌效力降低。甲酚的一般用量为 0.25% ~ 0.3%，抑菌作用比苯酚强 3 倍，毒性及腐蚀性比苯酚小，不易溶于水，易溶于油脂。氯甲酚的常用浓度为 0.05% ~ 0.2%，其 0.05% 的浓度对铜绿假单胞菌的杀菌力较强，本品对眼睛略有刺激性。

（六）季铵盐类

常用作防腐剂的有洁尔灭、新洁尔灭和杜灭芬，用量约为 0.01%，具有杀菌和防腐作用。洁尔灭、新洁尔灭一般用作外用溶液，杜灭芬可用作口含消毒液。本类化合物在 pH 小于 5 时作用减弱，遇阴离子表面活性剂时失效。

（七）苯甲醇

常用浓度为 1% ~ 3%，适用于偏碱性注射液，有局部止痛作用。

知识拓展

2005 年，根据国家药品不良反应监测中心对苯甲醇注射剂不良反应的监测，发现个别儿童使用含苯甲醇的注射液肌内注射后出现"臀肌挛缩症"的病例报告。为保证临床用药安全，原国家食品药品监督管理局颁发了《关于加强苯甲醇注射液管理的通知》（国食药监注〔2005〕263 号）。通知中对含苯甲醇的注射液说明书做出了明确规定，要求处方中含有苯甲醇的注射液，必须在说明书上明确标注"本品含苯甲醇，禁止用于儿童肌内注射"；并要求凡使用苯甲醇作为溶媒的注射剂，其说明书必须明确标注"本品使用苯甲醇作为溶媒，禁止用于儿童肌内注射"。

（八）有机汞类

常用作抑菌剂的是硝酸苯汞，有效抑菌浓度为 0.02% ~ 0.05%。本品在高温下稳定，且加热时抑菌力增强，经 80℃ 1h 或 100℃ 0.5h 能杀灭细菌芽孢，在 pH6.0 ~ 7.5 时作用增强。另一种常用的有机汞为硫柳汞，在弱酸性或弱碱性溶液中作用较好，常用浓度为 0.01% ~ 0.02%，水溶性大，但稳定性差。

（九）其他

含 20% 以上乙醇（ml/ml）以及 30% 以上的甘油溶液均具有防腐作用。适量的植物挥发油也有防腐作用，如 0.01% 桂皮油、0.01% ~ 0.05% 桉叶油、0.5% 薄荷油等。0.25% 的三氯甲烷水溶液也有一定的防腐作用。

重点小结

重点难点	药师考点
1. 常用的灭菌方法；主要防腐剂的正确用法	☆☆☆D 值、Z 值、F 值及 F_0 值在灭菌中的意义与应用；灭菌方法的分类与灭菌机制
2. 制药环境卫生的要求与管理；无菌操作法与无菌检查法	☆☆药品卫生标准；净化级别及其适用范围
3. 预防药剂污染的主要环节	☆防腐剂的正确用法；药剂可能被微生物污染的途径

（李 玲）

扫码"练一练"

第四章　粉碎、筛析、混合与制粒

要点导航

1. 掌握　药料粉碎、筛析、混合与制粒的目的和原理；常用的粉碎、混合、制粒方法。

2. 熟悉　粉碎、筛析、混合与制粒常用的机械设备和适用范围，粉体学的基本理化特征。

3. 了解　粉体学在药剂中的应用。

扫码"学一学"

第一节　粉　　碎

一、粉碎的含义与目的

粉碎是指借机械力或其他方法将大块的固体物料碎成所需细度的颗粒或粉末操作的过程，或是利用其他方法将固体物料碎成微粉的操作。

药物粉碎的目的：①增加药物的表面积，有利于促进药物的溶解与吸收，提高药物的生物利用度；②便于调剂和服用；③加速药材中有效成分的浸出或溶出；④为制备混悬液、散剂、片剂、丸剂、胶囊剂等多种剂型奠定基础。

二、粉碎的基本原理

物体内部都存在分子间的内聚力，因此要使固体药物粉碎，就必须通过外加机械力，破坏物质分子间的内聚力，从而使大块的药物变成小块或颗粒。物料被碎裂后，表面积增大，粉碎即将机械能转变为表面能的过程。

药物的性质是影响粉碎效率和选择粉碎方法的主要因素。极性晶型物质具有相当的脆性，在挤压、研磨的作用力下会沿着晶体结合面碎裂，较易粉碎。非极性晶体物质如樟脑、冰片等脆性差，当施加一定的机械力时，易产生变形而阻碍它们的粉碎，通常可加入少量挥发性液体，当液体渗入固体分子间的裂隙时，能降低其分子间的内聚力，使晶体易从裂隙处分开。非晶型药物如树脂、树胶等具有一定的弹性，粉碎时一部分机械能用于引起弹性形变，最后变为热能，因而降低了粉碎效率，一般可用降低温度（0℃左右）来增加非晶型药物的脆性，以利于粉碎。药材中的花、叶及部分根茎类药材容易粉碎，但大多数植物药材性质复杂，具有韧性，且含有一定量的水分，导致粉碎困难，因此应在粉碎前进行适当的干燥。对于不溶于水的药物如朱砂、珍珠等可在大量水中，利用颗粒重量的差异，细粒悬浮于水中，而粗粒易于下沉，对细粒和粗粒进行分离，余下的粗药料再加水研磨，如此反复，直至全部粉碎为细粉。

药物粉碎后表面积增加，导致表面能增大，不稳定，所以已粉碎的粉末有重新结聚的倾向。若在药物粉碎时，一种药物适度地掺入到另一种药物中间，可有效地降低分子内聚力，进而降低表面能而减少粉末的再结聚。黏性与粉性药物混合粉碎，也能缓解其黏性，有利于粉碎。

药物被粉碎的粒度直接影响粉碎的效率。药物的粉碎度应该结合药物本身的性质以及制备剂型的要求进行选择。为了使机械能尽可能有效地用于粉碎过程，应将已达到要求粒度的粉末随时分离出去，使粗粒有充分机会接受机械能，这种粉碎法称为自由粉碎。反之，若细粉始终保留在系统中，不但会在粗颗粒中间起到缓冲作用，而且会消耗大量的机械能，影响粉碎效率，同时也产生大量的过细粉末。因此在粉碎过程中必须随时分离已经达到粒度要求的粉末。在粉碎机内安装药筛或利用空气将细粉吹出，都是为了让自由粉碎顺利进行。

三、常用的粉碎方法

（一）干法粉碎

干法粉碎是指将药物采用适当的方法干燥，使药物中的水分降低到一定的限度（一般应少于5%）再进行粉碎的方法。

1. 单独粉碎 俗称单研，系将一味中药单独进行粉碎，便于应用于各种复方制剂中。通常需要单独粉碎的中药包括：贵重中药，如牛黄、羚羊角、麝香等，单独粉碎可以避免损失；毒性或刺激性强的中药，如轻粉、蟾酥、斑蝥等，单独粉碎可以避免损失和对其他药品的污染，便于劳动保护；氧化性与还原性强的中药，如雄黄、火硝、硫黄等，混合粉碎容易发生爆炸，所以需单独粉碎；磁石、代赭石等质地坚硬，不便与其他药物混合粉碎的中药也要单独粉碎。

2. 混合粉碎 复方制剂中多数药材采用此法粉碎，可以将其全部或部分混合在一起进行粉碎，即为混合粉碎。混合粉碎不仅可以避免黏性药物单独粉碎的困难，又可以将药物的粉碎与混合结合在一起同时完成。根据药物的性质和粉碎方式的不同，特殊的混合粉碎方法如下。

（1）串料粉碎 对于含有大量糖分、树脂、树胶、黏液质的中药，其黏性大，吸湿性强，粉碎困难。可以先将处方中其他中药粉碎成粗粉，再将黏性药物掺入，逐步粉碎至所需粒度。需要串料粉碎的中药，有乳香、没药、黄精、玉竹、熟地、山萸萸、枸杞、麦冬、天冬等。

（2）串油粉碎 含有大量油脂性成分的中药，如桃仁、苦杏仁、苏子、酸枣仁等，虽然易于粉碎，但过筛困难。一般先将处方中其他药物粉碎成粗粉，再将含有油脂性成分的中药掺入，逐步粉碎至所需粒度。也可以先将油脂类中药研成糊状，然后与其他药物粗粉混合，再粉碎至所需粒度。

（3）蒸罐粉碎 粉碎时先将处方中其他中药粉碎成粗粉，然后将粗粉与用适当方法蒸制过的动物类或其他中药混合，经干燥后再粉碎至所需粒度。需蒸罐粉碎的中药主要是动物的皮、肉、筋、骨及部分需蒸制的植物药，如乌鸡、鹿胎、制何首乌、酒黄芩、熟地、红参等。

（二）湿法粉碎

湿法粉碎系指往药物中加入适量水或其他液体并与之一起研磨粉碎的方法。液体的选用以药物遇其不膨胀，两者不起变化，不妨碍药效为原则。粉碎过程中，水或其他液体分子渗入药物内部的裂隙，有效减小其分子间的内聚力，从而利于药物的粉碎。对某些有较强刺激性或毒性的药物，湿法粉碎还可以避免粉尘飞扬。

1. 水飞法 水飞法是利用粗细粉末在水中悬浮性的不同，将不溶于水的药物反复研磨至所需粒度的粉碎方法。将要粉碎的药物打成碎块，放入研钵中，加适量水后用研锤研磨，当有细粉漂浮在水上或混悬在水中时，将其倾出，余下药物再加水反复研磨，重复操作直至全部研细。再将研得的混悬液合并，沉淀得到湿粉，干燥，即得极细粉。中药矿物类、贝壳类，如朱砂、炉甘石、珍珠等常采用"水飞法"粉碎。"水飞法"现在多用球磨机代替传统的手工操作，既保证了药粉细度，又提高了生产效率，但耗时较长，需持续转动60~80h。

2. 加液研磨法 是在要粉碎的药物中加入少量液体后研磨至所需粒度的方法，如樟脑、冰片、薄荷脑等。粉碎麝香时通常加入少量水，俗称"打潮"，尤其到剩下麝香渣时，"打潮"更易研碎。在中药传统粉碎方法中对冰片和麝香的粉碎有个原则，即"轻研冰片，重研麝香"。

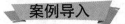 **案例导入**

案例 4-1 "水飞"朱砂

制法：取原药材，用磁铁吸去铁屑，置乳钵中，加入适量清水研磨成糊状，然后加多量清水搅拌，倾取混悬液。下沉细粉再如上法，反复操作多次，直至手捻细腻，无亮星为止，弃去杂质，合并混悬液，静置后倾去上面的清水，取沉淀晾干，再研细；或球磨水飞成细粉，60℃以下烘干，过200目筛。

注解：朱砂经"水飞"后，能除去杂质，降低毒性，又可使其纯净，粒度达到极细，便于制剂和服用，可内服或外用，故无论内服外敷，朱砂均宜用水飞极细粉。

思考题：（1）粉碎的原理及节约机械能的方法有哪些？

（2）粉碎的效率取决于什么？

（3）水飞法与加液研磨法的区别是什么？

（三）低温粉碎

将物料冷却后或在冷却条件下进行粉碎的方法，称为低温粉碎。低温时物料韧性与延展性降低，脆性增加，易于粉碎。其特点为：①低温粉碎适用于在常温下粉碎困难的物料及软化点低、熔点低、热可塑性物料，如树脂、树胶、干浸膏等；②富含糖分，具一定黏性的药物也可采用低温粉碎；③低温粉碎可获得更细的粉末；④低温粉碎能够保留药物中的挥发性成分。常用低温粉碎的药物有乳香、没药等。

（四）超微粉碎

超微粉碎系指采用适当的设备将药物粉碎至粒径为 $75\mu m$ 以下的粉碎技术。超微粉碎后的药粉粒径达到微米级，显著增加了药物的表面积，植物性药材细胞破壁率可达95%以上。但需要特殊设备，耗能较大。超微粉碎适合于因溶出速度低导致难溶性药物和有效成分难以从组织细胞中溶出的植物性药材的粉碎。

超微粉体通常分为微米级、亚微米级以及纳米级，粒径大于$1\mu m$称为微米粉体；粒径为$0.1\sim1\mu m$的称为亚微米粉体；粒径为$1\sim100nm$的称为纳米粉体。通过对粉碎技术和设备的开发研究，可以制得微米、亚微米甚至纳米级的粉体。

四、粉碎原则

在中药粉碎过程中，应遵循以下原则：①药物粉碎前后的组成和药理、药效作用不变；②应根据药物的性质、剂型等因素控制适当的粉碎程度；③粉碎过程中要及时过筛，以免部分药物过度粉碎，同时也可提高工作效率；④需要粉碎的药材必须全部粉碎应用，较难粉碎的植物叶脉、纤维等，不应随意丢弃；⑤粉碎过程中应注意粉碎设备的正确使用，粉碎毒性、刺激性大的药物时，要做好安全防护。

五、粉碎设备

目前粉碎的设备种类有很多，主要通过研磨、撞击、挤压、劈裂等作用实现对物料的粉碎。常用的粉碎设备有以下几种。

（一）常规粉碎设备

1. 柴田式粉碎机 亦称万能粉碎机。在各类粉碎机中它的粉碎能力最大，撞击伴以劈裂、撕裂与研磨而粉碎，是中药厂普遍应用的粉碎机，如图4-1所示。

柴田式粉碎机构造简单，使用方便，粉碎能力强，广泛适用于黏软、纤维性及坚硬中药的粉碎，但对油性过大的药料不适用。

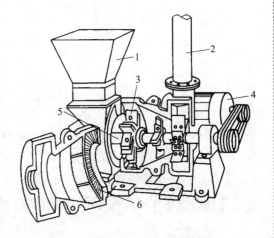

图4-1 柴田式粉碎机

1. 加料斗 2. 出粉风管 3. 打板
4. 电动机 5. 动力轴 6. 机壳内壁钢齿

2. 万能磨粉机 万能磨粉机是一种应用较广泛的粉碎机，药材被撞击伴以撕裂、研磨而粉碎，如图4-2所示。

万能磨粉机应用范围比较广泛，适用于根、茎、皮类等中药，干燥的非组织性药物、结晶性药物及干浸膏等的粉碎。因为万能磨粉机在粉碎过程中高速旋转，容易产生热量，故不宜用于粉碎含大量挥发性成分、黏性强或软化点低且遇热发黏的药物。

3. 球磨机 球磨机广泛应用于干法粉碎，借助撞击劈裂与研磨作用粉碎，如图4-3所示。它适于粉碎结晶性药物（如朱砂、皂矾、硫酸铜等）、树胶（如桃胶、阿拉伯胶等）、树脂（如松香）及其他植物药材的浸提物（如儿茶）；对具有刺激性的药物（如蟾酥、芦荟等）可防止粉尘飞扬；对具有很大吸湿性的浸膏（如大黄浸

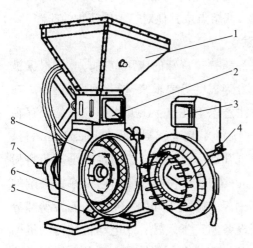

图4-2 万能磨粉机

1. 加料斗 2. 抖动装置 3. 加料口
4、8. 带钢齿圆盘 5. 出粉口 6. 筛板 7. 水平轴

膏等）可防止吸潮。此外，也可用于挥发性药物（如麝香等）及贵重药物（如羚羊角、鹿茸等），与铁易发生作用的药物也可用瓷质球磨机进行粉碎。球磨机亦可用于无菌条件。

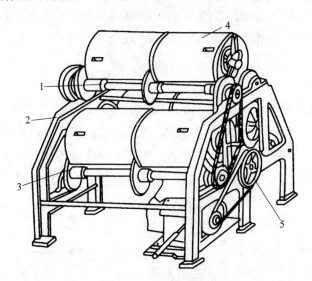

图 4-3　六罐球磨机

1. 滚轴　2. 铁架　3. 硬橡胶套　4. 罐体　5. 皮带轮

球磨机除广泛应用于干法粉碎外，亦可用于湿法粉碎。如用球磨机水飞制备的炉甘石、朱砂等粉末可达到七号筛的粒度。

（二）超微粉碎设备

流能磨也称气流式粉碎机，如图 4-4 所示。它是将空气、蒸汽或其他气体以一定压力喷入机体，产生高强度的涡流及能量交换，物料颗粒之间以及颗粒与室壁之间在高速流体的作用下发生碰撞、冲击、研磨而产生强烈的粉碎作用。适于脆性及坚硬的矿物药料，但物料须预粉碎，可得到 5 μm 以下的均匀粉体。

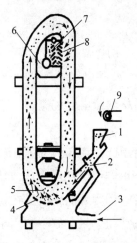

图 4-4　流能磨工作原理图

1. 料斗　2. 文丘里加料器　3. 压缩空气　4. 喷嘴　5. 粉碎室　6. 出口　7. 分级器　8. 分级入口　9. 输料机

粉碎过程中，由于气流在粉碎室中膨胀时的冷却效应，物料粉碎时产生的热量被抵消，温度不会升高，因此本法可用于抗生素、酶、低熔点或其他对热敏感药物的粉碎。

（三）使用注意

不同的粉碎设备都有其特殊的应用范围，应该根据被粉碎物料的特点、粉碎程度等要求来进行合理地选择。在使用粉碎设备时应注意以下几点：①开机前检查是否存在螺栓松动等情况，然后空载启动，测试设备是否正常运行；②高速运转的粉碎机开动后，待其转速稳定时再加药料粉碎，否则易烧坏电机；③药料粉碎前要精选以除去夹杂的硬物，否则易引起卡塞转子而难于启动，或者破坏钢齿、筛板等问题；④设备的转动部分如轴承、伞式轮等必须保持良好的润滑性，以保证设备的正常运转；⑤电动机及传动机构等应使用防护罩，粉碎机未停定时严禁打开机盖，以保证安全；⑥使用时避免电机超负荷运转；⑦要注意设备的防尘、清洁，粉碎完毕后，要清理设备，以便下次再用。

六、粉体学基本知识及其应用

（一）概念

粉体是指固体细微粒子的集合体。粒子是粉体运动的最小单元，包括粉末和颗粒。组成粉体的粒子可以是单个粒子，也可以是多个单体粒子聚结在一起的粒子。研究粉体的基本性质及其应用的科学称为粉体学。

微粉的基本特性（如粒子大小、表面积等）会直接影响药物的稳定性、释放与疗效。随着中药制剂技术的发展和中药品质的提升，粉体学为固体制剂的处方设计、生产过程、质量控制等提供了理论依据和技术方法。

（二）粉体的性质

1. 粉体粒子

（1）粒子大小表示方法 粒子的大小在很大程度上决定了粉体的其他性质。粒子大小又称粒度，是以粒子直径的微米为单位表示的。粉体一般为不规则颗粒，粒径大小包括几何学粒径、有效粒径、比表面积粒径等多种表示方法。

1）几何学粒径 将微粉放在显微镜下所看到的实际长度的粒子径，如图 4-5。①长径：即粒子最长两点之间的距离；②短径：即粒子最短两点之间的距离；③定向径：微粒按一定的方向测定所得的粒径；④外接圆径：对形状不规则的微粒，用一个与之相同面积或体积的圆或球代替，并用此圆或球的直径代表该粒子的直径，称为外接圆径。

2）有效粒径 系用沉降法求得的粒径。以粒子具有球形粒子相同的沉降速度来求出，又称沉降粒径或 Stokes 粒径。

3）比表面积粒径 假定粒子都为球形，用吸附法或透过球法测定粒子的比表面积，然后求得的微粒粒径称比表面积粒径。

（2）粒径测定方法 微粒的粒径可通过测量获得，测定的方法有直接测定和间接测定两类。直接测定的方法有显微镜法和筛分法，间接测定的方法有沉降法、吸附法和激光衍射法等。

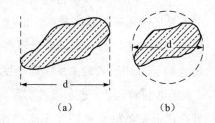

图 4-5 几何学粒径表示方法

a. 定向径 b. 外接圆径

知识拓展

常用的粒径测定方法如下。

1. 显微镜法 显微镜法系用普通光学显微镜直接测定粒径的方法。通常将粒子置于显微镜下按一定方向测量粒子的粒径并计数。光学显微镜可测 $0.5 \sim 500 \mu m$ 的粒径，还可看见粒子的形状。

2. 筛分法 让粉末通过不同筛号的药筛，然后从各筛上残留的粉末重量求出药粉的粒度分布。筛分法是测定较大粒子（$40 \mu m$ 以上）粒径常用的方法。

3. 沉降法 沉降法是让粒子在液体中沉降，根据其沉降速度求得粒径的方法。本法根据 Stokes 公式计算，适用于 $100 \mu m$ 以下粒径的测量，常用的方法有吸管法和天平法，如图

4 - 6。

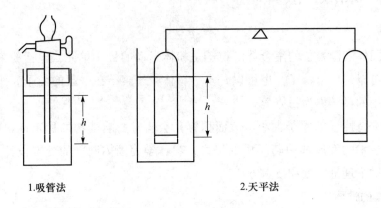

1. 吸管法　　　　　　　　　　　　2. 天平法

图 4 - 6　沉降法

4. **小孔透过法**　　小孔透过法是将待测粒子分散于适宜的电解质溶液中，中间有一小孔，两侧插有电极。混悬粒子通过小孔时两极间的电阻瞬间产生变化，此种变化的大小和粒子体积成比例。通过测定粒子变化数值的大小，可求出粒子分布情况。

5. **激光衍射法**　　激光衍射法是依据颗粒对激光的散射特性，用与被测颗粒具有相同散射效果的球形颗粒的直径来代表这个颗粒的粒径。激光粒度分析仪是根据光的散射原理测量粉体颗粒大小的，是一种比较通用的粒度仪，具有测量速度快、动态范围大、操作简便、重复性好等优点，测量范围为 20nm ~ 2mm。

（3）**粒子形态**　　微粉均属固体粉末，其状态包括形状、大小和分布等。实际中的粉体很多是通过粉碎过程制成的，形状十分复杂，中药粉末更是如此。所以研究者提出一些微粒的表示方法。如利用显微镜观察微粒的形态并测定粒子的三个轴长，即长（l）、宽（b）、高（h），并用三者的关系如扁平度（b/l）、延伸度（l/b）等定量地表示粒子的形态。若以 d 表示微粒粒径，S 表示微粒实际表面积，V 表示微粒实际体积，则微粒的综合形态可用比表面积形态系数 $\Phi = S \cdot d/V$ 来描述。

2. **微粉的比表面积**　　比表面积是指单位质量或容量的微粉所具有的表面积。不同的微粉中粉粒的表面粗糙程度不同，有的粉粒还有裂缝和微孔，所以表面积不相同。表面积越大，吸附能力越强，因此微粒的比表面积大小与某些性质有密切的关系。

3. **微粉的密度与孔隙率**

（1）**微粉的密度**　　密度系指单位容积物质的质量。粉体粒子表面粗糙，且常有孔隙，粉体粒子之间也存在间隙，因此对微粉来讲，测定其体积并不那么容易，并且随测定方法不同，测定的结果也不一样，因而有许多密度表示方法。

① 真密度：系指除去微粒内和粒子间空隙占有的容积后求得物质的容积，并测定其质量，经计算求出的密度称为真密度。真密度为该物质的真实密度，通常采用气体置换法求得。

② 粒密度：系指除去粒子间的空隙，但不排除粒子本身的细小孔隙，测定其容积而求出的密度称为粒密度。因为液体不能进入微粒内部的微孔，所以可用液体置换法求出粒密度。

③ 堆密度：系指单位容积微粉的质量。堆密度所用的容积是指包括微粒本身的孔隙及

微粒间空隙所占的总容积。

固体粉末药物中的"轻质"与"重质"之分，是指其堆密度不同。凡堆密度小，亦即堆容积（包括微粒内孔隙及微粒间空隙）大，较膨松的属于"轻质"；粉体堆密度大，即堆容积小的，属于"重质"。粉体的"轻质"与"重质"主要与该粉体的总孔隙有关，即与堆密度有关，而与真密度无关。

（2）孔隙率 微粉中的孔隙包括微粒本身的孔隙及微粒之间的孔隙，孔隙率是指微粒中孔隙及微粒间孔隙所占容积与微粉容积之比。孔隙率用下式表示：

$$E_{\text{总}} = \frac{V_\text{b} - V_\text{p}}{V_\text{b}} = 1 - \frac{V_\text{p}}{V_\text{b}}$$

式中，$E_{\text{总}}$ 为总孔隙率；V_b 为微粉的容积（含孔隙）；V_p 为微粉本身的容积（不含孔隙）。微粉孔隙率受很多因素的影响，如粒子的形态、大小、排列、温度及压力等。但只要测出粉体的真密度，即可求出总孔隙率，同种物质其孔隙率大者即表示疏松多孔、粉末质轻，堆密度小。

4. 微粉的流动性 微粉的流动性与微粒之间的作用力（如范德华力、静电力等）、粒度、粒度分布、粒子形态、含水量及表面摩擦力等因素有关。有些微粉松散并能自由流动，有的则具有黏着性不易流动。一般微粒的粒径小于 $10\mu m$ 可以产生胶黏性，如把小于 $10\mu m$ 的微粒从微粉中除去或吸附到较大的微粒上时，其流动性就可以变好；如因微粉的湿度大而流动性不好时，可将其干燥来改善流动性。微粉的流动性常用休止角和流速等来表示。

（1）休止角及其测定方法 休止角系指一堆粉末的表面与平面产生的最大角度（常用 α 表示），是表示微粒间作用力的常用方法之一。其测定方法一般是将微粉置一漏斗中使之流下并成圆锥体，设形成的锥体高为 H，底部半径为 R，则通过 $\tan\alpha = H/R$，即可求出休止角 α。休止角愈小，微粒就愈易流动，如图 4-7 所示。测定休止角的方法，可以归纳为以下四类。

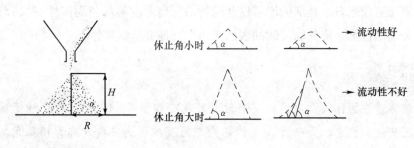

图 4-7 休止角

休止角测定方法如下。

①固定漏斗法 将漏斗固定于水平放置的绘图纸上方适宜的高度，漏斗下口距绘图纸的高度为 H，小心地把粉粒倒入漏斗中，直到漏斗下形成的圆锥体的尖端接触漏斗出口为止。设圆锥体的底面直径为 $2R$，则可由绘图纸上测出休止角，如图 4-8（a）所示。

②固定圆锥槽法 将圆锥槽的底部直径固定，往漏斗中不断地注入微粉，用适宜大小的圆盒底或盖接受由漏斗漏下的微粉，直到得到最高的圆锥体为止，如图 4-8（b）所示。

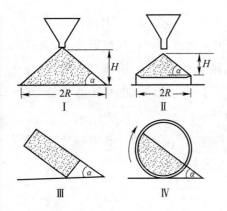

图 4-8 测定休止角的基本方法

③ 倾斜箱法 将微粉装入矩形盒内，其松实程度适宜，将盒的一端抬起使倾斜至微粉开始流出，盒子的底与水平的夹角即为休止角，如图 4-8（c）所示。

④ 转动圆柱体法 在一圆柱体中装入半满量的微粉，让其在一个水平面上按一定的速度转动，微粉表面与水平面所成的角度即为休止角，如图 4-8（d）所示。

休止角越小，粉粒的流动性越好。一般认为当粉粒的休止角 $\alpha \leqslant 30°$ 时，其流动性良好。休止角大小与粒径密切相关，粒径增大，休止角减小，粒径减小，休止角增大。粒子表面粗糙程度对休止角也有影响，粒子表面越粗糙，休止角就越大。此外，休止角还与细粉的百分比、含水量等有关。细粉的百分比大，休止角亦大。在一定范围内休止角随水分含量的增加而变大。

（2）流速 流速系指微粉由一定孔径的孔或管中流出的速度，它能够反映粉体的粒度和均匀性，是粉体的重要性质之一。一般认为，微粉的流速快，则其流动均匀性好，即流动性好。流速的测定是在圆筒容器的底部中心开口（出口大小视微粉粒径大小而定），把微粉装入容器内，测定单位时间里流出的微粉量，如图 4-9 所示。

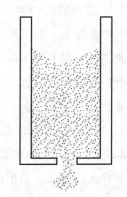

图 4-9 粉体流速的测定

5. 微粉的润湿性和吸湿性

（1）润湿性 所谓微粉的润湿性是指液体在固体表面的黏附现象。

粉体的润湿性对制剂的工艺和质量都有重要影响，如湿法制粒压片、混悬液的制备、片剂的崩解以及药物的溶出速度等都与润湿性有关。在生产中，加入亲水性表面活性剂来降低固液间的表面张力，可提高其润湿性。

知识拓展

当一滴液体滴在固体表面上达到平衡时，可能有如图 4-10 所示的几种情况。A 点为气、液、固三相的汇合点，而液面 A 点的切线与固液界面的夹角 θ 称为接触角。当 $\theta = 0°$，液体铺展成一薄层时，该现象称为完全润湿；当 $\theta = 180°$，液体成球状，称为完全不润湿。固体的润湿性经常用接触角 θ 来衡量，接触角 θ 小于 90° 的为易润湿，接触角 θ 大于 90° 的为不易润湿。

测定接触角的方法有三种。

（1）直接法 直接法是将平板状固体浸入液体，调节角度使固液接触处保持完好平面，如图 4-11，固液夹角即为接触角。

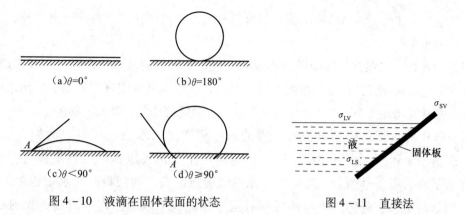

图 4-10 液滴在固体表面的状态　　　图 4-11 直接法

（2）透过法　是将微粉压成圆柱体，将圆柱体的一端浸入液体中，液体渗入圆柱体，由另一端增大气体的压力至恰使液体停止渗入，由柱体的压力差求得接触角。

（3）$h-\varepsilon$ 法　即液滴高度（h）和压块孔隙率（ε）法，是将微粉用特制的模具压成表面光滑、直径为 5cm 左右的压块，将液体滴于压块的表面使之形成稳定的液滴，测定液滴的高度及压块的孔隙率，然后按下式求出接触角：

$$\cos\theta = 1 - \sqrt{\frac{2Bh^2}{(1-\varepsilon v)}} \quad (\theta < 90°)$$

$$\cos\theta = -1 + \sqrt{(2 - Bh^2)\frac{2}{3(1-\varepsilon v)}} \quad (\theta > 90°)$$

式中，εv 为压制品的总孔隙率，$B = \rho Lg/2\sigma lv$，其中 ρ 为液体的密度，g 为重力加速度。当实验温度为 23℃ 时，$B = 6.763$。

压块的制备对测定结果有影响，应注意使压块的密度均匀，各部位的孔隙率相近。粉末压成块后，由于表面存在孔隙，液体容易渗入，当滴液体时，不能形成稳定的液滴。可以先将压块用试验液体饱和，也可以将压块放在一叠用试验液体浸泡过的滤纸上。

为了防止固体压块的成分被液体所溶解而影响实验结果，可用固体试样在试验液体中的饱和溶液代替纯溶液。

液体表面张力与温度有关，故应控制试验温度。采用图 4-12 的装置，能使温度控制在约 ±0.5℃ 范围以内，可基本满足实验要求。

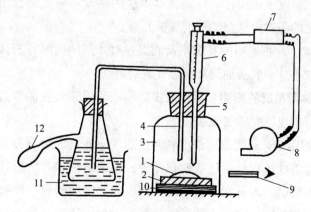

图 4-12　$h-\varepsilon$ 法测接触角装置

1. 液滴　2. 压块　3. 去底广口瓶　4. 滴管　5. 胶塞　6. 接点温度计　7. 继电器
8. 电热吹风机　9. 测高仪　10. 滤纸层　11. 水浴缸　12. 手球

实验中还应注意，液滴的高度往往随时间变化，所以测定液滴高度时要迅速，以保证实验结果的重现性。

（2）吸湿性　吸湿性系指微粉表面吸附空气中水蒸气的现象。微粉一般经粉碎制得，具有巨大的比表面积，蓄积着大量表面能。所以，微粉可吸收空气中的水分，出现引潮吸湿现象，使其流动性变差，并可产生结块、变色、分解等变化，降低药物的稳定性。

若空气中的水蒸气压大于粉末表面的水分所产生的水蒸气压时，药粉发生吸湿，反之，药粉发生风干。当微粉中水蒸气压与空气中水蒸气压相等达到平衡时，此时微粉的含水量称为吸湿平衡量。当空气中水蒸气分压改变，则微粉的含水量也随着改变，从而达到新的平衡。药物的吸湿性常用吸湿平衡曲线来表示。即在温度一定时的各种湿度下测定平衡吸湿量，用相对湿度对平衡吸湿量作图即得平衡曲线。

在相对湿度比较低的环境下药物几乎不吸湿，而当相对湿度达到一定值时，药物吸湿量迅速增加，此时的相对湿度称为临界相对湿度（CRH）。临界相对湿度是药物的特征值，用来衡量粉末吸湿的难易，药物的临界相对湿度越大越不容易吸湿。因此，一般药物的生产和储存环境的相对湿度均应控制在药物的临界相对湿度以下，以免影响药物的稳定。

（三）粉体学在药剂中的应用

散剂、颗粒剂、片剂、胶囊剂等固体制剂都是以粉末为原料，经过粉碎、过筛、混合或制粒等操作过程制成的。溶液剂、混悬剂等液体药剂的制备也用部分粉体作原料。所以微粉的特性不仅对制剂的工艺有影响，而且与制剂的质量密切相关。

1. 对混合的影响　混合是固体制剂生产中的重要过程，混合均匀度是某些固体制剂必须考察的质量标准。密度、粉粒的大小、形态、比表面积等相差较大的粉体混合困难或混匀后易因震动分层，影响混合的均匀性。

2. 对分剂量、填充的影响　粉体的比表面积、堆密度、流动性对分剂量、填充的准确性有重要影响。采用适当的措施减小粉体的比表面积、增加粉体的堆密度和流动性可增加填充量，减少制剂重（装）量差异。

3. 对可压性的影响　粉体粉粒的形态、孔隙率、堆密度、粉粒的大小和比表面积对片剂等剂型的可压性有显著影响。表面凹凸不平的粉粒（或晶体），可相互嵌合，易压制成型。而孔隙率高、堆密度小的粉体，压制时孔隙中的空气不易完全逸出，是产生松、裂片的主要原因。微粉化的药料所压制的片剂表面光滑。

4. 对崩解的影响　片剂原料的孔隙率及润湿性对片剂的崩解有直接的影响。全浸膏片无药材粉末，孔隙较小，一般需加崩解剂以促进崩解。

5. 对制剂中药物溶出度的影响　对于溶出影响吸收限速过程的难溶性药物，经微粉化增加表面积可加快溶出速率而增加吸收。

6. 对药物疗效的影响　药物的溶解度和溶出速度对药物的吸收和发挥药理作用有重要影响，尤其是对于难溶性药物。通过微粉化处理，使难溶性的药物粒径减小、比表面积增大，从而提高其溶解性能，将有利于提高药物的吸收，发挥药效。药物的溶出还与其润湿性有关，疏水性较强的药物仅靠减小粒径对改善溶出的作用往往不明显，在减小粒径的同时又改善其润湿性，则可取得较好的效果。

第二节 筛 析

筛析是固体粉末的分离技术。筛即过筛，系指粉碎后的药物粉末通过网孔性的工具，使粗粉与细粉分离的操作；析即离析，系指粉碎后的药物粉末借空气或液体流动或旋转的作用，使粗粉与细粉分离的操作。

一、筛析的目的

筛析的目的包括：①根据制剂和临床用药的要求，分离得到粒度适宜的粉末；②药物过筛，其粒径分布范围变小，有利于提高混合物的均匀性和稳定性；③将达到要求粒度的粉末及时筛出，不符合要求的粗粉再继续粉碎，可以提高粉碎效率。

二、药筛和粉末的分等

1. 药筛的种类 药筛系指按药典规定，全国统一用于药剂生产的筛，或称标准药筛。药筛是筛选粉末粒度（粗细）或混匀粉末的工具。在实际生产中，也常使用工业用筛，这类筛的选用，应与药筛标准相近，且不影响药剂质量。

药筛可分为编织筛与冲眼筛两种。编织筛的筛网由铜丝、铁丝、不锈钢丝、尼龙丝、绢丝等编织而成。编织筛在使用时，筛线容易移位，故常将金属筛线交叉处压扁固定。冲眼筛系在金属板上冲压出圆形或多角形的筛孔，其筛孔坚固，孔径不易变动，常用于高速粉碎与过筛联动的机械上及丸剂生产中的分档。

2. 药筛的规格 《中国药典》（2015年版）一部所用的药筛，选用国家标准的 R40/3 系列，共规定了9种筛号，一号筛的筛孔内径最大，依次减小，九号筛的筛孔内径最小。具体规定见表4-1。

表4-1 《中国药典》筛号、工业筛目、筛孔内径对照表

筛 号	筛目（孔/2.4cm²）	筛孔内径（μm）
一号筛	10	2000 ± 70
二号筛	24	850 ± 29
三号筛	50	355 ± 13
四号筛	65	250 ± 9.9
五号筛	80	180 ± 7.6
六号筛	100	150 ± 6.6
七号筛	120	125 ± 5.8
八号筛	150	90 ± 4.6
九号筛	200	75 ± 4.1

目前制药工业上，习惯以目数来表示筛号及粉末的粗细，即以每英寸长度上有多少孔来表示。例如每英寸有80个孔的筛号称为80目筛，能通过80目筛的粉末称为80目粉。目数越大，筛孔越小，粉末越细。

3. 粉末的分等 粉碎后的粉末必须经过筛选才能得到粒度比较均匀的粉末，以满足制剂生产和临床应用的需要，筛选方法是以适当筛号的药筛筛过。所有粒径小于筛孔的粒子都能通过筛网，例如通过一号筛的粉末，包括所有能通过二至九号药筛甚至更细的粉粒在内。富含纤维的中药在粉碎后，有的粉粒成长条状，虽然其长度超过筛孔直径，但在过筛时，这类粉粒能直立地通过筛网，存在于过筛的粉末中。为了控制粉末的均匀度，需用两种孔径的药筛对粉末的细度进行规定。《中国药典》（2015 年版）规定了 6 种粉末分等标准。

（1）最粗粉　指能全部通过一号筛，但混有能通过三号筛不超过 20% 的粉末。

（2）粗粉　指能全部通过二号筛，但混有能通过四号筛不超过 40% 的粉末。

（3）中粉　指能全部通过四号筛，但混有能通过五号筛不超过 60% 的粉末。

（4）细粉　指能全部通过五号筛，并含能通过六号筛不少于 95% 的粉末。

（5）最细粉　指能全部通过六号筛，并含能通过七号筛不少于 95% 的粉末。

（6）极细粉　指能全部通过八号筛，并含能通过九号筛不少于 95% 的粉末。

三、影响过筛的因素

影响过筛效率的因素主要包括药粉的性质、筛法及加粉量等。

1. 药粉的性质　它是影响过筛效率的主要因素，黏性小、流动性好的粉体较易过筛。药粉中含水量较高时可先将其干燥至一定程度后再过筛；易吸潮的药粉应及时过筛或在干燥环境中过筛；富含油脂的药粉易结成团块，很难通过筛网，除应用串油法使之易于过筛外，在低温条件下过筛，也可以有效降低含油脂药粉的黏性。

2. 振动速度　药粉在静止状态下由于受摩擦力及表面能的影响，易形成粉块不易通过筛孔，因此过筛时需要不断振动。当施加外力振动时，各种力的平衡受到破坏，小于筛孔的粉末才能通过。粉末在筛网上的运动速度要适宜，过快不利于使更多的粉末落于筛孔，太慢，则会降低过筛的效率。

3. 粉末量　药筛内放入粉末不宜太多，让粉末有足够的余地在较大范围内移动而便于过筛。但粉末也不宜太少，否则会影响过筛效率。

四、过筛与离析的器械

（一）过筛器械与应用

过筛器械种类很多，应根据对粉末粗细的要求、粉末的性质和数量来适当选用。在大批量生产中，多采用粉碎、筛分、空气离析、集尘联动装置，以提高粉碎与过筛效率，保证产品质量。在小批量生产及实验室中则常用手摇筛、振动筛粉机、悬挂式偏重筛粉机以及电磁簸动筛粉机。

1. 手摇筛　亦称套筛，系由不锈钢丝、铜丝、尼龙丝等编织的筛网，固定在圆形或长方形的竹圈或金属圈上。按照筛号大小依次叠成套。手摇筛常用于小量药粉的过筛，适合筛分毒性、刺激性或质轻的药粉，避免细粉飞扬。

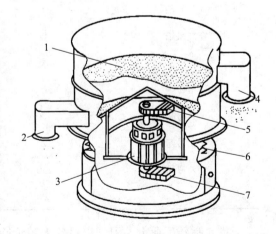

图 4-13　圆形振动筛分机

1. 筛网　2. 细料出口　3. 电动机　4. 粗料出口
5. 上部重锤　6. 弹簧　7. 下部重锤

2. 振动筛粉机 又称筛箱，系利用电机带动偏心轮对连杆产生往复振动而筛选粉末的装置。如图 4-13 所示。振动筛粉机适合于无黏性的植物药、化学药物、毒性药、刺激性药及易风化或易潮解的药物粉末过筛。过筛完毕需静置适当时间，使细粉下沉后打开。

目前中药厂较多使用的筛粉机是由筛网固定于金属架上的四片弧形筛，合在一起即成圆筒状筛。筒内装有毛刷，需过筛的药粉由加料斗加入，进到滚动的圆筒内，借转动及毛刷的搅拌作用，使药粉通过筛网，然后进行收集。

3. 悬挂式偏重筛粉机 悬挂式偏重筛粉机由偏重轮、主轴、筛子、接收器等组成，如图 4-14 所示。筛粉机悬挂于弓形铁架上，利用偏重轮转动时产生的不平衡惯性而产生簸动。此种筛构造简单，效率高，适用于矿物药、化学药或无显著黏性的中药粉末的过筛。

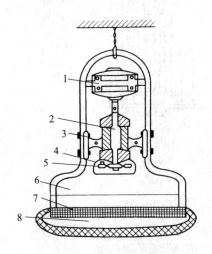

图 4-14 悬挂式偏重筛粉机

1. 电动机 2. 主轴 3. 轴座 4. 保护罩
5. 偏重轮 6. 加粉口 7. 筛子 8. 接收器

4. 电磁簸动筛粉机 电磁簸动筛粉机是一种利用较高频率（高达每秒 200 次以上）与较小幅度（其振动幅度在 3mm 以内）往复振荡的筛分装置，如图 4-15 所示。由于振幅小，频率高，药粉在筛网上跳动离散，易于通过筛网，提高其过筛效率。电磁簸动筛粉机适用于筛分黏性较强的药粉，如含油或树脂的药粉。

（二）离析器械与应用

中药在粉碎时常用的粉碎机（如柴田式粉碎机）一般会装有风扇，随着粉碎过程的进行，一定细度的药粉被风扇吹出机外，使粗、细粉靠风力得以分离。经粉碎机粉碎的细粉被风扇吹出后，再用旋风分离器将药粉从气流中分离出来，最后用袋滤器再将残余气流中的极细粉分离出来，达到基本分离的目的。旋风分离器和袋滤器是两种常用的离析器械。

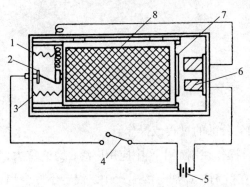

图 4-15 电磁簸动筛粉机

1、3. 弹簧 2. 控制器 4. 开关 5. 电源
6. 电磁铁 7. 衔铁 8. 筛网

1. 旋风分离器 旋风分离器是利用离心力来分离气体中细粉的设备，如图 4-16 所示，含细粉气体以很大的速度进入旋风分离器，沿器壁成螺旋运动。细粉受到离心力的作用被抛向外周，逐渐失去动能而沉降下来，落入出粉口。旋风分离器构造简单，分离效率达到 70% ~ 90%。为了避免分离效率降低，气体的流量不能太小。

2. 袋滤器 袋滤器是进一步分离气体与细粉的装置。其构造如图 4-17 所示，滤袋是用棉织或毛织品制成的圆形袋。各袋都以列管形式平行排列，当含有微粒的气体进入滤袋后，空气可透过滤袋，而微粒便被截留在袋内，待一定时间后清扫滤袋，收集极细粉。

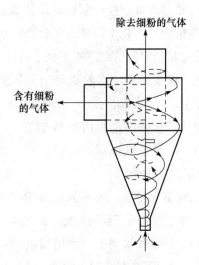

图 4-16 旋风分离器原理

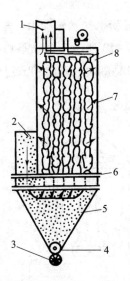

图 4-17 袋滤器

1. 排气管 2. 气体入口 3. 闸门 4. 螺旋输送器
5. 气室 6. 分配花板 7. 滤袋 8. 框架

扫码"学一学"

袋滤器截留气流中微粒的效率很高，一般可达 94% ~97%，甚至高达 99%，并能截留直径小于 1μm 的细粉。但袋滤器滤布磨损和被堵塞较快，不适用于高温潮湿的气流。如使用棉织品，其气流温度不超过 65℃；用毛织品截留微粒效果较好，但不宜超过 60℃。

第三节 混 合

一、混合的含义与目的

混合是指将两种或两种以上的固体粉末相互均匀分散的过程或操作。

混合的目的是使多组分物质含量均匀一致。混合操作在制剂生产中应用广泛，意义重大，混合的结果直接关系到制剂的外观及内在质量。如在散剂、片剂等的生产中，混合不好会出现色斑、崩解时限不合格等现象，而且影响药效。特别是一些毒性药物如果未混匀不仅会影响治疗效果，甚至会带来危险。因此，混合操作是保证制剂产品质量的主要措施之一。

二、混合机理

1. 切变混合　固体粉末的不同组分在机械力作用下，在其界面发生切变作用而混合。混合器械的类型和操作方法决定了混合的效率。

2. 对流混合　固体粉末靠机械力在混合器械中，从一处转移到另一处，如此反复多次使粉末在对流作用下而混合的方法。

3. 扩散混合　混合容器内的粉末在机械力的作用下呈现紊乱运动，从而改变了它们间的相对位置达到混合的效果，称为扩散混合。搅拌可以使粉末间产生运动，达到扩散混合的目的。

在混合操作过程中，实际上混合机械往往是切变、对流、扩散等作用结合进行，不过由于所用混合器械和混合方法不同，以其中一种方式混合为主。

三、混合方法

1. 搅拌混合　混合少量药物时，可以反复搅拌使之混合均匀。大量药物用该法不易混匀，实际生产中常用搅拌混合机。

2. 研磨混合　是将药物的粉末在容器中通过研磨进行混合的方法，适用于一些结晶体药物，不适于吸湿性和爆炸性成分的混合。

3. 过筛混合　药物混合也可以通过过筛的方法混匀。对于密度相差较大的组分采用过筛法难以混合均匀，过筛后还须配合搅拌等其他混合方法。

四、混合机械

1. 槽型混合机　如图 4－18 所示，槽型混合机的主要部分是由不锈钢制成的混合槽，槽内装有"〰"形的搅拌桨。在电动机的带动下，搅拌桨绕水平轴转动用以混合粉末。混合槽可以转动倾斜，以便卸出槽内粉末。

2. 混合筒　混合筒有 V 字型（图 4－19）、双圆锥型和立方体型。混合筒在传送装置的带动下，以中轴为中心转动，使药物粉末互相分离，然后又汇合到一起，如此反复达到混合的目的。密度相近的粉末，可采用混合筒混合。V 型混合机混合速度快，应用非常广泛。

3. 多向运动混合机　多向运动混合机是一种新型高效混合设备，被混合物料在其

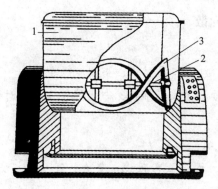

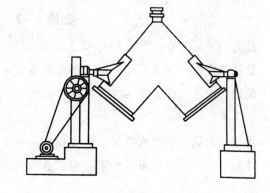

图 4－18　槽型混合机　　　　　　　　图 4－19　V 字型混合筒
1. 混合槽　2. 固定轴　3. 搅拌桨

频繁、迅速的翻动作用下，进行物料间的扩散、流动与剪切，保证混合物在短时间内达到理想的混合要求。

多向运动混合机是传统二维运动混合机的替代产品。具有混合均匀度高的优点，对湿度、柔软度、密度不同的粉末的混合，均能达到最佳效果。

4. 双螺旋锥型混合机　由锥型容器和内装的螺旋桨、摆动臂和传动部件等组成，如图4－20所示。螺旋推进器在容器内既有自转又有公转，自转将物料自下而上地提升，形成两股对称沿壁上升的物料流，又在公转的作用下在容器内产生旋涡和上下循环运动，使物料在较短时间内混合均匀。

五、影响混合的因素

1. 各组分药量的比例　组分药物比例量相差悬殊时，不易混合均匀，这种情况可采用

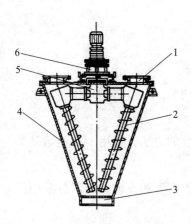

图 4-20 双螺旋锥型混合机
1. 加料口 2. 螺旋杆 3. 出料口
4. 筒体 5. 传动部件 6. 减速器

"等量递增法"混合。即先取量小的组分与等量的量大组分，同时置于混合器中混匀，再加入与混合物等量的量大组分稀释均匀，如此倍量增加至加完全量大的组分为止，混合均匀，过筛。

2. 各组分药物的密度　药物密度相差悬殊时，较难混匀。混合时先将密度小（质轻）的组分放入混合容器中，再放入密度大（质重）的，并且应注意混合操作中的检测。

3. 各组分药物的色泽　组分药物的色泽相差悬殊时易影响混合的均匀性。这种情况通常采用"打底套色法"来解决。先将组分中质重、量少、色深的药粉放入研钵中作为基础，即"打底"；然后将质轻、量多、色浅的药粉逐渐分次加入研钵中轻研混合，即为"套色"。

4. 各组分药物的粉体性质　组分药物的粉体性质会影响混合的均匀性，如粒子的形态、粒度分布、含水量、黏附性等。若组分药物粒度分布相差悬殊时，一般先将粒径大者放入混合容器中，再放入粒径小者；当处方中含有液体成分时，可用处方中其他组分吸收该液体，再进行混合；因混合摩擦而带电的粉末可加入少量表面活性剂或润滑剂克服。

案例导入

案例 4-2　益元散

处方： 滑石 30g　甘草 5g　朱砂 1.5g

功能与主治： 消暑利湿。用于感受暑湿、身热心烦、口渴喜饮、小便赤短等症。

制法： 以上三味，滑石、甘草粉碎成细粉；朱砂水飞成极细粉，与上述粉末配研过筛，混匀，即得。

用法与用量： 调服或煎服，一次 6g，一日 1~2 次。

注解： 益元散方中朱砂质重色深，量少且有毒，而滑石粉色浅、量大，宜采用打底套色法混合。

扫码"学一学"

第四节　制　粒

一、制粒的含义与目的

制粒是指往粉末状的药料中加入适宜的润湿剂和黏合剂，经加工制成具有一定形状与大小的颗粒状物体的操作。制得的颗粒可以直接作为颗粒剂，也可以作为胶囊剂、片剂生产中的中间体。

制粒的目的：①药物细粉的流动性差，制成颗粒可改善其流动性；②多组分药物制粒后可防止各成分的离析；③防止生产中粉尘飞扬及在器壁上吸附；④在片剂生产中可改善其压力的均匀传递。

二、制粒的原理

粉末相互间结合成颗粒与黏附和内聚有关。黏附是指不同种的粉末或粉末对固体表面的结合，而内聚是指两种粉末的结合。在湿法制粒时，粉末间存在的水分可引起粉末的黏附，如果粉末间只有部分空隙中充满液体，则所形成的液桥便以表面张力和毛细管吸力作用而使粉末相结合；如果粉末间的空隙都充满液体，并延伸至孔隙的边缘时，则颗粒表面的表面张力及整个液体空间的毛细管吸力可使粉末结合；当粉末表面完全被液体包围时，虽然没有颗粒内部的引力存在，但粉末仍可凭借液滴表面张力而彼此结合。

湿粒干燥后，虽然尚剩余有少量的水分，但由于粉末之间接触点因干燥受热而熔融，或者由于黏合剂的固化，或由于被溶物料（药物和辅料）的重结晶等作用在粉末间形成固体桥，而加强了粉末间的结合。

对于无水的药物粉末，粒子间的作用力则主要是分子间力（范德华力）和静电力，即使粒子间的表面距离在 $10\mu m$ 时，分子间力仍有明显作用。颗粒中粉末之间静电力较弱，对颗粒的形成作用不大，而分子间力的作用很强，可使颗粒保持必要的强度。

三、制粒的方法与设备

（一）湿法制粒

1. 挤出制粒 在药粉中加入适宜的润湿剂或黏合剂制成软材后，置于具有一定孔径的筛网或孔板上，用强制挤压的方式使其通过而制粒的方法。这类制粒设备有摇摆式制粒机、螺旋挤压制粒机、环模式辊压制粒机等（图4-21）。

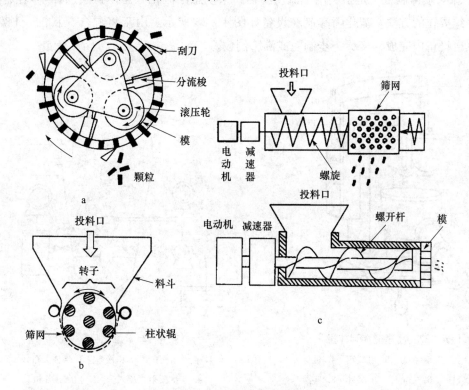

图4-21 挤压式制粒机

a. 环模式辊压制粒机 b. 摇摆式制粒机 c. 螺旋挤压制粒机

案例导入

案例4-3 抗感颗粒

处方： 金银花700g 赤芍700g 绵马贯众233g 蔗糖适量 糊精适量

功能与主治： 清热解毒，用于外感风热所引起的感冒、发热、头痛、咽痛、鼻塞、全身乏力、酸痛等症。

制法： 以上三味药，加适量水煎煮两次，每次1.5h。合并水煎液，滤过浓缩，加乙醇至含醇量达50%，放置过夜，滤过。滤液回收乙醇，再浓缩，然后加入适量蔗糖粉、糊精及少量乙醇，制成适宜的软材，制粒干燥，即得。

用法与用量： 冲服，一日3次，一次10g。

注解： 第一次加乙醇是为了除去蛋白质等大分子物质；第二次加入乙醇是为了使软材降低黏性，易于分散，方便制粒。

2. 高速搅拌制粒 是将药粉、药用辅料加入容器中，通过高速旋转的搅拌桨的搅拌作用和制粒刀的切割作用，完成混合并制成颗粒的方法。图4-22为高速搅拌制粒机的示意图。主要由容器、搅拌桨、切割刀组成。搅拌桨以一定的速度转动，使物料形成从底部沿器壁抛起的波浪，波峰正好通过高速旋转的制粒刀，使均匀混合的物料被切割成带有一定棱角的小块，再通过小块间的摩擦形成球状颗粒。通过调整搅拌桨叶和制粒刀的转速可控制粒度的大小。

3. 流化喷雾制粒 是指利用气流使药物粉末呈悬浮流化状态，再喷入黏合剂液体，使粉末聚结成粒的方法。流化喷雾制粒设备如图4-23所示。由于将混合、制粒、干燥等操作在一台设备内完成，又称一步制粒或沸腾制粒。

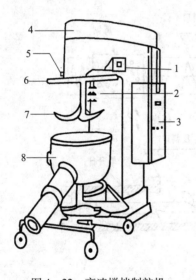

图4-22 高速搅拌制粒机

1. 视孔 2. 制粒刀 3. 电气箱 4. 机身
5. 送料口 6. 安全环 7. 桨叶 8. 盛器

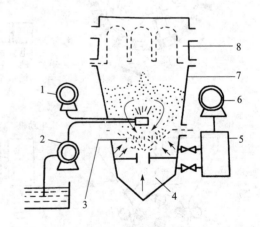

图4-23 流化喷雾制粒

1. 空气压缩机 2. 供液泵 3. 气体分布板
4. 二次喷射气流入口 5. 空气预热机
6. 鼓风机 7. 流化室 8. 袋滤口

该法制得的颗粒粒度均匀，外形圆整，流动性较好，热交换迅速，适用于对湿和热敏感的药物制粒。缺点是动力消耗大，药物粉末飞扬，极细粉不易全部回收。

4. 喷雾干燥制粒 是将药物浓缩液送至喷嘴后与压缩空气混合形成雾滴喷入干燥室中，干燥室的温度一般控制在120℃左右，在热气流的作用下雾滴很快被干燥成球状颗粒，装置如图4-24所示。喷雾干燥制粒干燥速度快，物料受热时间短，制得的颗粒大小均匀，流动性好，适用于中药全浸膏片浓缩液直接制粒。

5. 滚转制粒 是将浸膏或半浸膏细粉与适宜的辅料混匀，置包衣锅或适宜的容器中转动，在滚转过程中喷入润湿剂或黏合剂，使药粉润湿黏合成粒，继续滚转至颗粒干燥的制粒方法。此法适用于中药浸膏粉、半浸膏粉及黏性较强的药物细粉制粒。

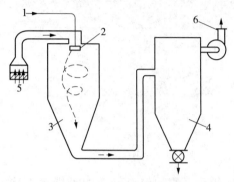

图4-24 喷雾干燥制粒
1. 供给液 2. 喷雾机 3. 干燥室
4. 成品回收器 5. 加热器 6. 送风机

（二）干法制粒

1. 滚压法制粒 将药物粉末和辅料混匀后，使之通过转速相同的2个滚动圆筒间的缝隙压成所需硬度的薄片，然后通过颗粒机破碎制成一定大小的颗粒的方法。常用的设备有干挤制粒机，通过它可直接干挤压成颗粒，既简化了工艺又提高了颗粒的质量。

2. 重压法制粒 又称压片制粒法，是将药物与辅料混匀后，通过压片机压成大片，然后再破碎成所需大小的颗粒。

干法制粒的最大优点在于物料不需经过湿和热的过程，可以缩短工时，尤其对受湿、热易变质的药物来说，更可提高其产品质量。但是因各种物料的性质、结晶形状不一，给干法制粒带来困难、在粉碎制成颗粒时极易产生较多的细粉及干法制粒需要特殊的设备等问题，在实际生产中除干浸膏直接粉碎成颗粒应用较多外，其他只有少部分产品使用此法。

重点小结

重点难点	药师考点
1. 药料粉碎、筛析、混合与制粒的目的和原理；常用的粉碎、混合、制粒方法	☆☆☆粉碎、筛析、混合与制粒的目的；常用粉碎方法及其适用范围；药筛与粉末分等；混合方法及其适用性；各种制粒方法及要点
2. 粉碎、筛析、混合、制粒常用的机械设备；粉体学基本性质	☆☆粉体基本性质及其对制剂的影响
3. 粉体学在药剂中的应用	

（王利胜）

扫码"练一练"

第五章 散 剂

扫码"学一学"

第一节 概 述

一、散剂的含义与特点

散剂（powder）系指原料药物或与适宜的辅料经粉碎、均匀混合制成的干燥粉末状剂型。

散剂在《黄帝内经》中已有记载，历代应用颇多，迄今仍为常用固体剂型。散剂在儿科、口腔科、耳鼻喉科、伤科和外科应用较多，既可直接用水送服，也可供皮肤、口腔、咽喉、腔道等处应用；专供治疗、预防和润滑皮肤的散剂也可称为撒布剂或撒粉。

散剂具有以下特点：①粉末比表面积较大，易分散、奏效迅速，古有"散者散也，去急病用之"的论述；②外用散剂对创面有一定的机械性保护作用；③制法简单，剂量易于调节；④运输、携带、贮藏方便。

由于药物粉末比表面积大，其气味、刺激性、吸湿性、挥发性等相应增强，因此腐蚀性强、易吸湿、易氧化或含挥发性成分较多的药物一般不宜制成散剂。

二、散剂的分类

按给药途径，散剂可分为口服散剂与外用散剂。按处方药物组成，散剂可分为单味药散剂和复方散剂。按分装剂量，散剂可分为单剂量包装的散剂和多剂量包装的散剂。按药物性质，散剂可分为含毒性药散剂、含液体成分散剂、含低共熔混合物散剂等。

知识拓展

细粒剂是在散剂和颗粒剂的基础发展起来的一种剂型，日本药局方从第 9 版起，收载能全量通过 18 号筛（850μm），在 30 号筛（500μm）上残留物不足全量的 5%，且通过 200 号筛（75μm）少于全量70%的散剂。与散剂相比，细粒剂的飞散性和附着性较小，容易与粉末药剂均匀混合，含量均匀度好，生物利用度高。其制备工艺与颗粒剂大致相同，先进行制粒后，再将其粉碎至适宜粒度，分级筛分而成。

第二节 散剂的制法

一、一般散剂的制法

一般散剂的制备工艺流程如图 5-1 所示。

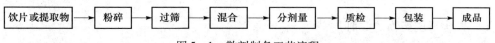

图 5-1 散剂制备工艺流程

1. 粉碎与过筛 处方中的饮片或提取物均应采用适宜方法粉碎和过筛，以达到散剂粉末细度的要求。除另有规定外，口服散剂应为细粉，儿科用及局部用散剂应为最细粉，眼用散剂应为极细粉。药物的粉碎与过筛方法、常用器械详见本书第四章。

2. 混合 混合是散剂制备的关键操作，散剂应当含量均匀、色泽一致。混合的主要方法有研磨混合、搅拌混合与过筛混合，混合方法选用和混合器械详见本书第四章。

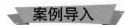

案例 5-1 冰硼散

处方：冰片 45g 硼砂（煅）450.5g 朱砂 54g 玄明粉 450.5g

功能与主治：清热解毒，消肿止痛。用于热毒蕴结所致的咽喉疼痛、牙龈肿痛、口舌生疮。

制法：朱砂水飞成极细粉，硼砂粉碎成细粉，将冰片研细，与上述粉末及玄明粉配研，过筛，混匀，即得。

用法与用量：吹敷患处，每次少量，一日数次。

注解：（1）玄明粉为芒硝经纯化后，风化失去结晶水而得，较芒硝作用缓和。外用治疮肿丹毒，咽肿口疮。

（2）硼砂煅制后失去结晶水又名煅月石。

（3）冰片即龙脑，外用能消肿止痛。冰片系挥发性药物，故在散剂制备时最后加入，同时密封贮藏以防成分损失。

（4）本品为粉红色粉末；气芳香，味辛凉。本品含朱砂，不可多服；孕妇及肝肾功能不全者禁用；破伤出血者不可外敷。

思考题：方中朱砂质重、色深、有毒、量少，为提高混合效率，应遵循哪些混合原则？

3. 分剂量 分剂量系指将混合均匀的散剂，按照剂量要求进行分装的操作过程。散剂常用的分剂量方法包括：

（1）重量法 按规定剂量用戥秤或天平逐包称量。该方法所分剂量准确，但操作效率低，难以机械化，适用于含毒性药物、贵重细料药物的散剂。

（2）容量法 用容量药匙或散剂自动分装机等进行分剂量。该方法效率高，可机械化生产，分剂量差异可控。

4. 包装与贮藏 散剂的比表面积大，粉末易吸湿、结块、挥发性成分易挥损，甚至变色、分解，进而影响用药安全，故应选择适宜的包装材料与贮藏条件延缓散剂的吸湿。散剂生产、贮藏环境的相对湿度应控制在临界相对湿度（CRH）以下，并选用透湿性较小的包装材料。常用的包装材料包括蜡纸、玻璃瓶（管）、塑料瓶、铝塑袋等。多剂量包装的散剂应附分剂量的用具；含有毒性药的口服散剂应单剂量包装。

除另有规定外，散剂应密闭贮存，含挥发性药物或易吸湿的散剂应密封贮存。

二、特殊散剂的制法

（一）含毒剧药物的散剂

1. 含化学毒剧药物的散剂　此类药物剂量小，称取费时，服用时容易损耗，影响用药剂量。为使用药剂量准确，通常在毒剧药物中添加适量的稀释剂制成稀释散使用。稀释剂应是惰性粉末，常用的有乳糖、淀粉、糊精、硫酸钙等。

根据药物的稀释比例，稀释散又常称为倍散，例如 1 份药物与 9 份稀释剂混匀制成的散剂称为十倍散（药物与稀释剂的比例为 1 : 9）。药物的稀释比例应根据用药剂量确定，剂量在 0.01 ~ 0.1g 者可制成十倍散，剂量在 0.01g 以下则多制成百倍或千倍散。

案例导入

案例 5 - 2　硫酸阿托品散

处方： 硫酸阿托品 1.0g　胭脂红乳糖（1.0%）1.0g　乳糖 98.0g

适应症： 胃肠痉挛疼痛。

制法： 取少许乳糖置研钵中研磨以饱和研钵表面能，将硫酸阿托品与胭脂红乳糖置研钵中研匀，再以等量递增法逐渐加入乳糖研匀，即得。

用法与用量： 疼痛时一次服 0.1g。

注解：（1）本品为抗胆碱药。为便于判断混合均匀程度及区别于未稀释原药粉，在稀释剂乳糖中添加了少量胭脂红着色。随着稀释倍数的增大，稀释散的颜色逐渐变浅。

（2）胭脂红乳糖的制备。取胭脂红 1g，置研钵中加 90% 乙醇 10 ~ 20ml，研磨溶解后，再与 99g 乳糖配研，混合均匀后，50 ~ 60℃ 干燥，过筛，即得。

（3）因硫酸阿托品有毒、用量少，制备时需用乳糖先饱和研钵的表面能，防止吸附而影响药物剂量。

（4）含毒剧药的口服散剂应单剂量包装，分剂量是需采用重量法，以保证剂量准确。

思考题：（1）该散剂 0.1g 中硫酸阿托品的含量是多少毫克？

（2）怎样根据用药剂量确定稀释倍数？

2. 含有毒中药饮片的散剂　由于饮片中毒性成分的含量受产地、采收加工等因素影响而差异较大，为保证散剂中毒性成分的含量准确可控，多将饮片单独粉碎，测定毒性成分的含量后适量添加稀释剂，使含量达到规定的范围，以调制粉投料。

案例导入

案例 5 - 3　九分散

处方： 马钱子粉 250g　麻黄 250g　乳香（制）250g　没药（制）250g

功能与主治：活血散瘀，消肿止痛。用于跌打损伤，瘀血肿痛。

制法：麻黄、乳香、没药粉碎成细粉；马钱子粉与上述粉末配研，过筛，混匀，即得。

用法与用量：口服，一次2.5g，一日1次，饭后服用；外用，创伤青肿未破者以酒调敷患处。本品含毒性药，不可多服；孕妇禁用；小儿及体弱者遵医嘱服用破伤出血者不可外敷。

注解：（1）本品为黄褐色至深黄褐色的粉末，遇热或重压易黏结；气微香，味微苦。

（2）马钱子粉的制法为：取制马钱子，粉碎成细粉，测定士的宁、马钱子碱含量后，加适量淀粉，使士的宁含量为0.78%~0.82%，马钱子碱含量不低于0.50%。

（3）乳香、没药为树脂类药物，其生品气味辛烈，对胃刺激性较强，醋制后可缓和其刺激性，矫臭矫味，便于粉碎，同时能增强活血止痛、收敛生肌等功效。

思考题：（1）乳香、没药可采用什么粉碎方法？

（2）为什么以调制的马钱子粉入药？

（二）含低共熔混合物的散剂

某些固态药物混合后出现润湿或液化现象，这种现象称为低共熔现象。例如薄荷脑与樟脑、薄荷脑与冰片、樟脑与水杨酸苯酯，在特定比例下混合时会产生低共熔现象。能产生低共熔的药物互相混合时，根据其重量百分组成和温度条件，可能表现出液化、润湿或仍保持干燥等不同的变化。

此类散剂的制备，应当根据低共熔混合物对药效的影响，以及处方中其他固体药物的多少而定。通常有以下几种情况：①药物形成低共熔物后，药效增强，宜先形成低共熔物，再与方中其他药物混合。②药物形成低共熔物后，药效无明显变化，可先形成低共熔物，再与方中其他药物混合。若处方中其他固体药物较少不足以吸收低共熔物，则可以用处方中固体药物分别稀释低共熔组分后，再轻轻混合，使分散均匀。③药物形成低共熔物后，药效减弱，则应用其他组分分别稀释低共熔组分后轻轻混合，避免出现低共熔现象。

处方中若含有挥发油或其他可与低共熔混合物相溶的液体时，可以将低共熔混合物溶解于其中，再采用喷雾法加入其他固体成分并混合均匀。

案例导入

案例5-4 痱子粉

处方：滑石适量　　白芷适量　　冰片适量　　枯矾适量
薄荷脑适量　　香精适量

功能与主治：散风祛湿，清凉止痒。用于汗疹、痱毒，湿疮痛痒。

制法：以上药物，除冰片、薄荷脑外，其余粉碎成细粉，过筛，混匀，将冰片、薄荷脑同研至液化，再与上述粉末配研，过筛，混匀，即得。

用法与用量：外用适量，扑擦患处。

注解：（1）本品为白色粉末，气香，味凉；理化鉴别法鉴别枯矾，TLC法鉴别白芷。

（2）制备时应先将冰片、薄荷脑混合形成低共熔物，再用方中其他固体细粉吸收混匀。

（三）含液体药物的散剂

当处方中含有液体药物，如挥发油、酊剂、流浸膏、药物煎液及稠浸膏等，应根据液体药物性质、剂量及方中其他固体粉末的多少而采用不同的处理方法。

液体组分量少，可利用处方中其他固体粉末吸收后研匀。液体组分量较多，处方中固体粉末不能将其完全吸收，可另加适量的辅料（如磷酸氢钙、淀粉、蔗糖等）吸收。处方中含酊剂、流浸膏、药物煎液时，若有效成分为非挥发性，则可适当加热浓缩后再以其他固体粉末吸收，或加入固体粉末或辅料后，低温干燥后研匀。

案例导入

案例 5 – 5　蛇胆川贝散

处方：蛇胆汁 143g　川贝母 857g

功能与主治：清肺，止咳，除痰。用于肺热咳嗽，痰多。

制法：川贝母粉碎成细粉，与蛇胆汁混匀，干燥，粉碎，过筛，即得。

用法与用量：口服，一次 0.3 ~ 0.6g，一日 2 ~ 3 次。

注解：本品为浅黄色至浅棕黄色的粉末；味甘、微苦。蛇胆汁中含有较多水分，用川贝母细粉吸收后干燥，有利于加速干燥，且药物分散均匀。

（四）眼用散剂

眼用散剂是由提取物、饮片制成的用于眼部发挥治疗作用的无菌散剂。眼用散剂的制法与一般散剂相似，应注意：①粉末粒度一般要求为极细粉，以减少对眼睛的机械刺激性。②配制环境、用具应灭菌，在清洁、避菌的条件下进行操作；必要时，成品应采用适宜的方法进行灭菌。③成品遮光密封，置阴凉处贮藏。

案例导入

案例 5 – 6　八宝眼药

处方：珍珠 13g　　　麝香 13g　　　熊胆 13g　　　海螵蛸（去壳）89g

　　　　硼砂（煅）89g　朱砂 15g　　　冰片 30g　　　炉甘石（三黄汤飞）443g

　　　　地栗粉 295g

功能与主治：消肿，明目。用于目赤肿痛，眼缘溃烂，畏光怕风，眼角涩痒。

制法：珍珠、朱砂、海螵蛸分别水飞成极细粉；炉甘石用三黄汤水飞成极细粉；地栗粉、硼砂分别研成极细粉；将上述极细粉以配研法混匀。麝香、冰片、熊胆研细，再与上述粉末配研，过九号筛，混匀，灭菌，即得。

用法与用量：每用少许。点入眼角，一日 2 ~ 3 次。

注解：（1）本品为棕色粉末，味苦。炉甘石用三黄汤（黄连、黄柏、黄芩煎汤取汁）水飞，以增强清热效果。粉末过九号筛得到极细粉。

（2）炉甘石用三黄汤水飞粉碎，主要是增加清热效果。具体制备方法：炉甘石 100kg，用黄连、黄柏、黄芩各 2.5kg，煎汤取汁，即取炉甘石煅红，倾入三黄汤中，研磨水飞得极细粉。

（3）硼砂经煅后放冷，单独粉碎成极细粉。地栗粉的制备：取鲜荸荠洗净，削去芽苗及根蒂，捣烂压榨取汁，滤过，滤液沉淀。取沉淀物干燥，粉碎成极细粉，即得。

（4）采用紫外线灭菌，将粉末置洁净搪瓷盘内，摊成薄层，灭菌半小时。也可采用[60]Co-γ射线辐射灭菌。

思考题：（1）方中药味质地各异，怎样制得极细粉？

（2）怎样使散剂达到无菌要求？

第三节　散剂的质量检查

扫码"学一学"

一、外观均匀度

散剂应干燥、疏松、混合均匀、色泽一致。检查方法是将供试品置光滑纸上，平铺约 $5cm^2$，将其表面压平，在明亮处观察，应色泽均匀，无花纹与色斑。

二、粒度

除另有规定外，口服散剂应为细粉；儿科用及局部用散剂应为最细粉；眼用散剂应为极细粉。用于烧伤或严重创伤的中药局部用散剂及儿科用中药散剂，应按《中国药典》（2015 年版）中散剂制剂通则要求进行粒度检查，除另有规定外，通过六号筛的粉末重量，不得少于 95%。

三、水分

中药散剂按《中国药典》（2015 年版）中水分测定法测定，除另有规定外，不得超过 9.0%。

四、装量差异

单剂量包装的中药散剂，应符合《中国药典》（2015 年版）散剂制剂通则中装量差异检查的规定。

五、装量

多剂量包装的散剂，除另有规定外应符合《中国药典》（2015 年版）中最低装量检查法的检查规定。

六、无菌

除另有规定外，用于烧伤（程度较轻的 I 度或浅 II 度烧伤除外）、严重创伤或临床必需无菌的局部用散剂，按《中国药典》（2015 年版）中无菌检查法检查，应符合规定。

七、微生物限度

除另有规定外，非无菌散剂应按《中国药典》（2015 年版）中散剂制剂通则要求进行微生物限度检查，并符合规定。

扫码"练一练"

重点小结

重点难点	药师考点
1. 散剂的含义、特点	☆☆☆各类散剂的制法
2. 各类散剂的制法	☆☆散剂的质量检查
3. 散剂的质量检查	☆散剂的特点、分类

（谢　辉）

第六章　浸提、分离与纯化、浓缩与干燥

要点导航

1. **掌握**　浸提过程及其影响因素；常用的浸提、分离、纯化方法；影响药液浓缩效率的因素与常用浓缩方法；影响干燥的因素与常用干燥方法及注意事项。
2. **熟悉**　中药浸提、分离、纯化的目的；常用的浸提溶剂。
3. **了解**　常用浸提辅剂；中药成分与疗效的关系；常用的浸提、分离、浓缩、干燥设备。

扫码"学一学"

第一节　概　　述

中药制剂与西药制剂最大的差别在于中药制剂的原料是中药饮片或中药提取物。因此，中药制剂的研究，不仅包括制剂成型理论和技术、质量控制等，还包括对中药饮片或复方药效物质的浸提、分离、纯化、浓缩、干燥等内容。采用适宜的方法和技术将中药饮片或复方的药效物质最大限度地提取出来，以保证中药制剂特有的功能与主治，是中药制剂的关键。

一、浸提、分离与纯化的目的

中药制剂的疗效，很大程度上取决于浸提、分离、纯化等方法的选择是否恰当，工艺设计是否科学、合理。提取、分离纯化的目的：最大程度浸提出有效成分或有效部位；最低限度浸出无效甚至有害物质；减少服用量；增强制剂稳定性；提高疗效；适于工业化规模生产。

随着药理研究的深入，证实了中药成分的"有效"与"无效"没有绝对界限。某些过去认为是无效的成分，现在发现它有新的生物活性，如人参、黄芪、枸杞、猪苓等具补益作用的中药中所含的多糖类成分，在增强人体免疫功能、抗癌等方面显示出较强的生理活性；天花粉的蛋白质可用于中期妊娠的引产；鞣质在注射剂中应作为杂质除去，而在五倍子中是起收敛作用的有效成分。

中医治病的特点是复方用药，发挥多成分、多途径、多环节、多靶点的综合作用和整体效应。在拟定提取纯化工艺时，应在尽可能满足临床疗效的基础上，根据处方中各组成药物的性质、拟制备的剂型，结合生产设备、技术条件、经济的合理性等，选择和确定最佳提取纯化工艺。

二、浓缩与干燥的目的

浓缩是中药制剂原料成型前处理的重要单元操作。其目的在于将不挥发或难挥发性物质与在同一温度下具有挥发性的溶剂（如乙醇或水）分离至某种程度，得到具有一定密度

的浓缩液。与蒸馏不同，浓缩不以收集挥散的蒸气为目的。中药提取液经浓缩后可制成一定规格的半成品，并进一步制成成品，或浓缩成过饱和溶液而析出结晶。

干燥是中药制剂原料成型前处理的另一重要操作单元。在药剂生产中，新鲜药材除水，原辅料除湿，以及颗粒剂、片剂等剂型的制备过程中均会用到干燥。干燥的好坏，将直接影响到中药制剂的内在质量。随着科技的发展衍生出的一些新型干燥技术，如真空冷冻干燥技术，将在一定程度上改善中药制剂生产工艺，提高中药制剂的生产技术水平，进而提高中药制剂的内在质量。

三、中药成分与疗效

中药中所含的成分十分复杂，概括起来可分为四类，即有效成分（包括有效部位）、辅助成分、无效成分和组织成分。

（一）有效成分

有效成分是指起主要药效的物质。一般指化学上的单体化合物，含量达到90%以上，能用分子式和结构式表示，并具有一定的理化性质，如乌头碱、麻黄碱、青蒿素等。一种中药往往含有千百个有效成分，而一个有效成分又有多方面的药理作用，这些成分合起来的作用机制十分复杂。

若以单一有效成分来说明某一中药或复方的多功效及其综合作用显然是不够的。在大多数情况下，被确认的中药单体化学成分不一定是原药中起主要药效的物质；而大多数中药的药性、功效及药理作用，也并不能以某一单体化学成分的现代药理作用来代表。如当归所含的阿魏酸，具有抗血栓的作用，仅能说明其与当归活血祛瘀功能相关，但不能完全说明其与当归补血功能的相关性。

有效部位是指当一味中药或复方提取物中的一类或几类有效成分的含量达到总提取物的50%以上的具有药理活性的混合体。中药提取时往往得到的是有效部位，如总生物碱、总皂苷、总黄酮、挥发油等。应用有效部位在药理和临床上能够代表或部分代表原中药或复方的疗效，有利于发挥其综合效能，符合中医用药的特点。

（二）辅助成分

辅助成分系指本身无特殊疗效，但能增强或缓和有效成分作用的物质，或指有利于有效成分的浸出或增强制剂稳定性的物质。如大黄中所含的鞣质能缓和大黄的泻下作用，大黄流浸膏比单独服用大黄蒽醌苷泻下作用缓和，副作用小。

（三）无效成分

无效成分系指无生物活性，不起药效的物质，有的甚至会影响浸出效能、制剂的稳定性、外观和药效等。例如蛋白质、鞣质、脂肪、树脂、淀粉、黏液质、果胶等。

（四）组织物质

组织物质系指一些构成中药细胞或其他的不溶性物质，如纤维素、栓皮、石细胞等。

扫码"学一学"

第二节 浸 提

浸提是指采用适当的溶剂和方法将中药所含的有效成分或有效部位提取出来的操作。

一、浸提过程

一般可分为浸润、渗透、解吸、溶解、扩散等几个相互联系的阶段。

(一) 浸润与渗透阶段

浸提溶剂与饮片接触混合后，使饮片表面湿润，并进一步渗透进细胞组织中，这一过程为浸润与渗透阶段。饮片是否能被润湿，取决于饮片与溶剂的性质。根据所需提取成分的极性选择适宜溶剂，常采用水或不同浓度的乙醇溶液进行浸提，必要时可加入一定表面活性剂或进行脱脂，降低二者之间表面张力，以促进中药的浸润和渗透。浸提脂溶性成分时，使用非极性溶剂，中药饮片需先进行干燥。

(二) 解吸与溶解阶段

由于中药中各种成分之间或与细胞壁之间有一定的亲和力，需解除这种亲和力，才能使各种成分转入溶剂中，这种作用称为解吸。浸提溶剂通过毛细管和细胞间隙进入细胞组织后与解吸后的各种成分接触，使部分有效成分以分子、离子或胶体粒子等形式或状态转入溶剂，这是溶解阶段。

解吸与溶解是两个紧密相连的阶段，其快慢主要取决于溶剂对有效成分的亲和力大小。因此选择适当的溶剂对于加快这一过程十分重要。浸提有效成分时，应选用具有解吸作用的溶剂。成分能否被溶解，取决于成分的结构和溶剂的性质，遵循"相似相溶"的规律，水能溶解极性大的生物碱盐、黄酮苷、皂苷等，也能溶出高分子胶体，由于增溶或助溶作用，还可溶出某些极性小的物质；高浓度乙醇能溶出少量极性小的苷元、香豆素和萜类等，也能溶出蜡、油脂等脂性杂质。此外，加热提取或于溶剂中加入酸、碱、甘油及表面活性剂等浸提辅助剂，可助解吸，增加有效成分的溶解。

(三) 扩散阶段

浸出溶剂溶解大量药物成分后形成的浓溶液具有较高的渗透压，从而形成扩散点，不停地向周围扩散其溶解的成分以达到渗透压平衡。因此，浓度差是渗透或扩散的推动力。物质的扩散速率可借用 Fick's 第一扩散公式来说明：

$$ds = -DF\frac{dc}{dx}dt \tag{6-1}$$

式中，dt 为扩散时间，ds 为在 dt 时间内物质（溶质）的扩散量，F 为扩散面，代表中药的粒度及表面状态，dc/dx 为浓度梯度，D 为扩散系数，负号表示扩散趋向平衡时的浓度降低。

扩散系数 D 值随中药而变化，与浸出溶剂的性质亦有关。可按下式求得：

$$D = \frac{RT}{N} \times \frac{1}{6\pi r\eta} \tag{6-2}$$

式中，R 为摩尔气体常数，T 为绝对温度，N 为阿伏加德罗常数，r 为扩散物（溶质）分子半径，η 为黏度。

从以上两式可以看出，扩散速率（ds/dt）与扩散面（F），即中药的粒度及表面状态、扩散过程中的浓度梯度 dc/dx 和温度 T 成正比；与扩散物质（溶质）分子半径（r）和液体的黏度（η）成反比。

在浸出过程中，有两种类型的扩散方式，一种是在静止的条件下，完全由于溶质分子浓度不同而扩散；另一种为对流扩散，即在扩散过程中由于流体的运动而加速扩散。

在实际生产中，常用流动的浸出溶剂或稀浸出液置换中药周围的浓浸出液。创造最大的浓度梯度是浸出方法和设备选择的关键。

二、影响浸提的因素

在中药提取的过程中，能否提取出较多的有效成分，关键在于选择适宜的浸出溶剂与浸出方法。此外，中药的性质如粒度、表面状态、浸提的温度、压力、浓度差、pH 以及新技术的应用等因素，均能影响提取效率。

（一）中药粒度

中药粒度主要影响渗透与扩散两个阶段。通常饮片粉碎越细，浸出效果越好。但过细的粉末反而妨碍浸出过程，原因在于：①过细的粉末吸附作用增强，影响扩散速度；②粉碎过细，使大量细胞破裂，致使大量高分子杂质浸出；③粉末过细使溶液浑浊不易滤过。因此，应根据制剂需要进行粒度筛选。

（二）浸提温度

浸提温度升高，可促进成分的溶解与扩散，提高浸出效果。但温度过高，无效成分等杂质的浸出增多，且易致某些不耐热成分或挥发性成分分解、变质或散失。

（三）有效成分

有效成分通常为小分子化合物（相对分子质量 <1000），扩散较快，在最初的浸出液中占比例高，随着扩散的进行，高分子杂质溶出逐渐增多。因此，浸提次数不宜过多，一般 2~3 次即可将小分子有效成分浸出完全。

（四）浸提时间

浸出量与浸提时间成正比，浸提时间越长，浸出的物质越多，当扩散达到平衡后，浸出不再受时间影响。浸提过程中，成分扩散顺序为相对分子质量小的先浸出，高分子成分后浸出。长时间的浸提，易导致大量杂质溶出及某些有效成分分解。

（五）浓度差

浓度差是指中药组织内的溶液与组织外部周围溶液的浓度差值，它是扩散作用的主要动力。浸提过程中，适当应用和扩大浸出过程的浓度差，将有利于提高浸提效率。浸提过程中，不断搅拌、更换新溶剂、强制浸出液循环流动、采用渗漉法等，均有利于增大浓度梯度，提高浸出效率。

（六）浸提压力

加压可加速溶剂对质地坚硬的中药的浸润与渗透过程，使发生溶质扩散过程所需的时间缩短，并可促使部分细胞壁破裂，有利于成分的扩散。但当中药组织内已充满溶剂之后，加压对扩散速度没有影响。对组织松软的中药，容易浸润的中药，加压对浸出影响不明显。

（七）溶剂 pH

在中药浸提过程中，调节适当的 pH，有助于中药中某些弱酸、弱碱性有效成分在溶剂中的解吸和溶解，如用酸性溶剂提取生物碱，用碱性溶剂提取皂苷等。

（八）新技术

近年来新技术的不断推广，不仅可加快浸提过程，提高浸提效果，而且有助于提高制剂质量，如超声波提取法、微波加热提取法、超临界流体提取法等。

三、常用浸提溶剂

优良的溶剂应能最大限度地溶解和浸出有效成分，最低限度地浸出无效成分和有害物质；不与中药成分发生化学变化，不影响其稳定性和药效；本身性质稳定，比热小，安全无毒，价廉易得，可回收利用。真正符合上述要求的溶剂很少，实际工作中，首选水、乙醇，还常采用混合溶剂，或在浸提溶剂中加入适宜的浸提辅助剂。

（一）水

水价廉易得、极性大、溶解范围广，能浸出生物碱盐类、苷、有机酸盐、鞣质、蛋白质、树胶、色素、多糖类（果胶、黏液质、菊糖、淀粉等），以及酶和少量的挥发油等。由于中药成分复杂，有些成分相互间可能有"助溶"作用，使本来在水中不溶或难溶的成分在用水浸提时亦能被浸出。

缺点是浸出选择性差，容易浸出大量无效成分，导致难于滤过、制剂色泽不佳、易霉变、不易贮存等，也能引起一些有效成分的水解，或促进某些化学变化。

（二）乙醇

乙醇能与水以任意比例混溶。其最大优点是可通过调节乙醇的浓度，选择性地浸提中药中某些有效成分或有效部位。一般乙醇含量在90%以上时，适于浸提挥发油、有机酸、树脂、叶绿素等；乙醇含量在50%～70%时，适于浸提生物碱、苷类等；乙醇含量在50%以下时，适于浸提苦味质、蒽醌苷类等化合物；乙醇含量大于40%时，能延缓许多药物的水解，如酯类、苷类等成分，增加制剂的稳定性；乙醇含量达20%以上时具有防腐作用。

乙醇的比热小，沸点为78.2℃，气化潜热比水小，故蒸发浓缩等工艺过程耗用的热量较水少。但乙醇具挥发性、易燃性，生产中应注意安全防护。此外，乙醇具一定的药理作用，价格较贵，故使用时乙醇的浓度以能浸出有效成分，满足制备目的为度。

（三）亲脂性有机溶剂

亲脂性有机溶剂，如乙醚、丙酮、三氯甲烷、石油醚等，很少用于中药提取，一般仅用于某些有效成分的纯化，使用这类溶剂，最终产品必须进行溶剂残留量的限度测定。

案例导入

案例6-1 八珍颗粒

处方： 党参60g　　炒白术60g　　茯苓60g　　炙甘草30g　　当归90g

炒白芍60g　　川芎45g　　熟地黄90g　　蔗糖适量　　糊精适量

功能与主治： 补气益血。用于气血两亏，面色萎黄，食欲不振，四肢乏力，月经过多。

制法： 以上八味，当归、川芎和炒白术先后用95%乙醇、50%乙醇分别回流提取2h，滤过，滤液合并，回收乙醇，滤过，滤液备用；药渣与其余党参等五味加水煎煮二次，每次1.5h，滤过，滤液合并，加入上述备用滤液，浓缩至适量，加入蔗糖和适量的糊精，混匀，制成颗粒，干燥，制成1000g，即得。

用法与用量： 开水冲服。每袋8g，一次1袋，一日2次。

注解 （1）为提高中药中挥发油等脂溶性成分的利用率，选择乙醇为提取溶剂，提取液回收乙醇后备用。提取工艺应注意乙醇浓度、加醇量、是否浸泡、提取次数及提取时间的控制。

（2）当归、川芎、白术用乙醇提取后的药渣，与党参、白芍、熟地黄、茯苓和甘草五味加水共煎，与传统汤剂制法类似，有利于苷类、糖类等各种水溶性成分的提取。

思考题：制备八珍颗粒的浸提过程中的关键技术点包括哪些？

四、浸提辅助剂

浸提辅助剂指能提高浸提效能，增加成分的溶解度、制剂的稳定性以及去除或减少杂质，提高制剂的质量而特加的物质。常用的浸提辅助剂有酸、碱及表面活性剂等。

（一）酸

加酸的主要目的是促进生物碱的浸出；提高部分生物碱的稳定性；使有机酸游离，便于用有机溶剂浸提；除去酸不溶性杂质等。常用的酸有硫酸、盐酸、醋酸、酒石酸、枸橼酸等。用时应选择合理的 pH，过量的酸可能会引起成分水解或其他不良反应。

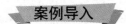
案例导入

案例6-2 北豆根提取物

制法：取北豆根，粉碎成粗粉，加8倍量硫酸水溶液（pH1~2），温浸（55~60℃）2次，每次24h，滤过，合并滤液，静置，待沉淀完全，取上清液用10%氢氧化钠调节 pH 至8.0~9.0，静置，待沉淀完全，弃去上清液，取沉淀抽滤，用少量水洗至中性，50~60℃干燥，粉碎成细粉，即得。

注解：① 北豆根主要含生物碱，以脂溶性生物碱含量最高，北豆根总碱不溶于水，在酸性条件下可溶，在碱性条件下可沉淀，易溶于乙醇，对热不稳定。因此，提取工艺采用酸提碱沉法，提取物中总生物碱以蝙蝠葛碱计为22.5%~27.5%。

② 北豆根的提取工艺大致分为两种，一种是酸提取碱沉淀，一种是醇提。有学者将两种方法结合，先进行"酸提碱沉"，再用醇溶，除去醇不溶物，再分别经酸碱纯化处理，使提取物中北豆根总碱含量提高到85%以上。

（二）碱

碱性水溶液可溶解内酯、蒽醌及其苷、香豆素、有机酸、某些酚性成分，但同时碱性水溶液亦能溶解树脂、某些蛋白质等杂质。常用的碱为氨水、碳酸钙、氢氧化钙、碳酸钠和石灰等。因上述各碱碱性强弱不一，用时应注意调节 pH，并注意其腐蚀性，及时清洗。

（三）表面活性剂

选用适宜的表面活性剂可增强中药的浸润性，如阳离子型表面活性剂的盐酸盐等，用于生物碱的提取；非离子型表面活性剂一般对药物的有效成分不起化学作用，毒性较小或无毒性，故常选用。

五、常用浸提方法与设备

中药浸提方法的选择应综合考虑处方饮片、溶剂性质、剂型要求和生产实际等因素。常用的浸提方法主要有煎煮法、浸渍法、渗漉法、回流法、水蒸气蒸馏法等。近年来，超临界流体提取法、超声波提取法、微波提取法、半仿生提取法等新技术也应用于中药制剂提取的研究中。

（一）煎煮法

煎煮法，是用水作溶剂，加热煮沸浸提中药有效成分的常用提取方法。

1. 操作方法　煎煮法属于间歇式操作，即将中药饮片或粗粉置煎煮器中，加水浸泡适宜时间，加热至沸，保持微沸一定时间，滤过，滤液保存，药渣再依法煎煮，合并各次煎出液，即得。根据煎煮时加压与否，可分为常压煎煮法和加压煎煮法。常压煎煮法适用于一般的中药，加压煎煮法适用于药物成分在高温下不易被破坏，或常压下不易煎透的中药。

常用设备有敞口倾斜式夹层锅，圆柱形不锈钢钢罐、多能提取罐等。

> **知识拓展**
>
> 多能提取罐是目前中药生产中应用最广的可调节压力、温度且具备提取或蒸馏等多功能的密闭间歇式提取设备。可进行常压常温提取，加压高温提取，或减压低温提取；可进行水提、醇提、提取挥发油、回收药渣中溶剂等操作；除煎煮外，还适用于浸渍、渗漉、回流，用于收集挥发油、芳香水等；采用气压自动排渣，操作方便，安全可靠；提取时间短，生产效率高；设有集中控制台，控制各项操作，大大减轻劳动强度，利于流水线生产。如图 6-1 所示。

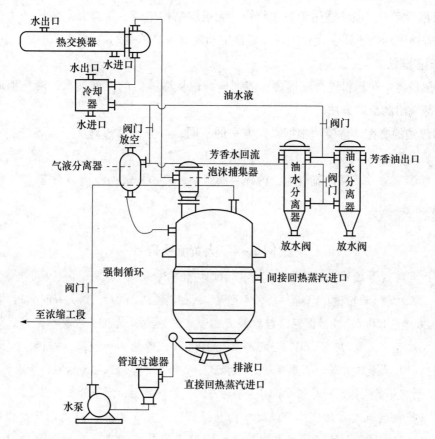

图 6-1　中药多能提取罐

2. 应用特点　煎煮法经济、简单、易行，符合中医传统用药习惯。适用于有效成分能溶于水，且对湿、热较稳定的中药。浸提成分谱广，还可杀酶保苷，杀死微生物。但一些不耐热及挥发性成分易被破坏或挥发而损失；提取物杂质较多，煎出液易霉败变质，应及时处理。

（二）浸渍法

浸渍法是用定量的溶剂，在一定的温度下，浸泡中药的提取方法。

1. 浸渍法的类型 浸渍法按提取温度和浸渍次数可分为：冷浸渍法、热浸渍法、重浸渍法。

（1）冷浸渍法 又称常温浸渍法，操作方法为：取中药饮片或碎块，置有盖容器内，加入定量的溶剂，密闭，室温浸渍 3～5 日或至规定时间，经常振摇或搅拌，滤过，压榨药渣，压榨液与滤液合并，静置 24h 后，滤过，得滤液。此法可直接制得药酒、酊剂。若将滤液浓缩，可用于制备流浸膏、浸膏、片剂、颗粒剂等。

（2）热浸渍法 该法是将中药饮片或碎块置特制的罐内，加定量的溶剂，水浴或蒸汽加热至 40～60℃浸渍，以缩短浸提时间，其余操作同冷浸渍法。浸出液冷却有沉淀析出，应分离除去。

（3）重浸渍法 即多次浸渍法，此法可减少药渣吸附浸出液所引起的中药成分损失。其操作方法是：将全部浸提溶剂分为几份，先用第一份浸渍后，药渣再用第二份浸渍，重复 2～3 次，再将各份浸渍液合并，即得。

浸渍法常用设备有圆柱形不锈钢罐、搪瓷罐，出液口在下部，为防药渣堵塞，装多孔假底，上铺垫滤网及滤布。药渣用螺旋压榨机压榨或用离心机分离浸出液。

2. 应用特点 浸渍法适用于黏性药物、无组织结构中药、新鲜及易膨胀的中药、价格低廉的芳香性中药。不适于贵重中药、毒性中药及制备高浓度的制剂。

（三）渗漉法

渗漉法是将中药粗粉置渗漉器内，溶剂连续地从渗漉器的上部加入，渗漉提取液不断地从其下部流出的提取方法。

1. 渗漉法的类型 渗漉法根据操作方法的不同，可分为单渗漉法、重渗漉法、加压渗漉法、逆流渗漉法。

（1）单渗漉法 其操作流程为：粉碎→润湿→装筒→排气→浸渍→渗漉。

案例导入

案例 6-4 大黄流浸膏

处方： 大黄（最粗粉）1000g   60% 乙醇适量

制法： 取大黄（最粗粉）1000g，用 60% 乙醇作溶剂，浸渍 24h 后，以 1～3ml/min 的速度缓缓渗漉，收集初漉液 850ml，另器保存，继续渗漉，至渗漉液色淡为止，收集续漉液，浓缩至稠膏状，加入初漉液，混匀，用 60% 乙醇稀释至 1000ml，静置，待澄清，滤过，即得。

注解：（1）大黄饮片粉碎为最粗粉进行渗漉，粒度较适宜，过细易堵塞，吸附性增强，浸出效果差；过粗不易压紧，粉柱增高，减少粉粒与溶剂的接触面，浸出效果差，溶剂耗量大。

（2）药粉在装渗漉筒前应先用浸提溶剂润湿，使其充分膨胀，避免在筒内膨胀，造成渗漉器堵塞，影响渗漉的进行。填装时，先在渗漉器底部装假底并铺垫适宜滤材，将已润湿的药粉，分层均匀装入，松紧一致，再从上部添加溶剂，同时打开下部渗漉液出口排除空气。装筒后，添加溶剂至浸没药粉表面数厘米，浸渍 24～48h，使溶剂充分渗透扩散。

（3）渗漉速度应适当，若太快，有效成分来不及浸出和扩散，药液浓度低；太慢则影响设备利用率和产量。一般 1000g 中药的漉速，每分钟在 1～3ml 为宜。一般渗漉液量为中药量的 4 ~ 5 倍。大生产的滤速，每小时相当于渗滤容器被利用容积的 1/48 ~ 1/24。

　　思考题： （1）采用渗滤法进行大黄流浸膏制备的关键技术包括哪些？

　　（2）如何控制渗滤液质量的批间差异，提高渗滤效率？

　　（2）**重渗滤法**　重渗滤法是将多个渗滤筒串联排列，渗滤液重复用作新药粉的溶剂，进行多次渗滤以提高渗滤液浓度的方法。重渗滤法中溶剂能多次利用，用量较单渗滤法少；滤液中有效成分浓度高，不必加热浓缩，可避免有效成分受热分解或挥发损失，成品质量较好，浸出效率较高，但所占容器太多，操作麻烦，较为费时。

　　2. 应用特点　渗滤法属于动态浸出，溶剂的利用率高，有效成分浸出完全。适用于贵重中药、毒性中药、高浓度制剂及有效成分含量较低中药的提取。新鲜的及易膨胀的中药、无组织结构的中药不宜选用。渗滤液可不经滤过直接收集。渗滤过程所需时间长，不宜用水作溶剂，通常用不同浓度的乙醇或白酒，应防止溶剂的挥发损失。

　　（四）回流法

　　回流法是用乙醇等挥发性有机溶剂提取中药成分，其中挥发性溶剂馏出后又被冷凝，重复流回浸出器中浸提中药，循环直至有效成分提取完全的方法（图 6 - 2）。

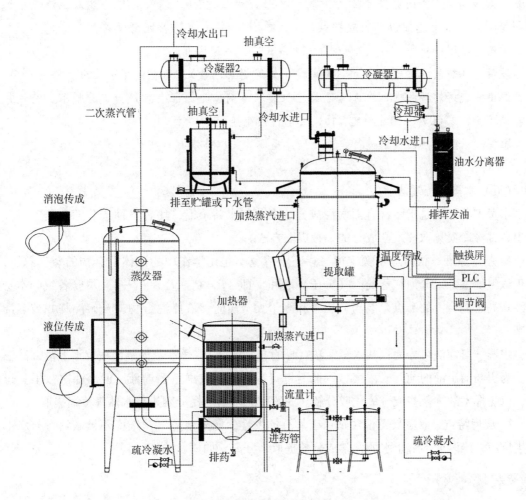

图 6 - 2　回流提取浓缩机组

1. 回流法的类型

（1）回流热浸法　将饮片置多功能提取罐中，加规定量及规定浓度的溶剂，采用夹层蒸汽加热，循环回流提取，待有效成分扩散平衡时更换溶剂，反复 2~3 次。

（2）回流冷浸法　生产上采用循环回流冷浸装置，见图 6-2，原理同索氏提取器。溶剂用量少，且可循环更新。

2. 应用特点　回流热浸法溶剂只能循环使用，不能更新，为提高浸出效率，通常需更换溶剂 2~3 次，溶剂用量较多。回流冷浸法溶剂既可循环使用，又能不断更新，故溶剂用量较回流热浸法、渗漉法少，浸提更完全。回流法需连续加热，浸提液在蒸发锅中受热时间较长，不适用于易被热破坏的中药成分的浸提。

案例导入

案例 6-4　元胡止痛片

处方： 醋延胡索 445g　　白芷 223g

功能与主治： 理气，活血，止痛。用于气滞血瘀所致的胃痛，胁痛，头痛及痛经。

制法： 以上二味，取白芷 166g，粉碎成细粉，剩余的白芷与延胡索粉碎成粗粉，用 60% 乙醇浸泡 24h，回流提取 2 次，第一次 3h，第二次 2h，滤过，合并滤液，滤液浓缩成稠膏状，加入上述细粉，制成颗粒，压制成 1000 片，包糖衣或薄膜衣，即得。

用法与用量： 口服，一次 4~6 片，一日 3 次，或遵医嘱。

注解： 延胡索的主要成分为生物碱类（如延胡索乙素），白芷的主要成分为香豆素类，在乙醇中有较好的溶解性，故选择乙醇作为提取溶剂，为保证有效成分充分提取，将饮片粉碎成粗粉，以 60% 乙醇先浸泡 24h，再进行回流提取。

思考题： 采用热回流法进行元胡止痛片提取的关键技术有哪些？

（五）水蒸气蒸馏法

水蒸气蒸馏法是指将含有挥发性成分的中药与水共蒸馏，使挥发性成分随水蒸气一并馏出，并经冷凝分取挥发性成分的一种提取方法。

1. 基本原理　根据道尔顿定律，相互不溶也不起化学作用的液体混合物的蒸气总压，等于该温度下各组分饱和蒸气压（分压）之和（即：$P = P_1 + P_2 + P_3 \cdots$）。尽管各组分本身的沸点高于混合液的沸点，但当分压总和等于大气压时，液体混合物即开始沸腾并被蒸馏出来。

水蒸气蒸馏法可分为：共水蒸馏法（即直接加热法）、通水蒸气蒸馏法及水上蒸馏法三种。为提高馏出液的纯度或浓度，一般需进行重蒸馏，收集重蒸馏液。但蒸馏次数不宜过多，以免挥发油中某些成分氧化或分解。一般使用多功能提取罐进行水蒸气蒸馏提取。

2. 应用特点　水蒸气蒸馏法适用于具有挥发性，能随水蒸气蒸馏而不被破坏，与水不发生反应，难溶或不溶于水的化学成分的提取、分离，如挥发油。

案例导入

案例 6-5　四物合剂

处方： 当归 250g　　川芎 250g　　白芍 250g　　熟地黄 250g　　苯甲酸钠 3g　　蔗糖 35g

功能与主治：调经养血。用于血虚所致的面色萎黄、头晕眼花、心悸气短及月经不调。

制法：以上四味，当归和川芎冷浸 0.5h，用水蒸气蒸馏，收集蒸馏液 250ml，蒸馏后的水溶液另器保存。药渣与白芍、熟地黄加水煎煮 3 次，第一次 1h，第二、三次各 1.5h，合并煎液，滤过，滤液与上述水溶液合并，浓缩至相对密度为 1.18～1.22（65℃）的清膏，加入乙醇，使含醇量达到 55%，静置 24h，滤过，回收乙醇，浓缩至相对密度为 1.26～1.30（60℃）的稠膏，加入上述蒸馏液、苯甲酸钠 3g 及蔗糖 35g，加水至 1000ml，滤过，或灌封、灭菌，即得。

用法与用量：口服。一次 10～15ml，一日 3 次。

注解：（1）当归、川芎均含有较多的挥发油和水溶性有效成分，因此采用先蒸馏提取挥发油，再用水煎煮提取有效成分的浸提方法。

（2）在挥发油的提取过程中影响提取效果的主要因素有加水量、浸泡时间、蒸馏时间等。有研究者采用正交试验法对挥发油提取进行考察，影响挥发油提取的因素顺序为：蒸馏时间＞加水量＞浸泡时间。

思考题：水蒸气蒸馏提取挥发油量较少，其原因有哪些，如何解决？

（六）超临界流体提取法

超临界流体提取法（supercritical fluid extraction，SFE），是利用超临界状态下的流体为萃取剂提取中药有效成分的方法。作为一种高效、清洁的新型提取、分离手段，其优点有：①提取速度快，效率高；②提取温度低，无氧，中药成分不易分解；③可选择性地提取中药成分；④工艺简单，溶剂可循环利用。适合于挥发性较强的成分、热敏性物质和脂溶性成分的提取分离。其缺点为一次性设备投资过大，应用范围较窄。

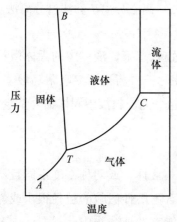

图 6-3　超临界流体的压力与温度

对于某一特定的物质而言，存在一个临界点〔临界温度（T_c）和临界压力（P_c）〕，临界点以上的范围内，物质状态处于气体和液体之间，这个范围之内的流体成为超临界流体（SF），见图 6-3。在超临界状态下，超临界流体兼有气液两相双重特点，其密度接近于液体，故分子间相互作用增大，对物质的溶解度大；其黏度接近于气体，扩散系数比气体大 100 倍以上，故传质快。控制 SF 在高于临界温度和压力条件下，从目标物中萃取有效成分，当恢复到常压、常温时，超临界流体溶剂变为气体形式，与其萃取的液体状有效成分分离，达到提取目的。

可用作超临界流体的气体很多，如二氧化碳、氧化二氮、乙烯、三氟甲烷、六氟化硫、氮气、氩气等。其中二氧化碳的临界温度接近室温且临界压力较低，$T_c = 31.3K$，$P_c = 7.38MPa$，无毒、无味、不易燃、化学惰性、价廉，应用最广。SFE-CO_2 极性小，适用于非极性或极性小的化合物的提取；对极性物质的溶解度低，需加入改性剂（夹带剂、携带剂、调节剂，如乙醇、甲醇），使其在改善和维持选择性的同时提高待提取成分的溶解度。

（七）其他提取法

1. 超声波提取法　超声波提取是指利用超声波增大溶剂分子的运动速度及穿透力以

提取中药有效成分的方法。超声波在媒质中传播可使媒质质点在传播空间内进入振动状态，强化溶质扩散、传质，即超声波机械作用。超声波在传播过程中，声能可不断被媒质质点吸收变成热能，使溶剂本身和中药组织的温度升高，即超声波热学作用。大能量的超声波作用于提取介质，在振动处于稀疏状态时，介质被撕裂成许多小空穴，这些小空穴瞬时闭合，闭合时产生高达几千大气压的瞬时压力，即空化作用机制。

2. 微波提取法 微波提取是利用微波强烈的热效应进行提取的一种方法。微波是频率在 0.3 ~ 300GHz 之间，波长在 1mm ~ 1m 之间的电磁波，其能在极短的时间内完成提取过程，主要是依靠微波强烈的热效应。当提取物与溶剂共同处于微波场中，组分分子受到高频电磁波的作用，产生剧烈振荡，分子本身获得巨大能量，以挣脱周边环境的束缚，当环境存在浓度差时，分子从被提取物中迅速向外扩散，很快达到平衡点，完成提取。极性溶剂（如水）及有效成分，可在微波场中大量吸收能量，而非极性溶剂则很少或不吸收微波，故微波辅助含水的溶剂提取极性化合物时，能显示出较大优势。

第三节 分离与纯化

扫码"学一学"

一、分离

中药品种多，来源复杂，提取液是多种成分的混合物，既含有效成分，又含无效杂质，如不尽量去除杂质，会影响制剂的质量和稳定性，且在选择剂型上也受到一定的限制。因此，需对中药提取液进行分离，常用分离方法有：沉降分离法、离心分离法和滤过分离法。

（一）沉降分离法

沉降分离法是利用固体与液体介质密度相差悬殊，在静止状态下，液体中的固体微粒靠自身重力自然沉降而与液体分离。该方法简便易行，但耗时长、药渣沉淀吸附药液多。适于固体杂质含量高的水提液或水提醇沉（醇提水沉）液的粗分离；料液中固体物含量少、粒子细而轻，料液易腐败变质者不宜使用。

（二）离心分离法

离心分离法是借助离心机的高速旋转，使料液中的固体与液体，或两种密度不同且不相混溶的液体产生大小不同的离心力而分离的方法。适用于含不溶性微粒的粒径很小或黏度很大的滤浆，或密度不同的不相混溶的液体。离心分离法能有效地防止中药提取液中有效成分的损失，最大限度的保存药物的活性成分，缩短工艺流程，降低成本。该技术在中药口服液、颗粒剂、胶囊剂等制剂的分离纯化中均有良好的效果。

离心机的分离因数（α，为物料所受离心力与重力之比）越大，则离心机分离能力越强。按 α 大小离心机可分为：①常速离心机：α < 3000（一般为 600 ~ 1200），转速低于6000r/min，适用于易分离的混悬滤浆的分离及物料的脱水。②高速离心机：α = 3000 ~ 5000，转速 6000 ~ 25000r/min，主要用于细粒子、黏度大的滤浆及乳状液的分离。③超高速离心机：α > 5000，转速高于 30000r/min，主要用于微生物及抗生素发酵液、动物生化制品等的固 - 液两相的分离。超高速离心机中常伴有冷冻装置，可使离心操作在低温下进行。

按离心操作性质可分为①滤过式离心机；②沉降式离心机；③分离式离心机。常用离心机主要有: 沉降式离心机、管式离心机、蝶片式离心机、滤过式离心机、三足式离心机、卧式刮刀离心机、活塞推料离心机等。

(三) 滤过分离法

滤过分离法是指混悬液 (滤浆) 通过多孔的介质 (滤材) 时固体微粒被截流, 液体经介质孔道流出达到固液分离的方法。

1. 滤过机制 通常有两种, 一种是过筛作用, 料液中大于滤器孔隙的微粒全部被截留在滤过介质的表面, 如薄膜滤过; 另一种是深层滤过, 微粒截留在滤器的深层, 如砂滤棒、垂熔玻璃漏斗等称为深层滤器。深层滤器所截留的微粒往往小于滤过介质空隙的平均大小。深层滤器除具有过筛作用外, 在滤过介质固体表面存在范德华力, 并且滤器上有静电吸引或吸附作用。同时, 在操作过程中, 滤渣可在滤过介质的孔隙上形成 "架桥" 现象, 这与滤渣颗粒形状及压缩性有关, 针状或粒状坚固颗粒可集成具有间隙的致密滤层, 滤液可通过, 大于间隙的微粒被截留以达到滤过作用; 但扁平状且质地较软的及可压缩的颗粒, 则易于发生堵塞滤孔而造成滤过困难。实际操作中常在料液中加助滤剂或加入絮凝剂等以改善滤渣的性能, 提高滤过速度。

2. 影响滤过速度的因素 料液经一段很短的时间滤过后, 由于 "架桥" 作用而形成致密的滤渣层, 液体由间隙滤过。将滤渣层中的间隙假定为均匀的毛细管聚束, 那么, 液体的流动遵守 Poiseuille 公式:

$$V = \frac{P\pi r^4 t}{8\eta l} \tag{6-3}$$

式中, P 为加于滤渣层的压力; t 为滤过时间; r 为滤渣层毛细管的半径; l 为长度; η 为料液的黏度; V 为滤液的体积。若把时间 t 移到等式的左项, 则左项 V/t 为滤过速度。由此式并结合滤过时的实际情况, 就可以看出影响滤过速度的因素主要有:

(1) 滤渣层两侧的压力差 (P) 两侧的压力差愈大, 则滤速愈快。因此常用加压或减压滤过法。

(2) 滤器的面积 (πr^2) 在滤过的初期, 滤过速度与滤器的面积成正比。

(3) 滤材和滤饼毛细管半径 (r) 滤速与滤材和滤饼毛细管半径 (r) 成正比, 毛细管半径对坚固非压缩性滤渣层有一定值, 而对软的易变形的滤渣层, 若孔隙变小, 数目减少, 则阻力增大, 滤速变慢。对可压缩性滤渣, 常在料液中加助滤剂, 以减少滤饼的阻力。

(4) 毛细管长度 (l) 滤速与毛细管长度 (l) 成反比, 故沉积的滤渣层愈厚, 则滤速愈慢。因此, 料液经预处理, 可减少滤渣层的厚度。采用动态滤过的效果较静态滤过好。

(5) 料液黏度 (η) 滤速与料液黏度成反比, 黏稠性愈大, 滤速愈慢。因此, 常采用趁热滤过或保温滤过。应先滤清液, 后滤稠液。对黏性物料或胶体物料常在料液中加入助滤剂, 以降低黏度。

常用的助滤剂有活性炭、滑石粉、硅藻土、滤纸浆等, 常用量为 0.2% ~ 2%。使用助滤剂的方法有两种: ①先在滤材上铺一层助滤剂, 然后加料液滤过。②将助滤剂混入待滤液中, 搅拌均匀, 使部分胶体物被破坏, 在滤过的过程中形成较疏松的滤饼, 使滤液易于通过并滤清。

3. 滤过方法与设备

(1) 普通滤过

① 常压滤过 常用玻璃漏斗、搪瓷漏斗、金属夹层保温漏斗。此类滤器常用滤纸或脱脂棉作滤过介质。一般适于小量药液的滤过。

② 减压滤过 常用布氏漏斗、垂熔玻璃滤器（包括漏斗、滤球、滤棒）。布氏漏斗滤过多用于非黏稠性料液和含不可压缩性滤渣的料液，在注射剂生产中，常用于滤除活性炭。垂熔玻璃滤器常用于注射剂、口服液、滴眼液的精滤。

③ 加压滤过 常用压滤器和板框压滤机。板框压滤机适用于黏度较低、含渣较少的液体作密闭滤过，醇沉液、合剂配液多用板框滤过。常用板框压滤机，其工作原理如图6-4。适用于黏度较低、含渣较少的液体加压密闭滤过，多用于醇沉液、合剂配液滤过，其效率高，滤过质量好，滤液损耗小。但应注意尽量使进液压力稳定，以免影响滤过效果。

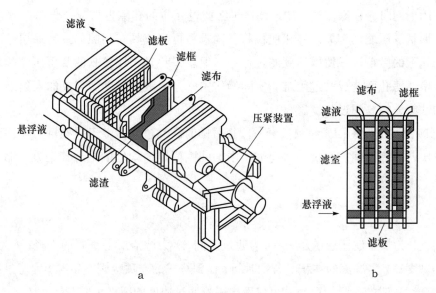

图6-4 板框压滤机
a. 结构图；b. 工作原理图

（2）薄膜滤过 薄膜滤过是利用对组分有选择透过性的薄膜，实现混合物组分分离的一种方法。膜分离过程的推动力，有浓度差、压力差、分压差和电位差。膜分离过程中，被分离的物质大多数不发生相的变化，常在室温下进行，能耗低；膜分离操作十分简便，不产生二次污染。与蒸发、萃取、离子交换等分离操作相比，可避免组分受热变质或混入杂质。按薄膜所能截留的微粒最小粒径，薄膜滤过可分为微孔滤过、超滤、反渗透。

① 微孔滤膜滤过 微滤（microfiltration，MF）所用微孔滤膜，孔径为 $0.03 \sim 10\mu m$，主要滤除直径大于50nm的细菌和悬浮颗粒。生产中主要用于精滤，如水针剂及大输液的滤过；热敏性药物的除菌净化；制备高纯水。也可用于液体中微粒含量的分析和无菌空气的净化等。微滤的特点：微孔滤膜的孔径高度均匀，孔隙率高，一般占薄膜总体积70%以上，滤速快；滤膜质地薄（$0.10 \sim 0.15mm$），对料液的滤过阻力小，滤速快，吸附损失小；滤过时无介质脱落，对药液不污染；但易堵塞，故料液必须先经预处理。

② 超滤 超滤（ultrafiltrarion，UF）所采用的非对称结构的多孔超滤膜孔径为 $1 \sim 20nm$，主要滤除直径为 $5 \sim 100nm$ 的颗粒，故为纳米数量级（ $nm = 10^{-9}m$ ）选择性滤过的技术，是以压力差为推动力的膜分离过程。超滤膜是由有机高分子聚合物制成的多孔膜，非对称结构多孔膜的正面有一层起分离作用的较为紧密的薄膜，称为有效层，其厚度只占总厚度的几百分之一（ $\leqslant 0.1\mu m$ ），其余部分则是孔径较大的多孔支持层。超滤与

其他滤过的显著不同点是易出现浓度极化现象。影响超滤操作的因素有：浓度、分子的形状和大小、温度和黏度、压力、pH 及溶质间的相互作用。超滤常用于药物、注射剂的精制，不能用于高压消毒灭菌制剂的除菌；可用于蛋白质、酶、核酸、多糖类药物的超滤浓缩；蛋白质和酶类制剂的超滤脱盐；不同分子量生化药物的分级分离和纯化。

二、纯化

纯化是采用适当的方法和设备除去中药提取液中杂质的操作。常用的纯化方法有：水提醇沉法、醇提水沉法、超滤法、盐析法、酸碱法、澄清剂法、透析法、萃取法等。

（一）水提醇沉法

水提醇沉法是先以水为溶剂提取中药有效成分，再用不同浓度的乙醇沉淀去除提取液中杂质的方法。广泛用于中药水提液的纯化，以降低制剂的服用量，或增加制剂的稳定性和澄清度。该法也可用于制备具有生理活性的多糖和糖蛋白。

1. 基本原理 根据中药成分在水和乙醇中的溶解性不同：通过水和不同浓度的乙醇交替处理，可保留生物碱盐类、苷类、氨基酸、有机酸等有效成分；去除蛋白质、糊化淀粉、黏液质、油脂、脂溶性色素、树脂、树胶、部分糖类等杂质。通常认为，料液中含乙醇量达到 50%～60% 时，可去除淀粉等杂质；当含醇量达 75% 以上，除鞣质、水溶性色素等少数无效成分不能被去除外，其余大部分杂质均可沉淀去除。

2. 操作要点 该纯化方法是将中药饮片先用水提取，再将提取液浓缩至约每毫升相当于原中药 1～2g，冷却，加入适量乙醇，静置，冷藏适当时间，分离去除沉淀，回收乙醇，最后制成澄清的液体。具体操作时应注意以下问题。

（1）药液浓缩 水提取液应经浓缩后再加乙醇处理，可减少乙醇的用量，使沉淀完全。浓缩程度应适宜，若药液浓度太大，醇沉处理后，滤过处理易致成分损失量大。

（2）加醇的方式 分次醇沉或以梯度递增方式逐步提高乙醇浓度的方法进行醇沉，有利于除去杂质。乙醇加入到浓缩液中时，应慢加快搅，避免局部醇浓度过高，迅速产生大量沉淀吸附有效成分而造成损失。

（3）密闭冷藏与处理 药液加至所需含醇量后，将容器口盖严，以防乙醇挥发。待含醇药液慢慢降至室温时，再移至冷库中，于 5～10℃ 下静置 12～24h，若含醇药液降温太快，微粒碰撞机会减少，沉淀颗粒较细，难于滤过。充分静置冷藏后，先虹吸上清液，可顺利滤过，下层稠液再慢慢抽滤。

知识拓展

水提醇沉淀的方法从 20 世纪 50 年代后期起至今被普遍采用，有学者甚至把这种工艺视为中药提取精制的"通则"。然而，中药采用本法纯化处理存在不少值得进一步研究的问题。例如，乙醇沉淀取出的成分是否都是无效杂质；经醇沉处理的液体制剂在保存期间容易产生沉淀或粘壁现象；经醇沉回收乙醇后的药液往往黏性较大，较难浓缩，且其浸膏黏性也大，制粒困难；经醇沉处理的制剂疗效不如未经醇沉处理的制剂疗效好；醇沉处理生产周期长，成本高。因此，没有充分的理论和实践依据之前，不宜盲目的套用本法。

（二）醇提水沉法

先以适当浓度的乙醇提取中药成分，再加适量的水，以除去水不溶性成分。其基本原理与操作要点同水提醇沉法。适于提取药效物质为醇溶性或在醇水中均有较好溶解性的中药，可避免中药中大量淀粉、蛋白质、黏液质等高分子杂质的浸出；水处理又可较方便地将醇提液中的树脂、油脂、色素等杂质沉淀除去。应特别注意，如果药效成分在水中难溶或不溶，则不可采用水沉处理。

（三）盐析法

盐析法是指在药物溶液中加入大量的无机盐，使某些高分子物质的溶解度降低沉淀析出，而与其他成分分离的方法。主要适用于蛋白质的分离纯化。此外，也常用于提高中药蒸馏液中挥发油的含量及蒸馏液中微量挥发油的分离。

盐析常用中性盐有：氯化钠、硫酸钠、硫酸镁、硫酸铵等。影响盐析作用的因素很多，除盐的浓度外，还有离子浓度、氢离子浓度（等电点）、蛋白质浓度和性质、盐析温度等。

盐析法用于挥发油提取时，常用氯化钠，用量一般为20%～25%。通常于中药的浸泡水中或蒸馏液中加入一定量的氯化钠，蒸馏时可加速挥发油的馏出，提高馏分中挥发油的浓度；也可于重蒸馏液中直接加入一定量的氯化钠，使油水分离。盐析后，需用透析法或离子交换法进行脱盐处理。

（四）酸碱法

酸碱法是针对单体成分的溶解度与酸碱度有关的性质，在溶液中加入适量酸或碱，调节 pH 至一定范围，使单体成分溶解或析出，以达到分离的方法。如生物碱一般不溶于水，加酸后生成生物碱盐而溶于水，再碱化后又重新生成游离生物碱而从水溶液中析出，从而与杂质分离。有时也可用调节浸出液的酸碱度来达到去除杂质的目的，如在浓缩液中加新配制的石灰乳至呈碱性，可使大量的鞣质、蛋白质、黏液质等成分沉淀除去，但也可使酚类、极性色素、酸性树脂、酸性皂苷、某些黄酮苷和蒽醌苷，以及大部分多糖类等成分沉淀析出。因此，应根据纯化目的确定是否选用该法。

案例导入

案例 6-6　黄芩提取物

制法： 取黄芩，加水煎煮，合并煎液，浓缩至适量，用盐酸调节 pH 至 1.0～2.0，80℃保温，静置，滤过，沉淀物加适量水搅匀，用 40% 氢氧化钠溶液调节 pH 至 7.0，加等量乙醇，搅拌使溶解，滤过，滤液用盐酸调节 pH 至 1.0～2.0，60℃保温，静置，滤过，沉淀依次用适量水及不同浓度的乙醇洗至 pH 至 7.0，挥尽乙醇，减压干燥，即得。

注解：（1）本提取物中主要含黄芩苷（$C_{21}H_{18}O_{11}$），达 85.0% 以上，黄芩苷在黄芩内主要以镁盐形式存在，水溶性较大，故可用煎煮法提取。

（2）加入盐酸，使黄芩苷以游离形式从提取液中析出，得到粗品，加入 40% 氢氧化钠溶液，其与黄芩苷成钠盐后溶解，而达到除杂目的，最后加酸，调节 pH，沉淀并洗涤，再次纯化，得到较轻提取物。

（3）纯化过程中需要注意温度和碱度的控制，过高易破坏黄芩苷母核的结构。

思考题： 黄芩提取物纯化过程中，为什么要加入乙醇？

（五）大孔树脂吸附法

大孔树脂吸附法是利用其多孔结构和选择性吸附功能将中药提取液中的有效成分或有

效部位吸附，再经洗脱回收，以除去杂质的一种纯化方法。大孔树脂由聚合单体和交联剂、致孔剂、分散剂等添加剂经聚合反应制备而成，是吸附树脂的一种。聚合物形成后，致孔剂被除去，在树脂中留下了大大小小、形状各异、互相贯通的孔穴，在干燥状态下其内部具有较高的孔隙率，孔径在 100~1000nm 之间。

案例导入

案例6-7　三七总皂苷

制法：取三七粉碎成粗粉，用 70% 乙醇提取，滤过，滤液减压浓缩，滤过，过苯乙烯型非极性或弱极性共聚体大孔吸附树脂柱，用水洗涤，水洗液弃去，以 80% 的乙醇洗脱，洗脱液减压浓缩，脱色，精制，减压浓缩至浸膏，干燥，即得。

注解：（1）大孔吸附树脂作为一种分离手段，在中药皂苷类成分的分离、纯化研究中应用十分广泛。大孔树脂型号很多，性能用途各异，必须根据中药功能主治，分析可能的有效成分或有效部位的性质，根据"相似相溶"原则，筛选适宜型号的大孔树脂。

（2）大孔吸附树脂的操作要点包括中药提取液的预处理，树脂型号及用量的选择，洗脱剂的种类及用量选择等。

（3）乙醇提取液中含大量的脂溶性色素，可用 1% 的活性炭除去后，再进行大孔树脂的纯化。以饱和吸附量、洗脱率为指标考察 5 种大孔树脂 D101、AB-8、HPD300、HPD400、HPD500 对三七总皂苷的吸附和洗脱，结果 5 种树脂的饱和吸附量无明显差异；在静态洗脱中，D101 型树脂吸附的总皂苷较易洗脱，洗脱率达 88.12%，故选择 D101 型大孔树脂。

（4）在树脂纯化过程中，洗脱剂的浓度、用量、流速等是影响树脂纯化的重要参数，另外，树脂柱径高比、树脂柱的使用次数以及再生，都会影响树脂的分离纯化效果。

（5）由于大孔吸附树脂含有微量苯、甲苯、二甲苯、二乙烯苯等有机溶剂，可能残留在产品中，因此《中国药典》（2015 年版）对三七总皂苷树脂残留溶剂的限度制订了标准。

思考题：如何评价大孔吸附树脂的安全性？

第四节　浓　缩

扫码"学一学"

浓缩是采用适当的技术和方法，使溶液中部分溶剂气化或被分离移除，以提高溶液的浓度或使溶液达到饱和而析出溶质的过程。浓缩是中药制剂原料成型前处理的重要操作单元。

浓缩可分为蒸发浓缩、反渗透浓缩和超滤浓缩。目前在中药的浓缩过程中大多采用蒸发浓缩，即在沸腾状态下进行的传热传质过程，包括常压浓缩、减压浓缩、薄膜浓缩和多效浓缩等不同方式，应根据中药提取液的性质和蒸发浓缩的要求选择适宜的浓缩方法和设备。

一、影响浓缩效率的因素

生产中蒸发浓缩是在沸腾状态下进行的，浓缩过程包括传质过程和传热过程。在传质过程中，热能传给稀溶液后，不断使其部分溶剂气化，并由热空气带走除去。在传热过程中，加热后不断向稀溶液提供热能，使其温度逐渐升高，直至高于溶液沸点后，溶液沸腾蒸发。沸腾蒸发的效率常以蒸发器的生产强度来表示。即单位时间、单位传热面积上所蒸发的溶剂或水量。可用下式表示：

$$U = \frac{W}{A} = \frac{K \cdot \Delta t_m}{r} [kg/m^2 \cdot h] \qquad (6-5)$$

式中，U 为蒸发器的生产强度；W 为蒸发量（kg/h）；A 为蒸发器的传热面积（m²）；K 为蒸发器传热总系数 [kJ/(m² · h · ℃)]；Δt_m 为加热蒸气的饱和温度与溶液沸点之差（℃）；r 为二次蒸汽的汽化潜能（kJ/kg）。

由上式可以看出，生产强度与传热温度差（Δt_m）及传热系数 K 成正比，与二次蒸汽的汽化潜能成反比。

（一）传热温度差的影响

分子运动学说指出，气化是分子通过获得足够热能使其振动能力超过分子间的内聚力而产生，故浓缩过程中必须不断给料液供热。

提高 Δt_m 的方法：①提高加热蒸汽的压力，但易导致热敏成分的破坏；②降低溶液沸点，可借助减压方法适当降低冷凝器中的二次蒸汽压力，也可及时移去蒸发器中的二次蒸汽。

注：①真空度不宜过高，否则会增加能量消耗，且溶液易因沸点降低而黏度增加，使传热系数降低；②加热温度一般恒定，溶剂蒸发后，溶液的浓度增加而沸点升高，导致 Δt_m 减小；③由于静压的影响，液层底部的沸点高于液面，Δt_m 变小，可通过控制液面的深度而改善。

（二）传热系数的影响

一般而言，增大传热系数（K）是提高蒸发浓缩效率的主要因素。

$$K = \frac{1}{\frac{1}{\alpha_0} + \frac{1}{\alpha_i} + R_w + R_s} \qquad (6-6)$$

式中，α_0 为管间蒸汽冷凝传热膜系数；α_i 为管内溶液沸腾传热膜系数；R_w 为管壁热阻；R_s 为管内垢层热阻。

（1）通常 R_w 很小，可略去不计。

（2）一般情况下，由于 $\alpha_0 < \alpha_i$，蒸汽冷凝侧的热阻在总热阻中占的比例不大，但操作中应注意不凝气体的排除，否则，α_0 变小，热阻增大。

（3）对于易结垢或结晶的料液，Rs 则是影响 K 值的重要因素。为了减少垢层热阻，除了加强搅拌和定期除垢，还可从设备结构上改进。

（4）不易结垢或结晶的料液，影响 K 值的主要因素为 α_i，α_i 与溶液性质、操作条件、蒸发器类型有关。若升膜式、降膜式、刮板式薄膜蒸发器料液预热至沸腾进入蒸发器作膜状快速流动，则具有很大的 α_i 值，可提高蒸发效率。

因此，可通过定期除垢，改进蒸发器结构，建立良好的溶液循环流动，排除加热管内不凝性气体，以提高蒸发效率。

二、浓缩方法与设备

（一）常压浓缩

常压浓缩是指液体在一个大气压下蒸发的方法。该法耗时较长，易导致某些成分破坏。适用于对热较稳定的药液的浓缩。若以水为溶剂的提取液多采用敞口倾倒式夹层蒸发锅，若以含乙醇或其他有机溶剂的提取液，多采用常压蒸馏装置。

（二）减压浓缩

减压浓缩是在密闭的容器内，抽真空降低内部压力，形成负压，使料液的沸点降低的方法。

减压浓缩的特点为：①沸点降低，能防止或减少热敏性物质的分解；②增大传热温度差，提高蒸发效率；③能不断地排除溶剂蒸气，有利于蒸发；④可利用低压蒸汽或废气作加热源；⑤缺点是耗能大，气化潜热增大，比常压浓缩消耗的热蒸汽量多。减压浓缩适用于含热敏成分药液的浓缩及需回收溶剂的药液的浓缩。

在实际生产中，减压浓缩与减压蒸馏所用设备往往是通用的，如图6-5为减压蒸馏装置，又称减压浓缩装置。料液需回收溶剂时多采用此种减压蒸馏装置。对于以水为溶剂提取的药液，目前许多药厂使用真空浓缩罐进行浓缩，如图6-6。

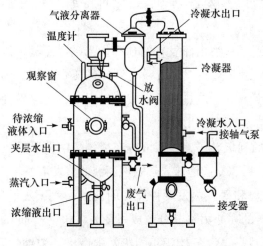

图6-5 减压蒸馏装置

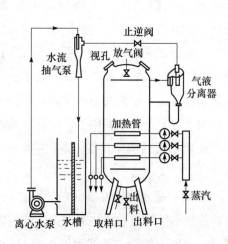

图6-6 真空浓缩罐

（三）多效浓缩

将第一效蒸发器汽化的二次蒸汽作为热源通入第二效蒸发器的加热室作加热用，以此类推，依次进行多个串接，则称为多效浓缩。由于二次蒸汽的反复利用，多效浓缩器是节能型浓缩器，节约热蒸汽和冷凝水，目前在制药企业应用较多的是二效或三效浓缩，如三效浓缩罐（图6-7），但是因药液受热时间长，不适于热敏性药物；另外该设备生产强度较低，设备复杂，清洗困难。

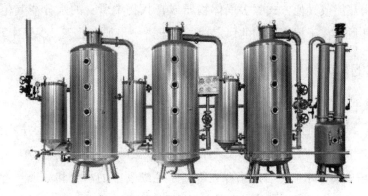

图6-7 三效浓缩罐

（四）薄膜浓缩

薄膜浓缩是使料液沿加热壁呈薄膜状快速流动，同时与剧烈沸腾时所产生的大量泡沫相结合，达到增加料液的气化面积，提高蒸发浓缩效率的方法。其特点是蒸发速度快，受热时间短；不受液体静压和温度过高的影响，成分不易被破坏；可在常压或减压下连续操作；溶剂可回收重复使用；缺点是蒸发速度与热量供应平衡较难掌握，易造成料液变稠后黏附于加热面，影响蒸发。

薄膜浓缩常用设备主要分为升膜式蒸发器、降膜式蒸发器、刮板式薄膜蒸发器和离心式薄膜蒸发器四种。

1. 升膜式蒸发器 预热药液经列管式蒸发器底部进入，受热立即沸腾汽化生成大量泡沫及二次蒸汽，沿加热管高速上升，通过加热管并在内壁上形成液膜，被快速蒸发浓缩。适用于蒸发量较大，热敏性、黏度适中和易产生泡沫的料液，不适用于高黏度、有结晶析出或易结垢的料液。中药提取液经此种薄膜蒸发器处理，一般可浓缩至相对密度 1.05 ~ 1.10。

2. 降膜式蒸发器 与升膜式蒸发器的区别是料液由蒸发器的顶部加入，适于蒸发浓度较高、黏度较大的药液，蒸发量较小的情况。由于降膜式蒸发没有液体静压强作用，沸腾传热系数与温度差无关，即使在较低传热温度差下，传热系数也较大，因此，对热敏性药液的浓缩更有益。不适用于蒸发易结晶或易结垢的料液。

3. 刮板式薄膜蒸发器 系利用高速旋转的刮板转子，将料液分布成均匀的薄膜而进行蒸发的一种高效浓缩设备。适于高黏度、易结垢、易起泡沫、热敏性药液的蒸发浓缩。

4. 离心式薄膜蒸发器 它是综合离心分离和薄膜蒸发两种原理的新型高效蒸发设备。将料液加到锥形盘的传热面中央，借高速旋转的离心力将其分散成厚度为 0.05 ~ 1mm 的薄膜进行蒸发。其特点是液膜厚度薄，传热系数高，设备体积小，蒸发强度大，浓缩比高，物料受热时间短（约 1s），不易起泡和结垢，蒸发室便于拆洗等。适用于高热敏性物料的蒸发浓缩。如中药提取液、维生素、抗生素、脏器生化制品及食品等，其缺点是结构复杂，价格较高。

扫码"学一学"

第五节 干 燥

干燥是利用热能或其他方式除去固体物质或膏状物中所含的水分或其他溶剂，获得干燥物的操作。其目的在于提高药物的稳定性、便于进一步加工处理，保证中药的内在质量。

一、干燥的基本原理

（一）物料中所含水分的性质

1. 结晶水 结晶水是化学结合水，一般用风化方法去除，在药剂学中不视为干燥过程。如芒硝（$Na_2SO_4 \cdot 10H_2O$）经风化，失去结晶水而成玄明粉（Na_2SO_4）。

2. 结合水与非结合水 结合水指存在于细小毛细管中的水分和渗透到物料细胞中的水分。此种水分难以从物料中去除。非结合水是指存在于物料表面的润湿水分、粗大毛细管中的水分和物料孔隙中的水分。此种水分与物料结合力弱，易于去除。

3. 平衡水分与自由水分 物料与一定温度、湿度的空气相接触时，将会发生排除水分或吸收水分的过程，直到物料表面所产生的蒸气压与空气中的水蒸气分压相等为止，物料中的水分与空气处于动态平衡状态，此时物料中所含的水分称为该空气状态下物料的平衡水分。平衡水分与物料的种类、空气的状态有关。物料不同，在同一空气状态下的平衡水分不同；同一种物料，在不同的空气状态下的平衡水分也不同。

物料中所含的总水分为自由水与平衡水之和，在干燥过程中可除去自由水（包括全部非结合水和部分结合水），不能除去平衡水。自由水分和平衡水分的划分除与物料有关外，还取决于空气的状态。

自由水、平衡水、结合水、非结合水及物料总水分之间的关系见图6-8。干燥效率不仅与物料中所含水分的性质有关，而且还取决于干燥速率。

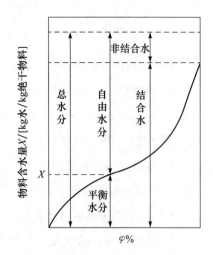

图6-8 固体料中水分的区分

（二）干燥速率与干燥速率曲线

干燥速率是指在单位时间内，在单位干燥面积上被干燥物料中水分的汽化量。可用下式表示：

$$U = \mathrm{d}w/(s \cdot \mathrm{d}t) \tag{6-7}$$

式中，U 为干燥速率 $[\mathrm{kg}/(\mathrm{m}^2 \cdot \mathrm{s})]$；$s$ 为干燥面积（m^2）；w 为汽化水分量（kg）；t 为干燥时间（s）。

当湿物料与干燥介质接触时，物料表面的水分开始汽化，并向周围介质传递。干燥过程是被汽化的水分连续进行内部扩散和表面汽化的过程，因此干燥速率取决于内部扩散速率和表面汽化速率，可以用干燥速率曲线来说明。如图6-9所示，为干燥介质状态恒定时典型的干燥速率曲线，其横坐标为物料的湿含量 C，纵坐标为干燥速率 U。从干燥曲线可以看出，干燥过程明显地分成两个阶段，等速阶段和降速阶段。在等速阶段，干燥速率与物料湿含量无关。在降速阶段，干燥速率近似地与物料湿含量成正比。干燥曲线的折点所示的物料湿含量是临界湿含量 C_0，与横轴交点所示的物料湿含量是平衡水分 $C_平$。

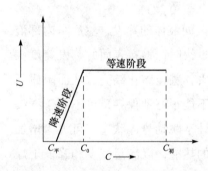

图6-9 干燥速率曲线

因此，当物料湿含量大于 C_0 时，干燥过程属于等速阶段；当物料湿含量小于 C_0 时，干燥过程属于降速阶段。

第一阶段：为恒速干燥阶段，干燥速率被物料表面上的水分的汽化速率控制，故此阶段也称为表面汽化控制阶段。在此阶段，干燥介质传给物料的热量全部用于水分的汽化，物料表面的温度和水蒸气分压维持恒定，故干燥速率恒定不变。

第二阶段为降速干燥阶段，当物料被干燥达到临界湿含量后，便进入降速干燥阶段，此时物料中所含水分较少，水分自物料内部向表面传递的速率低于物料表面水分的汽化速率，干燥速率受水分在物料内部的传递速率所控制。故此阶段也称为内部迁移控制阶段，随物料湿含量减少，物料内部水分的迁移速率也逐渐减少，故干燥速率不断下降。

二、影响干燥的因素

（一）影响干燥的等速和降速阶段的因素

1. 等速阶段　在等速阶段，凡能影响表面汽化速率的因素都可以影响等速阶段的干燥。例如：干燥介质的种类、性质、温度、湿度、流速、固体物料层的厚度、颗粒的大小，空气和固体物料间的相互运动方式等。

2. 降速阶段　在降速阶段，干燥速率主要与内部扩散有关。因此，物料的厚度、干燥的温度等可影响降速阶段的干燥。

（二）影响干燥的具体因素

1. 被干燥物料的性质　系最主要的因素。湿物料的形状、大小及料层的厚薄、水分的结合方式都会影响干燥速率。一般说来，物料呈结晶状、颗粒状、堆积薄者，较粉末状及膏状、堆积厚者干燥速率快。

2. 干燥介质的温度、湿度与流速　在适当范围内，提高空气的温度，可加快蒸发速度，有利于干燥。但应根据物料的性质选择适宜的干燥温度，以防止某些热敏性成分被破坏。

空气的相对湿度越低，干燥速率越大。降低有限空间的相对湿度可提高干燥效率。实际生产中常采用生石灰、硅胶等吸湿剂吸除空间中的水蒸气，或采用排风、鼓风装置等更新空间气流。

空气的流速越大，干燥速率越快。空气的流速加快，可减小气膜厚度，降低表面汽化阻力，提高等速阶段的干燥速率，但空气流速对内部扩散无影响，故对降速阶段的干燥速率影响较小。

3. 干燥速度与干燥方法　在干燥过程中，首先是物料表面液体的蒸发，然后是内部液体逐渐扩散到表面继续蒸发，直至干燥完全。当干燥速度过快时，物料表面的蒸发速度大大超过内部液体扩散到物料表面的速度，致使表面粉粒黏着，甚至熔化结壳，从而阻碍了内部水分的扩散和蒸发，形成假干燥现象。假干燥的物料不能很好地保存，也不利于继续制备操作，此问题常见于静态干燥中。动态干燥法使颗粒处于跳动悬浮状态，可大大增加其暴露面积，有利于提高干燥效率，但必须及时供给足够的热能，以满足蒸发和降低干燥空间相对湿度的需要。沸腾干燥由于采用了流态化技术，且先将气流本身进行干燥或预热，使空间相对湿度降低，温度升高，故干燥效率显著提高。

4. 压力　压力与蒸发量成反比。减压是改善蒸发，加快干燥的有效措施。真空干燥能降低干燥温度，加快蒸发速度，提高干燥效率，产品疏松易碎，质量稳定。

三、干燥方法与设备

在制药工业中，被干燥物料的形状是多种多样的，有颗粒状、粉末状及丸状固体，也有浆状（如中药浓缩液）、膏状（如流浸膏）流体；物料的性质各不相同，如热敏性、酸碱性、黏性、易燃性等；对干燥产品的要求也各有差异，如含水量、形状、粒度、溶解性及卫生要求等；生产规模及生产能力各不相同，因此，采用的干燥方法与设备也是多种多样的。下面重点介绍制药工业中最常用的几种干燥方法与及其适用对象。

（一）常压干燥

常压干燥是在常压下利用热的干燥气流通过湿物料的表面使水分汽化进行干燥的方法。

1. 烘干干燥　烘干法是在常压下，将湿物料摊放在烘盘内，利用热的干燥气流使湿物料水分汽化进行干燥的一种方法。适用于对热稳定的药物，稠浸膏、糖粉、丸剂、颗粒剂等多采用此法。此法干燥速度较慢，干燥时间长，易引起成分的破坏，干燥品较难粉碎。常用的设备有烘箱和烘房。

2. 鼓式干燥　鼓式干燥是将湿物料涂布在热的金属转鼓上，利用热传导方法使物料得到干燥的一种方法。适于浓缩药液及黏稠液体的干燥；可连续生产，根据需要调节药液浓度、受热时间（鼓的转速）和温度（蒸汽）；对热敏性药物液体可在减压情况下使用；干燥物料呈薄片状，易于粉碎。常用于中药浸膏的干燥和膜剂的制备。设备分单鼓式和双鼓式两种。

3. 带式干燥　带式干燥是将湿物料平铺在传送带上，利用干热气流或红外线、微波等加热干燥物料的一种方法。在制药生产中，某些易结块和变硬的物料，中药饮片，颗粒剂、茶剂的干燥灭菌等多采用带式干燥设备。带式干燥设备是一种连续进料、连续出料形式的接触式干燥设备，可分为单带式、复带式和翻带式等。传送带可用帆布带、橡胶带、涂胶布带或金属丝网等制成。

（二）减压干燥

减压干燥又称真空干燥。它是在密闭的容器中抽去空气减压而进行干燥的一种方法。其特点是干燥的温度低，速度快；减少了物料与空气的接触机会，避免物料被污染或氧化变质；产品呈松脆的海绵状，易于粉碎。适于稠膏及热敏性或高温下易氧化，或排出的气体有使用价值、有毒害、有燃烧性的物料的干燥。浸膏等黏稠物料干燥时，装盘量不宜太多，以免起泡溢出盘外，污染干燥器，浪费物料。同时应控制真空度不能过高，真空管路上的阀门应徐徐打开，否则易发生起泡现象。一般真空度为 $3.3 \sim 6.6 \text{kPa}$。

（三）流化干燥

1. 沸腾干燥法　它是利用从流化床底部吹入的热气流使湿颗粒悬浮，呈流化态，如"沸腾状"，热气流在悬浮的颗粒间通过，在动态下进行热交换，带走水分，达到干燥的一种方法，适于湿粒性物料，如片剂、颗粒剂制备过程中湿粒的干燥和水丸的干燥（图 6 - 10）。若采用减压沸腾干燥，干燥效率更高。特点是气流阻力较小，物料磨损较轻，热利用率较高；干燥速度快，产品质量好。此法干燥时不需翻料，自动出料，节省劳力，适于大规模生产，但热能消耗大，清扫设备较麻烦。

目前在制药工业生产中应用较多的为负压卧式沸腾干燥装置，此种沸腾干燥床流体阻力较低，操作稳定可靠，产品的干燥程度均匀，且物料的破碎率低。

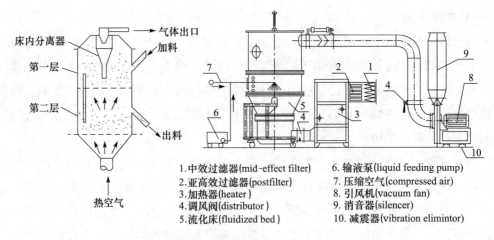

1.中效过滤器(mid-effect filter)　　6.输液泵(liquid feeding pump)
2.亚高效过滤器(postfilter)　　　　　7.压缩空气(compressed air)
3.加热器(heater)　　　　　　　　　8.引风机(vacuum fan)
4.调风阀(distributor)　　　　　　　9.消音器(silencer)
5.流化床(fluidized bed)　　　　　　10.减震器(vibration elimintor)

图6-10　多层圆筒沸腾床干燥器

案例导入

案例6-9　乐脉颗粒

处方： 丹参499g　　　川芎249.5g　　　赤芍249.5g　　　红花249.5g

香附124.75g　　木香124.75g　　山楂62.4g　　　乳糖适量

功能与主治： 行气活血，化瘀通脉。用于气滞血瘀所致的头痛、眩晕、胸痛、心悸；冠心病心绞痛、多发性脑梗死见上述证候者。

制法： 以上七味，加水煎煮3次，每次1h，合并煎液，滤过，滤液于离心薄膜蒸发器内低温（45~50℃）浓缩至相对密度为1.10~1.30的清膏，在间歇式流化床内与乳糖流化、干燥，制成颗粒1000g，即得。

用法与用量： 开水冲服，一次1~2袋，一日3次。

注解：（1）干燥及制剂工艺：本制剂以乳糖为辅料，使用流化床干燥制粒技术，减少辅料用量，降低服药量，实际操作时，应根据不同型号设备，通过工艺验证试验，确定主要工艺参数，如喷液速度、雾化压力、进风量、进风温度等。

（2）本制剂中应用"离心薄膜蒸发器"和"间歇式流化床"两种设备，本工艺制备的特色是低温浓缩和一步制粒沸腾干燥。

2. 喷雾干燥法 喷雾干燥是用于液态物料干燥的流态化技术，是将液态物料浓缩至适宜的密度后，使之雾化成细小雾滴，与一定流速的热气流进行热交换，使水分迅速蒸发，物料干燥成粉末状或颗粒状的方法。

喷雾干燥法的特点：药液瞬间干燥；受热时间短、温度低，操作流程管道化，符合GMP要求；产品质量好，多为疏松的细颗粒或细粉，溶解性能好，可保持原来的色香味。适用于液体物料，特别是含热敏性成分的液体物料的直接干燥，干燥后的制品可制得180目以上的极细粉，且含水量≤5%；对改善某些制剂的溶出速度具有良好的作用。喷雾干燥不足之处是进风温度较低时，热效率只有30%~40%，设备清洗较麻烦。喷雾干燥机结构见图6-11。

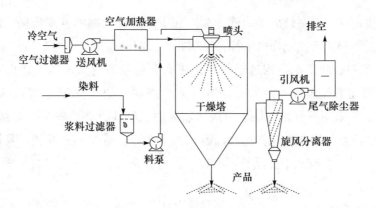

图 6-11 喷雾干燥机结构

（四）冷冻干燥

冷冻干燥是将被干燥液体物料冷冻成固体，在低温减压条件下利用冰的升华性能，使物料低温脱水而达到干燥目的的一种方法，故又称升华干燥。

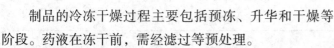**知识拓展**

冷冻干燥的原理可以由水的相图（图 6-12）来说明。由物理学可知，水有三相，O为三相点，固、液、气三相共存。三相点以下不存在液相，若将冰面压力保持在低于 610Pa，且给冰加热，冰可不经液相直接变为气相，即为升华。药液被冷冻，其中的自由水被冻结成冰晶体，有效成分存在于冰晶之间。在维持冻结状态的同时，当水蒸气分压低于水的三相点压力的低气压时，冰晶直接升华成为气体除去，同时伴随大量的解吸附作用，除去制品中的结晶水、游离水和部分工艺溶剂。由于冰晶的升华，使冻干后的固体物质包含无数的微小空隙，水极易渗透到孔隙中迅速完全溶解。

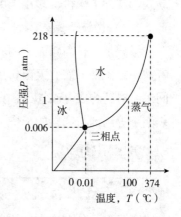

图 6-12 物质状态与温度和压力的关系
（水的三相图）

制品的冷冻干燥过程主要包括预冻、升华和干燥等阶段。药液在冻干前，需经滤过等预处理。

1. 预冻 快速预冻是必要的步骤，可使物料在干燥后很好地保持原有的性质，而且冻结后获得的药品要有合理结构（必须实现玻璃化冻结），有恰当的容装量，以利于水分的升华。预冻效果主要由预冻速度、预冻最低温度、预冻时间决定。

2. 升华干燥 首先是恒温减压，然后是在抽气条件下，恒压升温，使固态水升华逸去。升华干燥根据升华次数分为两种：一次升华法和反复冷冻升华法。前者适用于溶液黏度不大，共熔点在 −10℃ ~ −20℃ 的制品，后者适用于结构较复杂、稠度大及共熔点较低的制品。其中，重要参数之一为低共熔点，对于溶液来说，即是溶质和溶媒共同的熔化点。由冷冻干燥原理可知，若要保持制品的固体形态，要求温度保持在低于低共熔点，以保持冻干过程中制品不融化而得到较好成型的固体粉末，温度常选择低于低共熔点8℃~15℃。

3. 再干燥 升华完成后，温度继续升高至0℃或室温，并保持一段时间，可使已升华的水蒸气或残留的水分除尽。再干燥可保证冻干制品含水量<1%，并有防止吸潮的作用。

（1）在药品制剂冻干过程中，每一产品的系统真空度、搁板温度都随着时间而变化，为确保方法的稳定性，需制订冻干曲线作为冷冻干燥过程控制的基本依据。以冷冻时间为横坐标，制品温度和搁板温度为纵坐标，绘制曲线。不同仪器、不同产品，冻干曲线不同。

（2）一些黏稠药液由于结构过于致密，在冻干过程中内部水蒸气逸出不完全，冻干结束后，制品因潮解而萎缩，故常在制剂处方中添加骨架剂（填充剂），如甘露醇、氯化钠、乳糖等，并采用反复预冻法，以改善制品的通气性，产品外观可得到改善。

冷冻干燥的特点：物料在高真空和低温条件下干燥，成品多孔疏松，易溶解；含水量低，一般为 1% ~ 5%，有利于药品长期贮存；设备投资大，生产成本高。适于极不耐热物料的干燥，如血浆、血清、抗生素等。

（五）红外线干燥

红外线干燥是利用红外线辐射器产生的电磁波被含水物料吸收后，直接转变为热能，使物料中水分汽化而干燥的一种方法，属于辐射干燥。红外线的波长在 0.76 ~ 1000μm 范围，是介于可见光和微波之间的电磁波，其中波长为 0.76 ~ 2.5μm 之间的称为近红外线，5.6 ~ 1000μm 的为远红外线。其特点是干燥速率快，热效率较高，适用于热敏性药物的干燥，特别适宜于熔点低、吸湿性强的药物，以及某些物体表层（如橡胶硬膏）的干燥。成品质量好，但电耗大。目前在制药、食品等行业中已广泛应用。红外线干燥的设备常用振动式远红外干燥机，多用于中药材、饮片等的烘干、灭菌及颗粒剂湿颗粒的干燥。

（六）微波干燥

微波是一种高频波，制药工业上微波加热干燥只用 915MHz 和 2450MHz 两个频率，后者在一定条件下兼有灭菌作用。微波干燥的特点为：物料内外加热均匀，热效高，干燥时间短，对药物成分破坏少，且兼有杀虫及灭菌作用。适用于中药饮片、散剂、水丸、蜜丸、袋泡茶等制剂与物料的干燥。

重点小结

重点难点	药师考点
1. 影响提取、分离、浓缩、干燥的因素	☆☆☆常用的提取、分离、精制、浓缩、干燥方法的基本原理与特点
2. 提取、分离、浓缩、干燥的常用方法	☆☆浸出过程与影响因素

（冷 静）

扫码"练一练"

第七章　浸出药剂

要点导航

1. 掌握　汤剂、中药合剂、糖浆剂、煎膏剂、药酒、酊剂、流浸膏剂、浸膏剂、茶剂的含义、制法及注意事项。

2. 熟悉　浸出药剂的含义、特点及剂型种类；各种剂型的特点、质量检查及控制方法。

3. 了解　汤剂研究及剂改的进展；煎膏"返砂"的原因及解决途径；液体类浸出药剂的生霉发酵、浑浊、沉淀、水解的原因及解决途径。

第一节　概　　述

扫码"学一学"

一、浸出药剂的含义

浸出药剂系指采用适宜的溶剂和方法提取饮片中有效部位（成分）而制得的供内服或外用的一类制剂。

浸出药剂常以水和不同浓度的乙醇为溶剂。以水为溶剂时，多用煎煮法制备；采用其他非水溶剂时，可选用渗漉法、浸渍法、回流提取法等方法制备。

二、浸出药剂的特点

（一）优点

1. 体现方药多种成分的综合疗效与特点　浸出药剂具有方药各种成分的综合疗效，符合中医药理论。该类药剂与相应的单体相比，有些不仅疗效好，还能呈现单体化合物未起到的疗效。如麻黄浸出药剂，具有止咳平喘、发汗作用，提纯的麻黄碱却只有止咳平喘作用；中药复方合理配伍，既可以增强疗效，也可降低毒性。如四逆汤，强心升压效果优于方中任一单味药，且能避免单用附子引起的异位心律失常，这也体现了"附子无干姜不热，得甘草则性缓"的传统论述。

2. 作用缓和持久，毒性低　洋地黄叶中的洋地黄毒苷与鞣质结合存在，用乙醇提取制成酊剂，进入体内经分解、释放而起效，其作用缓和且毒性小，但精制成洋地黄毒苷单体后，作用强烈、毒性大且药效维持时间短。

3. 减少服用量　浸出药剂由于去除了部分无效成分和组织物质，相应地提高了有效成分的浓度，故与原方相比，减少了服用量。同时，某些有效成分经浸出处理可增强其稳定性及疗效。

4. 部分药剂可作为其他剂型的原料　浸出药剂在提取过程中，除药酒、酊剂等可直接由提取液制备得到外，部分提取液需经浓缩成流浸膏、浸膏等作为原料，供进一步制备其他药剂。

（二）缺点

1. 稳定性差　浸出药剂多以水为溶剂，且常含有胶体物质、酶类，易产生陈化、成分酶解或滋生微生物，导致沉淀、变质；浸膏剂因水溶性成分多，易吸潮结块。含醇浸出药剂因乙醇挥发而易出现浑浊或沉淀。

2. 运输不方便　浸出药剂多是液体，储存运输不如固体制剂方便。

三、浸出药剂的分类

浸出药剂按照浸出过程和成品情况大体可分为以下几类。

1. 水浸出剂型　系以水为溶剂浸出饮片中有效部位（成分），其成品为含水的制剂，如汤剂、合剂、口服液等。

2. 含醇浸出剂型　系指在一定的条件下，用适宜浓度乙醇或酒为溶剂浸出饮片中有效部位（成分），制得的含醇制剂，如药酒、酊剂、流浸膏等。有些流浸膏虽然是用水浸出饮片中有效部位（成分），但成品中仍加有适量乙醇。

3. 含糖浸出药剂　系指在水浸出剂型基础上，将水提液进一步浓缩处理，加入蔗糖（或蜂蜜）或其他辅料制成。如煎膏剂、糖浆剂等。

4. 无菌浸出剂型　系指用适宜的溶剂浸出饮片中有效部位（成分），经适当纯化处理，最终制成的无菌制剂，如中药注射剂等。

5. 其他浸出药剂　除上述剂型外，还有以浸出提取物为原料制备的颗粒剂、片剂、胶囊剂、浓缩丸剂等。

第二节　汤　　剂

一、汤剂的含义

汤剂又称"汤液"，系指将处方饮片或粗颗粒加水煎煮，去渣取汁制成的液体药剂。内服或外用。其中以药材粗颗粒制备的汤液又称"煮散"；以沸水浸泡药物，服用时间和剂量不定或宜冷饮者，又称"饮"。汤剂主要供内服，也可供含漱、熏蒸、洗浴之用。

二、汤剂的特点

汤剂是中药应用最早、最广泛的一种剂型，具有以下特点。

（一）优点

（1）以水为溶剂，制法简单，吸收、奏效较为迅速，目前仍为中医临床广泛应用的剂型。

（2）组方灵活，适应中医临床辨证施治、随证加减用药的需要。

（3）中药复方多种活性成分组成的复合分散体系（药物以离子、分子或液滴、不溶性固体微粒等多种形式存在于汤液中）充分发挥复方综合疗效。

（二）缺点

（1）以水为溶剂，挥发性及难溶性成分提取率或保留率低，可能影响疗效。

（2）味苦量大，服用不方便，特别不适于儿童。

（3）治疗急症、重症不方便。

（4）大量制备易霉败变质，不宜久储。

三、汤剂的制法与影响汤剂质量的因素

（一）汤剂的制法

汤剂一般采用煎煮法制备。工艺过程如图7-1所示。

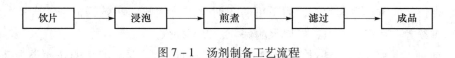

饮片 → 浸泡 → 煎煮 → 滤过 → 成品

图7-1 汤剂制备工艺流程

取饮片，置于适宜的容器中，加水浸泡20~60min，加热至沸，保持微沸一定时间，分离煎出液，药渣再煎煮1~2次，各次煎出液混合，即为汤剂。

（二）影响汤剂质量的因素

汤剂的质量主要受以下因素的影响。

1. 煎药器具 煎药器具与汤剂的质量密切相关。历代医家对此也很重视，如陶弘景"温汤忌用铁器"。李时珍"煎药并忌用铜铁器，宜银器、瓦罐"。铜铁器性质活泼，易与中药成分发生反应，忌用；砂锅和陶器（瓦罐）化学稳定性好，具有传热缓和均匀、保温性好、水分蒸发量少、价廉易得等优点，但其纹理粗糙，易吸附中药成分造成"串味"；搪瓷器皿和不锈钢锅，能抗酸碱，性质稳定，大量制备时多选用；铝锅不耐强酸强碱，从pH1~2和pH10以上的煎液中可检出铝离子，酸碱性不太强的复方汤剂可以选用，但不是最佳器具。

2. 煎煮火候 传统直火加热法，先用"武火"，沸腾后改用"文火"，保持微沸，减少水分损失。该法优点为火候、煎出量容易掌握。但直火加热易焦化，特别是含淀粉、黏液质多的药材。后又尝试了砂浴炖法、蒸笼蒸药法、高压蒸汽法、夹层蒸汽煎煮法、远红外煎煮法等，诸法均按传统方法调节温度。经研究，高压蒸汽法加热，药液质量好，煎出率高、时间短。

3. 煎煮用水 煎煮用水最好是软化水或纯化水，以减少杂质，防止水中钙、镁等离子对中药成分的影响；水的pH对成分溶出和稳定性也有影响；用水量应适当，避免成分溶出不完全或服用体积过大等。一般用水量为饮片量的6~10倍，或没过药面2~5cm，或根据药材性质、煎煮时间、煎煮温度以及有效成分提取率等来决定。

4. 煎煮次数 多次煎煮可提高成分浸出率，但不是次数越多越好，一般煎煮2~3次即可。煎煮次数过多，耗能耗工，且溶出大量杂质，增加服用体积。

5. 煎煮时间 多数中药在煎煮之前应加冷水浸泡适当时间，使中药组织润湿浸透，以利于有效部位（成分）的溶解和浸出。煎煮时间应根据饮片的性质、质地、投料量等确定，解表药时间短，滋补药、毒剧药时间长；饮片松泡、用量少、成分易溶的时间短，饮片致密、用量大、成分难溶的时间长。提取时间过长会破坏有效成分，增加杂质的溶出，且耗能耗工。

6. 特殊中药的处理 汤剂制备时，有些中药需要进行特殊的处理，方能增加药效减低毒性。

（1）先煎　是将某中药先于其他饮片煎煮一定时间的操作。①矿物药、贝壳类、角甲类等，因质地坚硬，有效成分难以煎出，如寒水石、赤石脂、牡蛎、鳖甲、水牛角等，可先煎30分钟。②有毒中药，如乌头、附子、雪上一枝蒿、商陆等，要先煎1~2小时，以降低毒性，增加疗效。附子久煎不仅可降低毒性，还可释放出钙离子，协同消旋去甲基乌头碱的强心作用。③有些中药先煎才有效，如石斛、天竺黄、藏青果、火麻仁等。石斛所含内酯类生物碱，只有久煎水解才有效。

（2）后下　①气味芳香，含有挥发性成分的中药，如薄荷、藿香、沉香、青蒿、细辛等，应在中药汤剂煎好前5~10分钟入煎，防止挥发性成分挥散损失。②不宜久煎的中药，如钩藤、杏仁、大黄、番泻叶等，后下可防止所含成分水解，药效降低。③含有共存酶的中药，如黄芩等，在沸后入煎，可以灭酶保苷，提高疗效。

（3）包煎　是将中药用滤过介质包裹后入煎的操作。①颗粒细小的花粉类中药，如松花粉、蒲黄；种子类，如葶苈子、菟丝子、苏子；中药细粉，如六一散、黛蛤散等，因其比表面积大，易浮于水面或沉入锅底，需用纱布包裹后与其他中药同煎。②含淀粉、黏液质较多的中药，如车前子、浮小麦、秫米等在煎煮过程中易粘锅底焦糊，并可导致汤剂黏度增加，不利于有效成分溶出和滤过，故需包煎。③附绒毛的中药，如旋覆花等，包煎可防止绒毛脱落进入汤剂刺激咽喉。

（4）另煎兑入　是将单味中药单独煎煮，煎出液兑入汤剂共服的操作。贵重中药，为防止其他药渣吸附导致成分损失，可单独煎煮取汁，兑入煎好的汤剂中一起服用。如人参、西洋参、鹿茸等。

（5）榨汁　一些需取鲜汁的中药，可直接榨取汁液兑入煎好的汤剂中。如鲜生地、生藕、梨、韭菜、鲜姜、鲜白茅根等。竹沥直接兑入汤剂服用即可。

（6）烊化　胶类及一些易溶性中药可用开水溶化后兑入。如阿胶、龟甲胶、鹿角胶、鸡血藤膏、蜂蜜、饴糖等，若与其他中药共煎，不但使煎液黏度增大，其本身也易被药渣吸附损失。芒硝、玄明粉等亦可溶化后兑入。

（7）冲服　一些难溶于水的贵重药可制成极细粉兑入汤剂或用汤剂冲服。如牛黄、三七、麝香、羚羊角、朱砂等。

除上述影响汤剂质量的因素外，对于汤剂疗效的发挥，还与服药方法、剂量、时间、服药时的饮食情况等因素有关。

四、煎煮过程对药效的影响

中药汤剂多为复方，复杂的成分群在煎煮时会发生一系列的物理化学变化，如成分增溶而增效，成分挥发或沉淀而减效，产生新的化合物等。

1. 成分增溶而增效　复方合煎时，成分间可因增溶而增加某些难溶成分的提取率。如对当归承气汤的研究发现，增加当归的用量，汤液中磷脂的含量增加，大黄总蒽醌的溶出率也随之增加；麻黄、金银花与当归配伍，麻黄碱和绿原酸的溶出率也随当归用量的增加而增加，比无当归组增加80%~100%。

2. 成分挥发或沉淀、药渣吸附而减效　挥发性成分在煎煮过程中挥散，受热时间越长损失越大。如柴胡桂枝汤中的桂皮醛煎出量仅为原饮片的5%以下，而回流提取可达54%；有些成分间还可形成不溶性的沉淀而被滤除，如小檗碱和甘草酸、黄芩苷、鞣质等能产生沉淀；黄芩苷与麻黄生物碱也能生成沉淀。群药共煎，药渣吸附有效成分造成损失。贵重药应单煎或原药粉兑入。

3. 产生新的化合物　汤剂在煎煮过程中，复方成分自身或成分间可发生相互作用，产生新的化合物。如麻黄汤中的麻黄碱和桂皮醛、氰基苯甲醛等成分生成新的化合物；生脉饮方中群药合煎，原来微量的人参皂苷 Rg_3、Rh_1、Rh_2 的含量高出单味人参煎剂含量的 54.83%、52.40%、113.64%。

另外，混煎可以增加某些成分的稳定性，从而提高疗效。如柴胡皂苷 D 在酸性环境中不稳定，若在方中配有龙骨、牡蛎等制酸物质，可增加柴胡皂苷 D 的稳定性，增加其在汤剂中的含量。

总之，煎煮过程是一个极复杂的过程，药味单煎合并不能完全等效于群药合煎。

知识拓展

汤剂有其特有的优势，但也有很多不足，限制了它的应用。因而近年对汤剂进行了很多改革探索。一定意义上，中药合剂、口服液、糖浆剂、注射剂、颗粒剂等都属于汤剂的改革剂型，具有口感好、服用量少及服用、携带方便等优点，但这些成药极少能再实施辨证施治。

基于汤剂可随证加减的优势，近年发展起来的中药配方颗粒受到较多关注。国家对此也较重视，并在局部试点生产和应用，医患接受程度在逐年提高。中药配方颗粒是将中药单味药进行提取浓缩，并调整主成分含量制成的颗粒，供临床调剂使用。病人将颗粒混合后用热水冲溶即可服用，避免了传统饮片临用煎煮的麻烦，减少了服用量，为中医急诊提供方便；还可用作成药的原料；便于实现饮片的标准化和规范化管理；能适应国际市场对植物药提取物的需求，具有较好的发展前景。尽管如此，中药配方颗粒还存在较多争议：①至今国内还没有统一的标准可以进行质量监控。其安全性、有效性、质量控制等方面有潜在风险。②中药配方颗粒实质就是单味药的浸膏颗粒，单煎颗粒合并后冲服，其疗效与群药合煎不能完全等效。③颗粒在制备时经历了长时间的浓缩、干燥过程，对成分稳定性及含量有影响，进而影响到药效。

鉴于此，对汤剂的改革必须坚持中医药理论的指导，并与现代科学技术相结合，加强改革创新与传统理论的契合，深入研究中药药效物质基础及组方、作用机理。

案例导入

案例 7 - 1　大承气汤

处方：大黄（酒洗）12g　　厚朴（去皮，炙）24g　　枳实（炙）12g　　芒硝9g

功能与主治：峻下热结。用于阳明腑实证，大便不通，频转矢气，脘腹痞满，腹痛拒按，按之则硬，甚或潮热谵语，手足濈然汗出，舌苔黄燥起刺，或焦黑燥裂，脉沉实。

热结旁流证。下利清水，色纯青，其气臭秽，脐腹疼痛，按之坚硬有块，口舌干燥，脉滑实。

制法：取厚朴和枳实，加水2000ml，浸泡30min，加热至沸，保持微沸30min，加入大黄，保持微沸10min，滤过去渣，加入芒硝溶化后，即得。

用法与用量：顿服，通便后停用。

注解：大黄泻下作用的成分为大黄总蒽醌苷类，对热不稳定，故后下；芒硝可溶于水中，直接加入汤剂溶解即可。

思考题：（1）中药在使用前为什么要进行相应的炮制？

（2）中药制剂大生产煎煮时，一些特殊处理的饮片如何处理？

扫码"学一学"

第三节 中药合剂（含口服液）

一、中药合剂的含义

中药合剂系指中药饮片用水或其他溶剂，采用适宜的方法提取制成的口服液体制剂，单剂量包装者又称"口服液"。合剂一般采用煎煮法、渗漉法来制备，必要时酌加防腐剂和矫味剂，含糖量不得高于20%。

二、中药合剂的特点

中药合剂与口服液是在汤剂的基础上改进和发展起来的中药剂型，中药合剂一般选用疗效可靠、应用广泛的方剂制备，其特点如下。

1. 优点 ①能综合浸出饮片中的多种有效成分，保证制剂的综合疗效。②与汤剂一样，吸收快，奏效迅速。③克服了汤剂临用煎煮的麻烦，使用方便。④经浓缩工艺，服用量小，且加入矫味剂，外观和口感都较易接受。⑤成品中多加入适宜的防腐剂，并经灭菌处理，密封包装，质量稳定。

2. 缺点 ①合剂为水性液体制剂，属于复合分散系统，具有不稳定性，常有沉淀析出。②不能随证加减，浓缩受热时间长，有效成分可能被破坏。③生产工艺较复杂，生产设备、工艺条件要求较高。

三、中药合剂的制法

中药合剂制备工艺流程见图7-2。

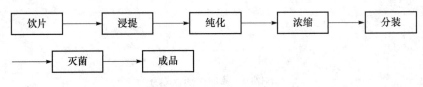

图7-2 中药合剂的制备工艺流程

1. 浸提 一般采用煎煮法，因合剂投料较多，生产上多用具有一定规模的多功能提取罐，煎煮时间较长。含挥发性成分饮片用"双提法"，或超临界流体提取收集挥发性成分，药渣与其他药材一起煎煮。热敏性成分多采用渗漉法，减压浓缩。

2. 纯化 《中国药典》（2015年版）规定，中药合剂贮藏期间只允许有少量轻摇易散的沉淀。为减少沉淀量，多需要纯化处理。可将煎出液放置，热处理冷藏，滤出不溶物；或用乙醇沉淀法去除部分杂质，但需注意因沉淀包裹或吸附造成的成分损失；也可用超滤、离心、絮凝（甲壳素、明胶单宁、果汁澄清剂等）、酶解等方法进行净化。无论采用哪种纯化方法，都应注意对有效成分的影响。

3. 浓缩 净化后的提取液进行浓缩，浓缩程度一般以每日用量在30~60ml为宜，若太浓，分装困难；若太稀，服用量太大。煎出液经乙醇处理的应先回收乙醇，热敏性成分浓缩时应采用减压浓缩。

4. 配液　分装前可合理选加矫味剂和防腐剂。常用的矫味剂有蜂蜜、单糖浆、甘草甜素、甜菊苷、蛋白糖等，也可加入天然香料；常用的防腐剂有山梨酸、苯甲酸、对羟基苯甲酸酯类，使用防腐剂应注意药液 pH 的适宜性。

加入矫味剂和防腐剂后，搅匀，可按注射液制备工艺要求进行粗滤、精滤后，即得。处方中如含有酊剂、醑剂、流浸膏，应以细流缓缓加入药液中，随加随搅拌，使析出物细腻，分散均匀。配液时可根据需要加入适量的乙醇。

5. 分装　配液好的药液应及时灌装于无菌洁净的干燥容器中，单剂量包装或多剂量包装。

6. 灭菌　一般采用煮沸法和流通蒸汽法进行灭菌。亦可在严格避菌条件下，灌装后不经灭菌，直接包装。

中药合剂制备时还应注意：①制备过程严格避菌操作，减少污染，尽可能缩短时间；②标签应标明"服时摇匀"；③成品应贮存于阴凉干燥处。

四、合剂的质量检查

（一）合剂的质量要求

除另有规定外，合剂应澄清。在贮存期间不得有发霉、酸败、异物、变色、产生气体或其他变质现象，允许有少量摇之易散的沉淀。药液的 pH、相对密度以及装量、微生物限度均应符合规定要求。

（二）合剂的质量检查

1. pH　照《中国药典》（2015 年版）pH 测定法测定。

2. 相对密度　照《中国药典》（2015 年版）相对密度测定法测定。

3. 装量　取单剂量灌装的合剂供试品 5 支，将内容物分别倒入经标化的量入式量筒中，在室温下检视，每支装量与标示量相比较，少于标示量的不得多于 1 支，并不得少于标示量的 95%。

多剂量灌装的合剂，照《中国药典》（2015 年版）最低限度检测法检查。

4. 微生物限度　照《中国药典》（2015 年版）微生物限度检测法检查。

案例导入

案例 7 - 2　小建中合剂

处方：桂枝 111g　　白芍 222g　　炙甘草 74g　　生姜 111g

　　　　大枣 111g　　饴糖 370g　　苯甲酸钠 3g　　　蒸馏水适量

功能与主治：温中补虚，缓急止痛，用于脾胃虚寒，脘腹疼痛，喜温喜按，嘈杂吞酸，食少，胃及十二指肠溃疡见上述证候者。

制法：以上五味，桂枝蒸馏提取挥发油，蒸馏后的水液另器收集；药渣与炙甘草、大枣加水煎煮二次，每次 2h，合并煎液，滤过，滤液与蒸馏后的水溶液合并，浓缩至约560ml，白芍、生姜用稀乙醇作溶剂，浸渍 24h 后进行渗漉，收集渗漉液，回收乙醇后与上述药液合并，静置，滤过，另加饴糖 370g，再浓缩至近 1000ml，加入苯甲酸钠 3g 与桂枝挥发油，加水至 1000ml，搅匀，即得。

用法与用量：口服，一次 20～30ml，一日 3 次，用时摇匀。

注解：对于处方中的饮片，要根据所含成分的性质和溶解能力，分别选择最佳溶剂和适宜的方法进行提取。提取液浓缩或回收乙醇，一般采用减压的方式。在最终的合剂中可以添加矫味剂和防腐剂。

思考题：方中加入饴糖和苯甲酸钠的目的是什么？

第四节 糖 浆 剂

扫码"学一学"

一、糖浆剂的含义

糖浆剂是指含有饮片提取物的浓蔗糖水溶液，一般含糖量不得低于45%（g/ml）。糖浆剂供内服。

二、糖浆剂的特点

糖浆剂具有味甜量小、服用方便、吸收较快的特点，因含有糖和芳香性物质，口感较好，尤其适合于儿童用药；因含糖等营养物质，在制备和贮存过程中极易被微生物污染，制剂中需加入防腐剂；含糖量多，不适于糖尿病患者服用。

三、糖浆剂的分类

根据糖浆剂的组成及用途可以分为以下几类。

1. 单糖浆 蔗糖的近饱和水溶液，其浓度为85.0%（g/ml）或64.71%（g/g）。不含任何药物，可用作矫味剂、助悬剂、黏合剂等。

2. 芳香糖浆 含芳香性物质或果汁的浓蔗糖水溶液。不作药用，主要用作矫味剂。如橙皮糖浆。

3. 药用糖浆 含有饮片或中药提取物的浓蔗糖水溶液，用于治疗。如复方百部止咳糖浆具有清肺止咳作用，五味子糖浆具有益气补肾、镇静安神作用。

四、糖浆剂的制法

中药糖浆剂的制备工艺过程见图7-3。

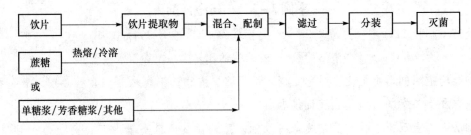

图7-3 中药糖浆剂的制备工艺流程

浸提、纯化、浓缩内容详见"中药合剂"相应项下。根据配制过程中蔗糖的加入方式，可分为溶解法和混合法，溶解法又包括热溶法和冷溶法。所用蔗糖应符合《中国药典》（2015年版）规定。

（一）热溶法

将蔗糖加到沸腾的蒸馏水（或饮片浓煎液）中溶解，加入可溶性药物，搅拌溶解后，趁热滤过，自滤器上加蒸馏水至全量即得。若趁热滤过仍有困难者，可用滤纸浆、滑石粉等助滤剂，以吸附杂质，提高澄清度。

加热溶解时间不宜太长（一般沸后5min即可），温度也不宜超过100℃，避免蔗糖转化（蔗糖在加热或酸性条件下易水解成一分子果糖和一分子葡萄糖，果糖和葡萄糖1∶1的混合物也叫转化糖），果糖受热易转化成有色物质，制品颜色加深，微生物在单糖中也容易滋生。

此法优点是蔗糖溶解速度快，药液流动性好，容易滤过；加热可使糖中的蛋白质变性凝固，便于去除；可杀灭微生物，利于保存。适于单糖浆、不含挥发性成分的糖浆、热稳定性药物的糖浆剂及有色糖浆剂。但对挥发性、不耐热的药物不适合。

（二）冷溶法

将蔗糖在室温下溶解于蒸馏水或药物溶液中，滤过，即得。

此法优点是不加热，含转化糖少，色泽浅。但溶解温度低，时间长，易污染微生物，不利于成品保存，故较少应用。

适用于单糖浆和不宜加热的糖浆剂、浅色糖浆剂，如含挥发性成分、热敏性成分的药物。

（三）混合法

将药物与计算量的单糖浆直接混合或溶解制备糖浆剂的方法。根据药物的性质可分为以下几种情况。

1. 水溶性固体药物 水中溶解度大的，先用少量蒸馏水制成浓溶液；水中溶解度小的，加适宜的辅助剂使溶解后与单糖浆混合。

2. 药物为液体 水性液体可直接与单糖浆混匀；含乙醇液体与单糖浆混合时易产生浑浊，可加入适量的甘油，或加助滤剂滤过至澄清；若为挥发油，可先溶于少量的乙醇或应用增溶剂，溶解后与单糖浆混合。

3. 饮片 应先提取、精制后加入单糖浆中；干浸膏先粉碎成细粉，加少量的甘油或其他稀释剂，在研钵中研匀后与单糖浆混合。

中药糖浆剂一般从饮片开始，经提取、净化、浓缩至适当浓度，将浓缩液与糖或单糖浆、防腐剂、矫味剂等混合均匀，加水到全量，静置24h，滤过即得。配制时应在清洁避菌的环境中进行，并应及时灌装于灭菌的洁净干燥容器中。

五、糖浆剂的质量检查及质量问题讨论

（一）糖浆剂的质量要求

除另有规定外，制剂应澄清。在贮存期间不得有发霉、酸败、产生气体或其他变质现象，允许有少量摇之即散的沉淀。

糖浆剂含蔗糖量应不低于45%（g/ml）。其他应符合《中国药典》（2015年版）相关规定。

（二）糖浆剂的质量检查

1. pH 照《中国药典》（2015年版）pH测定法测定。

2. 相对密度 照《中国药典》（2015年版）相对密度测定法测定。

3. 装量 取单剂量灌装的糖浆剂供试品5支，将内容物分别倒入经标化的量入式量筒中，在室温下检视，每支装量与标示量相比较，少于标示量的不得多于1支，并不得少于

标示量的95%。

多剂量灌装的糖浆剂，照《中国药典》（2015 年版）最低装量检测法检查。

4. 微生物限度　照《中国药典》（2015 年版）微生物限度检测法检查。

（三）糖浆剂质量问题讨论

糖浆剂存在的主要问题是长霉发酵和产生沉淀两大问题。

1. 长霉发酵　糖浆剂被微生物污染后长霉发酵，引起糖浆变质霉败。生产单位应从生产工艺管理、糖和原料的处理、配料、滤过和包装材料等各工序加强防范微生物污染的措施。另外，制剂中适当添加防腐剂（见本章中药合剂）。加防腐剂时一定要注意到糖浆 pH 对防腐剂防腐效能的影响。

2. 沉淀问题　沉淀的来源主要有以下几方面：①药材中微小颗粒或杂质，净化处理不够；②药液中的高分子化合物陈化聚集沉降；③有些成分温度高时溶解，冷却到室温即沉淀析出；④糖浆剂的 pH 变化，某些物质溶解度降低而沉降；⑤所用糖含有较多杂质，是由滤过不彻底导致的。

对于糖浆剂中的沉淀，应视具体情况采取相应的净化措施或添加适当的附加剂尽量减少沉淀出现。对于因热溶冷沉出现的沉淀，往往不认为是无效物质，因而《中国药典》（2015 年版）关于糖浆剂的质量标准中允许有少量轻摇即散的沉淀。

案例导入

案例 7-3　健脾糖浆

处方：党参 51.3g　　炒白术 76.9g　　陈皮 51.3g　　枳实（炒）51.3g

　　　　炒山楂 38.5g　　炒麦芽 51.3g　　蔗糖 650g　　　苯甲酸钠 3g

　　　　蒸馏水适量　　共制 1000ml

功能与主治：健脾开胃。用于脾胃虚弱，脘腹胀痛，食少便溏。

制法：以上六味，将陈皮提取挥发油，药渣与其余党参等五味加水煎煮三次，每次 1.5h，滤过，合并滤液，浓缩至 450ml。另取蔗糖 650g 加水适量煮沸，滤过，与浓缩液合并，加入苯甲酸钠 3g，混匀，放冷，加入陈皮挥发油，加水至 1000ml，混匀，即得。

用法与用量：口服，一次 10～15ml，一日 2 次。

注解：本制剂采用混合法制备。浓缩时尽量采用减压浓缩，以减少成分受热破坏。

思考题：（1）提取挥发油的方法有几种？

（2）用苯甲酸钠做防腐剂，制剂的 pH 应在什么范围内？

第五节　煎膏剂

扫码"学一学"

一、煎膏剂的含义

煎膏剂（膏滋）系指饮片用水煎煮，取煎煮液浓缩，加炼蜜或糖（或转化糖）制成的半流体制剂。煎膏剂以滋补为主，兼有缓慢的治疗作用，故又名膏滋。多用于慢性疾病，如益母草膏、养阴清肺膏等。

二、煎膏剂的特点

1. 优点 ①药物浓度高，有良好的保存性。②体积小，便于服用。③含有蜂蜜、蔗糖而味美适口，病者乐于服用。如枇杷蛇胆川贝膏等。

2. 缺点 经过长时间的加热浓缩，成分易挥发或破坏。因而热敏性药物及挥发性成分为主的饮片不宜制成煎膏剂。

三、煎膏剂的制法

煎膏剂用煎煮法提取，其一般工艺流程见图7-4。

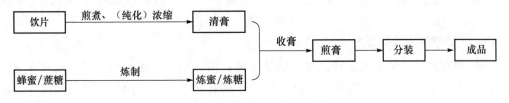

图7-4 煎膏剂制备工艺流程

1. 煎煮 根据处方饮片的性质，加水煎煮2~3次，每次2~3h，滤过，合并滤液，静置，滤过。

处方中若含胶类，如阿胶、鹿角胶等，除发挥治疗作用外，还有助于药液增稠收膏，应烊化后在收膏时加入。贵重细料药可粉碎成细粉待收膏后加入。

2. 浓缩 将滤液浓缩至规定的相对密度，或趁热蘸取浓缩液滴于桑皮纸上，以液滴周围无渗出水迹为度。即得"清膏"。浓缩过程应注意防止焦糊。

3. 炼糖（炼蜜） 煎膏剂中的蔗糖和蜂蜜必须炼制之后加入。炼糖（炼蜜）的目的在于除去杂质，杀灭微生物，减少水分，防止"返砂"（"返砂"是指煎膏剂贮藏过程中析出糖晶的现象。其可能原因是煎膏剂中总糖量过高或炼糖的转化率过低或过高所致。炼糖在于使蔗糖部分转化成转化糖）。

炼糖的方法：取蔗糖适量，加入糖量50%的水和0.1%酒石酸，加热溶解，保持微沸，炼至"滴水成珠，脆不黏牙，色泽金黄"，使糖的转化率达到40%~50%，即得。冰糖含水量较小，炼制时加水量适当增加以防焦化，炼制时间相对较短。饴糖含水量较大，炼制时可少加水，炼制时间相对较长。

炼蜜的方法：详见第十四章"丸剂"第三节项下"蜂蜜的炼制"。

4. 收膏 除另有规定外，取清膏，于100℃以下加入不超过清膏3倍量的炼糖或炼蜜。收膏时煎膏剂的相对密度一般为1.4左右。亦可采用经验方法判断：①沸腾时膏滋表面出现"龟背纹"，用细棒或膏滋板趁热取样挑起，出现"挂旗"现象；②取样将膏液蘸于食指与拇指上共捻，能拉出约2cm左右的白丝（俗称"打白丝"）；③用细棒趁热蘸取膏液滴于桑皮纸上，不现水迹等。收膏时膏的稠度经验指标，总体冬季稍稀，夏季稍稠些。

5. 分装 煎膏剂半流体状，黏稠度高，为便于分装和取用，多用大口瓶盛装。容器应洁净卫生。待煎膏剂冷至室温后分装，或分装后瓶口朝下放置，冷到室温后再正向存放。避免水蒸气回流到煎膏剂表面，久贮产生霉败现象。

四、煎膏剂的质量检查

（一）煎膏剂的质量要求

煎膏剂应质地细腻，无焦臭异味，无糖的结晶析出，不得霉败。检查方法：一般取煎膏剂5g，加热水200ml，搅拌溶化，3min后观察，不得有焦屑等异物（微量细小纤维、颗粒不在此限）。

返砂等问题的讨论：煎膏剂贮存期间常会析出一些结晶，俗称"返砂"。返砂问题与煎膏剂中的总糖量和糖的转化率有关。一般控制总糖量在85%以下为宜。炼糖的转化率应控制在40%～50%，若转化率低于35%，易出现以蔗糖为主的结晶；转化率高于60%，易出现以葡萄糖为主的结晶。蔗糖的转化易在加热和酸性条件下进行，收膏时尽量缩短加热时间和温度，必要时调整药液的pH，防止蔗糖进一步转化。

（二）煎膏剂的质量检查

1. 相对密度 除另有规定外，取供试品适量，精密称定，加水约2倍，精密称定，混匀，作为供试液。照《中国药典》（2015年版）相对密度测定法测定。凡加入饮片药粉的煎膏剂，不检查相对密度。

2. 不溶物 取供试品5g，加热水200ml，搅拌使溶化，放置3min后观察。加饮片细粉的煎膏剂应在未加入药粉前检查，符合规定后，方可加入药粉，加入药粉后不再检查不溶物。

3. 装量 照《中国药典》（2015年版）最低限度检测法检查。

4. 微生物限度 照《中国药典》（2015年版）微生物限度检测法检查。

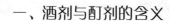

案例导入

案例 7 - 4　益母草膏

处方：益母草2500g　　红糖适量

功能与主治：活血调经。用于血瘀所致的月经不调、产后恶露不绝，症见月经量少、淋漓不净、产后出血时间过长；产后子宫复旧不全症见上述证候者。

制法：取益母草，切碎，加水煎煮二次，每次2h，合并煎液，滤过，滤液浓缩至相对密度为1.21～1.25（80℃）的清膏。每100g清膏加红糖200g，加热溶化，混匀，浓缩至规定的相对密度，即得。

用法与用量：口服，一次10g，一日1～2次。

注解：煎膏剂黏稠度高，渗透压高，不易滋生微生物，不需添加防腐剂，但分装方法要得当。

思考题：（1）煎膏剂的相对密度如何测定和计算？

（2）煎膏剂如何分装才能避免微生物的滋生？

第六节　酒剂与酊剂

扫码"学一学"

一、酒剂与酊剂的含义

（一）酒剂

酒剂系指饮片用蒸馏酒提取制成的澄清液体制剂，俗称"药酒"。用于制备酒剂的蒸馏酒多为谷类白酒。酒剂多供内服，常酌矫味剂和着色剂。

酒甘辛大热，具有通血脉、行药势、散寒等作用，对治疗风寒湿痹，具有祛风活血、止痛散瘀作用的方剂制成酒剂应用，药借酒势，效果更佳。以酒为溶剂，大多数中药有效成分可以溶解并可减少水溶性杂质的溶出。

（二）酊剂

酊剂系指饮片用规定浓度的乙醇提取或溶解制成的澄清液体制剂，也可用稀释法制备，供口服或外用。酊剂不加矫味剂或着色剂。除另有规定外，含有毒性药的酊剂，每100ml应相当于原饮片10g；其他酊剂，每100ml相当于原饮片20g。有效成分明确者，应根据半成品的含量加以调整，使之符合各酊剂项下的规定。

二、酒剂和酊剂的特点

酒剂和酊剂都为含乙醇制剂，乙醇能助药势，增加水中难溶药物的溶解度，还具有使用方便、易于保存、稳定性好等优点，但由于乙醇的刺激性（生理作用），小儿、孕妇、心脏病及高血压病人不宜服用。

三、酒剂与酊剂的制法

1. 酒剂的制法 制备酒剂可用浸渍法、回流法、渗滤法等制备（图7-5）。

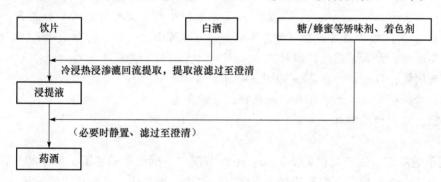

图7-5 酒剂制备工艺流程

（1）冷浸法 药材处理后置带盖容器中，加规定量的白酒密闭浸渍，取上清液，药渣压榨，压榨液与上清液合并，加入糖或蜂蜜，搅拌溶解，静置，滤过澄清，分装。如人参天麻药酒。

（2）热浸法 热浸法称为煮酒，是制备酒剂的传统方法。系将药材加工后置带盖容器中，加规定量的白酒，用蒸气或水浴加热，待酒欲沸时取下，连渣倾入另一带盖容器中，后续同冷浸法操作制备。

（3）回流热浸法 即热回流法。系药材加工炮制后，以规定白酒为溶剂回流提取2~3次，滤过，合并滤液，加入糖或蜂蜜，搅拌溶解，静置，待悬浮物沉淀后，滤过即得。如参茸多鞭酒。

（4）渗滤法 以白酒为溶媒，按渗滤方法操作，收集渗滤液，按需加入糖或蜂蜜，搅拌，密闭静置，滤清即得。如蕲蛇酒。

知识拓展

澄清度是酒剂的主要考核指标，也是颇难解决的问题之一。选择适宜的浸提方法可以减少杂质溶出，改善药液的澄清度。回流法提取效率高，但杂质的溶出较多；冷浸法与渗漉法为室温条件下浸提，药液澄清，但效率低、生产周期长。有报道采用真空浸润、恒温强制循环提取法、密闭动态提取法，罐组式逆流提取法生产药酒，可根据设备条件合理选择制备方法。

低温静置有利于药酒中大分子杂质凝聚沉降，也可配合使用适宜的絮凝澄清剂，效果更为显著。药液静置澄清后可滤除沉淀，近年来有报道采用膜分离技术进行药酒的澄清处理，取得了良好的效果。

案例导入

案例 7 - 5　舒筋活络酒

处方：木瓜 45g 　桑寄生 75g 　玉竹 240g 　续断 30g 　川牛膝 90g
当归 60g 　川芎 60g 　红花 45g 　独活 30g 　羌活 30g
防风 60g 　白术 90g 　蚕沙 60g 　红曲 180g 　甘草 30g

功能与主治：祛风除湿，舒筋活络。用于风寒湿痹，筋骨疼痛。

制法：以上十五味，除红曲外，其余木瓜等十四味粉碎成粗粉；另取红糖 555g，溶解于白酒 11100g 中，按渗漉法，用红糖酒作溶剂，浸渍 48h 后，以每分钟 1~3ml 的速度缓缓渗漉，收集漉液，静置，滤过，即得。

用法与用量：口服，一次 20~30ml，一日 2 次。

注解：酒剂中可以添加矫味剂和着色剂，口感较好。

思考题：酒剂和酊剂有何异同？

2. 酊剂的制法　工艺流程见图 7 - 6。不同酊剂含不同浓度的乙醇，所用醇的浓度以能将有效成分完全溶出为度，酊剂的制备方法有溶解法、稀释法、浸渍法、渗漉法。

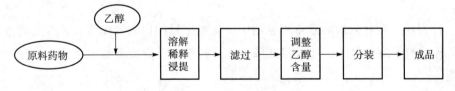

图 7 - 6　酊剂制备工艺流程

（1）溶解法　将药物加入规定浓度的乙醇中溶解至需要量，主要适于化学药物及中药有效部位或提纯品酊剂的制备。如复方樟脑酊等。

（2）稀释法　中药的流浸膏或浸膏加入规定浓度的乙醇，稀释至需要量，静置，滤过即得。如远志酊等。

（3）浸渍法　一般用冷浸法制备。

（4）渗漉法　此法为制备酊剂的常用方法，将饮片适当处理，用规定浓度的乙醇为溶剂，照渗漉法进行操作，调整渗漉液体积至规定量即可。如颠茄酊等。

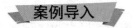

案例导入

案例 7 - 6　远志酊

处方： 远志流浸膏 200ml　　60%乙醇适量

功能与主治： 祛痰，用于咳痰不爽。

制法： 取远志流浸膏，加 60%乙醇稀释成 1000ml，混匀，静置，滤过即得。

用法与用量： 口服，一次 2~5ml，一日 6~15ml。

注解：（1）远志流浸膏可用 60%乙醇渗漉制备，也有用氨水进行渗漉的情况，因氨水不易滋生微生物，偏碱性，能增加远志皂苷的溶解度和稳定性。

（2）酊剂不得添加矫味剂和着色剂，乙醇含量必须符合规定。

思考题： 酊剂可用哪些方法制备？

四、酒剂与酊剂的质量检查

（一）酒剂的质量要求

酒剂中可加入适量的矫味剂和着色剂，要求澄清，贮存期间允许有少量轻摇易散的沉淀；酒剂的乙醇含量按照《中国药典》（2015 年版）要求进行测定，应符合该品种项下要求；对酒剂的总固体含量、甲醇量应进行限定。

（二）酊剂的质量要求

酊剂中不加矫味剂和着色剂，要求澄清。成分含量或药材比量关系应符合规定。酊剂久置产生沉淀时，首先检查并调整乙醇浓度，若乙醇浓度未变，将沉淀滤除。对甲醇、乙醇含量进行严格控制。

（三）酒剂与酊剂的质量检查

1. 乙醇量　照《中国药典》（2015 年版）乙醇量测定法测定。

2. 甲醇量　照《中国药典》（2015 年版）甲醇量测定法检查。

3. 总固体量　照《中国药典》（2015 年版）总固体量测定法检查。

4. 装量　照《中国药典》（2015 年版）最低限度检测法检查。

5. 微生物限度　照《中国药典》（2015 年版）微生物限度检测法检查。

第七节　流浸膏剂与浸膏剂

扫码"学一学"

一、流浸膏剂及浸膏剂的含义和特点

流浸膏剂系指饮片用适宜的溶剂提取，蒸去部分或全部溶剂，调整浓度至每 1ml 相当于原饮片 1g 的制剂。浸膏剂系指药材用适宜的溶剂提取，蒸去全部溶剂，调整浓度至每 1g 相当于原饮片 2~5g 的制剂。根据干燥程度的不同，浸膏剂又分为稠膏剂与干膏剂。稠膏剂为半固体状，含水量约为 15%~20%。干膏剂为粉末状，含水量约为 5%。有效成分明确的流浸膏剂或浸膏剂，经含量测定后，用溶剂或稀释剂调整至规定的规格标准。稠膏剂可用甘油、液体葡萄糖调整含量；干浸膏可用淀粉、乳糖、蔗糖、氧化锌、磷酸钙、药渣

细粉等调整含量。

流浸膏剂和浸膏剂大多以不同浓度的乙醇为溶剂，也有以水为溶剂者。以水为溶剂的流浸膏剂成品中应酌加 20%～25% 的乙醇作防腐剂。除少数品种直接用于临床外，流浸膏剂多作为配制酊剂、合剂、糖浆剂等的原料，浸膏剂一般多作为制备颗粒剂、片剂、胶囊剂、丸剂、软膏剂、栓剂等的原料。

二、流浸膏剂及浸膏剂的制法

（一）流浸膏剂的制法

除另有规定外，流浸膏剂多用渗漉法制备，工艺流程见图7-7。

1. 渗漉法 流浸膏剂的主要制法，其操作要点：①饮片应适当粉碎，加规定的溶剂均匀润湿，密闭放置一定时间，再装入渗漉器内。饮片装入渗漉器时应均匀、松紧一致，加入溶剂时应尽量排除饮片间隙中的空气，溶剂应高出药面，密盖，浸渍适当时间后渗漉。②除另有规定外，渗漉时应先收集药材量85%的初渗漉液另器保存，续漉液低温浓缩至稠膏状，与初漉液合并，调整至规定量，静置，取上清液分装。③对有效成分明确者，测定含量和含醇量，调整至规定的规格标准。

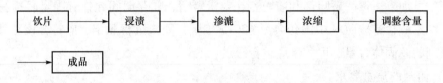

图 7-7　流浸膏剂制备工艺流程

2. 其他方法 流浸膏剂可用浸膏剂加规定溶剂稀释制成；也可用煎煮法或溶解法制备。

制备流浸膏剂多用不同浓度的乙醇，少数虽以水为溶媒，但最终一般都加入20%～50%的乙醇。若以水为溶剂，有效成分耐热，可不收集初漉液，将渗漉液全部浓缩至规定量，加适量乙醇防腐即可。也可采用煎煮法制备流浸膏剂。

流浸膏剂应置避光容器内密封，置阴凉处贮藏。

（二）浸膏剂的制法

1. 渗漉法或煎煮法 浸膏剂的基本制法。全部渗漉液或煎煮液应低温浓缩至稠膏状，再加入适量的稀释剂（如淀粉）或原药细粉或药渣细粉直接干燥（80℃以下）至规定标准。采用喷雾干燥法可直接制得干浸膏粉。含油脂较多的饮片制备干浸膏时，须先行脱脂。采用煎煮法制备时，必要时水煎液可加乙醇处理，达到纯化的目的。

2. 其他方法 根据品种和设备条件，可选用回流或浸渍法。

三、流浸膏剂与浸膏剂的质量检查

（一）流浸膏剂与浸膏剂的质量要求

流浸膏剂应符合该制剂含药量规定要求，成品中至少含20%以上的乙醇；流浸膏剂应澄清，久置若产生沉淀时，在乙醇和指标成分含量符合该药品规定的情况下，可滤过除去沉淀。含乙醇量、装量及微生物限度均应符合各品种项下的有关规定。

浸膏剂应符合该制剂含药量规定要求；装量及微生物限度均应符合各品种项下的有关规定。应在遮光容器中密闭，置阴凉处保存。

（二）流浸膏剂与浸膏剂的质量检查

1. 乙醇量 流浸膏剂需检查乙醇量。照《中国药典》（2015 年版）乙醇量测定法测定。

2. 装量 照《中国药典》（2015 年版）最低限度检测法检查。

3. 微生物限度 照《中国药典》（2015 年版）微生物限度检测法检查。

第八节 茶 剂

扫码"学一学"

一、茶剂的含义

茶剂系指饮片或提取物（液）与茶叶或其他辅料混合制成的内服剂型，可分为块状茶剂、袋装茶剂（袋泡茶剂）和煎煮茶剂。

二、茶剂的特点

茶剂可用于治疗，如利胆茶等；或保健，如三花减肥茶等。近年来新研制的茶剂以袋装茶剂为主，其体积小，利于贮存，便于携带，使用方便，适于体积较轻、质地疏松、有效成分易于浸出的中药，特别是对于含有挥发性成分的中药，能较多地保留药效成分。

三、茶剂的分类

茶剂外形和使用方法不同，制备方法也不同，但有相似之处。

块状茶剂：可分不含糖块状茶剂和含糖块状茶剂。不含糖块状茶剂系指饮片粗粉、碎片与茶叶或适宜的黏合剂压制成块状的茶剂；含糖块状茶剂是指提取物、饮片细粉与蔗糖等辅料压制成块状的茶剂。

袋装茶剂：系指茶叶、饮片粗粉或部分饮片粗粉吸收提取液经干燥后，装入袋的茶剂，其中装入饮用茶袋的又称袋泡茶剂。

煎煮茶剂：系指将饮片适当碎断后，装入袋中，供煎服的茶剂。

四、茶剂的质量检查

（一）茶剂的质量要求

茶剂应洁净，色泽均匀，气味纯正，饮片的细度应控制在一定的范围。茶叶的饮用茶袋均应符合饮用茶标准的有关要求。

除另有规定外，不含糖块状茶剂、煎煮茶剂和袋装茶剂的水分均不得过 12.0%，含糖块状茶剂水分不得过 3.0%。含糖块状茶剂溶化性检查应全部溶化，可有轻微浑浊，不得有焦屑等。

块状茶剂重量差异检查，供试品每块的重量与标示重量相比，10 块中超出重量差异限度的不得多于 2 块，并不得有 1 块超出限度 1 倍。装量差异除另有规定外，煎煮茶剂或袋装茶剂内容物重量，每袋（盒）装量与标示装量相比，超出装量差异限度的不得多于 2 袋（盒），并不得有 1 袋（盒）超出限度 1 倍。微生物限度等均应符合相应要求。

（二）茶剂的质量检查

1. 水分 取供试品（不含糖块状茶剂研碎，含糖快状茶剂破碎成 3mm 的颗粒），照现行版《中国药典》水分测定法测定。

2. 溶化性 取含糖块状茶剂 1 块，加 20 倍量热水，搅拌 5min，应符合规定。

3. 重量差异 取块状茶剂 10 块，分别称定重量，每块的重量与标示量相比（标示重量 6g 以下、6g 以上其重量差异限度分别为 ±7% 和 ±5%）。

4. 装量差异 取煎煮茶剂或袋装茶剂 10 袋（盒），分别称定每袋（盒）内容物重量，每袋（盒）装量与标示装量相比（标示重量 2g 及 2g 以下、2g 以上至 5g、5g 以上至 10g、10g 以上至 20g、20g 以上至 40g、40g 以上者重量或装量差异限度分别为 ±15%、±12%、±10%、±6%、±5%、±4%）。

5. 微生物限度 照《中国药典》（2015 年版）微生物限度检测法检查。

扫码"学一学"

第九节 浸出药剂容易出现的质量问题

浸出药剂成分组成复杂，属于混合分散体系，在贮存过程中易发生各种物理和化学变化，影响制剂的安全性和有效性。

一、长霉发酵

糖浆剂、合剂、口服液等含有糖、蛋白质等微生物的营养物质，且水分含量大，在适宜的温度、pH 等条件下，微生物易大量繁殖。应严格生产工艺管理，采取严格的防菌措施，避免微生物的污染；必要时可适当加入防腐剂。

含乙醇制剂，乙醇含量在 20% 以上可以达到防腐效果。

二、浑浊沉淀

液体浸出药剂成分复杂，既含有高分子杂质，也含有溶解度不同的各类小分子物质，因而在贮存过程中存在胶体分子的陈化和难溶性成分的析出现象；含乙醇药剂，因乙醇挥发导致醇度下降，溶解范围发生改变而产生浑浊或沉淀；因包装材料或光线、温度等因素的影响，导致成分发生水解或其他反应；药剂的 pH 改变，也会使某些成分的溶解度下降。

为减少浑浊或沉淀，应加强精制，除杂彻底；制剂密闭包装，减少含乙醇药剂乙醇的挥发；溶解度小的药物成分可以加辅助溶剂或 β – 环糊精包合；包装材料使用前进行内表面的处理等。根据沉淀出现的原因，有针对性地采取措施。

三、成分水解

有些中药成分在水中易水解，导致疗效降低或失效。水解往往与 pH、酶、温度等因素有关。调整药液的 pH、加热以杀灭酶的活性、低温保存、添加乙醇或其他有机溶剂等可抑制水解的进行。

重点小结

重点难点	药师考点
1. 汤剂、中药合剂、糖浆剂、煎膏剂、药酒、酊剂、流浸膏、浸膏剂、茶剂的含义、制法及注意事项	☆☆☆汤剂、中药合剂、糖浆剂、煎膏剂、药酒、酊剂、流浸膏、浸膏剂、茶剂的含义、制法及注意事项
2. 浸出药剂的含义、特点及剂型种类；各种剂型的特点、质量要求及控制方法	☆☆浸出药剂的含义、特点及剂型种类；各种剂型的特点、质量检查
3. 汤剂研究及剂改的进展	☆汤剂研究及剂改的进展
4. 煎膏"返砂"的原因及解决途径	☆煎膏"返砂"的原因及解决途径
5. 液体类浸出药剂的生霉发酵、浑浊、沉淀、水解的原因及解决途径等	☆液体类浸出药剂的生霉发酵、浑浊、沉淀、水解的原因及解决途径等

（张 华）

扫码"练一练"

第八章 液体药剂

要点导航

   1. 掌握 液体药剂的含义、分类与特点；表面活性剂的含义、分类、基本性质与选用；药剂中增加药物溶解度的方法；真溶液型、胶体溶液型、乳状液型及混悬液型液体药剂的含义、特点与制法。

   2. 熟悉 溶解、增溶、助溶、潜溶、乳化、混悬的概念；增溶原理；胶体溶液稳定性及其影响因素；乳剂稳定性及乳化剂的选用；混悬剂的稳定性；液体药剂的质量检查。

   3. 了解 乳剂形成的理论；灌肠剂、洗剂、搽剂、滴鼻剂、滴耳剂等液体剂型的含义与特点；液体药剂的色、香、味及包装贮藏。

扫码"学一学"

第一节 概 述

一、液体药剂的含义与特点

液体药剂（liquid pharmaceutical preparations）系指药物分散在液体分散介质（溶剂）中制成的液态剂型，可供内服或外用。其中由浸出法、灭菌法制备的液体药剂分别在浸出制剂、注射剂中论述。

液体药剂中被分散的药物称为分散相，分散介质统称为分散媒。其中溶液型和胶体溶液型的高分子溶液因药物以分子或离子状态分散于介质中，分散媒亦称为溶剂；乳浊液型液体药剂的分散媒又称为外相或连续相。

液体药剂是临床上广泛应用的一类剂型。具有吸收快，作用较迅速；给药途径广泛，可内服、外用，也可腔道用等；使用方便，易于分剂量，尤其适用于婴幼儿和老年患者；能减少某些药物的刺激性；某些固体药物制成液体制剂，可提高其生物利用度等优点。液体药剂也存在一些不足，例如药物分散度较大，受分散媒的影响，易引起药物的化学降解，使药效降低甚至失效；体积较大，携带、运输、贮存不方便；水性液体药剂易霉变，非均相液体药剂易出现聚集、沉淀等稳定性问题等。

二、液体药剂的分类

（一）按分散系统分类

液体药剂中的药物可以是固体、液体或气体，它们以分子、离子、胶粒、微粒或微滴形式分散于液体分散媒中。根据分散相粒子大小、物态及分散情况的不同，分为真溶液型、胶体溶液型、混悬液型、乳状液型四类，具体见表 8-1。分散相以小分子或离子状态分散于液体分散介质中称为溶液（真溶液）。以高分子状态分散者称为高分子溶液，属于胶体溶液。分散相质点为多分子聚集体的胶体溶液称为溶胶。以固体或液滴状态分散于分散介质中，与分散介质之间有相界面的，前者称为混悬液，后者称为乳浊液。

表 8 - 1 分散体系的分类

类　型		分散相大小	特　征
真溶液型		<1nm	真溶液；无界面，热力学稳定体系；扩散快，能透过滤纸和某些半透膜
胶体溶液型	高分子溶液	1~100nm	胶体溶液；无界面，热力学稳定体系；扩散慢，能透过滤纸，不能透过半透膜
	溶　胶		胶体溶液；有界面，热力学不稳定体系；扩散慢，能透过滤纸而不能透过半透膜
混悬液型		>500nm	有界面，动力学和热力学不稳定体系；扩散很慢或不扩散，显微镜下可见
乳状液型		>100nm	有界面，热力学不稳定体系；扩散很慢或不扩散，显微镜下可见

（二）按给药途径分类

按照给药途径，液体药剂可分为以下两类。

1. 内服液体药剂　如合剂、糖浆剂、口服乳剂、口服混悬剂等。

2. 外用液体药剂　①皮肤用液体药剂：如洗剂、搽剂等；②五官科用液体药剂：如洗耳剂、滴耳剂、洗鼻剂、滴鼻剂、含漱剂、滴牙剂等；③直肠、阴道或尿道用液体药剂：如灌肠剂、灌洗剂等。

三、液体药剂常用的溶剂

液体药剂的溶剂对药物起溶解和分散作用，其本身质量直接影响制剂的制备和稳定性。液体药剂的溶剂应对药物具有良好的溶解性与分散性，化学性质稳定，毒性小，无臭味，不影响主药的作用和含量测定，成本低等特点。

1. 水　水是最常用的溶剂，本身无药理作用。水能与乙醇、甘油、丙二醇等溶剂以任意比例混合，能溶解绝大多数的无机盐类和有机药物，能溶解中药中的生物碱盐、苷类、糖类、树胶、黏液质、鞣质、蛋白质及色素等。但在水中不稳定的药物如易水解的药物不宜制成水性液体制剂。配制水性液体制剂通常使用蒸馏水或纯化水等制药用水。

2. 乙醇　乙醇是常用溶剂，可与水、甘油、丙二醇等溶剂以任意比例混合，能溶解药材中多类成分，如生物碱及其盐类、苷类、挥发油、树脂、鞣质、有机酸和色素等。20%以上的乙醇具有防腐作用。但乙醇有一定的生理作用，且易挥发、易燃烧。

3. 甘油　为黏稠性液体，味甜，毒性小，能与水、乙醇、丙二醇混溶。甘油黏度较大，且有防腐性，故常将一些外用药制成甘油剂。甘油的吸水性很强，多用作外用制剂的保湿剂。

4. 丙二醇　丙二醇兼有甘油的优点，刺激性与毒性均较小，能溶解很多有机药物，如磺胺类药、局部麻醉药、维生素 A、维生素 D 及性激素等，液体药剂中常用来代替甘油。

5. 聚乙二醇　低聚合度的聚乙二醇，如 PEG 300~600 为透明液体，能与水以任何比例混溶，并能溶解许多水溶性无机盐和水不溶性有机药物。本品对易水解的药物具有一定的稳定作用，亦具有保湿作用。

6. 脂肪油　主要指《中国药典》（2015 年版）收载的植物油类，如菜油、花生油、麻油、豆油等。多用于外用制剂，如洗剂、搽剂等。脂肪油能溶解生物碱、挥发油及许多芳香族化合物。

7. 液状石蜡　本品为饱和烷烃化合物，化学性质稳定。分轻质和重质两种，前者密度为 0.818～0.880g/ml，多用于外用液体药剂；后者密度为 0.845～0.905g/ml，可用于软膏剂。

8. 油酸乙酯　属脂肪油的代用品。本品为淡黄色或几乎无色、易流动、似橄榄油香味的油状液体，是甾族化合物及其他油溶性药物的常用溶剂。在空气中暴露易氧化、变色，故使用时常加入抗氧剂。

9. 肉豆蔻酸异丙酯　本品为透明、无色、几乎无臭的低黏度油状液体。化学性质稳定，不易酸败、氧化或水解，无刺激性、过敏性。不溶于水、甘油和丙二醇，可溶于乙酸乙酯、乙醇，可分散于羊毛脂、胆甾烷醇中，本品常用作外用药剂的溶剂。

此外，在制备液体药剂时，根据需要加入各类附加剂，可起到增溶、助溶、乳化、助悬、润湿、矫味（臭）、着色等作用。

第二节　表面活性剂

扫码"学一学"

一、表面活性剂的含义、组成与特点

物体相之间的交界面称为界面，如液－液、液－固、气－液、气－固界面，其中液体或固体与气体间的界面通常称为表面。各相接触面上会产生一定的表面张力或界面张力。凡能显著降低两相间界面张力（或表面张力）的物质称为表面活性剂（surfactant）。

表面活性剂之所以能降低表面（界面）张力，主要是由于其分子结构的特点。它们大都是长链的有机化合物，分子结构中同时含有亲水基团如—OH、—COOH、—NH_2 等和疏水基团如碳氢链，如图 8－1 所示。亲水基团易溶于水或易被水湿润，疏水基团具有亲油性，亦可称为亲油基。

将表面活性剂加入水中，低浓度时可被吸附在溶液的表面，亲水基团朝向水中，亲油基团（或疏水相）朝向空气中，在表面（或界面）上定向排列，从而改变了液体的表面性质，使表面张力降低，如图 8－2 所示。此时，表面活性剂在溶液表面层的浓度大大高于在溶液中的浓度。

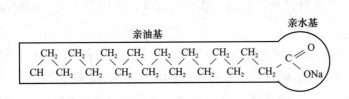

图 8－1　表面活性剂的化学结构

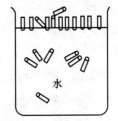

图 8－2　表面活性剂分子在
水－空气界面的吸附作用

二、常用的表面活性剂

表面活性剂通常按其在水中的解离情况分为离子型和非离子型两大类，离子型表面活性剂按其离子所带电荷可分为阴离子型、阳离子型和两性离子型表面活性剂。

（一）阴离子型表面活性剂

阴离子型表面活性剂起表面活性作用的是其阴离子部分，即带负电荷，如肥皂、长链烃基的硫酸盐等。

1. 肥皂类　系高级脂肪酸的盐，通式为（RCOO）$_n^-$ M^{n+}。其脂肪酸烃链一般在 C_{11} ~ C_{18} 之间，以硬脂酸、油酸、月桂酸等较常用。根据 M 的不同，有碱金属皂、碱土金属皂和有机胺皂（如三乙醇胺皂）等。它们都具有良好的乳化能力，但易被酸所破坏。碱金属皂还可被钙、镁盐等破坏，电解质可使之盐析。有一定的刺激性，一般用于皮肤用药剂。

2. 硫酸化物　系硫酸化油和高级脂肪醇硫酸酯类，通式为 R·O·SO$_3^-$ M$^+$，脂肪烃链 R 通常在 C_{12} ~ C_{18} 之间。硫酸化油的代表是硫酸化蓖麻油，俗称为土耳其红油，为黄色或桔黄色黏稠液体，有微臭，可与水混合，为无刺激性的去污剂和润湿剂，可代替肥皂洗涤皮肤，亦可用于挥发油或水不溶性杀菌剂的增溶。高级脂肪醇硫酸酯类中常用的是十二烷基硫酸钠（月桂醇硫酸钠）、十六烷基硫酸钠（鲸蜡醇硫酸钠）、十八烷基硫酸钠（硬脂醇硫酸钠）等。其乳化性较强，且较肥皂类稳定，主要用作软膏剂的乳化剂。

3. 磺酸化物　系指脂肪族磺酸化物、烷基芳基磺酸化物和烷基萘磺酸化物等，通式为 R·SO$_3^-$ M$^+$。脂肪族磺酸化物如二辛基琥珀酸磺酸钠（商品名阿洛索 – OT）、二己基琥珀酸磺酸钠（商品名阿洛索 –18），烷基芳基磺酸化物如十二烷基苯磺酸钠，常用作洗涤剂。

（二）阳离子型表面活性剂

阳离子型表面活性剂起表面活性作用的是阳离子部分，即带正电荷。其分子结构的主要部分是一个五价氮原子，也称为季铵化合物，其特点是水溶性大，在酸性与碱性溶液中均较稳定。除具有良好的表面活性作用外，都具有很强的杀菌作用，因此主要用于杀菌与防腐。常用的有氯苄烷铵（商品名为洁尔灭）、溴苄烷铵（商品名为新洁尔灭）、氯化（溴化）十六烷基吡啶（商品名为西北林）等。

（三）两性离子型表面活性剂

两性离子型表面活性剂分子中同时具有正、负电荷基团，可随介质 pH 的不同而成为阳离子型或阴离子型。有天然品，也有人工合成制品。

1. 卵磷脂　卵磷脂是天然的两性离子型表面活性剂，是由磷酸型的阴离子部分和季铵盐型的阳离子部分所组成，其结构式如下：

$$
\begin{array}{l}
CH_2 - OOCR_1 \\
| \\
CH - OOCR_2 \\
 \\
| \qquad\qquad\; O \qquad\qquad\qquad\qquad\qquad\quad CH_3 \\
 \qquad\qquad\;\; \| \qquad\qquad\qquad\qquad\qquad\quad\; | \\
CH_2 - O - P - O - CH_2 - CH_2 - N^+ - CH_3 \\
| \qquad\qquad\qquad\qquad\qquad\qquad\;\; | \\
O^- \qquad\qquad\qquad\qquad\qquad\qquad\; CH_3
\end{array}
$$

磷酸酯盐型阴离子部分　　　季铵盐型阳离子部分

由于卵磷脂有 R_1 和 R_2 两个疏水基团，故不溶于水，但其对油脂的乳化作用很强，可制成油滴很小且不易破坏的乳剂。目前是制备注射用乳剂的主要附加剂。

2. 合成的两性离子型表面活性剂 合成的两性离子型表面活性剂构成阳离子部分的是胺盐或季铵盐，阴离子部分主要是羧酸盐，也有硫酸酯、磷酸酯、磺酸盐等。羧酸盐型又分为氨基酸型和甜菜碱型两类。氨基酸型两性离子型表面活性剂在等电点（一般为微酸性）时亲水性减弱，可能产生沉淀。甜菜碱型无论在酸性、中性或碱性水溶液中均易溶，在等电点时也无沉淀，适用于任何 pH 环境。

两性离子型表面活性剂在碱性水溶液中呈阴离子型表面活性剂性质，起泡性良好，去污力亦强；在酸性水溶液中则呈阳离子型表面活性剂特性，杀菌力很强。

（四）非离子型表面活性剂

非离子型表面活性剂系指在水溶液中不解离的一类表面活性剂，其分子中构成亲水基团的是甘油、聚乙二醇、山梨醇等多元醇，构成亲油基团的是长链脂肪酸或长链脂肪醇及烷基或芳基等，亲水基团和亲油基团以酯键或醚键相结合，因而有许多不同品种。因其化学上的不解离性，所以具有不受电解质和溶液 pH 影响、毒性和溶血性小、能与大多数药物配伍等优点，在药剂上应用广泛，常用作增溶剂、分散剂、乳化剂或混悬剂等。可供外用，也可供内服，个别品种还可用于注射剂。

1. 脂肪酸山梨坦类 系脱水山梨醇脂肪酸酯类，由山梨醇与各种不同的脂肪酸所组成的酯类化合物，商品名为司盘（Span）。由于山梨醇羟基脱水位置不同，脱水山梨醇实际上是一次脱水物和二次脱水物的混合物，所生成的酯也是混合物，一般可用以下通式表示：

$$\begin{array}{c} \text{CH}_2\text{OOCR} \\ \text{O} \\ \text{HO} \quad \text{OH} \\ \text{OH} \end{array}$$

RCOO—为脂肪酸根，山梨醇为六元醇，因脱水而环合

脱水山梨醇的酯类因脂肪酸种类和数量的不同而有不同产品，例如月桂山梨坦（司盘 −20）是单月桂酸酯；棕榈山梨坦（司盘 −40）是单棕榈酸酯；硬脂山梨坦（司盘 −60）是单硬脂酸酯；三硬脂山梨坦（司盘 −65）是三硬脂酸酯；油酸山梨坦（司盘 −80）是单油酸酯；三油酸山梨坦（司盘 −85）是三油酸酯等。其 HLB 值在 $4.3 \sim 8.6$，亲油性较强，故一般用作 W/O 型乳剂的乳化剂，或 O/W 型乳剂的辅助乳化剂。

2. 聚山梨酯类 系聚氧乙烯脱水山梨醇脂肪酸酯类，系在司盘类的剩余 −OH 上，再结合聚氧乙烯基而制得的醚类化合物，商品名为吐温（Tween）。与司盘相同，聚氧乙烯脱水山梨醇脂肪酸酯类也是山梨醇的一次脱水物和二次脱水物的混合物。可用以下通式表示：

$$\begin{array}{c} \text{CH}_2\text{OOCR} \\ \text{O} \\ \text{H(C}_2\text{H}_4\text{O)}_n\text{O} \quad \text{O(C}_2\text{H}_4\text{O)}_n\text{H} \\ \text{O(C}_2\text{H}_4\text{O)}_n\text{H} \end{array}$$

式中—$(\text{C}_2\text{H}_4\text{O})_n\text{O}^-$为聚氧乙烯基

聚氧乙烯脱水山梨醇脂肪酸酯类根据脂肪酸种类和数量的不同而有不同产品。例如聚山

梨酯20（吐温-20）、聚山梨酯40（吐温-40）、聚山梨酯60（吐温-60）、聚山梨酯65（吐温-65）、聚山梨酯80（吐温-80）、聚山梨酯85（吐温-85）等。因其分子中增加了亲水性的聚氧乙烯基，亲水性大大增加，故广泛用作增溶剂或O/W型乳化剂。

3. 聚氧乙烯脂肪酸酯类 系由聚乙二醇与长链脂肪酸缩合而成，商品名为卖泽（Myrij）。可用通式：$R \cdot COO \cdot CH_2 \cdot (CH_2OCH_2)_n \cdot CH_2OH$ 表示，其中，$—(CH_2OCH_2)—$ 为聚乙二醇形成的聚氧乙烯基，n 是聚合度，根据聚乙二醇的平均分子量而定。该类表面活性剂乳化能力很强，常用作 O/W 型乳化剂。

4. 聚氧乙烯脂肪醇醚类 系由聚乙二醇与脂肪醇缩合而成的醚类，通式为 $R \cdot O (CH_2OCH_2)_n H$，商品名为苄泽（Brij）。因聚氧乙烯基聚合度和脂肪醇的不同而有不同的品种。如西土马哥（Cetomacrogol），为聚乙二醇与十六醇缩合而得；平平加 O（Peregal O）为 15 单位氧乙烯与油醇的缩合物；埃莫尔弗（Emlphor）是一类聚氧乙烯蓖麻油化合物，为 20 个单位以上的氧乙烯与油醇的缩合物。该类表面活性剂常用作乳化剂或增溶剂。

5. 聚氧乙烯-聚氧丙烯共聚物 系由聚氧乙烯和聚氧丙烯聚合而成。其中，聚氧乙烯基是亲水性的，聚氧丙烯基则随聚合度的增大而逐渐变得亲油，从而构成这类表面活性剂的亲油基团。最常用的有普流罗尼克（Pluronic），又称为泊洛沙姆（Poloxamer）。

三、表面活性剂的基本性质

（一）胶束与临界胶束浓度

表面活性剂水溶液达到一定浓度后，浓度再增大，对表面张力的降低作用不明显。这时表面层表面活性剂已基本饱和，更多的表面活性剂分子进入溶液内部。在水溶液中，表面活性剂分子的疏水部分与水的亲和力较小，当浓度较大时，疏水基团相互吸引、缔合在一起形成缔合体，这种缔合体称为胶团或胶束（micelle）。表面活性剂开始形成胶束时的浓度称为临界胶束浓度（critical micelle concentration，CMC）。CMC 与表面活性剂的结构及组成有关，每一种表面活性剂有其各自的 CMC。如十二烷基硫酸钠的 CMC 为 0.232%（g/ml），每个胶束的分子数约为 125 个，总分子量约为 36000。

在表面活性剂达到 CMC 浓度的水溶液中，胶束有相近的缔合度并呈球形或板状等，分子中亲水基排列在球壳外部形成栅状层结构，而碳氢链在中心形成内核。如图 8-3 所示。

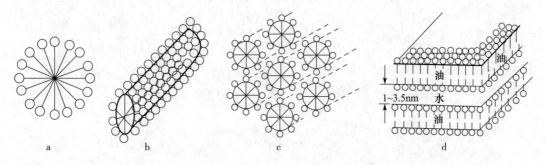

图 8-3 常见的胶束结构

a. 球状胶束；b. 棒状胶束；c. 束状胶束；d. 层状胶束；

（二）亲水亲油平衡值

表面活性剂分子中同时含有亲水基团和亲油基团，其亲水亲油性的强弱取决于分子结构中亲水基团和亲油基团的多少，可以用亲水亲油平衡值（Hydrophile - Lipophile Balance Value，HLB 值）表示。根据经验，将表面活性剂的 HLB 值范围限定在 0 ~ 40，其中非离子型表面活性剂的 HLB 值范围为 0 ~ 20，即完全由疏水碳氢基团组成的石蜡分子的 HLB 值为 0，完全由亲水性的氧乙烯基组成的聚氧乙烯的 HLB 值为 20，既有碳氢链又有氧乙烯链的表面活性剂的 HLB 值介于两者之间。表面活性剂的 HLB 值愈高，其亲水性愈强；HLB 值越低，其亲油性愈强。不同 HLB 值的表面活性剂适合于不同的用途，如增溶剂 HLB 值的最适范围为 15 ~ 18 以上；去污剂 HLB 值为 13 ~ 16；O/W 乳化剂 HLB 值为 8 ~ 16；润湿剂与铺展剂 HLB 值为 7 ~ 9；W/O 乳化剂 HLB 值为 3 ~ 8；大部分消泡剂 HLB 值为 0.8 ~ 3 等，如图 8 - 4 所示。

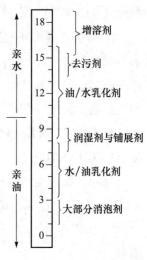

图 8 - 4　不同 HLB 值表面活性剂的适用范围

非离子型表面活性剂的 HLB 值具有加和性。如简单的二组分非离子型表面活性剂混合体系的 HLB 值可按下式计算。

$$\mathrm{HLB}_{混合乳化剂} = \frac{W_A \cdot \mathrm{HLB}_A + W_B \cdot \mathrm{HLB}_B}{W_A + W_B} \tag{8 - 1}$$

式中，W_A 为乳化剂 A 的重量，W_B 为乳化剂 B 的重量，HLB_A 为乳化剂 A 的 HLB 值，HLB_B 为乳化剂 B 的 HLB 值。

（三）Krafft 点

对于离子型表面活性剂，温度对胶束的形成影响不显著，主要增加表面活性剂的溶解度以及增加被增溶物在胶束中的溶解度。图 8 - 5 为十二烷基硫酸钠在水中的溶解度随温度变化曲线。从图可知，随温度升高至某一温度，其溶解度急剧升高，该温度称为 Krafft 点，相对应的溶解度即为该离子表面活性剂的 CMC（图中虚线）。当溶液中表面活性剂的浓度未超过溶解度时（区域 I），溶液为真溶液；当继续加入表面活性剂时，则有过量表面活性剂析出（区域 II）；而此时再升高温度，体系又成为澄明溶液（区域 III），但与 I 相不同，III 相是表面活性剂的胶束溶液。

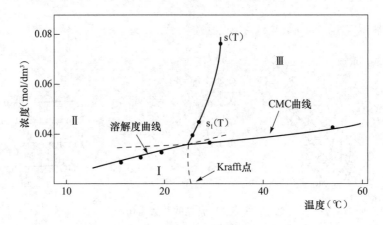

图 8 - 5　十二烷基硫酸钠的溶解度曲线

Krafft 点是离子型表面活性剂的特征值，Krafft 点越高，CMC 越小。Krafft 点是表面活性剂使用温度的下限，或者说，只有在温度高于 Krafft 点时表面活性剂才能更大程度地发挥效能。例如十二烷基硫酸钠与十二烷基磺酸钠的 Krafft 点分别为 8℃ 和 70℃，后者在室温的表面活性不够理想。

（四）起昙与昙点

温度会影响表面活性剂的溶解度。通常温度升高溶解度增大，但某些含聚氧乙烯基的非离子型表面活性剂的溶解度开始随温度上升而增大，达到某一温度后，其溶解度急剧下降，使溶液变混浊，甚至产生分层，冷却后又能恢复澄明。这种由澄明变混浊的现象称为起昙（clouding formation），转变点的温度称为昙点（cloud point）。产生这一现象的原因，主要是由于含聚氧乙烯基的表面活性剂其聚氧乙烯基可与水形成氢键，开始时随温度升高溶解度增大，而温度升高达到昙点后，氢键受到破坏，分子水化力降低，溶解度急剧下降，故而出现混浊或沉淀。如吐温 - 20、吐温 - 60、吐温 - 80 的昙点分别是 95℃、76℃、93℃。盐类或碱性物质的加入能降低昙点。有的含聚氧乙烯基的表面活性剂没有昙点，如 Pluronic F - 68 极易溶于水，甚至达沸点时也没有起昙现象。

含有昙点表面活性剂的制剂，由于在达到昙点时析出表面活性剂，其增溶性或乳化性能下降，被增溶的物质可能析出，或相应的乳剂可能遭到破坏。有的在温度下降后恢复原状，有的则难以恢复，因此需加热灭菌的制剂应格外注意。

（五）表面活性剂的毒性

阳离子型表面活性剂的毒性大于阴离子型表面活性剂，非离子型表面活性剂的毒性相对较小。阳离子型和阴离子型表面活性剂还有较强的溶血作用，非离子型表面活性剂的溶血作用一般比较轻微，聚山梨酯类非离子型表面活性剂的溶血作用通常较小。溶血作用的顺序为：聚氧乙烯烷基醚 > 聚氧乙烯烷芳基醚 > 聚氧乙烯脂肪酸酯 > 吐温类。吐温类溶血作用的顺序为：吐温 - 20 > 吐温 - 60 > 吐温 - 40 > 吐温 - 80。

表面活性剂静脉给药的毒性较口服给药大，外用时表面活性剂的毒性相对较小，以非离子型表面活性剂对皮肤和黏膜的刺激性为最小。

四、表面活性剂在药剂中的应用

（一）增溶剂

药物在水中因加入表面活性剂而溶解度增加的现象称为增溶（solubilization）。具有增溶作用的表面活性剂称为增溶剂（solubilizer）。

1. 增溶的原理　如前所述，当表面活性剂水溶液达到临界胶束浓度后，表面活性剂分子的疏水基团缔合形成胶束。胶束内部是由亲油基团排列而成的极小的非极性疏水空间，而外部是由亲水基团形成的极性区。胶束微粒大小属于胶体溶液范围，因此形成的体系仍呈澄明溶液。被增溶物以不同方式与胶束结合而使其溶解度增大。非极性物质如苯、甲苯等可完全进入胶束内核的非极性区而被增溶；水杨酸等带极性基团的分子，其非极性基团如苯环插入胶束内核中，极性基团如羧基则伸入胶束外层的极性区；极性物如对羟基苯甲酸由于分子两端都有极性基团，可完全被胶束外聚氧乙烯链所吸引而被增溶，如图 8 - 6

所示。

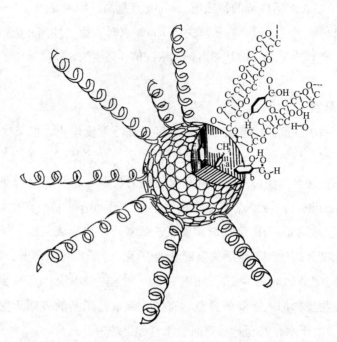

图 8-6　表面活性剂的球形胶束及其增溶模型

增溶作用与真正的溶解作用并不相同，真正溶解过程会使溶剂的依数性有很大改变。但增溶后对依数性影响很小，这说明在增溶过程中溶质没有分散成分子或解离成离子，而是以胶束形式分散在增溶溶液中，所以质点的数目不会增多。

2. 影响增溶的因素

（1）增溶剂的性质、用量及使用方法　不同相对分子质量的增溶剂具有不同的增溶效果，同系物的增溶剂其碳链愈长，增溶量愈大。一般用作增溶剂的表面活性剂 HLB 值在 15～18 之间。对极性或者中等极性的药物而言，非离子型表面活性剂的 HLB 值愈大，其增溶效果愈好；但对极性低的药物，结果则恰恰相反。增溶剂的最佳用量可通过实验确定。应用时，通常宜将被增溶药物分散于增溶剂中，然后再用溶剂分次稀释至规定体积。

（2）被增溶药物的性质　增溶剂所形成的胶束体积大体固定，在增溶剂浓度一定时，被增溶药物的相对分子质量愈大，摩尔体积也愈大，其增溶量愈小。

（3）溶液的 pH 及电解质　弱碱性药物的分子型药物浓度随着溶液 pH 的增大而增大，增溶效果愈好；溶液的 pH 减小，有利于弱酸性药物的增溶。

电解质能降低增溶剂的 CMC，使增溶剂在较低的浓度时形成大量的胶束而产生增溶作用。另外，电解质还可中和胶束的电荷，增大胶束内部的有效体积，为药物提供更多的空间，从而提高增溶作用。

（4）温度　温度影响胶束的形成、被增溶物质的溶解以及表面活性剂的溶解度。对于离子型表面活性剂，温度升高主要是增加被增溶物质在胶束中的溶解度以及表面活性剂的溶解度。对于某些含聚氧乙烯基的非离子表面活性剂，温度升高常常出现起昙现象。

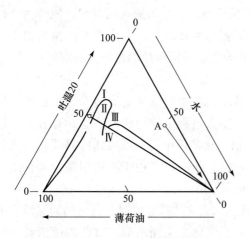

图 8 - 7 薄荷油 - 聚山梨酯 20 - 水
三元相图（20℃）

3. 增溶在中药药剂中的应用

（1）增加中药中难溶性成分的溶解度 一些中药中的难溶性成分，如薄荷中提取的薄荷油、莪术中提取的莪术油、乌头中提取的乌头碱等制成液体药剂有一定难度，加入聚山梨酯 80 后可增加其溶解度而制成注射剂，并改善其澄明度。增溶剂、被增溶物和溶剂的最佳配比常通过实验制作三元相图来确定。图 8 - 7 是薄荷油 - 聚山梨酯 20 - 水的三元相图，两曲线上的各点均为出现浑浊或由浑浊变澄清的比例点，以曲线为分界线，Ⅱ、Ⅳ 两相区是多相区，表明在 Ⅱ、Ⅳ 两相区内的任一比例，均不能制得澄明溶液；在单相区 Ⅰ、Ⅲ 内任一比例均可制得澄明溶液。但这并不保证所有这些澄明溶液在稀释中不发生混浊。只有在沿曲线的切线上方区域内的任一点，如 A 点（代表薄荷油 7.5%，聚山梨酯 20 42.5% 和水 50%），在水稀释时才不会出现浑浊。

案例导入

案例 8 - 1 莪术油注射液

处方： 莪术挥发油 10g   聚山梨酯 80 100ml   注射用水加至 1000ml

制法： 称取澄明的油状液体莪术油 10g，再量取聚山梨酯 80 100ml，在干燥的容器内混合均匀，加入预热至 70℃ 的注射用水中，继续加热至乳白色，停止加热。放冷后，加注射用水使总量为 1000ml，100℃，60min 热压处理后，趁热搅拌均匀并放冷至室温。冷藏 48h。用滤纸板抽滤至澄明，3 号垂熔漏斗滤过，熔封于 10ml 安瓿中，置旋转式灭菌器内 100℃ 40min 灭菌即得。

注解： 莪术油不溶于水，加入聚山梨酯 80 作为增溶剂。当前有研究认为，聚山梨酯 80 具有一定的溶血作用或过敏反应，基于聚山梨酯 80 是一类混合物，应对其质量和用量进行进一步考察与研究。

思考题： 莪术油从中药莪术中提取得到，主要成分莪术醇含量 68% 以上，30% 成分不明确，应如何控制产品质量？

（2）用于中药提取的辅助剂 表面活性剂可降低表面张力，从而增加溶剂对中药材的润湿、渗透性，也有利于溶解或增溶中药材中的有效成分。如聚山梨酯 80 可使薰衣草油提取率增加 20%，而油的性质不变。

（二）乳化剂

表面活性剂可以用作乳化剂，其乳化作用机制主要是形成界面膜、降低界面张力或形成扩散双电层等。一般说来，HLB 值在 3～8 的表面活性剂可用作 W/O 型乳化剂，HLB 值在 8～16 的表面活性剂用作 O/W 型乳化剂。

（三）润湿剂

促进液体在固体表面铺展或渗透的作用称为润湿（wetting），能起润湿作用的表面活性剂称为润湿剂（wetters）。在疏水性药物配制水性混悬剂时，必须加入润湿剂，使药物能被水润湿。润湿剂的作用原理是降低固–液两相界面张力和接触角。一些表面活性剂如聚山梨酯类、聚氧乙烯脂肪醇醚以及长链烃基或烷芳基硫酸盐或磺酸盐均可作为润湿剂。

（四）起泡剂与消泡剂

泡沫是气体分散在液体中的分散体系。中药提取或浓缩时常因含有皂苷、蛋白质、树胶或其他高分子化合物，会在提取罐或浓缩罐中产生大量稳定的泡沫。这些具有表面活性的高分子物质通常有较强的亲水性和较高的 HLB 值，在溶液中可降低液体的界面张力而使泡沫稳定，这些物质即称为起泡剂（forming agengts）。起泡剂可用于腔道用药，如在阴道用片中加入起泡剂，可促使药物进入阴道皱褶而发挥作用。

一些 HLB 值为 1~3 的亲油性较强的表面活性剂加入泡沫体系中时，其可与泡沫液层的起泡物质争夺液膜上空间，降低表面黏度，促使液膜液体流失而消泡，这些表面活性剂即称为消泡剂（antifoaming agents）。消泡剂通常用于中药提取、浓缩等过程中，以消除中药材中皂苷、蛋白质等高分子化合物因沸腾、搅拌而产生的泡沫。

（五）抑菌剂

大多数阳离子型表面活性剂和两性离子型表面活性剂及少数阴离子型表面活性剂可用作抑菌剂（disinfectant），如苯扎溴铵、甲酚皂等。其抑菌机制是由于表面活性剂与细菌生物膜的蛋白质发生相互作用，使蛋白质变性或破坏。

（六）去污剂

去污剂（detergents），也称洗涤剂（cleaning agents），是用于去除污垢的表面活性剂。去污作用是表面活性剂润湿、渗透分散、乳化或增溶等各种作用的综合结果。去污剂的最适 HLB 值为 13~16，常用的去污剂有钠肥皂、十二烷基硫酸钠等。

第三节 溶解度与增加药物溶解度的方法

扫码"学一学"

一、溶解度及其影响因素

（一）溶解度的概念

药物的溶解度系指在一定温度（气体在一定压力）下，在一定量溶剂中溶解药物的最大量。《中国药典》（2015 年版）关于溶解度有 7 种描述：极易溶解、易溶、溶解、略溶、微溶、极微溶解、几乎不溶或不溶，具体见表 8 – 2。这些概念仅表示药物大致溶解性能。准确的溶解度是以一份溶质（1g 或 1ml）溶于若干毫升溶剂中表示。如苦杏仁苷在水中的溶解度为 1∶12，即 1g 苦杏仁苷溶于 12ml 水中。溶解度也可用物质的摩尔浓度（mol/L）表示。

表 8 – 2 　《中国药典》（2015 年版）关于溶解度的描述

溶解度术语	溶解度限度
极易溶解	系指溶质 1g（ml）能在溶剂不到 1ml 中溶解
易溶	系指溶质 1g（ml）能在溶剂 1~不到 10ml 中溶解
溶解	系指溶质 1g（ml）能在溶剂 10~不到 30ml 中溶解
略溶	系指溶质 1g（ml）能在溶剂 30~不到 100ml 中溶解
微溶	系指溶质 1g（ml）能在溶剂 100~不到 1000ml 中溶解
极微溶	系指溶质 1g（ml）能在溶剂 1000~不到 10000ml 中溶解
几乎不溶或不溶	系指溶质 1g（ml）在溶剂 10000ml 中不能完全溶解

了解中药有效成分的溶解性质，对于中药制剂是十分必要的。有效成分的溶解度太小，就意味着吸收很困难。中药提取物一般是多种物质的混合物。目前在大多数中药有效成分及其理化性质数据不全的情况下，可以先根据已知有效成分或指标成分的溶解性质，选择适宜的溶剂和方法进行提取。

（二）影响溶解度的因素

1. 温度　温度对溶解度影响很大，主要取决于溶解过程是吸热过程还是放热过程。溶解度与温度的关系如下：

$$\ln X = \frac{\Delta H_f}{R}\left(\frac{1}{T_f} - \frac{1}{T}\right) \tag{8-2}$$

式中，X 为溶解度（摩尔分数），T_f 为药物熔点、T 为溶解时温度，ΔH_f 为摩尔溶解热，R 为气体常数。由上式可见，$\ln X$ 与 $1/T$ 成正比。$\Delta H_f > 0$ 时为吸热过程，溶解度随温度升高而增加，$\Delta H_f < 0$ 时为放热过程，溶解度随温度升高而降低。$T_f > T$ 时，ΔH_f 越小、T_f 越低，溶解度越大。

2. 溶剂　药物在溶剂中的溶解度是药物分子与溶剂分子间相互作用的结果。若药物分子间的作用力小于药物分子与溶剂分子间的作用力，则药物溶解度大；反之，则溶解度小，即所谓的"相似相溶"规律。氢键对药物溶解度影响大，在极性溶剂中，若药物分子与溶剂分子之间能形成氢键，则溶解度增大；但若药物分子能形成分子内氢键，则在极性溶剂中的溶解度减小，而在非极性溶剂中的溶解度增大。

3. 药物性质　不同的药物在同一溶剂中具有不同的溶解度。主要由于极性的差异，也与晶型和晶格引力的大小有关。结晶型药物由于晶格能的存在，与无定型药物溶解度差别很大。多晶型药物因晶格排列不同，晶格能也不同，致使溶解度有很大差别。稳定型药物溶解度小，亚稳定型药物溶解度大，如氯霉素棕榈酸酯有 A 型、B 型和无定型，其中，B 型和无定型为有效型，溶解度大于稳定型 A 型。

4. 粒子大小　一般情况下溶解度与药物粒子大小无关，但当药物粒子的粒径处于微粉状态时，根据 Ostwald – Freundlich 公式，药物溶解度随粒径减小而增加。

$$\lg\frac{S_2}{S_1} = \frac{2\sigma M}{\rho RT}\left(\frac{1}{r_2} - \frac{1}{r_1}\right) \tag{8-3}$$

式中，S_1、S_2 分别是半径为 r_1、r_2 的药物溶解度；σ 为表面张力；ρ 为固体药物的密度；M 为分子量；R 为气体常数；T 为绝对温度。从上式可知，当药物处于微粉状态时，若 $r_1 < r_2$，则 $S_1 > S_2$，也即粒子越小，其溶解度越大。因此可以通过减小粒径来增大难溶性药物的溶解度，微粉化正是利用了这一原理。

二、增加药物溶解度的方法

1. 增溶　具体见本章第二节。

2. 助溶　一些难溶于水的药物由于第二种物质的加入而使其在水中溶解度增加的现象，称为助溶。加入的第二种物质称为助溶剂。其助溶的机制一般有 3 种：①助溶剂与难溶性药物形成可溶性络合物；②形成有机分子复合物；③通过复分解而形成可溶性盐类。例如难溶性的碘在 10% 碘化钾水溶液中制成含碘达 5% 的水溶液，这是利用形成可溶性络合物（KI_3）增大了碘在水中的溶解度；咖啡因在水中的溶解度为 1∶50，用苯甲酸钠助溶，形成分子复合物苯甲酸钠咖啡因，溶解度增大到1∶1.2；芦丁在水中溶解度1∶10000，可加入硼砂而增大其溶解度。

常用的助溶剂可分为两类：一类是某些有机酸及其钠盐，如苯甲酸钠、水杨酸钠、对氨基苯甲酸钠等；另一类是酰胺化合物，如乌拉坦、尿素、烟酰胺、乙酰胺等。

3. 使用潜溶剂 有时溶质在混合溶剂中的溶解度要比其在各单一溶剂中的溶解度大，这种现象称为潜溶（cosolvency），具有这种性质的混合溶剂称为潜溶剂（cosolvent）。常与水组成潜溶剂的有：乙醇、丙二醇、甘油、聚乙二醇300或400等。

4. 制成盐类 一些难溶性弱酸、弱碱，可制成盐而增加其溶解度。选用盐类时除考虑溶解度因素、满足临床要求外，还需考虑溶液的pH、稳定性、吸湿性、毒性及刺激性等因素。

此外，提高温度可促进药物的溶解；应用微粉化技术可降低粒径以提高药物的溶解度；包合技术、固体分散技术等新技术的应用也可促进药物的溶解。

第四节 真溶液型液体药剂

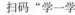

扫码"学一学"

一、概述

真溶液型液体药剂系指药物以小分子或离子状态分散在溶剂中制成的可供内服或外用的均相液体药剂。主要包括溶液剂、芳香水剂、甘油剂、醑剂等剂型。真溶液型液体药剂为澄明液体，药物的分散度高，因而药物吸收快。

二、溶液剂

溶液剂（solutions）系指药物溶解于溶剂中所形成的澄明液体药剂，供内服或外用。根据需要，溶液剂中可加入助溶剂、抗氧剂、矫味剂、着色剂等附加剂。

溶液剂的制备方法有：溶解法、稀释法与化学反应法。

1. 溶解法 一般配制程序为溶解、滤过，再加溶剂至足量，搅匀，即得。

2. 稀释法 将某些药物预先配制成浓溶液，临用前稀释至所需浓度。

3. 化学反应法 配制时除有特殊规定外，应先将相互反应的药物分别溶解在适量的溶剂中，然后将其中之一慢慢地加入到另一种药物溶液中，随加随搅拌，待化学反应完成，滤过，自滤器上添加适量的溶剂使成足量，搅匀，即得。

案例导入

案例8-2 复方碘溶液

处方：碘50g　碘化钾100g　蒸馏水适量

适应症：调节甲状腺功能，用于甲状腺功能亢进的辅助治疗。外用黏膜消毒剂。

制法：取碘与碘化钾，加蒸馏水100ml溶解后，再加蒸馏水至1000ml，搅匀即得。

用法与用量：口服，一次0.1~0.5ml，一日0.3~0.8ml。极量，一次1ml，一日3ml。

注解：（1）碘在水中极微溶解（1∶2950），而且具有挥发性。本品中，碘化钾为助溶剂，可与碘生成易溶性络合物而溶解，且生成络合物后可降低碘的刺激性。

（2）制备时，应先用少量水溶解碘化钾配成浓溶液，有利于碘与之络合形成络合物而溶解。

思考题：使用助溶剂与增溶剂增加药物的溶解度后形成的体系有什么不同？

三、芳香水剂与露剂

芳香水剂（aromatic waters）系指挥发油或其他挥发性芳香药物的饱和或近饱和澄明水溶液。个别芳香水剂可用水和乙醇的混合液作溶剂。含挥发性成分的药材用水蒸气蒸馏法制成的芳香水剂称露剂或药露（distillates）。芳香水剂应澄明，必须具有与原药物相同的气味。

芳香水剂的制备方法因原料的不同而异。纯净的挥发油或化学药物多用溶解法或稀释法，含挥发性成分的植物药材多用蒸馏法。通常制成浓芳香水剂，临用时再稀释。

案例导入

案例8-3 薄荷水

处方：薄荷油2ml　　滑石粉15g　　蒸馏水适量

功能与主治：芳香矫味与祛风。用于胃肠胀气。

制法：取薄荷油，加滑石粉，置研钵中研匀，移至细口瓶中，加入蒸馏水，加盖，振摇10min后，滤过至澄明，再由滤器上添加适量蒸馏水，使成1000ml，即得。

用法与用量：口服，一次10~15ml，一日3次。

注解：本品为薄荷油的饱和水溶液，处方用量为溶解量的4倍，配制时不能完全溶解。滑石粉可增加挥发油或挥发性物质的分散度，以加速其溶解，并可吸附剩余的挥发油或挥发性物质及杂质，以利于溶液的澄明。滑石粉起到分散剂、吸附剂和助滤剂作用。但所用的滑石粉不宜过细，以免滤液浑浊。

思考题：在制备过程中，往往出现滤过后仍然不澄清甚至浑浊的现象，应如何操作？

四、甘油剂

甘油剂（glyceritum）系指药物溶于甘油中制成的专供外用的溶液剂。

甘油具有黏稠性、防腐性和吸湿性，对皮肤黏膜有柔润和保护作用，附着于皮肤黏膜能使药物滞留患处而起延效作用，且具有一定的防腐作用。常用于口腔、鼻腔、耳腔与咽喉患处。甘油对一些药物如碘、酚、硼酸、鞣酸等有较好的溶解能力，制成的溶液也较稳定。甘油剂的引湿性较大，故应密闭保存。

甘油剂的制备可用溶解法与化学反应法。

案例导入

案例8-4 硼酸甘油

处方：硼酸310g　甘油适量

适应症：消炎，杀菌。用于慢性中耳炎。

制法：取甘油460g，置已知重量的蒸发皿中，在砂浴上加热至140℃～150℃。将硼酸分次加入，随加随搅拌，使硼酸溶解，待重量减至520g，再加甘油至1000g，趁热倾入干燥容器中。

用法与用量：滴耳、鼻、喉部，一日2～3次。

注解：本品一般系以硼酸与甘油为原料通过化学反应法制备而成，含硼酸甘油酯为47.5%～52.5%（g/g）。

硼酸与甘油发生反应时产生的水应加热除去，因此加热搅拌除水，使反应顺利进行。

$$C_3H_5(OH)_3 + H_3BO_3 \longrightarrow C_3H_5BO_3 + 3H_2O$$

但加热超过150℃，甘油则分解成丙烯醛，使产品呈黄色或黄棕色，并具刺激性。

$$C_3H_5(OH)_3 \xrightarrow{>150℃} CH_2=CHCHO + 2H_2O$$

思考题：甘油吸湿性强，本品吸潮或用水稀释后会析出结晶，请问该结晶为何种物质？应如何处理？

五、醑剂

醑剂（spirits）系指挥发性药物的浓乙醇溶液，可供内服或外用。凡用于制备芳香水剂的药物一般都可以制成醑剂。挥发性药物在乙醇中的溶解度比在水中大，所以醑剂中挥发性成分浓度较芳香水剂大，一般为5%～10%。乙醇浓度一般为60%～90%。当醑剂与水为溶剂的制剂混合时，往往会发生浑浊。醑剂应贮藏于密闭容器中，置冷暗处保存。由于醑剂中的挥发油易氧化、酯化或聚合，久贮易变色，甚至出现黏性树脂物沉淀，故不宜长期贮藏。

醑剂常用溶解法及蒸馏法制备。由于醑剂是高浓度醇溶液，所用器械应干燥，滤器与滤纸宜先用乙醇润湿，以防挥发性成分析出而使滤液浑浊。

案例导入

案例8-5 樟脑醑

处方：樟脑100g　　乙醇适量

制法：取樟脑，溶于800ml乙醇中，滤过，自滤器上加乙醇制成1000ml，即得。

注解：（1）天然樟脑系从樟科植物樟树［*Cinnamomum camphora*（L.）presl］中提取而得，为右旋体。现供药用多数为人工合成品，为消旋体，两者性质与用途相同。樟脑微溶于水（1∶800），易溶于乙醇（1∶1）。

（2）樟脑为白色结晶性粉末或无色半透明状硬块，有刺激性芳香特臭，常温下易挥发，加热易升华。因此本品宜密闭、低温贮存，且放置时间不宜过长。

思考题：本品遇水可使樟脑析出白色沉淀，滤过时应注意什么？

扫码"学一学"

第五节 胶体溶液型液体药剂

一、概述

胶体溶液型液体药剂系指质点大小在 1~100nm 的分散相分散在分散媒中所形成的液体药剂。分散媒大多为水，少数为非水溶剂。胶体溶液型液体药剂可分为高分子溶液和溶胶两大类，其中，高分子化合物以单个大分子形式分散于溶剂中形成的均相液体药剂称为高分子溶液（polymer solutions），又称亲水胶体；分散相质点以多分子聚集体（胶体微粒）分散于溶剂中形成的非均相液体药剂称为溶胶（sols），又称疏水胶体。

高分子化合物如蛋白质、纤维素类等分子结构中含有许多亲水基团（极性基团），如—OH、—COOH、—NH$_2$ 等，能发生水化作用，水化后以分子状态分散于水中，形成高分子溶液。高分子化合物分子结构中还有非极性基团，如—CH$_3$、—C$_6$H$_5$ 及—(CH$_2$CH$_2$O)$_2$ 等，随着非极性基团数目的增加，高分子的亲水性降低，可溶于弱极性或非极性溶剂形成高分子非水溶液，如玉米朊乙醇溶液。

有些胶体溶液，如硬脂酸铝分散于植物油中形成的胶体溶液，在一定温度下静置时，逐渐变为半固体状溶液，当振摇时，又恢复成可流动的胶体溶液。胶体溶液的这种性质称为触变性（thixotropy），具有触变性的胶体称为触变胶。触变胶在混悬型滴眼液或注射液中有所应用。

溶胶的外观澄明，但具有乳光，是一种高度分散的热力学不稳定体系。由于其质点小、分散度大、布朗运动强，能克服重力作用而不下沉，因而是动力学稳定体系。但由于界面能大，质点为降低界面能易聚集变大。目前溶胶在制剂中直接应用较少，通常加入亲水胶体保护的溶胶制剂，如氧化银溶胶就是被蛋白质保护而制成的制剂，用做眼、鼻收敛杀菌药。

二、胶体溶液的性质

（一）高分子溶液的性质

这里主要介绍亲水性高分子溶液的性质。

1. 荷电性 高分子水溶液中高分子化合物因解离而带电，有的带正电，有的带负电。带正电荷的高分子水溶液有：琼脂，血红蛋白，碱性染料（亚甲蓝、甲基紫），明胶，血浆蛋白等。带负电荷的有：淀粉，阿拉伯胶，西黄蓍胶，鞣酸，树脂，磷脂，酸性染料（伊红、靛蓝），海藻酸钠等。某些高分子化合物所带电荷受溶液 pH 的影响，如蛋白质分子中含有羧基和氨基，在水溶液中，当溶液的 pH＞等电点时，蛋白质带负电荷；而当 pH＜等电点时，蛋白质带正电。在等电点时，高分子化合物不荷电，这时高分子溶液的许多性质发生变化，如黏度、渗透压、溶解度、电导等都变为最小值。高分子溶液的这种性质在药剂学中有重要用途。高分子化合物在溶液中荷电，所以有电泳现象，用电泳法可测得高分子化合物所带电荷的种类。

2. 渗透压 亲水性高分子溶液有较高的渗透压，其渗透压的大小与高分子溶液的浓度有关。其溶液的渗透压可用下式表示：

$$\pi/C_{\mathrm{g}} = RT/M + BC_{\mathrm{g}} \qquad (8-4)$$

式中，π 为渗透压；C_{g} 为 1L 溶液中溶质的克数；R 为气体常数；T 为绝对温度；M 为分子量；B 为特定常数，它是由溶质和溶剂相互作用的大小来决定的。

3. 黏性　高分子溶液是黏稠性流动液体，黏稠性大小用黏度表示。其黏度与分子量的关系可用下式表示，因此可根据高分子溶液的黏度来测定高分子化合物的分子量。

$$\eta = KM^{a} \qquad (8-5)$$

式中，η 为黏度，M 为分子量，K、a 分别为高分子化合物与溶剂之间的特有常数。

4. 胶凝性　有些高分子溶液如明胶水溶液、琼脂水溶液等，在温热条件下为黏稠性流动的液体，但在温度降低时，呈链状分散的高分子形成网状结构，分散介质水被全部包含在网状结构中，形成不流动的半固状物，称为凝胶，如软胶囊的囊壳即为这种凝胶，形成凝胶的过程称为胶凝。凝胶可分为脆性与弹性两种，前者失去网状结构内部的水分后就变脆，易研磨成粉末，如硅胶；而弹性凝胶脱水后，不变脆，体积缩水而变得有弹性，如琼脂和明胶。

（二）溶胶的性质

1. 光学性质　当强光线通过溶胶剂时，从侧面可见到圆锥形光束，即具有丁达尔效应（Tyndall effect）。这是由于胶粒粒度小于自然光波长引起光散射所致。溶胶剂的浑浊程度用浊度表示，浊度愈大表明散射光愈强。溶胶剂的颜色与光线的吸收和散射有密切关系。不同溶胶剂对不同的特定波长的吸收，使溶胶剂产生不同的颜色，如氯化金溶胶呈深红色，碘化银溶胶呈黄色，蛋白银溶胶呈棕色。

2. 电学性质　溶胶剂由于双电层结构而荷电，可以荷正电，也可以荷负电。在电场的作用下胶粒或分散介质发生移动而产生电位差，这种现象称为界面动电现象。溶剂的电泳现象就是界面动电现象所引起的。动电电位愈高，其电泳速度就愈快。

3. 动力学性质　溶胶剂中的胶粒在分散介质中有不规则的运动，这种运动称为布朗运动。布朗运动是由于胶粒受溶剂水分子不规则撞击产生的。胶粒愈小，运动速度愈快。溶胶粒子的扩散速度、沉降速度及分散介质的黏度等都与溶胶的动力学性质有关。

三、胶体溶液的稳定性

（一）高分子溶液的稳定性

高分子化合物含有大量亲水基团，能与水形成牢固的水化膜，可阻止高分子化合物分子之间的相互凝聚，这种性质对高分子化合物的稳定性起重要作用。亲水胶体溶液的稳定性主要与水化作用有关。如向高分子溶液中加入少量电解质，不会由于反离子的作用（ξ电位降低）而聚集。但若破坏其水化膜，则会发生聚集而引起沉淀。影响高分子溶液质点水化作用的因素主要有：①脱水剂，如乙醇、丙酮等的加入可破坏水化膜。如在药剂学中制备高分子物质如右旋糖酐、羧甲基淀粉钠等，都是利用加入大量乙醇的方法，使它们失去水化膜而沉淀。控制加入乙醇的浓度，可将不同分子量的产品分离。②电解质，加入大量电解质可因其强烈的水化作用夺去高分子质点水化膜的水分而使其沉淀，这一过程称为盐析，在制备生化制品时经常使用。引起盐析作用的主要是电解质的阴离子。不同电解质的阴离子盐析能力是不同的。按对亲水胶体的凝结能力由强到弱，将电解质的阴离子排列成称为感胶离子序（lyotropic series）的顺序：枸橼酸离子 > 酒石酸离子 > SO_4^{2-} > CHCOO$^-$

>Cl⁻>Br⁻>I⁻>CNS⁻。

高分子溶液在放置过程中也会自发地聚集而沉淀，称为陈化现象。陈化速度受许多因素影响，如光线、空气、电解质、pH、絮凝剂等。可使高分子的质点聚集成大粒子而产生沉淀，称为絮凝现象，含药材提取物的制剂在放置过程中经常发生。带相反电荷的两种高分子的溶液混合时，可因电荷中和而发生絮凝。这时两种高分子均失去它们原有的一些性质，如表面活性、水化性等。

（二）溶胶的稳定性

1. 溶胶的稳定性 溶胶胶粒上既有使其带电的离子，也含有一部分反离子，形成的带电层称为吸附层；另一部分反离子散布在吸附层的外围，形成与吸附层电荷相反的扩散层。这种由吸附层和扩散层构成的电性相反的电层称双电层，又称扩散双电层。由于双电层的存在，在电场中胶粒与扩散层之间发生相对移动，表现出电位差，在滑动面上的电位称 ξ 电位。溶胶 ξ 电位的高低可以表示胶粒与胶粒之间的斥力，阻止胶粒因碰撞而发生聚集，所以大多数情况下可用 ξ 电位作为估计溶胶稳定性的指标。溶胶质点还因双电层中离子的水化作用，使胶粒外形成水化膜。胶粒的电荷愈多，扩散层就愈厚，水化膜也就愈厚，溶胶愈稳定。

2. 影响溶胶稳定性的因素

（1）电解质的作用 电解质的加入对 ξ 电位的影响很大，因电解质离子进入吸附层发生电中和使扩散层变薄，ξ 电位降低，水化膜变薄，胶粒易合并聚集。

（2）高分子化合物对溶胶的保护作用 溶胶中加入一定浓度的高分子溶液，能显著地提高溶胶的稳定性，使其不易发生聚集，这种现象称为保护作用，形成的胶体溶液称为保护胶体。保护作用是由于足够数量的高分子物质被吸附在溶胶粒子的表面上，形成类似高分子粒子的表面结构，因而稳定性增加。

（3）溶胶的相互作用 带有相反电荷的溶胶互相混合也会发生沉淀。与电解质作用的不同之处在于，两种溶胶的用量应恰使电荷相反的胶粒所带的总电荷相等时，才会完全沉淀，否则可能不完全沉淀，甚至不沉淀。

四、胶体溶液的制法

（一）高分子溶液的制法

高分子溶液多采用溶解法制备。高分子溶液的溶解要经过溶胀过程。溶胀是指水分子渗入到高分子化合物分子间的空隙中，与高分子中的亲水基团发生水化作用而使体积膨胀，结果使高分子空隙间充满水分子。这一过程称为有限溶胀。由于高分子空隙间存在水分子，降低了高分子分子间的作用力（范德华力），溶胀过程继续进行，最后高分子化合物完全分散在水中而形成高分子溶液，这一过程称为无限溶胀。无限溶胀过程可加以搅拌或加热等促进完成。例如将明胶碎成小块，放于水中浸泡 3~4h，使其吸水膨胀，这是有限溶胀过程，然后加热并搅拌使其形成明胶溶液，这是无限溶胀过程。琼脂、阿拉伯胶、西黄蓍胶、羧甲基纤维素钠等在水中的溶解均属于这一过程。不同的高分子其溶解过程可能不同，如甲基纤维素则可直接溶于冷水中。淀粉遇水立即膨胀，但无限溶胀过程必须加热至 60~70℃ 才能制成淀粉浆。胃蛋白酶、蛋白银等高分子药物，其有限溶胀和无限溶胀过程都很快，制备时需将其撒于水面，待其自然溶胀后再搅拌可形成溶液，如果将其撒于水面后立即搅拌则形成团块，并在团块周围形成水化层，使溶胀过程变得相当缓慢，影响制备。

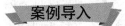

案例8-6　胃蛋白酶合剂

处方： 胃蛋白酶20g　　单糖浆100ml　　5%羟苯乙酯乙醇液10ml

橙皮酊20ml　　稀盐酸100ml　　纯化水加至1000ml

制法： 将稀盐酸、单糖浆加入约800ml纯化水中，搅匀；再将胃蛋白酶撒在液面上，待自然溶胀、溶解；分别将橙皮酊、羟苯乙酯乙醇液缓缓加入溶液中；再加纯化水至全量，轻轻混匀，即得。

注解： （1）胃蛋白酶在pH 1.5~2.5时活性最强，因此加入稀盐酸调pH；但含盐酸的量不可超过0.5%，否则使胃蛋白酶失去活性，故配制时先将稀盐酸用适当纯化水稀释。

（2）将胃蛋白酶撒在液面上待溶胀后，再缓缓搅匀，且不得加热水以免酶失去活性。

（3）本品一般不宜滤过，因胃蛋白酶等电点为pH 2.75~3.00，因此在该液中pH<等电点，胃蛋白酶带正电荷，而润湿的滤纸或棉花带负电荷，过滤时则吸附胃蛋白酶。

（4）本品不宜与胰酶、浓乙醇、氯化钠、碘、碱以及重金属配伍，因能降低其活性。

思考题： 若在制备胃蛋白酶合剂过程中，必须要滤过，应如何操作以避免吸附现象？

（二）溶胶的制法

溶胶的制法可采用分散法和凝聚法。

1. 分散法

（1）研磨法　即机械粉碎的方法，适用于脆而易碎的药物，对于柔韧性的药物必须使其硬化后才能研磨。

（2）胶溶法　是使聚集起来的粗粒重新分散的方法。将制得的沉淀，经洗涤除去过多的电解质，加入少量的稳定剂可制得溶胶。例如：$Fe(OH)_3$新鲜沉淀加入稳定剂$FeCl_3$（起作用的是其中的FeO^+离子），经搅拌可得$Fe(OH)_3$溶胶。

（3）超声波分散法　利用超声波（频率大于16000Hz）所产生的能量来进行分散的方法。当超声波直接送入粗分散系统后，可产生相同频率的振动波，使粗粒分散成胶体粒子。

2. 凝聚法　药物在真溶液中可因物理条件（如溶剂组成）的改变或化学反应而形成沉淀，若条件控制适度，使该溶液有一个合适的过饱和度，就可以使形成的质点大小恰好符合溶胶分散相质点的要求。

第六节　乳状液型液体药剂

扫码"学一学"

一、概述

在两种不相混溶的液体体系中，由于第三种物质的加入，使其中一种液体以小液滴的形式均匀分散在另一种液体中的过程称为乳化（emulsify），具有乳化作用的第三种物质称为乳化剂（emulsifier）。两种互不相溶的液体经乳化制成的非均相液体药剂称为乳状液型液体药剂，简称乳剂（emulsions）。其中一种液体往往是水或水溶液，另一种液体则是与水不相溶的有机液体，又称为"油"。分散的液滴称为分散相、内相或不连续相，另一种液体则称为分散媒、外相或连续相。一般分散相液滴的直径在 $0.1 \sim 100 \mu m$。

乳剂由水相（W）、油相（O）和乳化剂组成。根据乳化剂的种类、性质与相体积比不同可分为两种基本类型：①油为分散相，分散在水中，称为水包油（O/W）型乳剂；②水为分散相，分散在油中，称为油包水（W/O）型乳剂。也可制备复乳，如 W/O/W 型或 O/W/O 型。

根据乳剂的液滴大小不同，可将乳剂分为三类：①普通乳，液滴大小一般在 $1 \sim 100 \mu m$，为乳白色不透明液体；②亚纳米乳，又称为亚微乳，液滴大小一般在 $0.1 \sim 1.0 \mu m$，常作为胃肠外给药的载体；③纳米乳，又称为微乳，液滴大小一般在 $1 \sim 100 nm$，为透明状液体，略带乳光。

二、乳剂形成的理论

1. 界面张力学说　当水相与油相混合时，用力搅拌即可形成液滴大小不同的乳剂，但静止放置后很快会合并分层。这是因为形成乳剂的两种液体之间存在界面张力，两相间的界面张力愈大，界面自由能也愈大，形成乳剂的能力就愈小。两种液体形成乳剂的过程，也是两相液体间大量新界面形成的过程，乳滴愈细新增加的界面就愈大。乳剂的分散度越大，新界面增加就越多，而乳剂粒子的界面自由能也就越大。这时乳剂就有降低界面自由能的趋势，促使液滴增大甚至合并分层。为保持乳剂的分散状态和稳定性，必须降低界面张力，用界面活性较强的肥皂进行实验，证实了降低油水两相间界面张力时，可将油相分散为液滴形成较稳定的 O/W 型乳剂。因此适宜的乳化剂是形成乳剂的必要条件。

2. 乳化膜学说　乳化剂被吸附于乳滴的表面上，在降低油、水之间的界面张力和表面自由能的同时，也使乳化剂在乳滴周围有规律地定向排列成界面膜，可阻止乳滴的合并。在乳滴周围形成的乳化剂膜称为乳化膜（emulsifying layer）。乳化剂在乳滴表面上排列越整齐，乳化膜就越牢固，乳剂也就越稳定。而乳剂的类型取决于膜两侧界面张力的大小，如图 8-8 所示。

乳化剂 F 与水相之间存在着界面张力 A，乳化剂与油相之间存在着界面张力 B，形成一层吸附膜。若乳化剂的亲水性大于亲油性，在界面上能更多的伸向水层，则更多地降低水侧的界面张力，即 B > A，B 表面收缩力大，膜层向油的一面弯曲，油就形成小油滴，分散在

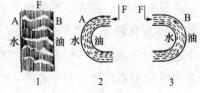

图 8-8　吸附膜层

水中，即形成 O/W 型乳剂。例如用钠肥皂作乳化剂时，因其亲水性大于亲油性，降低水侧的界面张力多，使 B > A，形成 O/W 型乳剂。若用钙肥皂作乳化剂，因其亲油性大于亲水性，更多地降低油侧的界面张力，使 A > B，膜层向水的一面弯曲，形成 W/O 型乳剂。

常见的乳化膜有以下 3 种类型。

（1）单分子乳化膜　系指表面活性剂类乳化剂被吸附于乳滴表面，有规律地定向排列成的单分子乳化剂层。若乳化剂是离子型表面活性剂，形成的单分子乳化膜是离子化的，乳化膜本身带有电荷，由于电荷互相排斥，阻止乳滴的合并，使乳剂更加稳定。

（2）多分子乳化膜　系指亲水性高分子化合物类乳化剂，在乳剂形成时被吸附于乳滴的表面，形成的多分子乳化剂层。强亲水性多分子乳化膜不仅阻止乳滴的合并，也增加分散介质的黏度，使乳剂更稳定。如阿拉伯胶作乳化剂就能形成多分子乳化膜。

（3）固体微粒乳化膜　作为乳化剂使用的固体微粒对水相和油相有不同的亲合力，因而对油、水两相界面张力有不同程度的降低，在乳化过程中固体微粒被吸附于乳滴表面，在乳滴表面上排列成固体微粒膜，起阻止乳滴合并的作用，增加乳剂的稳定性。这样的固体微粒层称为固体微粒乳化膜。如硅藻土、氢氧化镁等都可作为固体微粒乳化剂使用。

三、常用的乳化剂与选用

乳化剂是乳剂的重要组成部分，对于乳剂的形成、稳定以及药物疗效的发挥具有重要作用。乳化剂的作用主要在于降低界面张力，增加新生界面而有利于形成乳滴，降低制备乳剂的能量消耗，促使乳剂形成与稳定。

（一）乳化剂的种类

乳化剂根据其性质不同分为表面活性剂、高分子溶液及固体粉末三类。

1. 表面活性剂　表面活性剂的乳化能力强，性质稳定，容易在液滴周围形成单分子乳化膜，表面活性剂混合使用效果更好。详细内容参见本章第二节。

2. 高分子溶液　这类乳化剂种类较多，其亲水性强，黏度大，可形成多分子乳化膜，稳定性较好。由于分子量大，扩散到界面较慢，需先用高浓度乳化剂制备初乳，再用分散介质稀释。

（1）阿拉伯胶　为有效的 O/W 型乳化剂，含阿拉伯胶的乳剂在 pH4 ~ 10 较稳定，一般用量为 10% ~ 15%。

（2）明胶　系蛋白质类高分子物质，形成的界面膜可随 pH 不同而带正电或负电，在等电点时所得的乳剂最不稳定。用量为油的 1% ~ 2% 时，可形成 O/W 型乳剂。若与阿拉伯胶合用，pH 低于明胶等电点可产生聚集而影响乳化作用。

（3）西黄蓍胶　可形成 O/W 型乳剂，其水溶液的黏度较高，乳化能力较差，通常与阿拉伯胶合用以增加乳剂的黏度。

其他还有白及胶、酪蛋白、果胶、琼脂、海藻酸盐及甲基纤维素等。

3. 固体粉末　系不溶性细微的固体粉末，可分别被油水两相润湿到一定程度，因而聚集在两相间形成固体粉末膜，防止分散相液滴彼此接触合并，且不受电解质的影响。形成乳剂的类型取决于接触角 θ 的大小，一般 $\theta < 90°$ 易被水润湿，形成 O/W 型乳剂；$\theta > 90°$ 易被油润湿，形成 W/O 型乳剂。如氢氧化镁、氢氧化铝、二氧化硅、硅藻土、白陶土等亲水性固体粉末，乳化时可形成 O/W 型乳剂；而氢氧化钙、氢氧化锌、硬脂酸镁、碳黑等为亲油性固体粉末，乳化时可形成 W/O 型乳剂。

（二）乳化剂的选用

选择适宜的乳化剂是配制稳定乳剂的重要条件。在选择时应根据药物的性质、油的类型、是否含电解质、需要制备的乳剂类型、乳剂的黏度等因素综合考虑。

1. 根据乳剂类型选择　一般 O/W 型乳剂应选择 O/W 型乳化剂，W/O 型乳剂应选择 W/O 型乳化剂。

2. 根据乳剂给药途径选择　一般口服乳剂应选择无毒的天然乳化剂或某些亲水性高分

子化合物类乳化剂；外用乳剂应选择无刺激性、无过敏性的乳化剂；注射用乳剂应选择磷脂、泊洛沙姆等无毒、无溶血性的乳化剂。

3. 根据乳剂的性能选择 应选择乳化能力强，性质稳定，受外界因素如酸、碱、盐等影响小，无毒、无刺激性的乳化剂。

4. 混合乳化剂的使用 为了使乳化剂发挥较好的效果，如增加界面膜的强度，调节 HLB 值，增加乳剂的黏度与稳定性等，通常可将几种乳化剂混合使用。在混合使用时应注意相互间的配伍禁忌。乳化剂混合使用必须符合油相对 HLB 值的要求，乳化油相所需的 HLB 值见表 8-3。若油的 HLB 值为未知，可通过实验加以确定。

表 8-3 乳化油相所需 HLB 值

名　称	所需 HLB 值		名　称	所需 HLB 值	
	W/O 型	O/W 型		W/O 型	O/W 型
液体石蜡（轻）	4	10.5	鲸蜡醇	—	15
液体石蜡（重）	4	10~12	硬脂醇	—	14
棉籽油	5	10	硬脂酸	—	15
植物油	—	7~12	精制羊毛脂	8	15
挥发油	—	9~16	蜂蜡	5	10~16

四、乳剂的稳定性

（一）影响乳剂稳定性的因素

1. 乳化剂的性质 适宜 HLB 值的乳化剂是乳剂形成的关键，任何改变乳剂中乳化剂 HLB 值的因素均影响乳剂的稳定性。

2. 乳化剂的用量 一般应控制在 0.5%~10%，用量不足则乳化不完全，用量过大则乳剂黏稠。

3. 分散相的浓度 一般最稳定的分散相浓度为 50% 左右，25% 以下和 74% 以上时均易发生不稳定现象。

4. 分散介质的黏度 适当增加分散介质的黏度可提高乳剂的稳定性。

5. 乳化剂贮藏时的温度 一般认为适宜的乳化温度为 50~70℃，乳剂贮藏期间过冷或过热均不利于乳剂的稳定。

6. 制备方法及乳化器械 油相、水相、乳化剂的混合次序及药物的加入法影响乳剂的形成及稳定性，乳化器械所产生的机械能在制备过程中转化成乳剂形成所必须的乳化功，且决定了乳滴的大小。

7. 其他 微生物的污染等。

（二）乳剂的不稳定现象

乳剂属于热力学不稳定的非均相体系，其常见的不稳定性现象包括分层、絮凝、转相、破裂及酸败等。

1. 分层 乳剂在放置过程中，分散相液滴上浮或下沉的现象，称为分层（delamination），又称乳析。分层的主要原因是由于分散相与分散媒间的密度差所造成。经过振摇后，分层的良好乳剂应能很快再均匀分散。乳剂的分层速度符合 Stoke's 定律，降低乳滴的粒径、增加连续相的黏度或者降低分散相与连续相之间的密度差均能降低分层速度。其中最常用的方法是适当增加连续相的黏度。

2. 絮凝 由于ξ电位的降低促使液滴的聚集，出现乳滴聚集成团的现象，称为絮凝（flocculation）。絮凝时乳滴的聚集和分散是可逆的，絮凝状态仍保持液滴及其乳化膜的完整性。但絮凝的出现说明乳剂的稳定性已降低，通常是乳剂破裂的前期。

3. 转相 由于某些条件的变化而改变乳剂类型的现象称为转相（phase inversion）。通常是由于外加物质使乳化剂的性质改变而引起的。例如钠肥皂可以形成O/W型的乳剂，但加入足量的氯化钙溶液后，生成的钙肥皂可使其转变成W/O型乳剂。

4. 破裂 乳剂中的分散相液滴合并且与连续相分离成不相混溶的两层液体的现象称为破裂（demulsification）。破裂后的乳剂再振摇也不能恢复原来状态，因此破裂是不可逆的。

5. 酸败 受外界因素（光、热、空气等）及微生物影响，乳剂中油或乳化剂等发生变化而引起变质的现象称为酸败（rancidify）。通常加抗氧剂、防腐剂等方法加以阻止。

五、乳剂的制法

1. 干胶法 本法的特点是先将乳化剂分散于油中，研匀，按比例加水，用力研磨制成初乳，再加水稀释至全量，混匀，即得。制备初乳时，油、水、胶比例很关键，一般若用植物油，其比例为4∶2∶1；若用挥发油比例为2∶2∶1；而用液体石蜡比例为3∶2∶1。本法适用于阿拉伯胶或阿拉伯胶与西黄蓍胶的混合胶。

案例导入

案例 8-7 鱼肝油乳剂

处方：鱼肝油50ml　　阿拉伯胶125g　　西黄蓍胶7g　　糖精钠0.1g
　　　　杏仁油1ml　　羟苯乙酯0.5g　　蒸馏水加至1000ml

制法：将阿拉伯胶与鱼肝油研匀，一次加入250ml蒸馏水，用力沿一个方向研磨制成初乳，加糖精钠水溶液、挥发杏仁油、羟苯乙酯醇液，再缓慢加入西黄蓍胶胶浆，加纯化水至全量，搅匀，即得。

注解：处方中鱼肝油为药物、油相；阿拉伯胶为乳化剂；西黄蓍胶为稳定剂（增加连续相黏度）；糖精钠、杏仁油为矫味剂；羟苯乙酯为防腐剂。

思考题：干胶法制备乳剂时，初乳的形成是关键，如何判断初乳是否形成？制备初乳时应注意什么？

2. 湿胶法 本法先将乳化剂分散于水中，再将油加入，用力搅拌使成初乳，加水将初乳稀释至全量，混匀，即得。初乳中油∶水∶胶的比例与干胶法相同。

3. 新生皂法 油水两相混合时，两相界面上生成新生皂类乳化剂，经搅拌形成乳剂。植物油中含有硬脂酸、油酸等有机酸，加入氢氧化钠、氢氧化钙、三乙醇胺等，置于高温下（70℃以上）或振摇，可生成新生皂类乳化剂。生成的钠皂可形成O/W型乳剂；生成的钙皂可形成W/O型乳剂。

案例导入

案例 8-8 石灰乳搽剂

处方：花生油500ml　　Ca(OH)$_2$饱和水溶液500ml

功能与主治：收敛、消炎。用于治疗烫伤。

制法：量取 Ca（OH）$_2$ 饱和水溶液的上清液和花生油（先加热至160℃灭菌，冷却）各50.0ml，混合，用力振摇至乳剂生成。

用法与用量：外用，以消毒棉醮取，涂布患处。

注解：（1）花生油中含有游离脂肪酸，与氢氧化钙生成脂肪酸钙皂，也称为新生皂，为 W/O 型乳化剂，在强力振摇下可制成 W/O 型乳剂。

（2）皂化反应需要加热，因此制备时，应该先将花生油与 Ca（OH）$_2$ 溶液分别加热到70~80℃，然后混合，必要时继续加热数分钟，使两者皂化完全。

思考题：新生皂法制备乳剂时，影响制成乳剂类型的主要因素是什么？

4. 两相交替加入法 向乳化剂中每次少量交替地加入水或油，边加边搅拌，也可形成乳剂。天然胶类、固体微粒乳化剂等可用本法制备乳剂。当乳化剂用量较多时本法是一个很好的方法。本法应注意每次须少量加入油相和水相。

5. 机械法 将油相、水相、乳化剂混合后利用乳化机械（乳匀机、胶体磨、超声波乳化装置等）所提供的强大乳化能制成乳剂。机械法制备乳剂可不考虑混合顺序。

案例导入

案例 8-9 香砂养胃乳剂

处方：

木香 70g	砂仁 70g	白术 100g	陈皮 100g	茯苓 100g
半夏(制)100g	香附(醋制)70g	枳实(炒)70g	豆蔻(去壳)70g	
厚朴(姜制)70g	广藿香 70g	甘草 30g		

功能与主治：温中和胃，理气燥湿。用于脾胃寒湿气滞，症见不喜饮食，呕吐酸水，胃脘满闷，四肢疲倦。

制法：以上十二味，并另取生姜30g、大枣50g提取挥发油，药液备用；药渣加水煎煮两次，每次1h，合并煎液，静置滤过，滤液减压浓缩成相对密度1.14~1.18（75℃）的清膏，加乙醇使含醇量为80%，静置48h，取上清液回收乙醇，药液加水适量，调 pH 为4，静置48h，滤过，滤液加0.3%苯甲酸钠及甜味剂、阿拉伯胶适量，在强力搅拌下加入挥发油和聚山梨酯80适量，加水至1000ml，继续搅拌10min，分装，即得。

用法与用量：口服，一次10ml，一日2次。

注解：根据方中药材性质，本方采取水提醇沉法进行提取分离；方中聚山梨酯80为乳化剂，苯甲酸钠为防腐剂，阿拉伯胶为增稠剂。

思考题：制备时，为何要调 pH 为4？

6. 乳剂中添加其他药物的方法 如药物能溶于内相，可先加于内相液体中，然后制成乳剂；若药物能溶于外相，则将药物先溶于外相液体中再制成乳剂；若需制成初乳，可将溶于外相的药物溶解后再用以稀释初乳；若药物不溶于内相也不溶于外相时，可用亲和性大的液相研磨，再制成乳剂；也可以在制成的乳剂中研磨药物，使药物混悬均匀。有的成分（如浓醇或大量电解质）可使胶类脱水，影响乳剂的形成，应先将这些成分稀释，然后逐渐加入。

扫码"学一学"

第七节　混悬液型液体药剂

一、概述

混悬型液体药剂系指难溶性固体药物以微粒状态分散于分散介质中制成的非均相液体制剂，简称为混悬剂（suspensions）。混悬剂中药物微粒一般在 0.5 ~ 10μm，小者可为 0.1μm，大者可达 50μm 或更大。所用分散介质大多为水，也可用植物油。

适合制成混悬剂的药物有：①需制成液体制剂供临床应用的难溶性药物；②药物的剂量超过了溶解度而不能制成溶液剂者；③两种溶液混合时药物的溶解度降低而析出固体药物者；④欲使药物达到长效时，可以考虑制成混悬剂。但为安全起见，毒剧药或剂量小的药物不应制成混悬剂使用。

混悬剂的质量要求应严格，药物本身的化学性质应稳定，在使用或贮存期间含量应符合要求；混悬剂中微粒大小根据用途不同而有不同要求；粒子的沉降速度应很慢、沉降后不应有结块现象，轻摇后应迅速均匀分散；混悬剂应有一定的黏度要求；外用混悬剂应容易涂布等。

二、影响混悬剂稳定性的因素

混悬剂中分散相微粒的粒径大于胶粒，布朗运动不显著，易受重力作用而沉降，因而属于动力学不稳定体系。因微粒有较大的界面能，容易聚集，又属于热力学不稳定体系，因此混悬剂的处方设计应考虑微粒的聚集与沉降，从而提高其物理稳定性。

1. 混悬微粒的荷电与水化　混悬剂中的微粒由于自身解离或吸附等原因而荷电，微粒与周围分散媒之间存在着电位差，即 ξ 电势。由于微粒表面荷电而与水分子发生水化作用，形成水化膜，且水化作用的强弱随双电层厚度变化。微粒荷电使微粒间产生排斥作用，加之有水化膜的存在，阻止了微粒间的相互聚结而使得混悬剂稳定。加入少量电解质可以改变混悬微粒的双电层结构和厚度，影响混悬剂的聚结特性而产生絮凝。疏水性药物混悬剂的微粒水化作用很弱，对电解质更敏感；亲水性药物混悬剂微粒除荷电外，本身具有水化作用，受电解质的影响较小。

2. 混悬微粒的沉降　混悬剂中药物微粒与液体介质之间存在密度差，若药物微粒密度较大，则受重力作用而沉降。在一定条件下，沉降速度符合 Stoke's 定律：

$$V = \frac{2r^2(\rho_1 - \rho_2)g}{9\eta} \tag{8-4}$$

式中 V 为微粒沉降速度（cm/s）；r 为微粒半径（cm）；ρ_1、ρ_2 分别为微粒和分散介质的密度（g/ml）；η 为分散介质的黏度（g/cm·s）；g 为重力加速度常数（cm/s²）。由上式可知，沉降速度 V 与 r^2、$(\rho_1 - \rho_2)$ 成正比，与 η 成反比。V 愈大，混悬剂的动力学稳定性愈差。为了增加混悬液的动力学稳定性，在药剂学中可以采取的措施有：减小粒径；增加介质黏度 η；调节介质密度以降低 $(\rho_1 - \rho_2)$。

3. 微粒增大与晶型的转变　难溶性药物制成混悬剂时，药物粒子大小不可能完全一致。根据 Ostwald - Freundlich 公式，当药物粒子处于微粉状态时，药物溶解度随粒径减小而增加，在混悬剂中将出现小微粒逐渐溶解变得愈来愈小，大微粒变得愈来愈大，微粒的沉降速度加快，造成混悬剂的稳定性降低。所以在制备混悬剂时，不仅要考虑微粒的粒度，而且还要考虑其大小的一致性。

同质多晶型的药物，其亚稳定型的溶出速度与溶解度均比稳定型大，且体内吸收较好。亚稳定型在贮藏过程中将逐渐转变成稳定型而产生结块、沉降，不仅影响混悬剂的稳定性，还可能降低药效。可以通过增加分散介质黏度或加入抑制剂等方法克服。

4. 分散相的浓度和温度 在同一分散介质中分散相的浓度增加，混悬剂的稳定性降低。温度对混悬剂的影响更大，温度变化不仅改变药物的溶解度和降解速度，还能改变微粒的沉降速度、絮凝速度、沉降容积，从而改变混悬剂的稳定性。冷冻可破坏混悬剂的网状结构，也使稳定性降低。

三、混悬剂的稳定剂

为提高混悬剂的物理稳定性而加入的附加剂称为稳定剂，主要包括润湿剂、助悬剂、絮凝剂、反絮凝剂等。

（一）润湿剂

疏水性药物如硫黄、阿司匹林等配制混悬液时，不易被水润湿，难以制成混悬剂，此时必须加入润湿剂，使药物能被水润湿。常用的润湿剂是 HLB 值在 7~9 的表面活性剂，如聚山梨酯类、聚氧乙烯脂肪醇醚以及长链烃基或烷烃芳基的硫酸盐、磺酸盐等。

（二）助悬剂

助悬剂（suspengding agents）的作用是增加混悬剂中分散介质的黏度、降低药物微粒的沉降速度，或吸附于药物微粒表面形成机械性或电性的保护膜，防止微粒间互相聚集或结晶转型，或使混悬剂具有触变性，增加混悬剂的稳定性。常用的助悬剂有：①低分子助悬剂，如甘油、糖浆等。②高分子助悬剂，分为天然与合成两类。常用的天然高分子助悬剂及其用量分别为阿拉伯胶，用量 5%~15%；西黄蓍胶，用量0.5%~1%；琼脂，用量0.35%~0.5%。此外，海藻酸钠、白及胶或果胶亦可使用。常用的合成高分子助悬剂有甲基纤维素、羧甲基纤维素钠、羟乙基纤维素、羟丙基甲基纤维素、聚维酮、聚乙烯醇等。合成高分子助悬剂的水溶液呈透明状，一般用量为 0.1%~1%，性质稳定，受 pH 影响小，但与某些药物有配伍变化。③硅酸类，如胶体二氧化硅、硅酸铝、硅藻土等。④触变胶，利用触变胶的触变性提高混悬剂的稳定性。如单硬脂酸铝溶解于植物油中可形成典型的触变胶，在静置时形成凝胶可防止微粒沉降，振摇时变为溶胶有利于混悬剂倾倒，常用作混悬型滴眼剂的助悬剂。

（三）絮凝剂与反絮凝剂

加入适量的电解质可使混悬型液体药剂中微粒周围双电层所形成的 ζ 电位降低到一定程度，使得微粒间吸引力稍大于排斥力，形成疏松的絮状聚集体，经振摇又可恢复成分散均匀的混悬液的现象称为絮凝（flocculation），所加入的电解质称为絮凝剂（flocculant）。

加入电解质后使 ζ 电位升高，阻碍微粒之间碰撞聚集的现象称为反絮凝（deflocculation），加入的电解质称为反絮凝剂（deflocculant），加入适宜的反絮凝剂也可提高混悬剂的稳定性。

同一电解质可因用量不同起絮凝作用或反絮凝作用，如枸橼酸盐、枸橼酸氢盐、酒石酸盐、酒石酸氢盐、磷酸盐和一些氯化物等。

四、混悬剂的制法

制备混悬剂时，应使混悬微粒有适当的分散度，并应尽可能分散均匀，以减少微粒的沉降速度，使混悬剂处于稳定状态。混悬剂的制备有分散法和凝聚法。

（一）分散法

将固体药物粉碎后，混悬于分散介质中。其中亲水性药物微粒一般与分散介质加液研磨至适宜的分散度，然后加入剩余液体至全量。疏水性药物应先加润湿剂研匀，再加其他液体研磨，最后加入亲水性液体稀释至全量。

案例导入

案例 8 – 10　炉甘石洗剂

处方：炉甘石 150g　　　氧化锌 50g　　　甘油 50ml
羧甲基纤维素钠 2.5g　　蒸馏水加至 1000ml

功能与主治：保护皮肤、收敛、消炎。主要用于丘疹、亚急性皮炎、湿疹、荨麻疹等。

制法：取炉甘石、氧化锌，加甘油和适量蒸馏水共研成糊状；另取羧甲基纤维素钠加蒸馏水溶胀后，分次加入上述糊状液中，随加随搅拌，再加蒸馏水使成 1000ml，搅匀，即得。

用法与用量：外用，涂患处。

注解：（1）《中国药典》（2015 年版）规定炉甘石按干燥品计算，含氧化锌不得少于40%。因此，洗剂中含锌化合物量以 ZnO 计应不少于 11%（15% × 40% + 5%）。

（2）炉甘石与氧化锌均为水中不溶的亲水性药物，能被水润湿。故先加甘油研成细糊状，再与羧甲基纤维素钠水溶液混合，使粉末周围形成保护膜，以阻碍颗粒的聚合，振摇时易悬浮。

思考题：本品除采用羧甲基纤维素钠作为助悬剂外，还可以采用哪些助悬剂？

（二）凝聚法

1. 物理凝聚法　主要是指微粒结晶法，即选择适当的溶剂，在一定温度下将药物制成饱和溶液，在急速搅拌下缓缓加入另一冷溶剂中，使之迅速析出结晶微粒，再分散于分散介质中制得的混悬液。

2. 化学凝聚法　通过化学反应使两种药物生成难溶性的药物微粒，再混悬于分散介质中制成混悬剂。为使微粒细小均匀，化学反应应在稀溶液中进行并应急速搅拌。胃肠道透视用 $BaSO_4$ 混悬剂就是用本法制成的。化学凝聚法现已少用。

知识拓展

除了上述介绍的真溶液、胶体溶液、混悬溶液和乳状液等分散体系外，还存在两种及以上分散体系共存的分散系统，被称为混合分散体系。在中药复方液体药剂中，例如汤剂、合剂、口服液、药酒等，多为混合分散体系的液体药剂，其特点是药物以分子、离子、胶粒、微粒或微滴分散，由于中药复方的药效物质基础在于中药组合成分，其成分多样性和复杂性也影响其稳定性。按照中药普遍存在的成分，其组成大致可分为以下三类：①小分子物质，包括生物碱、黄酮、蒽醌类或氨基酸等有效成分，以及溶于水和稀乙醇的单糖类、低聚糖等无效成分；②高分子物质，包括黏多糖、鞣质和蛋白质、肽类等，以及植物体内存在的淀粉、菊糖、树胶、黏液质、纤维素等；③油类物质，包括挥发油或脂肪油等。混合分散体系的液体药剂其药物或杂质的分散状态和形成过程包括：小分子或低分子物质呈分子或离子状态分散，高分子物质呈胶粒或微粒分布，油类物质呈微滴分散。

扫码"学一学"

第八节　其他液体药剂

一、灌肠剂

灌肠剂（enemas）系指经肛门灌入直肠使用的液体药剂，可以是水性或油性溶液，也可以是混悬液。根据用药目的不同，灌肠剂可分为泻下灌肠剂、含药灌肠剂以及营养灌肠剂等。中药微型灌肠剂是近年来出现的新剂型，它是将中药复方经提取纯化制成一定浓度的供灌入、滴入直肠内的水性液体药剂。灌肠剂具有直肠给药的特点，如可避免肝脏首过效应；避免消化液与消化酶对药物的影响和破坏；也可避免口服药物对胃的刺激性。灌肠剂尤其适合于昏迷患者、婴幼儿及不能服药或服药困难者。由于灌肠剂制备简便，一般医院制剂室都可以制备，因而越来越受到临床各科的重视和推广应用。

二、洗剂

洗剂（lotions）系指供清洗或涂抹无破损皮肤的外用液体药剂，可以是溶液、混悬液、乳状液，或它们的混合型液体制剂，其中以混悬剂为多，分散介质为水和乙醇。洗剂一般轻轻涂于皮肤或用纱布蘸取敷于皮肤上应用。洗剂有消毒、消炎、止痒、收敛、保护等局部作用。混悬型洗剂中的水分或乙醇在皮肤上蒸发，有冷却和收缩血管的作用，能减轻急性炎症。混悬型洗剂中常加入甘油和助悬剂，当分散剂蒸发后可形成保护膜，保护皮肤免受刺激，如水杨酸洗剂、复方硫黄洗剂等。

案例导入

案例 8–11　复方蛇床子洗剂

处方： 蛇床子 267g　　百部 133g　　鹤虱 107g　　苦参 107g

雄黄 80g　　羟苯乙酯 2g

制法： 以上五味，雄黄粉碎成粗粉，用纱布包裹，与蛇床子等其余四味，加水浸泡 1h，加热煎煮一次，每次 1h，合并煎液，滤过，滤液浓缩至约 1000ml，静置，滤过，自滤器加水至 1000ml，加入羟苯乙酯的乙醇溶液，搅匀，分装，封口，灭菌，即得。

注解：（1）蛇床子为伞形科植物蛇床子 [*Cnidium monnieri* (L) Cuss] 的干燥成熟果

实，含挥发油，主要成分为蒎烯、莰烯、异戊酸龙脑酯、异龙脑。又含有甲氧基欧芹酚、蛇床明素、异虎耳草素等。具有坚硬的外壳，需要将其粉碎并用水浸泡，有效成分易于煎出。百部、苦参主要含生物碱类成分，据有关资料表明其水煎液具有较好的抑菌作用。

（2）雄黄为硫化物类矿物雄黄的矿石，主含二硫化二砷（As_2S_2），并夹杂少量的三氧化二砷（AS_2O_3）及其他金属盐，雄黄具有抗真菌及抗细菌作用，其水浸剂（1:2）在试管内对多种皮肤真菌具有不同程度的抑制作用，对金黄色葡萄球菌、变形杆菌、铜绿假单胞菌均有杀菌作用。

三、搽剂

搽剂（liniments）系指药物用乙醇、油或适宜溶剂制成的溶液、乳状液或混悬液，专供揉搽无破损皮肤表面的液体药剂，有镇痛、保护和对抗刺激的作用。搽剂的分散介质随其作用不同而有所区别。用于镇痛、抗刺激的搽剂多用乙醇或二甲基亚砜稀释液为分散媒，有利于药物的穿透。保护性搽剂多用油、液体石蜡为分散媒，具有润滑作用，不使皮肤干燥，并有清除鳞屑痂皮的作用。乳状液型搽剂多用肥皂作乳化剂，有润滑作用，并能软化皮肤而有利于药物穿透。

案例导入

案例 8-12 癣湿药水

处方：土荆皮 250g   蛇床子 125g   大风子仁 125g   百部 125g

防风 50g   当归 100g   凤仙透骨草 125g   侧柏叶 100g

吴茱萸 50g   花椒 125g   蝉蜕 75g   斑蝥 3g

功能与主治：祛风除湿，杀虫止痒。用于风湿虫毒所致的鹅掌风、脚湿气，症见皮肤丘疹、水疱、脱屑，伴有不同程度瘙痒。

制法：以上十二味，斑蝥粉碎成细粉，其余土荆皮等十一味粉碎成粗粉，与斑蝥粉末混匀，用乙醇与冰醋酸（3:1）的混合液作溶剂，浸渍 48h 后，缓缓渗漉，收集渗漉液 6700ml，静置，取上清液，加入香精适量，搅匀，即得。

用法与用量：外用。擦干洗净的患处，一日 3~4 次；治疗灰指甲应先除去空松部分，使药物易渗入。

注解：本方中土荆皮主要含二萜类化合物、三萜类化合物、木脂素类化合物、倍半萜类化合物等；蛇床子中主要含有蒎烯、莰烯、蛇床子素等挥发性成分，其他药材中的成分也大都溶于乙醇，而冰醋酸与乙醇可促进受损细胞修复与再生、去腐生肌。因此本方以乙醇、冰醋酸为混合溶剂，采用渗漉法提取。

四、滴耳剂

滴耳剂（ear drops）系指供滴入外耳道的液体药剂。一般具有消毒、止痒、收敛、消炎或润滑局部作用。常用溶剂为水、稀乙醇、甘油、丙二醇、聚乙二醇等。水溶液作用缓和，穿透力差；乙醇溶液穿透力和杀菌作用强，但对内耳有刺激；甘油溶液无刺激作用，局部保留时间较长，穿透力较差。几种溶剂混合使用能取长补短，有较好作用。

外耳道有炎症时，pH 在 7.1~7.8，因此滴耳剂最好为弱酸性。用于手术、耳部伤口或耳膜穿孔的滴耳剂应无菌，如氯霉素滴耳液等。

案例导入

案例8-13 枯黄滴耳液

处方： 黄连100g　　　苦参30g　　　白矾（煅）38g　　　甘油500ml

冰片3g　　　蒸馏水适量

制法： 以上四味，黄连、苦参加水煎煮二次，每次1.5h，合并煎液，滤过，滤液浓缩至约400ml，趁热加入白矾，搅拌使溶解，滤过，滤液加入甘油，搅拌均匀；取冰片加适量乙醇使溶解，缓缓加入药液中，边加边搅拌，使混合均匀，加蒸馏水至1000ml，灭菌，分装，即得。

注解：（1）黄连清热燥湿、解毒敛疮、消肿止痛为君药，苦参苦寒清热解毒、收湿敛疮，白矾（煅）收敛生肌共为臣药，冰片行气活血止痛为佐使药，诸药合用共起消炎消肿、止痒止痛、解毒、收敛之功。

（2）苦参中含有苦参碱、氧化苦参碱等生物碱类化合物，易溶于水，还可溶于甲醇、乙醇、三氯甲烷等有机溶剂；黄连中含小檗碱、药根碱、黄连碱等五种生物碱，易溶于热水，热的乙醇，而在冷水中溶解度较小。以水为溶剂可将上述生物碱提出，滤过时应注意趁热操作，避免冷后小檗碱析出。

（3）加入甘油后，药液黏稠度增加，在病变部位滞留时间延长，有利于发挥治疗作用。另30%以上的甘油具有防腐作用，可抑制微生物的生长。

五、滴鼻剂

滴鼻剂（nasal drops）系指供滴入鼻腔内的液体药剂，可以是溶液、乳状液或混悬液，主要供局部消毒、消炎、收缩血管和麻醉之用。近年来研究表明，通过鼻腔给药也能起全身作用。溶剂有水、丙二醇、液体石蜡、植物油等。药物的水溶液易与鼻黏液混合，易分散于黏膜表面，但作用时间短。且不易与鼻黏液混合，穿透性差，用量过多易进入气管而引起"类脂性肺炎"。

正常人鼻腔的pH为5.5~6.5，炎症病变或过敏时呈碱性，有时pH可高达9，易使细菌增殖，并影响正常纤毛运动。所以，滴鼻剂pH应为5.5~7.5，且应有一定的缓冲能力；应与鼻黏液等渗或略高渗；不改变鼻黏液的正常黏度，不影响纤毛活动及分泌液的离子成分等，如盐酸麻黄碱滴鼻剂等。

案例导入

案例8-14 通鼻滴鼻剂

处方： 辛夷50g　　　鱼腥草75g　　　鹅不食草75g　　　黄芩75g

氯化钠10g　　　盐酸麻黄碱5g　　　聚山梨酯80 10ml

制法： 以上四味，辛夷、鱼腥草、鹅不食草，加水浸泡后，水蒸气蒸馏，收集馏出液750ml，加入聚山梨酯80，混合均匀。蒸馏后的水溶液另器收集；药渣与黄芩加水煎煮二次，每次1h，合并煎液，滤过，滤液与上述水溶液合并，减压浓缩至约150ml，加乙醇使含醇量达60%使沉淀，去上清液回收乙醇，加入盐酸麻黄碱、氯化钠，加热使溶解，滤过，滤液与蒸馏液合并，加水使成1000ml，分装于8ml滴瓶中即得。

注解：（1）辛夷挥发油具有局部收敛、刺激和麻醉作用，使鼻腔炎症减退，通畅，症状缓解或消除。鱼腥草全草含挥发油约 0.05%，油中有效成分为醛酮化合物、癸酰乙醛、月桂醛、2-十一烷酮、倍半萜化合物丁香烯、芳樟醇和乙酸龙脑酯等。鹅不食草含有蒲公英赛醇、蒲公英甾醇等多种三萜成分，尚含有挥发油、豆甾醇，可治疗急性鼻炎、肥厚型鼻炎、变态反应性鼻炎等。故先以水蒸气蒸馏法提取挥发性成分，再以水煎煮提取非挥发性成分。

（2）聚山梨酯 80 为增溶剂，其加入的顺序，对增溶效果影响很大，应先将增溶剂与挥发油混合，最好使完全溶解，再加入蒸馏液稀释，则能更好地溶解。

六、含漱剂

含漱剂（gargles）系指用于清洁咽喉、口腔用的液体药剂。具有清洗、防腐、杀菌、消毒及收敛等作用。多为药物水溶液，亦有含少量乙醇、甘油者。含漱剂中常加适量染料着色，表示外用。

含漱剂的 pH 要求微碱性，利于除去微酸性分泌物和溶解黏液蛋白。为了方便，有时配成浓溶液，临用时稀释，也可是固体粉末，临用时加水溶解。杀菌用含漱剂，其浓度应在杀菌浓度范围内，含漱时间应适当，以保持杀菌效果。

扫码"学一学"

第九节　液体药剂的质量检查

一、口服溶液剂、口服乳剂、口服混悬剂的质量要求

口服溶液剂系指原料药物溶解于适宜溶剂中制成的供口服的澄清液体制剂。口服乳剂系指两种互不相溶的液体制成的供口服的水包油型液体制剂。口服混悬剂系指难溶性固体原料药物分散在液体分散介质中，制成供口服的混悬液体制剂，也包括干混悬液或浓混悬液。口服溶液剂、口服乳剂、口服混悬液的生产、贮藏期间应符合以下要求。

口服乳剂应呈均匀的乳白色，以半径为 10cm 的离心机每分钟 4000 转的转速离心15min，不应有分层现象。

混悬剂的混悬物应分散均匀，放置后沉淀物经振摇易分散。干混悬剂按使用时的比例加水振摇，应均匀分散。其沉淀体积比应不低于 0.90。单剂量混悬剂可不进行沉降体积比检查。混悬剂在标签上应注明"用前摇匀"。

单剂量包装的干混悬剂的重量差异限度检查应符合规定要求，凡规定检查含量均匀度者，可不进行重量差异检查。

除另有规定外，干混悬剂的干燥失重应按照干燥失重测定法测定，其减失重量不得超过 2.0%。

在生产与贮藏期间不得有发霉、酸败、变色、异物、产生气体或其他变质现象。微生物限度应符合相应规定。

除另有规定外，口服溶液剂、乳剂、混悬剂应密封，置阴凉处遮光贮藏。

二、口服溶液剂、口服乳剂、口服混悬剂的质量检查

1. 装量差异　取供试品 20 支（袋），分别精密称量内容物，计算平均装量，超过平均

重量 ±10% 者不得超过 2 个，并不得有 1 袋（支）超出限度 1 倍。

2. 装量　单剂量包装的口服溶液剂、口服乳剂、口服混悬剂的装量检查应取供试品 10 个（袋、支），分别将内容物倾尽，测定其装量。

多剂量包装的口服溶液剂、口服乳剂、口服混悬剂照《中国药典》（2015 年版）最低装量检查法检查。

3. 干燥失重　除另有规定外，干混悬剂照《中国药典》（2015 年版）干燥失重测定法检查。

4. 沉降体积比　除另有规定外，用具塞量筒取供试品 50ml，密塞，用力振摇 1min，记下混悬物的开始高度 H_0，静置 3h，记下混悬剂的最终高度 H，按下式计算：

$$沉降体积比 = H/H_0 \qquad (8-7)$$

干混悬剂按使用时的比例加水振摇，并照上法检查沉降体积比。

5. 微生物限度检查　照《中国药典》（2015 年版）微生物限度检查法检查。

第十节　液体药剂的矫味与着色

扫码"学一学"

许多药物有不良嗅味，如生物碱类有苦味，鱼肝油有腥味，溴化钾、碘化钾等盐类有咸味，慢性患者长期服用某一药物易引起厌恶等。所以有特殊异味的液体药剂通常需加入矫味剂，而在矫味的同时，通常加入相对应的着色剂改善其色泽，使患者愿意接受与服用药剂。

一、矫味剂

矫味剂（flavouring agents）系指能改善制剂的味道和气味的物质。常用的有甜味剂和芳香剂，还有干扰味觉的胶浆剂、泡腾剂等。

1. 甜味剂　分为天然品与合成品两大类，天然甜味剂有糖类、糖醇类、苷类，其中糖类最常用；蜂蜜在中药制剂中除作黏合剂外，也是甜味剂；甘草甜素是甘草中的主要甜味成分；天然甜菊苷，是从甜叶菊中提取精制而得。合成甜味剂如糖精钠、阿斯帕坦等。糖精钠的甜度为蔗糖的 200 ~ 700 倍，易溶于水，但水溶液不稳定，长期放置甜度降低，常用量为 0.03%，口服量每日每公斤体重不可超过 5mg；阿斯帕坦为天门冬酰苯丙氨酸甲酯，也称为蛋白糖，甜度为蔗糖的 150 ~ 200 倍，不致龋齿，且可有效降低热量，适用于糖尿病、肥胖症患者。

2. 芳香剂　在药品生产中有时需要添加少量香料或香精以改善药品的气味，这些香料与香精统称为芳香剂。分为天然与人工合成香料两大类。常用天然芳香剂如挥发性芳香油（如薄荷油、橙皮油等）及其制剂（如桂皮水、枸橼酸等）；人工合成香精如香蕉香精、菠萝香精等。

3. 胶浆剂　高分子胶浆性质黏稠缓和，可以干扰味蕾的味觉而矫味，对刺激性药物可以降低刺激性，对涩酸味亦可以矫正。在胶浆剂中加入 0.02% 糖精钠或 0.025% 甜菊苷可增加胶浆剂的矫味能力。常用的胶浆剂如淀粉、羧甲基纤维素钠、甲基纤维素、海藻酸钠、阿拉伯胶及西黄蓍胶胶浆等。

4. 泡腾剂　酸式碳酸盐与有机酸（如枸橼酸、赖氨酸）混合后，产生二氧化碳，溶于水呈酸性，能麻痹味蕾而矫味，常用于苦味制剂。

5. 化学调味剂 麸氨酸钠能矫正鱼肝油的腥味，消除铁盐制剂的铁金属味。

二、着色剂

着色剂，又称色素，能改善制剂的外观颜色，可用来识别制剂的品种，区分应用方法以及减少患者对服药的厌恶感。一般要求着色剂应与矫味剂配合协调。着色剂根据来源分为天然色素和人工合成色素两大类，天然色素又分为植物色素如甜菜红、姜黄、胡萝卜素、焦糖等，以及矿物色素如氧化铁（棕红色）。我国目前批准的合成食用色素有胭脂红、苋菜红、柠檬黄、靛蓝、日落黄等，这些色素均溶于水，一般用量约为 0.0005% ~ 0.001%（不宜超过万分之一）。只有食用色素方可用于内服制剂中。外用液体药剂中常用的着色剂有伊红（或称曙红，适用于中性或弱碱性溶液）、品红（适用于中性、弱酸性溶液）以及美蓝（或称亚甲蓝，适用于中性溶液）等合成色素。

第十一节 液体药剂的包装与贮藏

扫码"学一学"

一、液体药剂的包装

液体药剂的包装关系到产品的质量、运输、贮存以及使用。包装是保证药物制剂安全、有效及稳定的措施之一，是药品生产的一个重要环节。液体药剂体积大、稳定性较差，如果包装不当，在运输和贮存过程中会发生变质。因此包装容器的材料、容器种类与形状以及密封性等都极为重要。

液体药剂的包装材料包括：容器（如玻璃瓶、塑料瓶等）、瓶塞（如软木塞、橡胶塞、塑料塞等）、瓶盖（如金属盖、电木盖等）、标签、硬纸盒、塑料盒、说明书、纸箱、木箱等。

液体药剂包装上应贴有标签。医院药房投药瓶上所贴的标签有不同颜色。习惯上内服液体药剂的标签，一般为白底蓝字或黑字。外用液体药剂的标签，为白底红字或黄字。也可将不同的剂型或制剂，用不同颜色的色纸印制专用标签。

二、液体药剂的贮藏

液体药剂特别是以水为分散媒者，在贮存中容易水解、氧化或污染微生物，而产生沉淀、变色或腐败，一般都是临时调配。大量生产须采取防止微生物污染的措施，而且需添加防腐剂；一般应密闭，贮藏于阴凉、干燥处。

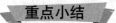

重点小结

重点难点	药师考点
1. 液体药剂的含义、分类、特点及质量检查	☆液体药剂的含义、特点及种类
2. 表面活性剂的含义、结构特点、分类、基本性质与选用	☆☆☆表面活性剂的种类与基本性质 ☆☆表面活性剂在药剂中的应用 ☆表面活性剂的概念、结构特点
3. 药剂中增加药物溶解度的方法，溶解、增溶、助溶、潜溶的含义及增溶原理。	☆☆☆增加药物溶解度的方法 ☆溶解度的概念

续表

重点难点	药师考点
4. 真溶液型液体药剂的含义、分类	☆真溶液型液体药剂的含义、分类
5. 胶体溶液稳定性及其影响因素	☆☆胶体溶液型液体药剂种类、制法 ☆影响胶体溶液型液体药剂稳定性因素
6. 乳状液型液体药剂的含义、特点；乳剂稳定性及乳化剂的选用；乳剂形成的理论及乳剂的制法	☆☆乳剂的概念；乳剂的不稳定现象及解决办法 ☆☆常用的乳化剂；乳剂的制法 ☆影响乳剂稳定性的因素
7. 混悬液型液体药剂的含义、特点；混悬剂的稳定性、稳定剂及制法	☆☆混悬剂的概念 ☆☆常用的稳定剂 ☆乳剂的制法；影响混悬剂稳定性的因素
8. 灌肠剂、洗剂、搽剂、滴鼻剂、滴耳剂等液体剂型的含义与特点	☆灌肠剂、洗剂、搽剂、滴鼻剂、滴耳剂的含义
9. 液体药剂的色、香、味及包装贮藏	☆☆液体药剂的质量检查

（桂双英）

扫码"练一练"

第九章 注射剂

要点导航

1. 掌握 中药注射剂、输液剂的含义、特点、分类和质量检查；中药注射用原液的制备；中药注射剂制备的工艺过程与技术关键；热原的性质、污染途径及除去方法，热原的检查方法。

2. 熟悉 注射剂常用溶剂的种类；注射用水的质量要求及蒸馏法制备注射用水；注射用油的质量要求及精制法；注射剂常用附加剂的种类、性质、选用和质量要求及处理；热原的组成；中药注射剂的质量控制与存在的问题及解决途径。

3. 了解 中药注射剂的发展概况；中药注射剂指纹图谱；注射剂容器的种类；血浆代用液、粉针剂、混悬液型及乳状液型注射剂的制备要点和质量检查；容器处理及分装等；细菌内毒素的检查方法。

扫码"学一学"

第一节 概 述

一、注射剂的含义

中药注射剂（injections）系指饮片经提取、纯化后制成的供注入体内的溶液、乳状液及供临用前配制成溶液的粉末或浓溶液的无菌制剂。注射剂由药物、溶剂、附加剂及特制的容器所组成，是临床应用最广泛的剂型之一。

二、注射剂的特点

1. 药效迅速，作用可靠 注射给药可直接以液体形式进入人体血管组织或器官内，药物吸收快，作用迅速。特别是静脉注射，药物直接进入血液循环，不存在吸收过程，特别适用于抢救危重病人。注射给药不经消化道及肝脏，可免受消化道众多因素对药物作用的影响，因此剂量准确，作用可靠。

2. 适用于不宜口服给药的药物 一些药物由于本身的性质导致在胃肠道不易被吸收，易被消化液破坏或对胃肠道有刺激性，制成注射剂可避免上述问题。

3. 适用于不能口服给药的病人 对临床上常见的昏迷、抽搐、惊厥状态或者由于消化系统疾患，吞咽功能丧失或者障碍的患者，注射给药是有效的给药途径。

4. 可使药物发挥定位定向的局部作用 注射剂可通过关节腔、穴位等部位注射给药，使药物发挥局部作用，达到预期的治疗目的。如牙科和麻醉科所用的局麻药等。

注射剂也存在不足之处。如注射时会产生疼痛；一旦注入人体后，产生的作用不可逆转，若使用不当容易发生危险；使用不便，注射需由专业医护人员操作。此外，其质量要求高，制造过程复杂，生产成本及价格较高。

三、注射剂的分类

注射剂可分为注射液、注射用无菌粉末与注射用浓溶液。

1. 注射液 包括溶液型、乳状液型注射液。可以用于肌内注射、静脉注射或静脉滴注等。其中，供静脉滴注用的大体积注射液（除另有规定外，一般不小于100ml），也称静脉输液。

2. 注射用无菌粉末 亦称为粉针剂，系指供临用前用适宜的无菌溶液配制成溶液的无菌粉末或无菌块状物。可用适宜的注射用溶剂配制后注射，也可用静脉输液配制后静脉滴注。

3. 注射用浓溶液 系指供临用前稀释供静脉滴注用的无菌浓溶液。

四、注射剂的给药途径

根据医疗的需要，注射剂有不同的给药途径。

1. 皮内注射（intradermal route，i. d.） 注射于表皮与真皮之间。一般注射剂量在0.2ml以下，该部位药物吸收少而缓慢，故常用于药物的过敏性试验或者临床疾病的诊断，如皮试等。

2. 皮下注射（subcutaneous route，s. c.） 注射于真皮与肌肉之间。一般注射量为1～2ml，皮下注射剂主要是水溶液，药物吸收速度稍慢。由于人体皮下感觉比肌肉敏感，故具有刺激性的药物混悬液，一般不宜作皮下注射。

3. 肌内注射（intramuscular route，i. m.） 注射于肌肉组织，一次注射量在5ml以下，该部位药物的吸收比皮下途径快，刺激性也相对较小，药物的水溶液、油溶液、乳状液、混悬液型注射剂均可作肌内注射，注射油溶液、乳状液及混悬液具有一定的延效作用。

4. 静脉注射（intravenous route，i. v.） 注射于静脉内，有静脉推注和静脉滴注两种方式。前者一次注射量一般在50ml以下，后者剂量大，一次注射量可达数千毫升。静脉注射药物常作急救、补充体液和提供营养之用，多为水溶液和平均直径小于 $1\mu m$ 的乳状液。油溶液和混悬液易引起毛细血管栓塞，均不宜静脉注射。凡能导致溶血或蛋白质沉淀的药物，均不宜静脉注射。大剂量静脉注射时应严格控制药液的 pH 及渗透压并不得加抑菌剂。

5. 脊椎腔注射（vertebra caval route） 注射于脊椎四周蛛网膜下隙内，一次注射量在10ml以下。由于神经组织比较敏感，且脊椎液的循环十分缓慢，故脊椎腔注射剂必须等渗且不含有任何微粒，不得添加抑菌剂，其 pH 控制在 5.0～8.0。

6. 其他（others） 包括动脉注射（intra‐arterial route）、脑池内注射（brain pool injection）、心内注射（intracardiac injection）、关节腔注射（anticular injection）、滑膜腔注射（synovial cavity injection）、鞘内注射（intrathecal injection）及穴位注射（acupoint injection）等给药途径。

扫码"学一学"

第二节 热 原

一、热原的含义与组成

热原（pyrogen）系指注射后能引起恒温动物体温异常升高的致热物质。它包括细菌性热原、内源性高分子热原、内源性低分子热原及化学热原等。药剂学里所指的"热原"，是指细菌性热原，是某些细菌的代谢产物、细菌尸体及内毒素。致热能力最强的是革兰阴性杆菌。霉菌、酵母菌，甚至病毒也能产生热原。

微生物代谢产物中内毒素（endotoxin）是产生热原反应的最主要致热物质。内毒素是由磷脂、脂多糖和蛋白质所组成的复合物，存在于细菌的细胞膜与固体膜之间，其中脂多糖是内毒素的主要成分，具有特别强的致热活性。不同菌种脂多糖的化学组成也有差异，一般脂多糖的分子量越大其致热作用也越强。

二、热原的基本性质

1. 水溶性 热原含有磷脂、脂多糖和蛋白质，能溶于水，是水会被热原污染的原因。

2. 不挥发性 热原本身不挥发，但因溶于水，在蒸馏时，可随水蒸气雾滴进入蒸馏水中，故蒸馏水器均应有完好的隔沫装置，以防止热原污染。

3. 耐热性 热原的耐热性较强，一般经60℃加热1h不受影响，100℃也不会发生热解，180℃加热3～4h，250℃加热30～45min或650℃加热1min可使热原彻底破坏。因此，常用的灭菌条件不能破坏热原。

4. 滤过性 热原体积较小，约在1～5nm之间，可通过常规滤器，但超滤膜可截留。

5. 被吸附性 热原可被活性炭吸附，也可被某些离子交换树脂所吸附。

6. 其他性质 热原能被强酸、强碱、强氧化剂（如高锰酸钾、过氧化氢）以及超声波破坏。

三、注射剂热原的污染途径

1. 溶剂带入 系注射剂出现热原的主要原因。如注射用水在制备时操作不当或蒸馏水器结构不合理，都有可能使蒸馏水中带有热原。即使原有的注射用水或注射用油不带有热原，但贮存时间较长或存放容器不洁，也有可能由于污染微生物而产生大量热原。注射用水或注射用油应新鲜使用，蒸馏器质量要好，环境应洁净。

2. 原辅料带入 有些中药原料中带有大量微生物，如果提取、浓缩的处理条件不当，易因微生物污染而导致热原产生。用微生物方法制造的辅料如乳糖等，容易产生热原，应用时应当注意。

3. 容器或用具等带入 注射剂制备时所用的用具、管道、装置、灌装注射剂的容器，如果未按GMP要求认真清洗处理，均易使药液污染而导致热原产生。

4. 制备过程带入 注射剂的制备过程复杂，操作时间较长，每个环节都可能被污染而带入热原，因此，在注射剂制备的各个环节，都必须严格按GMP规定的操作规程操作。

5. 灭菌后带入 输液瓶经灭菌后，其铝盖轧口不严或松盖，使其在储藏过程中受微生物污染而带入热原。

6. 输液器带入　有些输液器被微生物污染而带有热原，使原本不含热原的药液被污染。

7. 使用过程带入　在加药过程中被污染的情况主要有两种：①在输液中加入其他药物时，所加药物本身已污染热原；②加药时操作室的洁净度达不到标准，消毒及操作不严格。

四、除去注射剂中热原的方法

（一）除去药液或溶剂中热原的方法

1. 吸附法　活性炭是常用的吸附剂，具有吸附热原、脱色、助滤等作用，用量一般为溶液体积的 0.1% ~ 0.5%。除去热原需用针用规格活性炭，可与白陶土合用除去热原。

2. 离子交换法　热原分子上含有磷酸根与羧酸根，带有负电荷，因而可以被碱性阴离子交换树脂吸附。用离子交换树脂吸附可除去注射剂中热原，并在大生产中应用。

3. 凝胶滤过法　也称分子筛滤过法，是利用凝胶物质作为滤过介质，当溶液通过凝胶柱时，分子量较小的成分渗入到凝胶颗粒内部而被阻滞，分子量较大的成分则沿凝胶颗粒间隙随溶剂流出。制备的注射剂，其药物分子量明显大于热原分子时，可用此法除去热原。国内有用二乙氨基乙基葡聚糖凝胶 A－25（分子筛）制备无热原去离子水的报道。

4. 超滤法　本法利用高分子薄膜的选择性与渗透性，在常温条件下，依靠一定的压力和流速，达到除去溶液中热原的目的。用于超滤的高分子薄膜孔径可控制在 50nm 以下，其滤过速度快，除热原效果明显。

5. 反渗透法　本法通过三醋酸纤维素膜或聚酰胺膜除去热原，效果好，具有较高的实用价值。

6. 其他方法　采用二次以上湿热灭菌法，或适当提高灭菌温度和时间，处理含有热原的葡萄糖或甘露醇注射液亦能得到热原合格的产品。微波也可破坏热原。

以上方法可通过联合使用，提高热原去除率。如采用活性炭与超滤法联用技术，用活性炭对药液进行预处理，进而用超滤法去除细菌内毒素，可以提高注射剂中热原去除效果，保证注射剂的安全性。

（二）除去容器或用具上热原的方法

1. 高温法　对于耐高温的容器或用具，如注射用针筒及其他玻璃器皿，在洗涤干燥后，经 180℃ 加热 2h 或 250℃ 加热 30min，可以破坏热原。

2. 酸碱法　对于耐酸碱的玻璃容器、瓷器或塑料制品，用强酸强碱溶液处理，可有效地破坏热原，常用的酸碱液为重铬酸钾硫酸洗液、硝酸硫酸洗液或稀氢氧化钠溶液。

上述方法可除去注射剂溶液、溶剂中或容器、用具上的热原，应根据实际情况合理选用。

五、热原与细菌内毒素的检查方法

1. 热原检查法　亦称家兔法，属于体内检查法，系将一定剂量的供试品，静脉注入家兔体内，在规定的时间内，观察家兔体温升高的情况，以判断供试品中所含热原限度是否符合规定。具体方法和结果判断标准见《中国药典》（2015 年版）。

2. 细菌内毒素检查法　亦称鲎试剂法，系利用鲎试剂来检测或量化由革兰阴性菌产生的细菌内毒素，以判断供试品中热原的限度是否符合规定的一种方法。包括两种方法，即凝胶测定法和光度测定法。供试品检测时可使用其中任何一种方法进行试验。当测定结果有争议时，除另有规定外，以凝胶法结果为准。具体实验方法和结果判断见《中国药典》（2015 年版）。

该法是利用鲎试剂与细菌内毒素产生凝集反应，来判断供试品细菌内毒素的限量是否符合规定。鲎试剂为鲎科动物东方鲎的血液变形细胞溶解物的无菌冷冻干燥品，含有能被微量细菌内毒素激活的凝固酶原和凝固蛋白质。凝固酶原经内毒素激活转化成具有活性的凝固酶，进一步促使凝固蛋白原转变为凝固蛋白而形成凝胶。

该法灵敏度高，最低检测限为 0.001μg，操作简单，试验费用少，可迅速获得结果，尤其适用于生产过程中热原的检测控制。但容易出现"假阳性"，且对革兰阴性菌产生的细菌内毒素不够灵敏，故不能完全取代家兔法。

第三节　注射剂的溶剂

扫码"学一学"

注射剂所用溶剂一般分为水性溶剂和非水性溶剂。水性溶剂最常用的为注射用水，非水性溶剂常用植物油，主要为供注射用的大豆油。

一、注射用水

（一）制药用水

制药用水因其使用的范围不同而分为饮用水、纯化水、注射用水及灭菌注射用水。一般应根据各生产工序或使用目的与要求选用适宜的制药用水。

1. 饮用水　为天然水经净化所得的水，其质量必须符合中华人民共和国国家标准《生活饮用水卫生标准》。饮用水可用于饮片净制时的漂洗、制药用具的粗洗。除另有规定外，也可作为非灭菌制剂饮片的提取溶剂。

2. 纯化水　为饮用水经蒸馏法、离子交换法、反渗透法或其他适宜的方法制备的制药用水。不含任何附加剂，其质量应符合《中国药典》（2015 年版）纯化水项下的规定。纯化水可作为配制普通药物制剂用的溶剂或试验用水；可作为中药注射剂、滴眼剂等灭菌制剂所用饮片的提取溶剂；口服、外用制剂配制用溶剂或稀释剂；非灭菌制剂用器具的精洗用水。也用作非灭菌制剂所用饮片的提取溶剂。纯化水不得用于注射剂的稀释与配制。

3. 注射用水　为纯化水经蒸馏所得的水，应符合细菌内毒素试验要求。注射用水必须在防止细菌内毒素产生的条件下生产、贮藏和分装。其质量应符合《中国药典》（2015 年版）注射用水项下的规定。注射用水可作为配制注射剂、滴眼剂等溶剂或稀释剂及容器的精洗用水。

4. 灭菌注射用水　为注射用水按照注射剂生产工艺制备所得。不含任何添加剂。主要用作注射用灭菌粉末的溶剂或注射剂的稀释剂。其质量应符合《中国药典》（2015 年版）灭菌注射用水项下的规定。灭菌注射用水灌装规格应适应临床需要，避免大规格、多次使用造成的污染。

（二）注射用水的质量要求

注射用水的质量在《中国药典》（2015 年版）中有严格的规定，其性状应为无色透明液体；无臭，无味。pH 应为 5.0 ~ 7.0。氨含量不超过 0.00002%。每 1ml 含细菌内毒素的量应小于 0.25 内毒素单位（EU）。微生物限度，细菌、霉菌和酵母菌总数每 100ml 不得过10 个。除此之外，硝酸盐与亚硝酸盐、电导率、总有机碳、不挥发物与重金属照《中国药典》（2015 年版）纯化水项下的方法检查，应符合规定。

（三）注射用水的制备

注射用水的制备常在饮用水基础上，综合应用电渗析、反渗透、离子交换树脂等方法先制备纯化水，纯化水再经蒸馏法制备成注射用水。注射用水的制备工艺流程图如 9 - 1 所示。

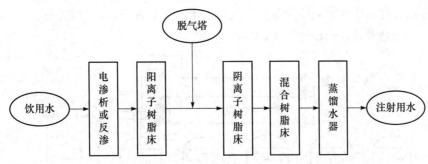

图 9 - 1　制备注射用水流程

1. 纯化水的制备　常用制备方法有离子交换法、电渗析法和反渗透法等。

离子交换法系指利用阴、阳离子交换树脂上的 OH^- 或 H^+ 分别与水中存在的阳离子（K^+、Na^+、Ca^{2+}、Mg^{2+} 等）和阴离子（SO_4^{2-}、Cl^-、HCO_3^-、$HSiO_3^-$ 等）交换，除去这些离子，达到纯化水的目的。本法的主要特点是制得的水化学纯度高，设备简单，节约燃料和冷却水，成本低。

反渗透法常用的反渗透膜有醋酸纤维素膜（如三醋酸纤维素膜）和聚酰胺膜。反渗透膜在与饮用水接触时，表面选择性地选择水分子而排斥离子。这样在膜与饮用水的界面上将形成一层纯水层，在施加压力的情况下，界面上纯水层中的纯水便不断通过毛细管渗出，而制得纯化水。该法具有能耗低、水质好、设备使用与保养方便等优点。

电渗析法系指在特制的电渗析器中，水中的阴、阳离子在外加电场的作用下，分别通过具有选择透过性及良好导电性的阴阳离子交换膜（阴离子交换膜显示强烈正电场，排斥阳离子，只允许阴离子透过；而阳离子交换膜显示强烈负电场，排斥阴离子，只允许阳离子透过），从而使水得到纯化。该法对原水的净化处理较离子交换法经济，节约酸碱，特别是当原水中含盐量较高（≥300mg/L）时，离子交换法已不适用，而电渗析法仍然有效。但本法制得的水电阻率较低，一般在 5 万～10 万 Ω·cm，因此常与离子交换法联用，以提高净化处理原水的效率。

2. 注射用水的制备　蒸馏法是《中国药典》（2015 年版）规定的制备注射用水的方法。制得的注射用水质量可靠，但制备过程耗能较多。蒸馏法制备注射用水的

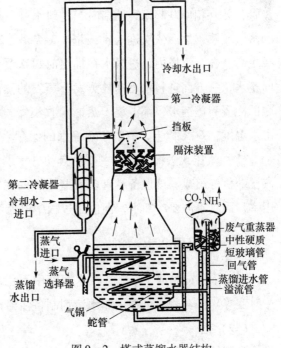

图 9 - 2　塔式蒸馏水器结构

蒸馏设备，主要有下列几种。

（1）塔式蒸馏水器　主要由蒸发锅、隔沫器（也称挡板）和冷凝器3部分组成，其中隔沫器是防止热原污染的装置。基本结构如图9-2所示。

（2）多效蒸馏水器　多效蒸馏水器的最大特点是节能效果显著，热效率高，能耗仅为单蒸馏水器的三分之一，并且出水快、纯度高、水质稳定，配有自动控制系统，为目前药品生产企业制备注射用水的重要设备。多效蒸馏水器通常有三效、四效、五效。

五效蒸馏水器其基本结构如图9-3所示。

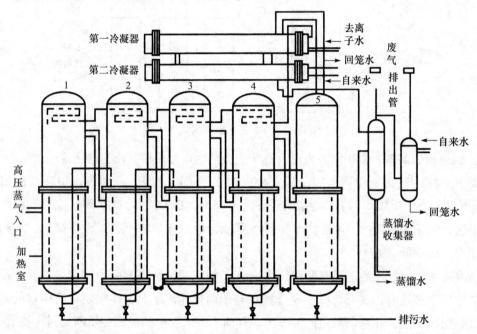

图9-3　五效蒸馏水机结构

五效蒸馏水器由5只圆柱形蒸馏塔和冷凝器及一些控制元件组成。在前四级塔内装有盘管，并互相串联起来，蒸馏时，进料水（一般为去离子水）先进入冷凝器，由塔5进来的蒸汽预热，然后依次进入4级塔、3级塔、2级塔、1级塔，此时进料水温度达到130℃或更高，在1级塔内，进料水在加热时再次受到高压蒸汽加热，一方面蒸汽本身被冷凝为回笼水，一方面进料水迅速被蒸发，蒸发的蒸汽进入2级塔加热室供2级塔热源，并在其底部冷凝为蒸馏水，都汇集于蒸馏水收集器，废气则从废气排出管排出。多效蒸馏水器的出水温度在80℃以上，有利于蒸馏水的保存。

（3）气压式蒸馏水器　主要由自动进水器、热交换器、加热室、蒸发室、冷凝器及蒸汽压缩机等组成。该设备具有多效蒸馏器的优点，利用离心泵将蒸汽加压，提高了蒸汽利用率，而且不需要冷却水，但使用过程中电能消耗较大。

二、注射用非水溶剂

对于不溶或难溶于水，或在水溶液中不稳定或有特殊用途（如水溶性药物制备混悬型注射液等）的药物，可选用非水溶剂制备注射剂。常用的非水溶剂有以下几种。

（一）油

常用的为注射用大豆油，为淡黄色的澄明液体，无臭或几乎无臭，其相对密度为0.916

~0.922，折光率为 1.472~1.476，皂化值为 188~195，碘值为 126~140，酸值不大于 0.1。另外，还用芝麻油、茶油等。《中国药典》（2015 年版）对注射用油的质量要求有明确规定：应无异臭、无酸败味；色泽不得深于黄色 6 号标准比色液；在 10℃时应保持澄明，过氧化物、不皂化物、碱性杂质、重金属、砷盐、脂肪酸组成和微生物限度等应符合要求，应贮于避光密闭洁净容器中，避免日光、空气接触，还可考虑加入抗氧剂等。油性注射剂只能供肌内注射。

植物油因含游离脂肪酸、各种色素和植物蛋白等，必须加以精制，其精制过程为：①中和游离脂肪酸。加入氢氧化钠溶液，保温搅拌，60~70℃皂化完全，滤过，至油皂分开。②脱色除臭。80~90℃加活性白陶土及活性炭保温搅拌，滤过至油液完全澄明。③脱水。用 $CaCl_2$ 除去洗涤时混入的少量水。④灭菌。150~160℃干热灭菌 1~2h。⑤放冷到适宜温度。

（二）其他注射用溶剂

1. 乙醇 本品与水、甘油、挥发油等可任意混合，毒性较小，对小白鼠的 LD_{50} 静脉注射为 1.97g/kg，皮下注射为 8.285g/kg。采用乙醇为注射溶剂时，浓度可高达 50%，可供肌内注射或静脉注射，但当浓度超过 10% 时，肌内注射就有溶血作用或有疼痛感。故采用乙醇溶液作注射剂溶剂时，乙醇浓度不宜过大。

2. 甘油 本品与水、乙醇、丙二醇等可任意混合。由于甘油的黏度、刺激性等原因，不能单独作为注射剂的溶剂，常与乙醇、水等组成复合溶剂应用。甘油对许多药物具有较大的溶解度，可供肌内注射或静脉注射，常用浓度为 15%~20%，某些注射剂可高达 55%，但大剂量注射会导致惊厥、麻痹、溶血。

3. 丙二醇 即 1, 2-丙二醇，本品与水、乙醇、甘油相混溶。丙二醇性质稳定，能溶解多种挥发油及多种类型药物，广泛用作注射剂的溶剂，可供肌内注射或静脉注射。其毒性，对小白鼠的 LD_{50} 腹腔注射为 9.7g/kg，皮下注射为 18.5g/kg，静脉注射为 5~8g/kg。注射用溶剂或复合溶剂常用量为 10%~60%。

4. 聚乙二醇（PEG） 本品为环氧乙烷的聚合物，分子量 200~700 为液体，能与水、乙醇、甘油、丙二醇混溶，可用作注射剂的溶剂，其中 PEG 400 最常用，在注射液中最大浓度为 30%，超过 40% 则产生溶血作用。

此外，还有油酸乙酯、苯甲酸苄酯、二甲基乙酰胺、肉豆蔻异丙基酯、乳酸乙酯等可选作注射剂的混合溶剂。

第四节 注射剂的附加剂

扫码"学一学"

注射剂除主药和溶剂外还可适当加入其他物质以增加注射剂的稳定性和有效性，这些物质统称为注射剂的附加剂。附加剂在注射剂中的作用主要有：增加主药的溶解度；增加药物的理化稳定性；抑制微生物生长；减轻疼痛或减轻对组织的刺激性等。注射剂常用的附加剂主要有：增溶剂、助悬剂或乳化剂、抗氧剂、渗透压调节剂、抑菌剂、pH 调节剂及止痛剂等。

一、增加主药溶解度的附加剂

1. 聚山梨酯 80（吐温-80） 为中药注射剂常用的增溶剂，肌内注射液中应用较多，由于聚山梨酯80有降压作用与轻微的溶血作用，在静脉注射液中应慎用。常用量为0.5%~1%。含鞣质或酚性成分的注射液，若溶液偏酸性，加入聚山梨酯80后可致使溶液变浊；含酚性成分的注射液，加入聚山梨酯80，可降低杀菌效果；聚山梨酯80也能使注射剂中苯甲醇、三氯叔丁醇等抑菌剂的作用减弱。此外，含有聚山梨酯80的注射液，在灭菌过程中会出现起昙现象，通常在温度降低后可恢复澄明。

案例导入

案例9-1 柴胡注射液

处方：北柴胡1000g　　氯化钠8.5g　　聚山梨酯80 10ml　　注射用水适量

功能与主治：退热解表。用于外感发热。

制法：取北柴胡（粗粉或饮片）1000g加10倍量水，蒸馏法加热回流6h；收集初蒸馏液6000ml，将初蒸馏液重蒸馏，收集1000ml，作含量测定，再加氯化钠及聚山梨酯80，使全部溶解，滤过，灌封，100℃灭菌30min即得。

用法与用量：肌内注射，一次2ml，每日1~2次。

注解：（1）本品采用的柴胡为伞形科植物柴胡（*Bupleurum Chinese* D.C.，习称北柴胡）。

（2）柴胡中挥发油的提取按一般蒸馏法难以提尽，故采用加热回流6h，再二次蒸馏，使组织细胞中的挥发油先在加热沸腾下分散于水中，进行重蒸馏时则很快蒸出且含量较高。

思考题：（1）聚山梨酯80在处方中有何作用？

（2）柴胡注射液的质量应达到什么标准？

2. 甘油　甘油是鞣质和酚性物质良好的溶剂，一些以鞣质为主要成分的中药注射剂，用适当浓度的甘油作溶剂，可有效提高溶解度，保持药液的澄明度，用量一般为15%~20%。

3. 其他　一些"助溶剂"可用于中药注射剂的配制，以提高药物的溶解度，如有机酸及其钠盐、酰胺与胺类。也可通过应用复合溶剂系统，达到提高药物的浓度、确保注射剂澄明度的目的。

二、帮助主药混悬或乳化的附加剂

这类附加剂主要是指助悬剂或乳化剂，添加的目的是为了使注射用混悬剂和注射用乳状液具有足够的稳定性。

常用于注射剂的助悬剂有明胶、聚维酮、羧甲基纤维素钠及甲基纤维素等。常用的乳化剂有聚山梨酯80、油酸山梨坦80（司盘-80）、普流罗尼克（Pluronic，F-68）、卵磷脂、豆磷脂等。

三、防止主药氧化的附加剂

这类附加剂包括抗氧剂、惰性气体和金属络合剂，添加的目的是为了防止注射剂中由于主药的氧化产生的不稳定现象。

1. 抗氧剂　抗氧剂为一类易氧化的还原剂。当抗氧剂与药物同时存在时，抗氧剂首先与氧发生反应，从而保护药物免遭氧化，保证药品的稳定。

注射剂中抗氧剂的选用，应综合考虑主药的理化性质和药液的 pH 等因素，注射剂中常用抗氧剂的性质、用量及其适用范围如表 9 – 1 所示。

表 9 – 1 注射剂中常用的抗氧剂

名 称	溶解性	常用量	适用范围
亚硫酸钠	水溶性	0.1% ~ 0.2%	水溶液偏碱性，常用于偏碱性药液
亚硫酸氢钠	水溶性	0.1% ~ 0.2%	水溶液偏酸性，常用于偏酸性药液
焦亚硫酸钠	水溶性	0.1% ~ 0.2%	水溶液偏酸性，常用于偏酸性药液
硫代硫酸钠	水溶性	0.1%	水溶液呈中性或微碱性，常用于偏碱性药液
硫脲	水溶性	0.05% ~ 0.2%	水溶液呈中性，常用于中性或偏酸性药液
维生素 C	水溶性	0.1% ~ 0.2%	水溶液呈中性，常用于偏酸性或微碱性药液
二丁基苯酚（BHT）	油溶性	0.005% ~ 0.02%	油性药液
叔丁基对羟基茴香醚（BHA）	油溶性	0.005% ~ 0.02%	油性药液
维生素 E（α – 生育酚）	油溶性	0.05% ~ 0.075%	油性药液，对热和碱稳定

2. 惰性气体 注射剂制备过程中常用高纯度的 N_2 或 CO_2 置换药液和容器中的空气，可避免主药的氧化，一般统称为惰性气体。惰性气体可在配液时直接通入药液，或在灌注时通入容器中。

案例导入

案例 9 – 2 维生素 C 注射液

处方：维生素 C 125g　　EDTA 0.05g　　$NaHCO_3$ 49g　　$NaHSO_3$ 2.0g
注射用水适量

适应症：坏血病，慢性铁中毒，特发性高铁血红蛋白症等。

制法：先取配制量 80% 的注射用水用 CO_2 饱和，加维生素 C 原料搅拌溶解，分次缓缓加入 $NaHCO_3$，加入配好的 EDTA 和 $NaHSO_3$，搅拌均匀，调节 pH 为 6.0 ~ 6.2，添加饱和的 CO_2 水至足量；测 pH5.85 ~ 5.95，含量合格，过滤澄明，按 2ml/支灌装于安瓿中，熔封，于 100℃ 流通蒸汽灭菌 15min。

用法与用量：肌内或静脉注射，成人每次 100 ~ 250mg，每日 1 ~ 3 次；小儿每日 100 ~ 300mg，分次注射。

注解：（1）维生素 C 分子中有烯二醇结构，显强酸性，注射时刺激性大，产生疼痛，故加入碳酸氢钠，使部分维生素 C 中和成钠盐，以避免疼痛。同时碳酸氢钠也有调节 pH 的作用，能提高本品的稳定性。

（2）维生素 C 在水溶液中极易氧化、水解生成 2,3 – 二酮 – L – 古洛糖胺而失去治疗作用。若氧化水解成 5 – 羟甲基糠醛（或从原料中带入），继而在空气中能形成黄色聚合物。故本品质量好坏与原辅料的质量密切相关。同时本品的稳定性还与空气中的氧、溶液的 pH 和金属离子等因素有关，在生产中采取调节药液 pH，充惰性气体、加抗氧剂及金属络合剂等综合措施，以防止维生素 C 的氧化。

（3）实验研究还表明，本品的稳定性还与温度有关，100℃ 灭菌 30min，含量减少 3%，而 100℃ 灭菌 15min，含量减少 2%，故一般采用流通蒸气 100℃ 灭菌 15min，但操作过程应尽量在避菌条件下进行，以防污染。

思考题：（1）在制备维生素 C 注射液过程中，为什么要添加饱和的 N_2 或 CO_2 水？

（2）本案例中使用了哪些抗氧剂？

3. 金属络合物 药液中由于微量金属离子的存在，往往会加速其中某些化学成分的氧化分解，因此需要加入金属络合剂，使之与金属离子生成稳定的络合物，避免金属离子对药物成分氧化的催化作用，产生抗氧化的效果。注射剂中常用的金属络合剂有乙二胺四乙酸（EDTA）、乙二胺四乙酸二钠（$EDTA - Na_2$）等，常用量为 0.03% ~ 0.05%。

四、调整渗透压的附加剂

渗透压与血浆渗透压相等的溶液称为等渗溶液。正常人体血液的渗透压摩尔浓度范围为 285 ~ 310 毫渗透压摩尔浓度（mOsmol/kg）。高于或低于血浆渗透压的溶液相应地称为高渗溶液或低渗溶液。肌内注射时人体可耐受的渗透压范围相当于 0.45% ~ 2.7% 氯化钠溶液所产生的渗透压，即相当于 0.5 ~ 3 个等渗浓度。在静脉注射时当大量低渗溶液注入血液后，水分子穿过细胞膜进入红细胞内，使红细胞胀破，造成溶血现象，这将使人感到头胀、胸闷、严重的可发生麻木、寒战、高烧、尿中出现血红蛋白。当静脉注入高渗溶液时，红细胞内水分因渗出而发生细胞萎缩现象，因注射速度缓慢，机体血液可自行调节使渗透压恢复正常，但时间较长时也会影响正常的红细胞的功能。因此，静脉注射必须注意渗透压的调整。对于脊椎腔内注射，由于脊椎液量少，循环缓慢，渗透压的紊乱很快就会引起头痛、呕吐等不良反应，所以也必须使用等渗溶液。

常用的渗透压调整剂有氯化钠、葡萄糖等。渗透压的调整方法有冰点降低数据法和氯化钠等渗当量法。

1. 冰点数据降低法 一般情况下，血浆冰点值为 -0.52℃。根据物理化学原理，任何溶液其冰点降低到 -0.52℃，即与血浆等渗。等渗调节剂的用量可用式 9 -1 计算。

$$W = \frac{0.52 - a}{b} \qquad (9-1)$$

式中，W 为配制等渗溶液需加入的等渗调节剂的量（%，g/ml）；a 为 1% 药物溶液的冰点下降度；b 为用以调节的等渗剂 1% 溶液的冰点下降度。

案例导入

案例 9 -3　配制已知冰点降低数据的等渗溶液

配制 2% 盐酸普鲁卡因溶液等渗溶液 100ml，需加多少氯化钠？

从表 9 -2 查得，本例 $a = 0.12 \times 2 = 0.24$（℃），$b = 0.58$℃，代入式 9 -1 得：

$$W = (0.52 - 0.24)/0.58 = 0.48(g/100ml)$$

即需要添加氯化钠 0.48g，才能使 2% 的盐酸普鲁卡因溶液 100ml 成为等渗溶液。

思考题：配制 2% 盐酸普鲁卡因溶液 50ml，需加多少氯化钠？

案例 9 -4　配制成分不明或无冰点降低数据的等渗溶液

配制 100ml 的 50% 金银花注射液，需加多少氯化钠才能使之成为等渗溶液？

经试验测定，50%金银花注射液的冰点下降度为0.05℃，代入式9-1得：

$$W = (0.52 - 0.05)/0.58 = 0.81(g/100ml)$$

即需加入0.81g氯化钠，才能使100ml的50%的金银花注射液成为等渗溶液。

表9-2 一些药物水溶液的冰点降低数据与氯化钠等渗当量

名　称	1%水溶液（kg/L）冰点降低值/℃	1g药物氯化钠等渗当量（E）	等渗浓度溶液的溶血情况		
			浓度/%	溶血/%	pH
硼酸	0.28	0.47	1.9	100	4.6
盐酸乙基吗啡	0.19	0.15	6.18	38	4.7
硫酸阿托品	0.08	0.1	8.85	0	5.0
盐酸可卡因	0.09	0.14	6.33	47	4.4
氯霉素	0.06				
依地酸钙钠	0.12	0.21	4.50	0	6.1
盐酸麻黄碱	0.16	0.28	3.2	96	5.9
无水葡萄糖	0.10	0.18	5.05	0	6.0
葡萄糖（含H_2O）	0.091	0.16	5.51	0	5.9
氢溴酸后马托品	0.097	0.17	5.67	92	5.0
盐酸吗啡	0.086	0.15			
碳酸氢钠	0.381	0.65	1.39	0	8.3
氯化钠	0.58		0.9	0	6.7
青霉素G钾		0.16	5.48	0	6.2
硝酸毛果芸香碱	0.133	0.22			
聚山梨酯80	0.01	0.02			
盐酸普鲁卡因	0.12	0.18	5.05	91	5.6
盐酸狄卡因	0.109	0.18			

2. 氯化钠等渗当量法 氯化钠等渗当量是指与1g药物呈等渗效应的氯化钠克数，用E表示。一些药物的E值见表9-2。如硫酸阿托品的E值为0.13，即1g硫酸阿托品与0.13g氯化钠具有相同的渗透压效应。按下列公式可计算等渗调节剂的用量。

$$X = 0.009V - (G_1 \cdot E_1 + G_2 \cdot E_2 + \cdots + G_n \cdot E_n) \qquad (9-2)$$

式中，X为Vml药液中应加氯化钠克数；G_1、G_2、G_n为药液中溶质的克数；E_1、E_2、E_n分别是第1种、第2种、第n种药物的E值。

案例导入

案例9-5 用氯化钠等渗当量计算等渗调节剂的用量

取硫酸阿托品2.0g，盐酸吗啡4.0g，配制成注射液200ml，需加多少氯化钠，才能使之成为等渗溶液？

据查表9-2，硫酸阿托品的E值为0.13，盐酸吗啡的E值为0.15。

$$X = 0.009V - (G_1 \cdot E_1 + G_2 \cdot E_2)$$

$$= 0.009 \times 200 - (2 \times 0.13 + 4 \times 0.15)$$

$$= 0.94(g)$$

即：上述注射液200ml成为等渗溶液时所需添加氯化钠的克数为0.94g。

3. 等渗溶液与等张溶液 等渗溶液（isoosmotic solution）系指与血浆渗透压相等的溶

液，因为渗透压是溶液的依数性之一，可用物理化学实验方法求得，因而等渗是一个物理化学概念。然而，根据这个概念计算出某些药物，如盐酸普鲁卡因、丙二醇、硼酸、尿素等的等渗溶液，结果发生不同程度的溶血，因而提出等张溶液的概念。等张溶液（isotonic solution）系指与红细胞膜张力相等的溶液，在等张溶液中既不发生红细胞体积改变，也不发生溶血。

一个药物的等张浓度，可用溶血法进行测试。将人的红细胞放在各种不同浓度（0.36%~0.45%）的氯化钠溶液中，则出现不同程度的溶血；同样，将人的红细胞放入某种待测药物的不同浓度的溶液中，也将出现不同程度的溶血。将两种溶液的溶血情况进行比较，凡溶血情况相同的则认为其渗透压也相同，根据渗透压的大小与摩尔浓度成正比的原理，可列出下式：

$$P_{NaCl} = i_{NaCl} \cdot C_{NaCl} \qquad\qquad P_D = i_D \cdot C_D \qquad\qquad (9-3)$$

式中，P 为渗透压；C 为摩尔浓度；i 为渗透系数；D 为被测药物。

如果待测药物的渗透压与氯化钠的渗透压相等，即 $P_{NaCl} = P_D$，则：

$$i_{NaCl} \times A/NaCl \text{ 的分子量} = i_D \times B/\text{ 被测药物的分子量} \qquad\qquad (9-4)$$

式中，A 为 100ml 溶液中氯化钠的克数；B 为 100ml 溶液中被测药物的克数；i_{NaCl} 为 1.86。根据式 9-4，可以计算出药物的 i 值。已知药物的 i 值，则可推算出药物的等张浓度。

案例导入

案例 9-6　相当于 0.9% 氯化钠的无水葡萄糖的等张浓度计算

已知葡萄糖的 i 值为 0.55，氯化钠的 i 值为 1.86，氯化钠分子量以 58 计算，葡萄糖分子量以 180 计算，代入式 9-4 得：$1.86 \times 0.9/58 = 0.55 \times B/180$

$$B = 1.86 \times 0.9 \times 180/(58 \times 0.55)$$

$$= 9.4 \text{（g/100ml）}$$

即：相当于 0.9% 氯化钠的无水葡萄糖的等张浓度为 9.4%。

一些药物的溶血法 i 值见表 9-3。

表 9-3　一些药物的溶血法 i 值

药物名称	溶血法 i 值	相当于 0.9% 氯化钠的百分浓度（无水药物）
硫酸阿托品	1.91	10.16
氯化钙	2.76	1.15
葡萄糖酸钙	2.77	4.45
葡萄糖	0.55	9.39
乳糖	1.20	8.16
氯化镁	2.90	0.94
硫酸镁	1.99	1.73
甘露醇	1.37	3.83
氯化钾	1.77	1.20
苯甲酸钠	1.85	2.24
枸橼酸钠	4.02	1.84
硫酸钠	3.19	1.27
山梨醇	1.36	3.83
蔗糖	1.37	7.16
溴化钠	1.95	1.51

同一药物的溶血 i 值与物化 i 值（即用物理化学方法求得的系数）相等或接近时，该药物的等张浓度与等渗浓度相等或接近；溶血 i 值大于物化 i 值时，药物的等张浓度低于等渗浓度；溶血 i 值小于物化 i 值时，药物的等张浓度高于等渗浓度。

五、抑制微生物增殖的附加剂

这类附加剂也称为抑菌剂，添加的目的是防止注射剂制备或多次使用过程中微生物的污染和生长繁殖。一般多剂量注射剂、滤过除菌或无菌操作法制备的单剂量注射剂，均可加入一定量的抑菌剂，以确保用药安全。而用于静脉注射或脊椎腔注射的注射剂一律不得添加抑菌剂，剂量超过 5ml 的注射液在选用添加抑菌剂时，应当特别谨慎。添加抑菌剂的注射剂一般都为肌内注射或皮下注射。

注射剂常用的抑菌剂见表 9-4。

表 9-4 注射剂常用的抑菌剂

名 称	溶解性	常用量	适用范围
苯酚	室温时稍溶于水，65℃ 以上能与水混溶	0.5%	偏酸性药液
甲酚	难溶于水，易溶于脂肪油	0.25%~0.3%	与一般生物碱有配伍禁忌
氯甲酚	极微溶于水	0.05%~0.2%	与少数生物碱及甲基纤维素有配伍禁忌
三氯叔丁醇	微溶于水	0.25%~0.5%	微酸性药液
苯甲醇	溶于水	1%~3%	偏碱性药液，对热稳定
苯乙醇	溶于水	0.25%~0.5%	偏酸性药液

六、调整 pH 的附加剂

这类附加剂包括酸、碱和缓冲剂，添加的目的是为了减少注射剂由于 pH 不当而对机体造成局部刺激，增加药液的稳定性以及加快药液的吸收。

原则上尽可能使药液接近中性，一般应控制 pH 在 4.0~9.0，同一品种的 pH 允许差异范围应不得超过 2.0，大剂量输入的注射液 pH 应近中性。

注射剂中常用的 pH 调整剂有盐酸、枸橼酸、氢氧化钾（钠）、枸橼酸钠及缓冲剂磷酸二氢钠和磷酸氢二钠等。如案例 9-2 维生素 C 注射液所示。

七、减轻疼痛的附加剂

经皮下或肌内注射时易产生疼痛的注射剂，为减轻药物本身或其他原因引起的刺激性，可酌加止痛剂。常用止痛剂有苯甲醇、盐酸普鲁卡因、三氯叔丁醇、盐酸利多卡因等。

第五节 注射剂的制法

一、注射剂制备的工艺流程

注射剂的生产过程包括原辅料的准备与处理、配制、灌封、灭菌、质量检查和包装等

扫码"学一学"

步骤。制备不同类型的注射剂，其具体操作方法和生产条件有区别。

一般工艺流程见图9-4。

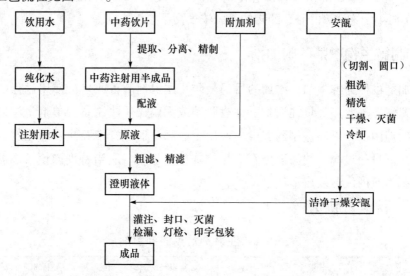

图9-4 注射剂制备工艺流程

二、中药注射用半成品

中药注射用半成品通常包括从中药饮片中提取的有效成分、有效组分混合物。按照《中药天然药物注射剂基本技术要求》（国食药监注〔2007〕743号）的规定，以有效成分制成的中药注射剂，其有效成分的纯度应达到90%以上；以多成分制备的中药注射剂，在测定总固体量（mg/ml）基础上，其中结构明确的成分含量应不低于总固体量的60%。用于配制注射剂前的半成品，应检查重金属、砷盐，检查时样品需进行有机破坏，除另有规定外，含重金属不得过百分之十，含砷盐不得过百万分之二。

（一）中药注射用原液的制法

对于处方中药物有效成分尚不清楚，或某一有效部位并不能代表和概括原方药效的组方，应根据处方组成中药物所含成分的基本理化性质，结合中医药理论确定的功能主治，并考虑该处方的传统用法、剂量，以及制成注射剂后注射的部位和作用时间等，选择合适的溶剂，确定提取与纯化方法，以最大限度地除去杂质，保留有效成分，制成可供配制注射剂成品用的原液或相应的干燥品，通常也称为半成品或提取物。目前常用的制备方法如下。

1. 蒸馏法 含有挥发性成分的中药注射剂的制备常采用通水蒸气蒸馏、直接水上蒸馏或与水共蒸馏，收集馏出液，必要时可重蒸馏一次，以提高馏出液的纯度或浓度。

2. 综合法 根据有效成分的性质，采用水醇法进行提取分离，并在此基础上，结合有效成分的性质，选择适宜方法进一步精制以达到注射用半成品的质量要求。

（1）溶剂萃取法 利用有机溶剂选择性地将有效成分进一步分离富集。

（2）酸碱沉淀法 利用某些中药有效成分与杂质在酸、碱水溶液中溶解度的不同，除去水提液中的杂质。

（3）吸附分离法 将中药提取液经大孔树脂或聚酰胺等吸附，先用水或稀乙醇洗除杂质，再用规定浓度的乙醇洗脱，必要时结合柱层析分离精制获得注射用半成品。

（4）**超滤法** 将中药提取液预处理后，进一步选择适宜的超滤膜超滤精制，获得适宜分子量范围的注射用半成品。

案例导入

案例 9 – 7 当归注射液

处方： 当归 50g 苯甲醇 10ml 氯化钠 8g 注射用水适量

功能与主治： 活血止痛。用于各种疼痛，如头痛、坐骨神经痛、面神经麻痹、痛经及妇科疾病。

制法： 取当归粗粉，加蒸馏水约 1000ml，浸渍 30min，按蒸馏法收集蒸馏液 800ml，备用。药渣按煎煮法水煎二次，每次 30min，合并水煎液，浓缩至 50ml，加二倍量乙醇，搅拌、冷藏、沉淀、滤过，滤液回收乙醇，浓缩至 20～25ml，再加乙醇至含醇量达 80%，冷藏滤过，滤液回收乙醇至无醇味，与上述蒸馏液合并，滤过，加苯甲醇、氯化钠，搅拌溶解，加注射用水至 1000ml，用 G_3 垂熔玻璃漏斗滤过，灌封于 2ml 的安瓿中，100℃灭菌 30 分钟即得。

用法与用量： 穴位注射。每穴 0.3～0.5ml，一日或隔日 1 次。

注解：（1）当归含挥发油 0.2%～0.4%，其主要成分为藁本内酯、正丁烯酰内酯等。故本品采用双提法提取，以保留其有效成分。

（2）方中苯甲醇为止痛剂，氯化钠为等渗调节剂。

（3）本品也可以 70% 乙醇为溶剂，采用渗滤法提取制备。

思考题：（1）当归注射液的制备采用的是何种方法？

（2）当归注射液的制备关键是什么？

（二）除去注射剂原液中鞣质的方法

中药注射用原液除去鞣质，是中药注射剂临床应用安全有效的保证。目前常用的除鞣质方法如下。

1. 改良明胶法（胶醇法） 在水提浓缩液中加入明胶生成鞣酸蛋白沉淀后，不滤过，直接加乙醇处理，可减少明胶对某些有效成分的吸附。

2. 醇溶液调 pH 法 利用鞣质可与碱成盐，在高浓度乙醇中难溶而沉淀除去。

3. 聚酰胺吸附法 利用聚酰胺分子内的酰胺键，可与酚类、酸类、醌类、硝基化合物等形成氢键而有吸附作用的性质，以达到去除鞣质的目的。

根据实际情况，除去鞣质还可采用酸性水溶液沉淀法、超滤法、铅盐沉淀法等。

三、注射剂的容器与处理

注射剂的容器直接同药物接触，为保证注射剂的质量与稳定性，注射剂生产时必须重视容器的选择与处理。

（一）注射剂容器

1. 种类 注射剂常用容器有玻璃安瓿、玻璃瓶、塑料安瓿、塑料瓶（袋）等。

2. 规格 按盛装剂量分为单剂量、多剂量和大剂量容器。单剂量玻璃小容器，俗称安瓿，其形状分为有颈安瓿和粉末安瓿，其容积通常有 1ml、2ml、5ml、10ml、20ml 等规格。

此外，还有曲颈安瓿。粉末安瓿供分装注射用粉末和结晶性药物用。多剂量容器系指玻璃瓶以橡胶塞封口，瓶口胶塞上另有铝盖密封，常用的有5ml、10ml、20ml、30ml 及 50ml 等规格。大剂量容器常见的为输液瓶、输液袋，有 500ml、1000ml 等规格。

3. 质量要求 除另有规定外，容器应符合有关药用玻璃容器和塑料容器的国家标准规定。容器用胶塞，特别是多剂量注射用的胶塞应有足够的弹性，其质量应符合有关国家标准规定。

（二）安瓿的处理

安瓿的处理工序：切割→圆口→灌水蒸煮→洗涤→干燥与灭菌。

1. 安瓿的切割与圆口 空安瓿切割时，要求瓶口整齐，无缺口、裂口、双线，长短符合要求。切割后可用火焰喷烧使截面熔化光滑。大量生产一般采用安瓿自动切割机。目前安瓿瓶口通常已经处理好，不需切割与圆口。

2. 安瓿的洗涤 一般采用甩水洗涤法或加压喷射气－水洗涤法。必要时在安瓿洗涤之前加 0.1% ~ 0.5% 的盐酸溶液，100℃蒸煮 30 分钟，以除去微量的碱和金属离子。

3. 安瓿的干燥与灭菌 洗净的安瓿应倒置在铝盘中，及时于 120 ~ 140℃干燥。用于无菌操作或低温灭菌的安瓿应在 200℃以上干热灭菌 40 分钟或 180℃干热灭菌 3 小时以杀灭微生物和破坏热源。安瓿干燥灭菌后，应密封保存并及时应用。

四、注射剂的配液与滤过

（一）注射剂的配液

1. 原辅料的质量要求与投料量计算 供注射用的原辅料，应符合"注射用"规格，并经检验合格方能投料；辅料应符合药用标准，若有注射用规格，应选用注射用规格。

配液时应按处方规定和原辅料化验测定的含量结果计算出每种原辅料的投料量，并应二人核对。药物含结晶水应注意处方是否要求换算成无水药物的用量。生产中改换原辅料的生产厂家时，甚至对于同一厂的不同批号的产品，在生产前均应作小样试验。

在投料之前，应根据处方规定用量、原料实际含量、成品含量及损耗等计算所有成分的实际投料量。

2. 配液用具的选择与处理 配液用的器具均应用化学稳定性好的材料制成，常用的有玻璃、不锈钢、耐酸碱搪瓷或无毒聚氯乙烯桶等。铝制品不宜选用。大量生产可选用有夹层的不锈钢锅，并装有搅拌器。

3. 药液配制方法 将符合要求的中药注射用半成品加入溶剂中一次配成规定的浓度（稀配法），或加入部分溶剂中，配成浓溶液，加热滤过后再加溶剂稀释至全量（浓配法），浓配法可进一步除去中药注射用半成品中的杂质，提高注射剂的澄明度。为提高注射剂的澄明度和稳定性，配制时常采取以下措施：①水处理，冷藏：中药提取液中加一定量注射用水后，破坏了原提取液中成分之间所形成的增溶体系，而使部分被增溶的杂质进一步沉降；②热处理，冷藏：将配制的注射液加热至95℃以上，维持 30 分钟，冷却后再冷藏，使成胶体分散状态的杂质沉淀；③活性炭处理：选用经 150℃干燥活化 3 ~ 4 小时的针用活性炭，用量为 0.1% ~ 1.0%，应用时注意考察活性炭对有效成分吸附的影响；④加入附加剂：如 pH 调节剂、抗氧剂和止痛剂。

若为油溶液，注射用油应在用前经 150 ~ 160℃干热灭菌 1 ~ 2 小时后冷却待用。

配制应在洁净的环境中进行，一般不要求无菌；配好后，应进行半成品质量检查，包括 pH、含量等，合格后才能滤过。

（二）注射液的滤过

注射液的滤过一般分两步完成，即先粗滤再精滤。粗滤常用的滤材有滤纸、长纤维脱脂棉、绸布、纸浆、滤板等。常用的滤器有布氏漏斗、板框压滤机等。精滤常用滤器有垂熔玻璃滤器，其中 G_3 用于常压过滤，G_4 用于加压或减压过滤，G_6 用于滤过除菌；微孔滤膜滤器，常用 $0.8\mu m$、$0.45\mu m$ 的微孔滤膜，$0.22\mu m$ 以下的微孔滤膜也可用于滤过除菌。

注射液的滤过通常有高位静压滤过、减压滤过及加压滤过等方法，其具体装置有以下几种。

1. 高位静压滤过装置 此种装置是在生产量不大，缺乏加压或减压设备的情况下应用。特别是在楼房里生产更为合适，配制药液在楼上，灌封在楼下，利用药液本身的静压差在管道中进行滤过，该法压力稳定，滤过质量好，但滤速较慢。

2. 减压滤过装置 此种装置适用于各种滤器，设备要求简单，但压力不够稳定，操作不当，易引起滤层松动，直接影响滤过质量。一般可采用减压连续滤过装置。

该装置的整个系统都处于密闭状态，滤过的药液不易被污染，但必须注意进入滤过系统中的空气也应当经过滤过处理。

3. 加压滤过装置 此种装置在药厂大生产时普遍采用，其特点是压力稳定，滤速快，由于全部装置保持正压，操作过程对滤层的影响较小，外界空气不易漏入滤过系统，滤过质量好而且稳定。加压滤过装置中采用离心泵和压滤器等耐压设备，适用于配液、滤过及灌封等工序在同一平面使用。操作时，注射液经砂滤棒或垂熔玻璃球预滤后，再经微孔滤膜器精滤。工作压一般为 98.1 ~ 147.15kPa。

五、注射剂的灌封

灌封是将滤净的药液，定量地灌装到安瓿中并加以闭封的过程。包括灌注药液和封口两步，是注射剂生产中保证无菌的最关键操作。

药液灌封要求做到剂量准确，药液不沾瓶口，以防熔封时发生焦头或爆裂，注入容器的量要比标示量稍多，以抵偿在给药时由于瓶壁黏附和注射器及针头的吸留而造成的损失，一般易流动液体可增加少些，黏稠性液体宜增加多些。

1. 灌注 药液的灌装力求做到剂量准确，药液不沾瓶口，不受污染。灌装标示装量不大于 50ml 的注射剂时，应按规定适当增加装量，如标示装量为 2ml 的注射液，灌装易流动液体时应增加装量 0.15ml、灌装黏稠液体时应增加装量 0.25ml。除另有规定外，多剂量包装的注射液，每一容器的装量不得超过 10 次注射量，增加装量应能保证每次注射量。

接触空气易变质的药物，在灌装过程中，应排除容器内的空气，可填充二氧化碳和氮气等气体，立即用适宜的方法熔封或严封。

2. 熔封 安瓿的熔封应严密，无缝隙，不漏气，顶端圆整光滑，无尖锐易断的尖头及易破碎的球状小泡。

六、注射剂的灭菌与检漏

1. 灭菌 除无菌操作生产的注射剂外，所有的注射剂灌封后都应及时灭菌。一般 1 ~

5ml 安瓿多用流通蒸汽 100℃/30min 灭菌；10~20ml 安瓿采用 100℃/45min 灭菌；对热不稳定的产品，可适当缩短灭菌时间；对热稳定的品种、输液，均应采用热压灭菌。以油为溶剂的注射剂，选用干热灭菌。

2. 检漏 检漏一般应用灭菌检漏两用的灭菌器，一般于灭菌后待温度稍降，抽气至真空度 85.3~90.6kPa，再放入有色溶液及空气，由于漏气安瓿中的空气被抽出，当空气放入时，有色溶液即借大气压力压入漏气安瓿内而被检出。

七、注射剂的印字与包装

注射剂经质量检测合格后方可印字、包装。每支注射液均需印上品名、规格、批号等。

在标签或说明书中，应标明注射剂所用的辅料名称，加有抑菌剂的注射剂，应标明所加抑菌剂的浓度。

案例导入

案例 9-8 参麦注射液

处方：红参 100g　　　　麦冬 200g　　　　10%氢氧化钠溶液适量
聚山梨酯 80 适量　　注射用水适量　　制成 1000ml

功能与主治：益气固脱，养阴生津，生脉。用于治疗气阴两虚性休克，冠心病，病毒性心肌炎，慢性肺心病，粒细胞减少症。

制法：取红参、麦冬，用 80%乙醇 600ml，回流提取二次，每次 2h，滤过，药渣用 80%乙醇 200ml 分次洗涤，合并上述滤液和洗涤液，冷藏，静置 12h，滤过，于滤液中按体积加入 1%活性炭，搅拌 1h，滤过，滤液减压回收乙醇至无醇味，添加注射用水至约 1000ml，于 100℃灭菌 30min，加 10%氢氧化钠溶液调节 pH 至 7.5，冷藏 48h 以上，滤过，滤液加聚山梨酯 80 适量，并调 pH 至 7.5，加注射用水至 1000ml，滤过，灌封，100℃流通蒸汽灭菌，即得。

用法与用量：肌内注射，每次 2~4ml，一日 1 次。静脉滴注，一次 20~40ml，用 5%葡萄糖注射液稀释后应用，或遵医嘱。

注解：（1）本品以醇提水沉法制备。在制备过程中，若采用大孔树脂吸附处理，则可有效提高提取物中人参皂苷的含量。

（2）制备过程中，用活性炭吸附杂质和脱色，所用活性炭应选用针用规格，为保证吸附完全，也可用水浴适当加热。

（3）药液中含有聚山梨酯 80，灭菌后应注意及时振摇，防止产生起昙现象而影响注射剂澄明度。

思考题：（1）参麦注射液处方中主药与附加剂各有什么作用？

（2）参麦注射液的制备工艺采用了什么方法？

第六节　中药注射剂的质量控制

中药注射剂的质量应符合一般注射剂的质量标准，但由于中药的来源、产地、采收季节、炮制加工、贮存条件等方面的差异，加上中药本身成分的多样性和提取制备方法的不

扫码"学一学"

同，均给中药注射剂有效成分含量的测定、杂质的控制、质量稳定性的保证等工作增加了难度。因此，中药注射剂的质量控制，除了应进行一般注射剂的质量检查外，还要根据制剂本身的特点，制订有关控制质量的检查项目和检查方法。

一、中药注射剂的质量控制项目与方法

（一）杂质或异物、pH、渗透压检查

1. 可见异物 除另有规定外，照《中国药典》（2015 年版）可见异物检查法检查，应符合规定。

2. 不溶性微粒 除另有规定外，溶液型静脉用注射液，溶液型静脉用无菌粉末及注射用浓溶液，照《中国药典》（2015 年版）不溶性微粒检查法检查，应符合规定。

3. 有关物质 按《中国药典》（2015 年版）注射剂规定的有关物质检查法检查，应符合规定。

4. 重金属 用于配制注射剂的半成品，除另有规定外，照《中国药典》（2015 年版）重金属检查法第二法检查，含重金属不得过百万分之十。

5. 砷盐 用于配制注射剂的半成品，除另有规定外，照《中国药典》（2015 年版）砷盐检查法第一法检查，含砷盐不得过百万分之二。

6. pH 中药注射剂的 pH 照《中国药典》（2015 年版）pH 测定法测定。其 pH 要求与血液相等或接近（血液的 pH 约 7.4），一般控制在 4~9 的范围内。

7. 渗透压 注射剂的渗透压应与血浆的渗透压相等或接近。供静脉注射、脊椎腔注射的注射剂应为等渗、等张溶液。

（二）安全性检查

《中国药典》（2015 年版）中规定的安全性检查主要包括异常毒性、过敏反应、溶血与凝聚、降压物质、热原或细菌内毒素等。

1. 异常毒性 中药注射剂的异常毒性检查照《中国药典》（2015 年版）异常毒性检查法检查，应符合规定。

2. 过敏反应 过敏反应是机体对药物的变态反应，严重者可引起死亡，一般含有异性蛋白质及某些有机化合物的注射剂容易发生过敏反应，因此，中药注射剂进行过敏试验，对于保证临床用药安全有重要意义。中药注射剂的过敏反应检查照《中国药典》（2015 年版）过敏反应检查法检查，应符合规定。

3. 溶血与凝聚 有些中药注射剂由于含有的成分或由于物理化学与生物学方面的原因，在注入血管后可产生溶血或红细胞凝聚，给机体带来严重危害。因此，中药注射剂尤其是供静脉注射用者应做溶血与凝聚试验。

中药注射剂的溶血与凝聚检查照《中国药典》（2015 年版）溶血与凝聚检查法检查，应符合规定。

4. 热原或细菌内毒素 除另有规定外，静脉用注射剂按各品种项下的规定，照《中国药典》（2015 年版）热原检查法或细菌内毒素检查法检查，应符合规定。

5. 无菌 中药注射剂照《中国药典》（2015 年版）无菌检查法检查，应符合规定。

6. 渗透压摩尔浓度 除另有规定外，静脉输液及椎管注射用注射液按各品种项下的规定，照《中国药典》（2015 年版）渗透压摩尔浓度测定法检查，其注射剂的渗透压应与血

浆的渗透压相等或接近。供静脉注射、脊椎腔注射的注射剂应为等渗、等张溶液。

（三）所含成分的检测

目前常用的理化方法有比色法、荧光法、重量法、中和法、紫外分光光度法、薄层扫描法、气相色谱法、高效液相色谱法等。

1. 总固体含量测定 精密量取注射液 10ml，置于恒重的蒸发皿中，于水浴上蒸干后，在 105℃ 干燥 3h，移至干燥器中冷却 30min，迅速称定重量，计算出注射剂中含总固体的量（mg/ml），应符合限度范围的要求。

2. 有效成分或有效部位含量测定 以有效成分或有效部位为组分配制的注射剂，应根据被测成分的理化性质，选择重现性好的含量测定方法进行测定。扣除注射剂中附加剂的加入量，所测有效成分或有效部位的量应不低于总固体量的 70%（静脉注射剂不低于 80%）。

3. 指标成分含量测定 以饮片或总提取物为组分配制的注射剂，根据所含成分的性质，应选择适宜的方法，测定其代表性的有效成分、指标成分或一类成分（如总多糖等）的含量。扣除注射剂中附加剂的加入量，所测成分的总含量应不低于总固体量的 20%（静脉注射剂不低于 25%）。

4. 含量表示方法 以有效成分或有效部位为组分的注射剂含量均以标示量的上下限范围表示；以饮片为组分的注射剂含量以限量表示；含有毒性药味时，必须确定有毒成分的限量范围；注射剂的组分中含有化学药品的，应单独测定该化学药品的含量，并从总固体内扣除，不计算在含量测定的比例数内。

目前中药注射剂含量测定的方法，还不能全面地反映中药注射剂中所含相关成分的种类与含量，为了更好地进行质量控制，确保中药注射剂质量和疗效的相对稳定，2000 年，原国家食品药品监督管理局又下发了《中药注射剂指纹图谱研究的技术要求》，率先要求中药注射剂推行指纹图谱的质检方法。

二、中药注射剂的质量问题讨论

随着中医药事业的发展，中药注射剂的制备技术和成品质量有了新的提高。临床对中药注射剂的应用也提出了更加迫切的要求和更高的标准。但由于中药注射剂原料成分的复杂性，中药品种、产地、所含成分的不确定性，处方组分和剂量的特殊性，以及制备工艺和分析技术的不规范性等原因，目前，在生产和应用中还存在一些问题。这些问题在一定程度上限制了中药注射剂应用范围的扩大和临床疗效的提高，主要表现如下。

（一）可见异物与不溶性微粒问题

可见异物与不溶性微粒是中药注射剂稳定性考核项目，也是评价其质量的重要指标。中药注射剂因制备工艺条件的问题在灭菌后或在贮藏过程中产生浑浊或沉淀，出现可见异物与不溶性微粒不合格现象。一般解决的方法如下。

1. 去除杂质 由于原料本身是多种成分的混合物，其中含有的一些高分子化合物，如鞣质、淀粉、树胶、果胶、黏液质、树脂、色素等杂质，在前处理过程中未能除尽，当温度、pH 等因素变化时，这些成分就会进一步聚合变性，使溶液呈现浑浊或出现沉淀；同时，有些注射剂中含有的成分，本身不够稳定，在制备或贮藏过程中发生水解、氧化等反应，也会使注射剂澄明度受到影响。因此制备时，应当根据中药所含成分的性质，采取合适的提取工艺，尽可能除尽杂质，并在操作过程中注意保持相关成分的稳定。

2. 调节药液的 pH 药液的 pH 与注射剂的澄明度关系较大，因为中药中某些成分的溶解性能与溶液的 pH 相关，若 pH 调节不当，则容易产生沉淀。一般碱性的有效成分（如生物碱类），药液宜调整至偏酸性；酸性的、弱酸性的有效成分（如有机酸等），药液宜调整至偏碱性。

3. 采取热处理冷藏措施 中药注射剂中所含的有关高分子物质，一般呈胶体分散状态，具有热力学不稳定性及动力学不稳定性，在注射剂灭菌处理时，受温度影响，或在放置时胶体粒子的运动碰撞，导致胶粒聚结而使药液浑浊或沉淀。因此，在注射剂灌封前，先对药液进行热处理冷藏，即采用流通蒸气 100℃ 或热压处理 30min，再冷藏放置一段时间，以加速药液中胶体杂质的凝结，然后滤过，除去沉淀后再灌封，采取这种措施可明显提高注射剂的澄明度及稳定性。

4. 合理选用注射剂的附加剂 有些中药注射剂本身含有的成分溶解度小，经灭菌和放置后，可能有部分成分析出，加入合适的增溶剂、助溶剂，或使用复合溶剂则可使澄明度得到改善。制备过程中，使用助滤剂也有利于保证注射剂的澄明度。

5. 应用超滤技术 超滤技术能够选择性地去除药液中的大分子杂质，保留小分子有效成分。一般中药提取液，采用 1 万 ~3 万分子量的超滤膜（CA – 3 型）进行超滤处理，其注射剂成品的澄明度可显著提高，而且有效成分的损失也较其他纯化方法少。

（二）刺激性问题

中药注射剂使用过程中产生的刺激性问题，也是限制中药注射剂应用范围扩大的重要原因。引起中药注射剂刺激性的原因很多，一般解决的方法如下。

1. 消除有效成分本身的刺激性 注射剂中的某些成分，注射时本身就有较强的刺激性，在不影响疗效的情况下，可通过降低药物浓度、调整 pH 或酌情添加止痛剂的方式来减少刺激性。而对于某些有刺激性的临床又需要高浓度使用的或刺激反应严重的有效成分，则可通过改变剂型或改变注射方式消除刺激性。

2. 去除杂质 中药注射剂中存在杂质，特别是鞣质含量较高时，可使注射局部产生肿痛或硬结；药液中钾离子浓度较高，也会产生刺激性。应通过适当工艺措施除去杂质。

3. 调整药液 pH 注射剂的 pH 过高过低，均可刺激局部，引起疼痛，应在配制药液时注意调节 pH。

4. 调整药液渗透压 药液的渗透压不当，也会产生刺激性。应注意药液渗透压的调节，尽可能使之成为等渗溶液。

（三）疗效问题

中药注射剂的质量不稳定，往往使临床治疗效果受到影响。影响中药注射剂疗效的因素，除原中药的质量差异外，组方的配伍、用药剂量、特别是提取与纯化方法的合理与否都与之相关。一般解决的方法如下。

1. 控制原料质量 由于中药来源、产地、采收、加工炮制等方面的差异，使中药注射剂的原料存在差异，直接导致成品中药效成分的含量不同，应从原料控制入手，保证每批注射剂的质量稳定。

2. 调整剂量优化工艺 一般注射剂的用药量都较小，应当从提取纯化工艺入手，采用新技术、新方法提高中药注射剂中有效成分的含量，保证临床疗效的发挥。

3. 提高有效成分溶解度　有些中药的有效成分水溶性较小，不能保证注射剂中有足够的浓度，可通过增溶、助溶或其他增加溶解度的方法，提高相关成分的溶解度，以满足临床治疗的需要。

总之，中药注射剂存在的问题，可以通过分析原因，进行相关的实验研究，从原料质量的控制、处方组成的调整、工艺条件的改进等方面入手，寻找合理的途径与方式解决。

三、中药注射剂的指纹图谱

中药指纹图谱是指中药（包括中药原料、中药提取物和中药制剂等）经适当处理后，采用一定的分析手段，得到的能够包含该中药特征信息、标示该中药特性，并反映其内在质量的稳定图谱，可以是光谱图或色谱图，是中药化学成分指纹图谱的简称，从广义上来说，按规范要求对中药进行的各类测试所得到的图谱，都具有中药指纹图谱的特征。中药注射剂的指纹图谱是中药指纹图谱技术在中药注射剂质量控制中的具体应用。

扫码"学一学"

第七节　输液剂与血浆代用液

一、输液剂的含义

输液剂（infusion solution）是指供静脉滴注用的大体积（除另有规定外，一般不小于100ml）注射液，也称静脉输液（intravenous infusion）。

二、输液剂的特点与分类

输液剂的使用剂量大，直接进入血循环，故能快速产生药效，是临床救治危重和急症病人的主要用药方式。其作用多样，适用范围广，临床主要用于纠正体内水和电解质的紊乱，调节体液的酸碱平衡，补充必要的营养、热能和水分，维持血容量。也常把输液剂作为一种载体，将多种注射液如抗生素、强心药、升压药等加入其中供静脉滴注，以使药物迅速起效，并维持稳定的血药浓度，确保临床疗效的发挥。

目前临床上常用的输液剂可分以下四种。

1. 电解质输液　用于补充体内水分、电解质，纠正体内酸碱平衡等。如氯化钠注射液（俗称生理盐水）、复方氯化钠注射液、乳酸钠注射液等。

2. 营养输液　用于不能口服吸收营养的患者，补充供给体内热量、蛋白质和人体必需的脂肪酸和水分等。营养输液有糖类输液、氨基酸输液、脂肪乳输液等。糖类输液中最常见的为葡萄糖注射液。

3. 胶体输液　用于调节体内渗透压。这是一类与血液等渗的胶体溶液，由于胶体溶液中的高分子不易通过血管壁，可使水分较长时间保持在血液循环系统内，产生增加血容量和维持血压的效果。胶体输液有多糖类、明胶类、高分子聚合物等。如右旋糖酐、淀粉衍生物、明胶、聚维酮等。

4. 含药输液　含有药液的输液，可用于临床治疗。如氧氟沙星、盐酸环丙沙星、黄芪、苦参碱等输液。

三、输液剂的制法

（一）容器的处理

常用中性硬质玻璃制成的输液瓶、聚丙烯塑料瓶或由无毒聚氯乙烯制成的输液袋。输液容器要求其物理化学性质稳定，质量符合国家规定。输液瓶的洗涤应视其洁净程度选择相应的处理方法，一般新瓶及洁净度较好的输液瓶可先用水洗去表面灰尘，然后用冲瓶机以 70℃ 左右的 3% 碳酸钠溶液冲洗 10s 以上，再以纯水冲洗去碱液，注射用水冲洗，最后再以微孔滤膜滤过的注射用水洗净。

橡胶塞能耐高温高压灭菌，并具有高度的化学稳定性、吸附性小等性能。橡胶塞的处理流程为：制药纯水洗净→0.5% 的氢氧化钠煮沸 30min→制药纯水洗去碱液→注射用水洗净→1% 的盐酸煮沸 30min→制药纯水洗去酸液→注射用水洗净。

涤纶薄膜和聚丙烯薄膜做衬垫薄膜，可使药液与橡胶塞隔开，以防药液被胶塞污染。其处理方法如下：用注射用水煮沸或 115℃ 加热处理 30min，再用滤清的注射用水动态漂洗至漂洗水澄清；临用时用滤过的注射用水逐张冲洗后覆盖在瓶口上，立即加上胶塞。

（二）制备要点

1. 配制 选用优质注射用规格的原辅料，加新鲜注射用水配制。配制时常采用浓配法，即先将原料加注射用水配制成较高浓度的溶液，经过滤等处理后再稀释至规定体积。原料质量好的药物可采用稀配法，即将原料药物直接加注射用水配制成所需浓度。

2. 滤过 应在密闭系统内进行，以减少污染，先用一般滤器粗滤，再用垂熔玻璃滤器（G_4）或微孔滤膜（0.45μm、0.65μm）等精滤。

3. 灌封 输液瓶用滤过的注射用水倒冲后再灌入药液，盖上用注射用水冲洗过的衬垫薄膜，再用注射用水冲洗的橡胶塞塞紧，最后加上铝盖轧紧密封。

4. 灭菌 灌封后的输液应立即进行热压灭菌，灭菌条件一般为 68.7kPa，115℃，30min。可根据输液剂的品种及装量，酌定灭菌温度与时间。

5. 质量检查与包装 按照《中国药典》（2015 年版）有关规定进行检查，应符合规定。质量检查合格的输液，应逐瓶贴上标签，再装箱。

四、输液剂质量问题讨论

（一）输液剂存在的问题

输液剂的质量要求高，目前质量方面存在的主要问题是染菌、热原和澄明度问题，应引起充分的注意。

1. 染菌问题 由于输液生产过程中严重污染、灭菌不彻底、瓶塞松动、漏气等原因，致使输液剂出现浑浊、霉团、云雾状、产气等染菌现象，也有一些外观并无太大变化。如果使用这种输液，会引起脓毒症、败血病、热原反应等，甚至死亡。

2. 热原问题 在临床上使用输液时，热原反应时有发生，关于热原的污染途径和防止办法在本章第二节已有详述。使用过程中的污染引起的热原反应，所占比例不容忽视，如输液器等的污染，因此尽量使用全套或一次性输液器，包括插管、导管、调速、加药装置、末端滤过、排除气泡及针头等，并在输液器出厂前进行灭菌，能为使用过程中避免热原污染创造有利条件。注射制品的热原污染可能由于 GMP 控制不佳造成。特定患者群（例如新生儿），对热原反应可能比根据正常健康成年人体重确定的限度预期反应更危险，这种临床影响使 GMP 控制内毒素变得更为重要。

3. 可见异物与不溶性微粒的问题　输液中的微粒包括炭黑、碳酸钙、氧化锌、纤维素、纸屑、黏土、玻璃屑、细菌、真菌、真菌芽孢和结晶体等。若输液中如含有大量肉眼看不见的微粒、异物，其对人体的危害是潜在的、长期的，可引起过敏反应、热原样反应等。较大的微粒，可造成局部循环障碍，引起血管栓塞；微粒过多，会造成局部堵塞和供血不足，组织缺氧，产生水肿和静脉炎；异物侵入组织，由于巨噬细胞的包围和增殖而引起肉芽肿。

微粒产生的原因如下。

（1）原料与附加剂质量问题　原料与附加剂质量对澄明度影响较显著，如注射用葡萄糖有时含有水解不完全的产物糊精、少量蛋白质、钙盐等杂质；氯化钠、碳酸氢钠中含有较高的钙盐、镁盐和硫酸盐；氯化钙中含有较多的碱性物质。这些杂质的存在，可使输液产生乳光、小白点、浑浊。活性炭杂质含量多，不仅影响输液的可见异物检查指标，而且还影响药液的稳定性。因此，原辅料的质量必须严格控制。

（2）胶塞与输液容器质量问题　胶塞与输液容器质量不好，在储存中有杂质脱落而污染药液。有人对输液中的"小白点"进行分析，发现有钙、锌、硅酸盐、铁等物质；检测储存多年的氯化钠输液发现存在钙、镁。这些物质主要来自胶塞和玻璃输液容器。有人对聚氯乙烯袋装输液与玻璃瓶装输液进行对比试验，将检品不断振摇2h，发现前者产生的微粒比后者多5倍，经薄层色谱和红外光谱分析，表明微粒为对人体有害的增塑剂二乙基邻苯二甲酸酯（DEHP）。

（3）工艺操作中的问题　如生产车间空气洁净度差，输液瓶、丁基胶塞等容器和附件洗涤不净，滤器选择不当，滤过方法不好，灌封操作不合要求，工序安排不合理等。

（4）医院输液操作以及静脉滴注装置的问题　无菌操作不严、静脉滴注装置不净或不恰当的输液配伍都可引起输液的污染。

（5）其他　如丁基胶塞的硅油污染问题。

（二）解决办法

（1）按照输液用的原辅料质量标准，严格控制原辅料的质量。

（2）提高丁基胶塞及输液容器质量。

（3）尽量减少制备生产过程中的污染，严格控制灭菌条件，严密包装。

（4）合理安排工序，加强工艺过程管理，采取单向层流净化空气，及时除去制备过程中新产生的污染微粒，采用微孔滤膜滤过和生产联动化等措施，以提高输液剂的澄明度。

（5）在输液器中安置终端滤过器（$0.8\mu m$ 孔径的薄膜），可防止使用过程中微粒的污染。

五、血浆代用液

（一）血浆代用液的含义

血浆代用液在机体内有代替血浆的作用，但不能代替全血。血浆代用液也称血浆扩张剂，是指与血浆等渗而无毒的胶体溶液。静脉注射代血浆能暂时维持血压或增加血容量，可用于因出血、烫伤、外伤所引起的休克或失血之症。

（二）血浆代用液的质量要求

（1）溶液的渗透压应与血浆相近。

（2）无毒性，无蓄积作用，不发生发热、抗原性、过敏性或其他反应。

（3）在血液循环系统中，能保留较长的时间，半衰期在 5 ~ 7h，无利尿作用。

（4）在血液中停留期间，不影响人体组织与血液正常的生理功能。

（5）溶液 pH 应在 6 ~ 8，其中所含的电解质不得超过下列浓度：钾 6mmol/L，钠 156mmol/L，钙 3mmol/L，镁 1.5mmol/L，无机磷 1.4mmol/L，氯离子 110mmol/L。

（6）无菌，无热原反应。

（7）性质稳定，能经受较高温度的灭菌。

（三）血浆代用液的种类

血浆代用液由高分子聚合物制成。目前，在临床上常用的有以下几类。

（1）多糖类 包括右旋糖酐、淀粉衍生物、缩合葡萄糖等。

（2）蛋白质类 包括变性明胶、氧化明胶、聚明胶等。

（3）合成高分子聚合物类 包括聚维酮、氧乙烯 - 聚丙烯二醇缩合物等。

第八节 粉针剂与其他注射剂

扫码"学一学"

一、粉针剂

粉针剂（powder - injection）为注射用无菌粉末的简称，是指药物制成的供临用前用适宜的无菌溶液配制成澄清溶液或均匀混悬液的无菌粉末或块状物。粉针剂可用适宜的注射用溶剂配制后注射，也可用静脉输液配制后静脉滴注。凡对热不稳定或在水溶液中易分解失效的药物，如一些抗生素、医用酶制品及生化制品，均需用无菌操作法制成粉针剂，临用前加适当溶剂溶解、分散供注射用。

粉针剂的生产必须在无菌室内进行。其质量要求与溶液型注射剂基本一致，其质量检查应符合《中国药典》（2015 年版）的各项检查。

（一）粉针剂的制法

粉针剂的制备方法有 2 种，即无菌粉末直接分装法和无菌水溶液冷冻干燥法。

1. 无菌粉末直接分装法

（1）原材料准备 对直接无菌分装的原料，应了解药物粉末的理化性质，测定物料的热稳定性、临界相对湿度、粉末的晶形和松密度，以便确定适宜的分装工艺条件。

无菌原料可用灭菌溶剂结晶法、喷雾干燥法或冷冻干燥法制得，必要时进行粉碎和过筛。

（2）容器的处理 安瓿或小瓶、丁基胶塞处理及相应的质量要求同注射剂和输液剂。各种分装容器洗净后，需经干热灭菌或红外线灭菌后备用。已灭菌好的空瓶应存放在有净化空气保护的贮存柜中，存放时间不超过 24h。

（3）分装 必须在高度洁净的灭菌室中按照灭菌操作法进行。根据分装药物的性质控制分装条件。分装后，小瓶立即加塞并用铝盖密封。安瓿也应立即熔封。

（4）灭菌 能耐热品种，可选用适宜灭菌方法进行补充灭菌，以保证用药安全。对不耐热品种，应严格无菌操作，控制无菌分装过程不被污染，成品不再灭菌处理。

2. 水溶液冷冻干燥法 冷冻干燥法是先将药物配制成注射溶液，再按规定方法进行除菌滤过，滤液在无菌条件下立即灌入相应灭菌的容器中，经冷冻干燥，除去容器中药液的水分，得干燥粉末，最后在无菌条件下封口即得。

本法制得的粉针剂，常会出现含水量过高、喷瓶、产品外观萎缩或成团等问题。这些问题可通过改进冷冻干燥的工艺条件或添加适量的填充剂得到解决。目前，粉针剂中常用的填充剂（也称为支架剂）主要有葡萄糖、甘露醇、氯化钠等。

案例导入

案例9-9　注射用双黄连（冻干粉针）

处方：金银花 2500g　　连翘 5000g　　黄芩 2500g

功能与主治：清热解毒，疏风解表。用于外感风热所致的发热、咳嗽、咽痛；上呼吸道感染、轻型肺炎、扁桃体炎见上述证候者。

制法：取金银花提取物和连翘提取物，用注射用水约 8000ml 加热溶解，并添加注射用水至 10000ml，冷藏 24h，上清液滤过，超滤，超滤液中加入黄芩苷粉末，调节 pH 6.5～7.0，加热煮沸 15min，冷藏 48h，上清液滤过，滤液浓缩至密度为 1.35（热测），分装成 1000 瓶，冷冻干燥，压盖密封即得。

用法与用量：静脉滴注。每次每千克体重 60mg，一日 1 次；或遵医嘱。临用前先用适量灭菌注射用水充分溶解，再用氯化钠注射液或 5% 葡萄糖注射液 500ml 稀释。

注解：（1）黄芩加水煎煮二次，每次 1h，滤过，合并滤液，用 2mol/L 盐酸溶液调节 pH 至 1.0～2.0，在 80℃保温 30min，静置 12h，滤过，沉淀加 8 倍量水，搅拌，用 10% 氢氧化钠溶液调节 pH 至 7.0，加入等量乙醇，搅拌使沉淀溶解，滤过，滤液用 2mol/L 盐酸溶液调节 pH 至 2.0，在 60℃保温 30min，静置 12h，滤过，沉淀用乙醇洗至 pH4.0，加 10 倍量水，搅拌，用 10% 氢氧化钠溶液调节 pH 至 7.0，每 1000ml 溶液中加入 5g 活性炭，充分搅拌，在 50℃保温 30min，加入等量乙醇，搅拌均匀，滤过，滤液用 2mol/L 盐酸溶液调节 pH 至 2.0，在 60℃保温 30min，静置 12h，滤过，沉淀用少量乙醇洗涤，于 60℃以下干燥，即得黄芩提取物。

（2）金银花、连翘分别用水温浸 30min 后煎煮二次，每次 1h，滤过，合并滤液，浓缩至相对密度为 1.20～1.25（70℃），冷却至 40℃，缓缓加入乙醇使含醇量达 75%，充分搅拌，静置 12h 以上，滤取上清液，回收乙醇至无醇味，加入 4 倍量水，静置 12h 以上，滤取上清液，浓缩至相对密度为 1.10～1.15（70℃），冷却至 40℃，加乙醇使含醇量达 85%，静置 12h 以上，滤取上清液，回收乙醇至无醇味，即得金银花提取物和连翘提取物。

思考题：配制注射剂所用黄芩苷粉末，为什么用水煎法提取并经酸碱法纯化处理？

二、混悬液型注射剂

将不溶性固体药物分散于液体分散介质中制成的，可供肌内注射或静脉注射的药剂称为混悬液型注射剂。对于无适当溶剂可溶解的固体药物，或在水溶液中不稳定而制成的水不溶性衍生物，或希望固体微粒在机体内定向分布及需要长效的药物均可采用适当的方法制成混悬液型注射剂。

（一）混悬液型注射剂的质量要求

混悬液属固液分散的不稳定体系，混悬液型注射剂的质量要求除了应符合一般注射剂的规定以外，必须注意分散微粒的大小及微粒在分散介质中的分散程度，以确保体系的稳定。一般注射剂，混悬颗粒应小于15μm，15~20μm的颗粒应不超过10%。供静脉注射用的注射剂，其混悬颗粒应更小，2μm以下的颗粒应占99%，否则易引起静脉栓塞。混悬颗粒应具有良好的分散性和通针性，在分散介质中不能沉降太快。贮存期间一旦下沉，经振摇即可重新分散而无结块现象。

（二）混悬液型注射剂的制法

混悬液型注射剂的制法与一般混悬剂的制法相似。首先应根据药物的性质及注射剂给药的要求，选择合适的溶剂、润湿剂与助悬剂。溶剂一般选用注射用水或注射用油；制备水性混悬剂所需的润湿剂，一般选用聚山梨酯80，常用量为0.1%~0.2%（g·ml⁻¹）；助悬剂一般选用羧甲基纤维素钠、甲基纤维素、低聚海藻酸钠等，用量为0.5%~1%。

混悬液型注射剂中固体药物的分散方法有微粒结晶法、机械粉碎法、溶剂化合物法。制备时将药物微晶混悬于含有稳定剂（润滑剂及助悬剂）的溶液中，用超声波处理使其分散均匀，滤过，调pH，灌封，灭菌即得。

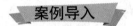

案例导入

案例9-10 喜树碱混悬注射液

处方：喜树碱 2.5g　　聚山梨酯80 10ml　　注射用水适量

制法：称取喜树碱置容器中，加蒸馏水250ml，在搅拌下缓缓加入1mol/L氢氧化钠溶液15ml，置水浴加热至60~80℃，待全部溶解后，经G₄垂熔玻璃漏斗滤过，滤液中加聚山梨酯80，控制溶液的温度在25℃，搅拌下滴加1mol/L盐酸溶液15ml，使喜树碱全部析出，此时药液的pH在2左右，用布氏漏斗滤过，以蒸馏水洗去沉淀中过量的酸，至洗液pH达5.5左右为止，静置，收集沉淀物，在沉淀物中加注射用水500ml，搅拌使沉淀物分散均匀，然后经超声波处理5~10min。取样进行含量测定及颗粒检查，根据含量测定结果，用注射用水稀释至每1ml含喜树碱2.5mg，搅拌后用G₃垂熔玻璃漏斗滤过，通氮气条件下，按5mg/支灌封，80℃灭菌40min即得。

适应症：原发性肝癌。

用法与用量：一次5mg，以氯化钠注射液稀释后注射，一周2次，100mg为一疗程。

注解：（1）喜树碱为珙桐科植物喜树 *Camptotheca acuminate* Decne. 提取的生物碱，具有抗癌活性，对白血病、胃癌、肠癌、肝癌均有一定疗效，但毒性大，安全范围小。

（2）喜树碱不溶于水，因具内酯结构，可被碱化开环，转为钠盐而溶于水，遇酸仍可环合析出。

（3）为降低喜树碱毒性，延长疗效，配制成混悬液型注射剂。用于肝癌时，不溶性固体微粒能富集于肝脏病变部位，增强疗效。机体其他部位分布相应减少，可降低毒性。

思考题：（1）混悬液型注射剂有什么特点？

（2）什么情况下应考虑配制成混悬注射液？

三、乳状液型注射剂

乳状液型注射剂是以难溶于水的挥发油、植物油或溶于脂肪油中的脂溶性药物为原料，加入乳化剂和注射用水经乳化制成的供注射给药的乳状液。

乳状液型注射剂应无菌、无毒、无热原，具有适宜的 pH，分散相微粒大小在 1 ~ 10μm 范围内，W/O 型及 O/W 型乳状液注射剂可供肌肉或组织注射用。外相为水的乳状液可作静脉注射，但微粒大小必须严格控制，一般应 ≤1μm，而且大小均匀，能耐高压灭菌，化学和生物学稳定性好。此类供静脉注射用乳状液，近年来在临床应用中有所增加，除作为补充能量外，还具有对某些脏器的定向分布作用和淋巴系统的指向性，因此，将抗癌药物制成乳状液型注射剂供静脉注射应用，可提高药物的抗癌疗效。

（一）静脉乳剂原辅料的质量要求与选用

乳状液型注射剂的原辅料，包括溶剂、脂肪油、乳化剂、等渗调节剂等。静脉乳剂所选用的原辅料均应符合注射要求，尤其是乳化剂的选择，以天然品纯化的豆磷脂、卵磷脂及合成品普流罗尼克（F-68）为好。

（二）静脉乳剂的制法

乳状液为热不稳定体系，在高温下易聚合成大油滴。为保证体系的稳定性，乳状液型注射剂的制备方法应使分散相微粒的大小适当，粒度应均匀。制备过程中常采用乳化器械帮助乳化，在实验室中一般可用高速组织捣碎机，大生产时一般应用二步高压乳匀机。

案例导入

案例 9-11 鸦胆子油静脉乳剂

处方： 精制鸦胆子油 100ml　　精制豆磷脂 15g　　甘油 25ml　　注射用水适量

适应症： 抗癌药。用于肺癌、肺癌脑转移及消化道肿瘤。

制法： 以上三味，取精制豆磷脂、温热的甘油与适量注射用水混合，转入到高速组织捣碎机内（每分钟 8000 转），搅拌二次，第一次 5min，第二次 2min，使其分散均匀，加入温热的鸦胆子油，搅拌 3 次，每次 2min，使成初乳剂，加入注射用水至 1000ml，再转入到高压乳匀机内（40MPa）匀化 3 次，至油滴为 1μm 左右，经 G_4 垂熔玻璃漏斗滤过后灌封于 10ml 安瓿内，充氮气，100℃灭菌 30min 即得。

用法与用量： 静脉滴注。一次 10 ~ 30ml，一日 1 次，使用时须加氯化钠注射液 250ml，稀释后立即使用。

注解：（1）鸦胆子油是苦木科植物鸦胆子 *Brucea javanica*（L.）Merr. 果实中的脂肪油。

（2）本品为鸦胆子油与适量乳化剂制成的 O/W 型乳状液型注射剂。

思考题：（1）处方中的豆磷脂和甘油各有什么作用？

（2）乳状液型注射剂质量要求如何？

第九节　眼用液体制剂

一、概述

眼用液体制剂系指供滴眼、洗眼或眼内注射用以治疗或诊断眼部疾病的液体剂型。分为滴眼剂、洗眼剂和眼内注射溶液三类。中药眼用液体制剂系指由提取物、饮片制成的直接用于眼部发挥治疗作用的眼用液体剂型（滴眼剂）。眼用液体制剂也有以固态药物形式包装，另备溶剂，临用前配成溶液或混悬液的剂型。

滴眼剂系指由药物与适宜辅料制成的供滴入眼内的无菌液体制剂。可分为水性或油性溶液、混悬液或乳状液。

洗眼剂系指由药物制成的无菌澄明水溶液，供冲洗眼部异物或分泌液、中和外来化学物质的眼用液体剂型。

眼内注射溶液系指由药物与适宜辅料制成的无菌澄明溶液，供眼周围组织（包括球结膜下、筋膜下及球后）或眼内注射（包括前房注射、前房冲洗、玻璃体内注射、玻璃体内灌注等）的无菌眼用液体剂型。

眼用液体制剂在生产与储存中应符合下列有关规定。

（1）滴眼剂中可加入调节渗透压、pH、黏度及增加药物溶解度和制剂稳定性的辅料，并可加适宜浓度的抑菌剂和抗氧剂。所用辅料不应降低药效或产生局部刺激。

（2）除另有规定外，滴眼剂应与泪液等渗。混悬型滴眼剂的沉降物不应沉降或聚集，经振摇应易再分散，并检查沉降体积比。

（3）洗眼剂属用量较大的眼用制剂，应尽可能与泪液等渗并具相近的 pH。多剂量的洗眼剂一般应加适当的抑菌剂，并在使用期间均能发挥抑菌作用。

（4）眼内注射溶液、眼内插入剂、供外科手术用和急救用的眼用制剂，均不得加抑菌剂、抗氧剂或不适当的缓冲剂，且应包装于无菌容器内供一次性使用。

（5）除另有规定外，滴眼剂每个容器的装量应不超过 10ml；洗眼剂每个容器的装量应不超过 200ml。包装容器应无菌、不易破裂，其透明度应不影响可见异物的检查。

（6）眼用制剂应遮光密封贮存，启用后最多可使用 4 周。

二、眼用液体制剂的作用机制

（一）眼的药物吸收途径

眼是视觉器官，由眼球、眼内容物、眼的附属器三部分组成。

眼的药物吸收途径主要有两条，即药物溶液滴入结膜囊内通过角膜和结膜吸收。一般认为滴入眼中药物首先进入角膜内，药物透过角膜至前房，进而到达虹膜。药物经结膜吸收途径是通过巩膜，到达眼球后部。

眼用液体制剂滴入给药时，大部分药物集中在结膜的下穹隆中，借助于毛细管力、扩散力和眨眼反射等，使药物进入角膜前的薄膜层中，并由此渗入到角膜中，角膜前薄膜由脂质外层、水性中层和黏蛋白层组成，它与水性或脂性药物均能相容。

药物采用滴入方式给药不能透入或透入太慢时，可将药物直接注射进入结膜下，此时药物可借助于简单扩散，通过巩膜进入眼内，对睫状体、脉络膜和视网膜发挥作用。若将药物作眼球后注射，药物则以简单扩散方式进入眼后段，可对眼球后的神经及其他结构发挥作用。

此外，药物尚可通过眼以外部位给药后经分布到达眼睛，但要达到有效治疗浓度，必须加大药物剂量。因此，作用于眼部的药物，一般情况下以局部给药为宜。

（二）影响药物眼部吸收的因素

药物在眼的吸收，同其疗效有直接的关系。影响药物眼部吸收的主要因素如下。

1. 药物从眼睑缝隙的流失　人正常泪液的容量约为 $7\mu l$，若不眨眼最多只能容纳药液 $30\mu l$，若眨眼则药液的损失将达 90% 左右。因此滴眼剂应用时，若每次增加药液的用量，将使药液有较多的流失；同时由于泪液每分钟能补充总体的 16%，角膜或结膜囊内存在的泪液和药液的容量越小，泪液稀释药液的比例就越大。

2. 药物经外周血管消除　滴眼剂中药物进入眼睑和结膜囊的同时，也通过外周血管迅速从眼组织消除。结膜含有许多血管和淋巴管，当由外来物引起刺激时，血管处于扩张状态，透入结膜的药物有很大比例进入血液中。

3. 药物的脂溶性与解离度　药物的脂溶性与解离度同药物透过角膜和结膜的吸收有关。角膜的外层为脂性上皮层，中间为水性基质层，最内为脂性内皮层，因而脂溶性物质（分子型药物）较易渗入角膜的上皮层和内皮层，水溶性物质（或离子型药物）则比较容易渗入基质层。具有两相溶解的药物，容易透过角膜。完全解离或完全不解离的药物则不能透过完整的角膜。

4. 刺激性　滴眼剂的刺激性较大时，能使结膜的血管和淋巴管扩张，增加了药物从外周血管的消除；同时由于泪液分泌增多，不仅将药物浓度稀释，而且增加了药物的流失，从而影响了药物的吸收作用，降低药效。

5. 表面张力　滴眼剂的表面张力对其泪液的混合及对角膜的透过均有较大影响。表面张力愈小，愈有利于泪液与滴眼剂的混合，也有利于药物与角膜上皮层的接触，使药物容易渗入。

6. 黏度　增加黏度可延长滴眼剂中药物与角膜的接触时间，例如 0.5% 甲基纤维素溶液对角膜接触时间可延长约 3 倍，从而有利于药物的透过吸收，能减少药物的刺激。

三、眼用液体制剂的附加剂

为了保证眼用溶液剂的安全、有效、稳定，满足临床用药的需要，除了主药以外，还可加入适当的附加剂，主要有以下几类。

1. pH 调节剂　常用的有磷酸缓冲液、硼酸缓冲液等。

2. 渗透压调节剂　常用的有氯化钠、硼酸、葡萄糖等。

3. 抑菌剂　滴眼剂是多剂量外用制剂，制剂中应加入作用迅速而有效的抑菌剂。常用抑菌剂有硝酸苯汞（0.002% ~ 0.005%）、硫柳汞（0.005% ~ 0.01%）、苯扎氯胺（0.001% ~0.002%）、苯乙醇（0.5%）、三氯叔丁醇（0.35% ~0.5%）、羟苯乙酯、对羟基苯甲酸甲酯与对羟基苯甲酸丙酯混合物（对羟基苯甲酸甲酯0.03% ~0.1%、对羟基苯甲酸丙酯0.01% ~0.005%）等。

4. 黏度调节剂　适当增加滴眼剂的黏度，可以减小刺激性，延长药液的眼内滞留时间，增强药效。合适的黏度是 4.0 ~ 5.0cPa·s。常用的黏度调节剂有甲基纤维素、羧甲基纤维素钠，其他如聚乙烯醇、聚乙二醇、聚乙烯吡咯烷酮等亦可选用。

5. 其他附加剂　根据主药性质和制备需要，还可加入抗氧剂、增溶剂、助溶剂等。

四、眼用溶液剂的制法

眼用液体制剂的制备工艺流程如图 9 - 5 所示。

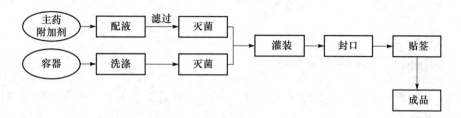

图 9 - 5　眼用液体制剂工艺流程

用于手术、伤口、角膜穿通伤的滴眼剂及眼用注射溶液按注射剂生产工艺制备，分装于单剂量容器中密封或熔封，最后灭菌，不加抑菌剂，一次用后弃去，保证无污染。洗眼剂用输液瓶包装，其清洁方法按输液包装容器处理。主药不稳定者，全部以严格的无菌生产工艺操作制备。若药物稳定，可在分装前大瓶装后灭菌，然后再在无菌操作条件下分装。

> **案例导入**

案例 9 - 12　千里光眼药水

处方：千里光 500g　　对羟基苯甲酸乙酯 0.5g　　氯化钠 8.5g　　活性炭 5g
蒸馏水适量

功能与主治：清肝明目，凉血消肿，清热解毒，抑菌消炎。用于急性目赤肿痛，急慢性结膜炎，角膜溃疡，角膜炎，急性期沙眼等。

制法：取千里光（拣净杂草，洗净，切成约 1cm 小段）500g，加入 75% 乙醇 4000ml 左右，加盖密闭浸渍 52h，取出上清液，然后将残渣压榨至干，将榨出液与上清液合并，滤过，回收乙醇，并浓缩至 350ml 左右，趁热滤过，滤液放冷置冰箱中过夜。取出浓缩液，加蒸馏水适量使成 500ml，再加入纯净白蜡 15g，同法再处理 1 次。将所得已除去白蜡的母液，置冰箱中冷却过夜后，取出滤过，得澄明千里光提取液约 500ml，测定其 pH 并调整至 7 左右，备用。

取蒸馏水适量溶解氯化钠、对羟基苯甲酸乙酯，再与千里光提取液混合，加蒸馏水至 1000ml，加入活性炭 5g，水浴加温脱色，滤过，滤液热压灭菌（105℃，30min），冰箱放置 24h 以上，滤过，用无菌操作法将滤液分装于经灭菌的 5ml 眼药水瓶中，即得。

用法与用量：滴眼。一次 1 ~ 2 滴，一日 3 ~ 4 次。

注解：（1）千里光眼药水采用醇提取，同时用白蜡处理提取液去油脂，不仅可解决刺激性问题，而且提高了纯度。白蜡去油脂的处理，一般是在提取液中加入适量（均为提取液体积的 3%）的纯净白蜡，水浴加热搅拌至白蜡全部液化，继续搅拌混匀后，静置放冷，待白蜡完全凝结，将已凝结含有杂质的白蜡除去即可。本品也可采用水提法制备，但制得的成品刺激性较大。

（2）本品灭菌前可调 pH 至 7.2~7.4，灭菌后 pH 略有下降，对溶液澄明度影响较小，而且容易保存。

（3）本处方中的氯化钠也可以用硼砂 0.3g、硼酸 1.5g 所组成的缓冲溶液，或单用硼砂 3g 代替。硼砂除可调节渗透压外，尚可增加制品的稳定性。

思考题：（1）眼用液体制剂的生产工艺、质量检查与注射剂有何异同？

（2）眼用液体制剂的吸收途径及影响药物眼部吸收的因素有哪些？

（3）眼用液体制剂的附加剂有哪些？

五、眼用液体制剂的质量检查

眼用液体制剂的质量检查类似于注射剂，在 pH、渗透压、无菌、可见异物等方面都有相应的要求与检查。

（一）质量要求

滴眼剂的质量要求类似注射剂，对 pH、渗透压、无菌、可见异物、黏度、稳定性等都有一定的要求，主要有以下几点：

1. pH　pH 不当会引起的刺激性，增加泪液的分泌，导致药物迅速流失，甚至损伤角膜。正常眼可耐受的 pH 为 5.0~9.0，pH6.0~8.0 时无不适感觉，小于 5.0 或大于 11.4 时有明显的刺激性。

2. 渗透压摩尔浓度　应与泪液等渗。眼球能适应的渗透压范围相当于浓度为 0.6%~1.5% 的氯化钠溶液，超过 2% 就有明显的不适。

3. 无菌　对于眼部有外伤或手术的患者，所用的滴眼剂必须无菌，多采用单剂量包装，并不得加入抑菌剂。一般用于无外伤的滴眼剂，要求无致病菌，不得检出铜绿假单胞菌和金黄色葡萄球菌。

4. 可见异物　溶液型的眼用液体制剂应澄明，特别不得有玻璃屑。

5. 黏度　滴眼剂的黏度适当增大可使药物在眼内停留时间延长，从而增强药物的作用。合适的黏度在 4.0~5.0cPa·s 之间。

6. 粒度　对混悬型滴眼剂规定药物 $50\mu m$ 直径的粒子不超过 2 个。

7. 其他　眼用溶液类似注射剂，也要注意稳定性问题。很多眼用药物是不稳定的，例如毒豆碱、后马托品、乙基吗啡等。

（二）质量检查

为确保眼用液体制剂的成品质量，根据其上述质量要求，必须逐项进行质量检查，其 pH、渗透压摩尔浓度、无菌、可见异物、粒度、沉降体积比、装量等均应符合《中国药典》（2015 年版）的相关规定。

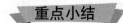

重点小结

重点难点	药师考点
注射剂的含义、特点、分类	☆注射剂的类型及适用范围；特点 ☆☆注射剂的给药途径及应用
1. 热原及其基本性质	☆☆☆热原的来源及致热特点；热原的基本性质

续表

重点难点	药师考点
2. 注射剂中污染热原的途经与除去方法 3. 热原与细菌内毒素的检查	☆☆污染热原的途经；去除热原的方法 ☆热原检查法与细菌内毒素检查法及其应用
1. 注射剂常用溶剂的种类 2. 注射用水的制备与质量要求 3. 注射用油的质量要求及精制法	☆制药用水的种类及其应用 ☆☆注射用水的制备与质量要求；原水的处理方法 ☆☆注射用油的质量要求；酸值、碘值、皂化值的概念
1. 注射剂常用附加剂的种类及其选用 2. 调节渗透压的方法、附加剂与计算	☆☆☆常用品种的性质、特点及应用 ☆调节渗透压的方法与计算
1. 注射剂的制法及操作要点 2. 中药注射剂半成品的要求与制法 3. 安瓿的质量要求、注射剂配制与滤过；注射液的灌封；注射剂的灭菌和检漏	☆☆注射剂制法与应用 ☆中药注射剂半成品的基本要求；半成品提取、纯化的常用方法；去除药液中鞣质的方法 ☆☆注射剂容器的种类、规格及质量要求；安瓿处理、药液配制、滤过、灌封、灭菌与检漏的方法及要点
1. 中药注射剂的质量检查 2. 中药注射剂的质量检查的项目和方法	☆☆中药注射剂的质量检查 ☆☆中药注射剂的质量检查的项目与方法
1. 输液剂的含义、种类及其作用 2. 输液剂的质量检查与制法 3. 输液剂常见质量问题及解决办法	☆☆☆输液剂的种类及其作用 ☆☆输液剂的制备要点 ☆输液中存在的质量问题及解决办法
粉针剂的定义、特点、质量检查及制法	☆☆☆中药注射用无菌粉末的质量检查与制法
乳状液型、混悬液型注射剂的定义、特点、质量检查及制法	☆☆乳状液型、混悬液型注射剂的质量检查与制备要点
1. 眼用液体制剂的含义与质量检查 2. 眼用液体制剂的常用附加剂 3. 吸收途径与影响疗效的因素	☆☆☆眼用液体制剂的质量检查 ☆☆眼用液体制剂的常用附加剂 ☆吸收途径与影响疗效的因素

（王志萍）

扫码"练一练"

第十章 外用膏剂

1. 掌握 软膏剂、膏药、橡胶膏剂的含义、特点与制法。

2. 熟悉 外用膏剂的透皮吸收机制及影响因素；凝胶剂、凝胶膏剂、糊剂、涂膜剂及贴剂的含义、特点及制法；软膏与黑膏药基质的种类和性质。

3. 了解 外用膏剂的质量检查。

扫码"学一学"

第一节 概　　述

一、外用膏剂的含义

外用膏剂（external ointments）系指药物与适宜的基质制成专供外用的半固体或近似固体的一类剂型，包括软膏剂、硬膏剂（膏药）以及贴膏剂（橡胶膏剂、凝胶膏剂、贴剂），此外还有糊剂、涂膜剂、凝胶剂、透皮贴片剂等。

软膏剂和膏药（铅硬膏）在我国应用较早，橡胶膏剂起源于国外，贴剂近年来发展迅猛，凝胶剂和凝胶膏剂因能容纳多量中药提取物而受到重视，传统的铅硬膏通过穴位经络发挥药物通经活络、行滞祛瘀、开窍透骨、祛风散寒的作用。《中国药典》（2015 年版）收载的中药成方制剂中收录外用膏剂 29 种，其中软膏剂 17 种，橡胶膏剂 12 种，膏药 5 种，眼用膏剂 1 种。

二、外用膏剂的特点

外用膏剂广泛应用于皮肤科与外科，易涂布或黏附于皮肤、黏膜或创面上，具有保护创面、润滑皮肤和局部治疗作用，也可以透过皮肤和黏膜起全身治疗作用。药物透过皮肤起全身治疗作用具有以下优点：①能避免肝脏的首过效应；②避免药物对胃肠道产生刺激；③维持恒定持久的释药速率；④减少给药次数等。

三、外用膏剂的分类

外用膏剂按基质及形态可分为两类。

软膏剂（ointments）系指将原料药物与适宜基质混匀制成的易涂抹于皮肤或黏膜上的半固体外用剂型。类似软膏的有糊剂、凝胶剂，与软膏应用类似的还有涂膜剂，也将在本章介绍。

硬膏剂（plasters）系指将原料药物溶解或混合于黏性基质中，摊涂于背衬材料上制成的供贴敷使用的近似固体的外用剂型，药物可以透过皮肤起全身治疗作用。

外用膏剂按基质组成可分为膏药和贴膏剂两类。

（1）膏药（plasters）系指以高级脂肪酸铅盐（红丹或宫粉）为基质的硬膏剂，如黑膏药、白膏药等。

（2）贴膏剂（adhesive plasters）系指以适宜的基质和基材制成的供皮肤贴敷的一类片状外用制剂。包括：①橡胶膏剂（rubber plasters）：以橡胶为主要基质，涂布于背衬材料上制成。②凝胶膏剂（gel plasters）：以亲水材料为基质，涂布于背衬材料上制成。③贴剂（patch）：以适宜高分子材料为基质制成。

四、药物经皮吸收机制与影响因素

（一）药物经皮吸收机制

外用膏剂的经皮吸收，清代名医徐洄溪对膏药"治里者"解释为"用膏帖之，闭塞其气，使药性从毛孔而入腠理，通经贯络，或提而出之，或攻而散之，较之服药尤有力，此至妙之法也"。外用膏剂的透皮吸收系指其中的药物通过皮肤进入血液的过程，包括释放、渗透及吸收进入血液循环三个阶段。释放系指药物从基质中脱离出来并扩散到皮肤或黏膜表面；渗透系指药物通过表皮进入真皮、皮下组织，对局部组织起治疗作用；吸收是指药物通过皮肤微循环或与黏膜接触后通过血管或淋巴管进入体循环而产生全身作用的过程。

1. 皮肤的构造 正常人皮肤由表皮、真皮及皮下脂肪组织三部分组成。

表皮在皮肤的最外层，由外到内分为角质层、透明层、颗粒层、棘层及基底层5层。角质层是由死亡的角质细胞形成的层状紧密结构，细胞中充满了蛋白质与类脂质，能防止水分蒸发，是抵御外来物质进入的第一道屏障。表皮内无血管，药物在表皮内不能吸收；真皮内有皮脂腺、毛囊及汗腺，并有丰富的毛细血管、淋巴管、神经等；皮脂腺多与毛发并存，开口于毛囊上部，汗腺导管贯穿于真皮中，开口至表皮；皮下脂肪组织在真皮之下，分布有许多血管、淋巴管及汗腺。药物进入真皮及皮下组织后易为血管和淋巴管所吸收。

2. 经皮吸收途径 药物的经皮吸收主要有以下两个途径。

（1）完整的表皮途径 是药物经皮吸收的主要途径。完整表皮的角质层细胞及其细胞间隙具有类脂膜性质，有利于脂溶性药物以非解离型透过皮肤，而解离型药物较难透过。

（2）皮肤附属器途径 即通过皮脂腺、皮囊及汗腺吸收。在吸收初期药物穿透皮肤附属器比完整表皮快，当吸收达到稳态后，则附属器途径可忽略，且其所占面积只有皮肤总面积的1%左右，故不是主要吸收途径。大分子和离子型药物可能主要通过这些途径转运。

（二）影响因素

影响经皮吸收的因素可以用式10-1说明：

$$dQ/dt = KCDA/T \tag{10-1}$$

式中，dQ/dt为达到稳定时的药物透皮速率；K为药物皮肤/基质分配系数；C为溶于基质中的药物浓度；D为药物在皮肤屏障中的扩散系数；A为给药面积；T为有效屏障厚度。分配系数K是药物在皮肤与基质中相对溶解度的指数。当A、D、T不变时，C是透皮吸收最重要的理化参数。K、C的乘积可代表药物的热力学活性，即药物与基质亲和力越弱，在基质中浓度越高，透皮速率越大。影响药物经皮吸收的因素如下。

1. 皮肤生理因素

（1）种属与个体差异 不同动物、动物与人之间皮肤的渗透性差异很大。同种动物性别、年龄不同，其渗透性也有较大差别。

（2）皮肤的部位　药物的穿透吸收速度与皮肤角质层的厚度、附属器密度等有较大关系。一般角质层薄、毛孔多的部位则较易透入。不同部位的皮肤通透性大小顺序为：耳廓后部＞腹股沟＞颅顶盖＞脚背＞前下臂＞足底。对全身作用的经皮吸收制剂宜选择角质层薄、施药方便的部位。

（3）皮肤的状况　如皮肤患湿疹、溃疡或切伤、烧烫伤时，皮肤角质层屏障作用下降或丧失，药物易于穿透，吸收速度和吸收程度大大增加（溃疡皮肤渗透性为正常皮肤的3～5倍），但疼痛、过敏等副作用也会增加。而硬皮病、牛皮癣及老年角化病等皮肤病使角质层致密硬化，药物渗透性降低。

（4）皮肤的温度与湿度　皮肤温度增加，血液循环加快，吸收增加。皮肤湿度大，有利于角质层的水合作用，引起角质层肿胀，细胞间隙疏松，药物渗透性增加。

（5）皮肤的结合与代谢作用　药物与皮肤蛋白质或脂质等的结合是可逆性结合，可延长药物渗透时滞，也可能在皮肤内形成药物的贮库。酶代谢对多数药物在皮肤吸收不产生明显的首过效应。

2. 药物性质

（1）油水分配系数　角质层具有类脂质特性，非极性强，一般脂溶性药物比水溶性药物易穿透皮肤，但组织液是极性的，因此既有一定脂溶性又有一定水溶性的药物（分子具有极性基团和非极性基团）更易穿透。有机弱酸或有机弱碱性药物的分子型比离子型脂溶性大，故较易透过皮肤吸收。

（2）分子量　药物的扩散系数与分子量的平方根或立方根成反比，分子量超过600的药物较难透过角质层。

（3）熔点　熔点愈高的药物和水溶性药物，在角质层的渗透速率较低。

3. 基质性质

（1）基质的种类与组成　直接影响药物在基质中的理化性质及贴敷处皮肤的生理功能。油脂性强的基质封闭性强，如中药膏药能阻止皮肤内水分与汗液蒸发，有利于角质层的水合作用，从而加快药物吸收，透皮吸收效果较好。而水溶性的基质对药物释放虽快，但几乎不能阻止水分的蒸发（如聚乙二醇），故不利于药物穿透与透皮吸收。

（2）基质对药物的亲和力　若两者亲和力大，药物的皮肤/基质分配系数小，药物难以从基质向皮肤转移，不利于吸收。

（3）基质的pH　pH影响弱酸性和弱碱性药物的分子形式，当基质的pH小于弱酸性药物的pK_a或大于弱碱性药物的pK_a时，这些药物的分子型（非离子型）增加，脂溶性加大有利于穿透皮肤或黏膜。故可根据药物的pK_a值来调节基质的pH，增加非离子型的比例，提高渗透性。

4. 附加剂

（1）表面活性剂（surfactant）　自身可以渗入皮肤与皮肤成分相互作用，促进药物渗透。通常非离子型表面活性剂的作用大于阴离子型表面活性剂，且刺激性小。但表面活性剂的用量与药物的渗透作用不一定成正比，用量高，药物被增溶在胶团中，反而不易释放，一般以1%～2%为宜。

（2）透皮促进剂（skin pehetration enhancer）　系指能加速药物穿透皮肤的一类物质。

它们能可逆地降低皮肤的屏障性能，增强药物的渗透性，增加药物的经皮吸收。促渗机制包括溶解角质层类脂、干扰脂质分子的有序排列、增加其流动性，或提高皮肤的水合作用等。常用的透皮吸收促进剂有表面活性剂、有机溶剂类、月桂氮酮及其同系物、有机酸、角质保湿剂及萜烯类。

月桂氮酮又称氮酮，化学名为 1 - 十二烷基氮杂环庚烷 - 2 - 酮，是一种新型透皮促进剂。对皮肤、黏膜的刺激性小，毒性小。本品对亲水性药物的渗透作用强于亲脂性药物。其他促进剂如乙醇、丙二醇、油酸等能加强其促渗透作用。氮酮的透皮作用具有浓度依赖性，有效浓度常在 1% ~6%，其促渗透作用常不随浓度升高而增加，最佳浓度应根据实验确定。

其他透皮促进剂尚有丙二醇、甘油、聚乙二醇等多元醇，角质保湿剂尿素、吡咯酮类等，一般单独应用效果较差，常配伍使用。中药挥发油经实验证明具有较强的透皮促进能力，如薄荷油、桉叶油、松节油等。

5. 其他因素 制剂中药物浓度、用药面积、应用次数及应用时间等一般与药物的吸收量成正比。其他如气温、相对湿度、局部摩擦、脱脂及离子导入应用等均有助于药物的透皮吸收。

第二节 软 膏 剂

扫码"学一学"

一、概述

软膏剂（ointments）系指提取物、饮片细粉与适宜基质均匀混合制成的半固体外用剂型。主要起润滑、保护和局部治疗作用，少数能经皮吸收产生全身治疗作用，多用于慢性皮肤病，禁用于急性皮肤损害部位。常用基质类型分为油脂性、乳剂型和水溶性基质。其中油脂性基质软膏常称为油膏；乳剂型基质软膏也称为乳膏剂，可分为水包油型（O/W）和油包水型（W/O）两类。

二、基质

基质（bases）是软膏剂形成和发挥药效的重要组成部分。软膏基质的性质对软膏剂的质量影响很大，理想的软膏基质具有以下特点：①应有适当稠度，润滑，无刺激性；②性质稳定，能与多种药物配伍，不发生配伍禁忌；③不妨碍皮肤的正常功能，有利于药物的释放吸收；④有吸水性，能吸收伤口分泌物；⑤易清洗，不污染衣物。但实际应用中，很少有基质能完全符合上述要求，应根据医疗用途及皮肤的生理病理状况，使用混合基质或添加附加剂，以保证制剂的质量。

软膏基质的吸收能力常用水值表示，水值系指在规定温度下（20℃）100g 基质能容纳的最大水量（以 g 表示）。如白凡士林的水值为 9.5，羊毛脂为 150。

（一）油脂性基质

油脂性基质包括动植物油脂类（oil or fat）、类脂类（lipoid）及烃类（hydrocarbon）等疏水性物质。共同的特点是润滑，无刺激性，对皮肤的保护及软化作用强；能防止水分蒸发，促进水合作用，对表皮增厚、角化、皲裂有软化保护作用；能与大多数药物配伍。但油腻性与疏水性大，不易用水洗除，不宜用于急性且有多量渗出液的皮肤疾病，对药物的释放穿透作用较差。

1. 油脂类 系从动物或植物中得到的高级脂肪酸甘油酯及其混合物。因含有不饱和双键，故易受温度、光线、氧气或微生物等影响而引起分解、氧化和酸败，可加抗氧剂和防腐剂改善。常用的有动物油、植物油、氢化植物油等。中药油膏常以麻油与蜂蜡融合为基质。

2. 类脂类 系高级脂肪酸与高级醇化合而成的酯类，其物理性质与油脂类似，化学性质较油脂稳定，常与油脂类基质合用。

（1）羊毛脂（Lanum） 又称无水羊毛脂，有良好的吸水性，可吸水150%、甘油140%及70%的乙醇40%。羊毛脂与皮脂组成接近，故有利于药物渗透；但过于黏稠而不宜单用，常与凡士林合用，以提高凡士林的吸水性和渗透性。

（2）蜂蜡（Bee wax） 主要成分为棕榈酸蜂蜡醇酯，含少量游离的高级脂肪醇，可作为W/O型辅助乳化剂，调节软膏的稠度。熔点为62~67℃。

（3）鲸蜡（Supermacetic wax） 主要为棕榈酸鲸蜡醇酯，并含少量高级脂肪酸酯，有辅助乳化作用，熔点42~50℃，不易酸败，有较好的润滑性，主要用于调节基质的稠度。

3. 烃类 系石油分馏得到的各种烃混合物，大部分为饱和烃类，不易被皮肤吸收，适用于保护性软膏；不溶于水，能与多数植物油、挥发油混合。

（1）凡士林（Vaseline） 又称软石蜡，为多种分子量烃类组成的半固体混合物，熔点为38~60℃，能与大多数药物配伍，具有适宜的稠度和涂展性，无刺激性，能与蜂蜡、脂肪、植物油（除蓖麻油外）熔合。本品油腻性大，吸水能力差，能吸收其重量5%的水，故不适用于有多量渗出液的患处。凡士林中加入适量羊毛脂、某些高级醇类或表面活性剂可增加其吸水性和释药性。

（2）固体石蜡与液体石蜡（solid paraffin and liquid paraffin） 前者为各种固体烃的混合物，后者为液体烃的混合物。用于调节软膏剂的稠度。其优点是结构均匀，与其他基质熔合后不会析出，故优于蜂蜡。

4. 硅酮类 为不同分子量的聚二甲基硅氧烷的总称，简称硅油。其分子式通式为 $CH_3[Si(CH_3)_2 \cdot O]n \cdot Si(CH_3)_3$，常用二甲聚硅与甲苯聚硅，黏度随分子量增大而增加。其最大优点是在应用温度范围内（−40~150℃）黏度变化极小。本品润滑作用好，易于涂布，无刺激性，疏水性强，与羊毛脂、硬脂酸、聚山梨酯、脂肪酸山梨坦等均能混合，用于乳膏剂作润滑剂；也常与油脂性基质合用制成防护性软膏。本品对眼有刺激性，不宜用做眼膏基质。

（二）乳剂型基质

乳剂型基质是由水相、油相借助乳化剂的作用在一定温度下乳化而成的半固体基质，形成基质的类型及原理与乳剂相似。可分为水包油型（O/W）和油包水型（W/O）两类。油相多为固体或半固体，如硬脂酸、蜂蜡、石蜡、高级醇等，为调节稠度而加入液状石蜡、凡士林、植物油等。水相为蒸馏水或药物水溶液及水溶性的附加剂。

乳剂型基质对油、水均具有一定亲和力，能与创面渗出液混合，对皮肤正常功能影响小；W/O型乳剂油腻性比油脂性基质小，能吸收部分水分，水分从皮肤表面蒸发时有缓和的冷却作用，习称"冷霜"。O/W型乳剂，能与水混合，无油腻性，易洗除，习称"雪花膏"。O/W 型乳剂可促使药物与皮肤接触，药物释放、透皮吸收较快，但也可促使病变处分泌物反向吸收而致炎症恶化，故湿疹等分泌物较多的病变部位不宜使用；易干燥、发霉，需加入保湿剂和防腐剂。遇水不稳定的药物不宜制成乳剂型软膏。通常 W/O 型乳剂基质 pH 不大于 8.5，O/W 型 pH 不大于 8.3。

乳剂型基质常用的乳化剂及稳定剂如下。

1. 阴离子表面活性剂

（1）一价皂 常用钠、钾、铵的氢氧化物或三乙醇胺等有机碱与脂肪酸（如硬脂酸）作用生成的新生皂配制软膏，为 O/W 型乳化剂。硬脂酸用量中仅一部分与碱反应生成肥皂，未皂化的硬脂酸与油相物质一起被乳化形成分散相，可增加基质的稠度。用硬脂酸制成的 O/W 型乳化剂基质光滑美观，水分蒸发后留有一层硬脂酸薄膜而具有保护作用，常加入适量的凡士林、液体石蜡等油脂性基质，以调节其稠度和涂展性。

此类基质的缺点是易被酸、碱、钙离子、镁离子或电解质破坏。制备用水宜用蒸馏水或离子交换水，制成的软膏在 pH5～6 以下时不稳定。

案例导入

案例 10 - 1 含有机胺皂的乳剂型基质

处方： 硬脂酸 120g　　单硬脂酸甘油酯 35g　　液状石蜡 60g
　　　　凡士林 10g　　　羊毛脂 50g　　　　三乙醇胺 4g
　　　　尼泊金乙酯 1g　　蒸馏水适量

制法： 取硬脂酸、单硬脂酸甘油酯、液状石蜡、凡士林、羊毛脂置蒸发皿中，水浴加热至熔化，继续加热至 70～80℃；另取三乙醇胺、尼泊金乙酯及蒸馏水，加热至同温度，缓缓倒入硬脂酸等油相中，边加边搅拌，至乳化完全，放冷，即得。

注解： 处方中三乙醇胺与部分硬脂酸形成硬脂酸胺皂，为 O/W 型乳化剂。硬脂酸胺皂的碱性较弱，适于药用制剂。单硬脂酸甘油酯，乳化能力弱，是 W/O 型辅助乳化剂，能增加油相的吸水能力，在 O/W 型乳化剂基质中作为稳定剂与增稠剂。

（2）高级脂肪醇硫酸酯类 常用十二烷基硫酸钠（月桂醇硫酸钠），其水溶液呈中性，对皮肤刺激小，pH4～8 稳定，不受硬水影响，能与肥皂、碱类、钙镁离子配伍，但与阳离子表面活性剂可形成沉淀而失效。常用量为 0.5%～2.0%。

案例导入

案例 10 - 2 含十二烷基硫酸钠的乳剂型基质

处方： 硬脂醇 220g　　十二烷基硫酸钠 15g　　白凡士林 250g　　甘油 120g
　　　　尼泊金乙酯 1g　蒸馏水适量

制法： 取十二烷基硫酸钠、甘油、尼泊金乙酯、蒸馏水，加热至 70～80℃，缓缓加入已加热至同温度的硬脂醇、白凡士林油相中，边加边向同一方向搅拌，至乳化凝结。

注解： 处方中十二烷基硫酸钠为主要乳化剂，能形成 O/W 型乳剂型基质。硬脂醇既是油相，又起辅助乳化、稳定及增加基质稠度的作用。白凡士林可防止基质水分蒸发并留下油膜，有利于角质层水合而产生润滑作用。甘油为保湿剂，并有助于防腐剂尼泊金乙酯的溶解。

（3）多价皂 由二价、三价金属如钙、镁、锌、铝与脂肪酸作用形成的多价皂，在水中溶解度小，形成的 W/O 型基质较一价皂形成的 O/W 型基质更稳定。如硬脂酸铝或氢氧化钙与处方中脂肪酸（如硬脂酸）作用生成的脂肪酸铝钙皂。

2. 非离子表面活性剂

（1）聚山梨酯类 O/W 型乳化剂。对黏膜和皮肤刺激性小，并能与电解质配伍。为调节制品的 HLB 值（亲水亲油平衡值）与稳定性常与其他乳化剂（如脂肪酸山梨坦、十二烷基硫酸钠）合用。

案例导入

案例 10-3 含聚山梨酯 80 的乳剂型基质

处方： 硬脂酸 150g　　　　　白凡士林 100g　　　　　单硬脂酸甘油酯 100g
　　　　聚山梨酯 80 50g　　　　硬脂山梨坦 60 20g　　　尼泊金乙酯 1g
　　　　蒸馏水 479ml

制法： 取硬脂酸、白凡士林、单硬脂酸甘油酯水浴上加热熔融，于 70℃ 左右保温，加入硬脂酸山梨坦 60 与尼泊金乙酯使溶解；另取蒸馏水加热至 80℃，加入聚山梨酯 80 溶解混匀，将上述油相缓缓加入水相，边加边搅拌至冷凝，即得。

注解： 处方中聚山梨酯 80 为主要乳化剂，硬脂酸山梨坦 60 为 W/O 型乳化剂，用以调节适宜的 HLB 值而形成稳定的 O/W 型乳化膜。硬脂酸、单硬脂酸甘油酯为增稠剂与稳定剂，并使制得的基质细腻光亮。

（2）聚氧乙烯醚的衍生物类 ①平平加 O 为 O/W 型乳化剂，HLB 值为 15.9，在冷水中溶解度比热水中大，溶液 pH6~7，对皮肤无刺激性，有良好的乳化、分散性能。本品性质稳定。但能与羟基和羧基形成络合物，故不宜与苯酚、水杨酸等配伍。②柔软剂 SG 为硬脂酸聚氧乙烯酯，O/W 型乳化剂，可溶于水，pH 近中性，渗透性较大，常与平平加 O 等混合应用。③乳化剂 OP 为烷基酚聚氧乙烯醚类，O/W 型乳化剂，可溶于水，用量一般为油相总量的 2%~10%。

（3）脂肪酸山梨坦类 系 W/O 型乳化剂。常与 O/W 型乳化剂如吐温类合用于 O/W 型基质中，用于调节 HLB 值并使之稳定；或与高级脂肪醇等合用于 W/O 型基质中，能吸收少量水分，对皮肤黏膜刺激性小。

案例导入

案例 10-4 含脂肪酸山梨坦类的乳化剂基质

处方： 白凡士林 400g　　　　硬脂醇 180g　　　　倍半油酸山梨醇酯 5g
　　　　尼泊金乙酯 1g　　　　尼泊金丙酯 1g　　　　蒸馏水适量

制法： 取白凡士林、硬脂醇、倍半油酸山梨醇酯及尼泊金丙酯置蒸发皿中，水浴上加热至 75℃ 熔化，保温备用。另取尼泊金乙酯置烧杯中，加入适量蒸馏水，加热至 80℃，待溶解后趁热加至上述油相中，不断搅拌至冷凝。

注解：本品为 W/O 型乳剂基质，透皮性良好，涂展性亦佳，可吸收少量分泌液。

3. 高级脂肪醇类及其他弱 W/O 乳化剂 主要作为 W/O 乳化剂，有一定吸水作用，也常作为 O/W 型乳化剂基质的辅助乳化剂，以调整适当的 *HLB* 值达到油相所需范围，并有稳定与增稠作用。常用的品种有十六醇（鲸蜡醇）、十八醇（硬脂醇）、单硬脂酸甘油酯、蜂蜡、羊毛脂、胆甾醇等。

案例导入

案例 10-5 含十八醇的乳剂型基质

处方：蜂蜡 30g   硬脂醇 30g   胆甾醇 30g   白凡士林适量

制法：将以上四种基质在水浴上加热熔化混匀，搅拌至冷凝。

注解：本品加等量水后仍稠度适中。与药物水溶液配伍，成为 W/O 软膏，可吸收分泌液。可用于遇水不稳定的药物制备软膏。

（三）水溶性基质

水溶性基质由天然或合成的高分子水溶性物质组成。高分子物质溶解后形成凝胶，则属凝胶剂，如羧甲基纤维素钠、明胶等。目前常用的水溶性基质主要是聚乙二醇类。水溶性基质易涂展，能吸收组织渗出液，一般释放药物较快，无油腻性，易洗除。对皮肤、黏膜无刺激性，可用于糜烂创面及腔道黏膜。其缺点是润滑作用较差。

聚乙二醇（polyethyleneglycol，PEG）为乙二醇的高分子聚合物，药剂中常用的平均分子量在 300~6000。PEG700 以下均是液体，PEG1000 至 1500 是半固体，PEG2000 至 6000 是固体。若取不同平均分子量的聚乙二醇以适当比例相混合。可制成稠度适宜的基质，此处，处方 1 为 PEG3350 400g 和 PEG400 600g，处方 2 为 PEG3350 500g 和 PEG400 500g，所制得的基质中，处方 2 较处方 1 浓稠。PEG 化学性质稳定，可与多数药物配伍，耐高温，不易霉败。易溶于水，能与乙醇、丙酮、三氯甲烷混溶。吸湿性强，可吸收分泌液，对皮肤有一定刺激性，长期使用可致皮肤脱水干燥。

三、软膏剂的制法

（一）工艺流程图

工艺流程图见图 10-1。

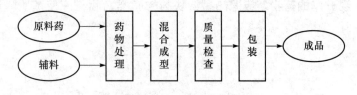

图 10-1 软膏剂制备工艺流程

（二）制法

1. 基质的处理 油脂性基质应先加热熔融，再于 150℃ 灭菌 1h 并除去水分。忌用直火加热灭菌，蒸汽加热夹层中压力应达到 490.35kPa 左右。

2. 制备

（1）研和法　将药物细粉用少量基质研匀或用适宜液体研磨成细糊状，再递加其余基质研匀的制备方法。适用于软膏基质较软，在常温下通过研磨即可与药物均匀混合；或不宜加热、不溶性及少量药物的制备。少量制备时在软膏板上用软膏刀将药物与基质分次递加调和而成，也可在乳钵中研匀；大量生产用电动研钵。

（2）熔合法　指将基质加热熔化，再将药物分次加入，边加边搅拌直至冷凝的方法。适用于软膏处方中基质熔点不同，常温下不能混合均匀者，先加温熔化高熔点基质，再加入其他低熔点成分，然后加入药物，搅拌均匀冷却即可。主药可溶于基质；若药物不溶于基质，必须先研成适当规格的粉末，再筛入熔化或软化的基质中，搅拌混合均匀。也可用于需用植物油加热浸提的饮片。

（3）乳化法　基质为乳剂型时用乳化法。将处方中的油溶性组分一起加热至80℃左右，另将水溶性组分溶于水中，加热至80℃左右，两相混合，搅拌至乳化完全并冷凝。乳化法中油、水两相有三种混合方法：①两相同时混合，适用于连续的或大批量的操作，需要一定的设备，如输送泵、连续混合装置等；②分散相加到连续相中，适用于含小体积分散相的乳剂系统；③连续相加到分散相中，适用于多数乳剂系统，在混合过程中引起乳剂转型，能产生更为细小的分散相粒子，使乳膏更为均匀细腻。

3. 包装与贮藏　生产中多采用密封性好的锡制、铝制或塑料软膏管包装，软膏剂的容器应不与药物或基质发生理化作用。软膏应密封包装，贮藏于阴凉干燥处。

（三）药物加入方法

1. 不溶性药物或直接加入的饮片　预先制成细粉、最细粉、极细粉或超微粉。制备时取药粉先与少量基质或液体成分如液状石蜡、甘油、植物油等研成糊状，再不断递加其余基质；或将药物细粉在不断搅拌下加到熔融的基质中，继续搅拌至冷凝。

2. 可溶于基质的药物　应溶解于基质或基质组分中。饮片可以先用适宜方法提取，滤过后将油提取液与油相基质混合，水溶性药物一般先用少量水溶解，以羊毛脂吸收，再与油脂性基质混匀；或直接溶解于水相，再与水溶性基质混合。遇水不稳定的药物不宜选用水溶性基质或 O/W 型乳剂。

3. 中药煎剂、浸膏等　可先浓缩至稠膏状，再与基质混合。固体浸膏可加少量溶剂如水、稀醇等使之软化或研成糊状，再与基质混匀。

4. 共熔组分　应先共熔再与基质混合，如樟脑、薄荷脑、麝香草酚等并存时，可先研磨至共熔后，再与冷却至40℃左右的基质混匀。

5. 挥发性、易升华的药物，或遇热易结块的树脂类药物　应使基质降温至40℃左右，再与药物混合均匀。

案例导入

案例 10 - 6　老鹳草软膏

处方：老鹳草 1000g　　　　对羟基苯甲酸乙酯 0.3g

羊毛脂 50g　　　　　　凡士林适量

功能与主治：除湿解毒，收敛生肌。用于湿毒蕴结所致的湿疹、痈、疔、疮及小面积水、火烫伤。

制法：取老鹳草加水煎煮两次，每次 1h，合并煎液，滤过，滤液浓缩后加一倍量乙醇使之沉淀，静置 12～24h，滤取上清液，浓缩至相对密度为 1.20，加对羟基苯甲酸乙酯、羊毛脂与凡士林，混匀，即得。

用法与用量：外用，涂敷患处，一日 1 次。

注解：① 本品为油脂性软膏，原料药物水提醇沉后可除去杂质，提高有效成分的含量。

② 处方中对羟基苯甲酸乙酯作为防腐剂，羊毛脂与凡士林合用，可以提高凡士林的吸水性和渗透性。

思考题：本处方中各成分的主要作用是什么？

案例 10-7　丹皮酚软膏（丹皮酚霜）

处方：丹皮酚 50g　　丁香油 7ml　　硬脂酸 110g　　单硬脂酸甘油酯 25g

碳酸钾 9g　　三乙醇胺 3ml　甘油 100g　　水 720ml

功能与主治：抗菌消炎。用于各种湿疹，皮炎，皮肤瘙痒等各种皮肤疾患。

制法：取硬脂酸、单硬脂酸甘油酯置容器中，水浴上加热熔化，得油相，80℃保温备用；三乙醇胺、碳酸钾、甘油溶于蒸馏水中，加热至 80℃，得水相；将水相缓缓加入油相中，沿同一方向不断搅拌，成白色细腻膏状，加入丹皮酚与丁香油，混匀，即得。

用法与用量：外用，涂敷患处，一日 2～3 次。

注解：（1）本品为白色或微黄色的 O/W 型软膏；采用 TLC 鉴别丹皮酚；pH 检查应为 7.0～7.8。

（2）剩余的硬脂酸作为油相并有调节软膏稠度的作用，涂于皮肤后水分蒸发后可形成薄膜，具有保护作用。

（3）单硬脂酸甘油酯既是弱 W/O 型乳化剂，又可以作为辅助乳化剂与稳定剂，并有调剂稠度的作用，甘油作为保湿剂有润滑作用。

思考题：（1）本处方中各组分的主要作用是什么？

（2）油相、水相和乳化剂各由哪些成分组成？

四、软膏剂的质量检查

1. 外观　软膏剂应均匀、细腻，具有适当的黏稠性，易涂布于皮肤或黏膜上无刺激性。应无酸败、变色、变硬、融化、油水分离等变质现象。

2. 稠度　一般软膏要求常温下插入度在 100～300 之间，乳膏为 200～300。

3. 粒度　取含药材细粉的软膏剂供试品适量，置于载玻片上，涂成薄层，覆以盖玻片，共涂 3 片，按《中国药典》（2015 年版）粒度测定法（第一法，即显微镜法）测定，均不得检出大于 180μm 的粒子。

4. 装量差异　按《中国药典》（2015 年版）最低装量检查法（重量法）检查，求出每个容器内容物的装量与平均装量，均应符合药典规定。如有 1 个容器装量不符合规定，则另取 5 个（50g 以上者 3 个）复试，均应符合规定。

5. 无菌　用于烧伤或严重创伤的软膏剂，按《中国药典》（2015 年版）无菌检查法检查，应符合规定。

6. 微生物限度　按《中国药典》（2015 年版）微生物限度检查法检查，应符合规定。

7. 稳定性　将软膏分别置恒温箱（39℃ ±1℃）、室温（25℃ ±1℃）及冰箱（0℃ ±1℃）中 1~3 个月，进行加速试验，应符合相关规定。将乳膏剂分别放置于 55℃ 恒温 6 小时与 –15℃ 恒温 24 小时进行耐热、耐寒检查，一般 O/W 型基质能耐热，但不耐寒；而 W/O 型基质不耐热，常于 38~40℃ 即有油分离出。或将软膏 10g 置于离心管中，以 2500r/min 离心 30 分钟，不应有分层现象。

8. 刺激性　包括皮肤测定法（家兔）、贴敷实验法与黏膜测定法（家兔眼黏膜）。

9. 药物含量测定　主药有效成分明确的软膏应当用适宜方法测定有效成分。

五、眼膏剂

（一）概述

眼膏剂（eye ointments）系指原料药物与适宜基质制成供眼用的灭菌软膏剂，眼膏剂较一般滴眼剂的疗效持久且能减轻对眼球的摩擦。眼膏剂的原料药物与基质必须纯净。常用基质为凡士林、液状石蜡、羊毛脂（8：1：1）混合而成。羊毛脂具有较强的吸水性和黏附性，较单用凡士林更易与药液及泪液混合和附着在眼黏膜上，促进药物渗透。基质应均匀、细腻、无刺激性，并易涂布于眼部，便于药物分散和吸收。基质在配制前应滤过并灭菌。

（二）制法

眼膏剂的制备应在灭菌条件下进行。基质用前必须加热滤过，并于 150℃ 干热灭菌 1h，必要时可酌加适宜抑菌剂和抗氧剂等。基质与药物的混合方法基本同软膏剂。除另有规定外，每个容器的装量应不超过 5g。

（三）注意事项

（1）在水、液状石蜡或其他溶媒中溶解并稳定的药物，可先溶于少量溶剂中，再逐渐加入其余基质混匀。

（2）不溶性药物应先粉碎成极细粉，再用液状基质逐渐递增研匀。

案例导入

案例 10–8　马应龙八宝眼膏

处方：炉甘石 32.7g　　琥珀 0.15g　　麝香 0.38g　　牛黄 0.38g　　珍珠 0.38g

冰片 14.8g　　硼砂 1.2g　　硇砂 0.05g

功能与主治：退赤，去翳。用于眼睛红肿痛痒、流泪、眼睑红烂等。

制法：以上八味，炉甘石、琥珀、珍珠、硼砂、硇砂分别粉碎成极细粉；麝香、牛黄、冰片分别研细，与上述粉末配研，过筛，加入到经灭菌、滤过后放冷的液体石蜡 20g 中，搅匀，再加入到已干热灭菌、滤过并冷却至约 50℃ 的凡士林 890g 和羊毛脂 40g 中搅匀凝固，即得。

用法与用量：点入眼睑内。一日 2~3 次。

注解：（1）本品为浅土黄色的软膏，气香，有清凉感；理化鉴别冰片、炉甘石。

（2）麝香、牛黄、冰片等与处方中矿物类药材配研能达到更好的粉碎和分散效果。

思考题：（1）本处方中各矿物类成分采用何种方法进行粉碎？

（2）眼膏剂质量有哪些特殊要求？

（四）质量检查

眼膏剂的质量检查与普通软膏剂基本一致，还应检查粒度、无菌、金属性异物等。

1. 粒度 按《中国药典》（2015 年版）粒度检查法，应符合规定。

2. 金属性异物 按《中国药典》（2015 年版）金属性异物检查法检查，应符合规定。

3. 无菌 用于伤口的眼用制剂按《中国药典》（2015 年版）无菌检查法检查应该符合规定。

第三节 膏 药

扫码"学一学"

一、概述

膏药（plasters）系指饮片、食用植物油与红丹（铅丹）或宫粉（铅粉）炼制成膏料，摊涂于裱背材料上制成的供皮肤贴敷的外用剂型，前者称为黑膏药，后者称为白膏药。膏药属于硬膏药，为传统剂型。近年来以黑膏药居多。膏药可发挥局部或全身治疗作用，外治可消肿、拔毒、生肌，主治皮肤红肿、痈疽、疮疡等症状；内治可以活血通络、驱风止痛、消痞，主治跌打损伤、风湿痹痛等。其作用比软膏剂持久，并可随时终止给药，安全可靠。

二、黑膏药

（一）概述

黑膏药（black plaster）的基质是食用植物油与红丹经高温炼制的铅硬膏，黑膏药一般为黑色坚韧固体，用前须烘热软化后贴于皮肤上。

（二）基质

1. 植物油（edible regetable oil） 应选用质地纯净、沸点低、熬炼时泡沫少、制成品软化点及黏着力适当的植物油。以麻油最好，棉籽油、豆油、菜油、花生油等亦可应用，但炼制时易产生泡沫。

2. 红丹（red lead oxid or ceruse） 又称樟丹、黄丹、铅丹、陶丹，为橘红色粉末，质重，主要成分为四氧化铅（Pb_3O_4），含量应在 95% 以上。红丹使用前应炒除水分，过五号筛，以防聚成颗粒沉底，不易与油充分反应。

（三）制法

1. 工艺流程图 见图 10 – 2。

2. 制法

（1）药料提取 药料的提取按其质地有先炸后下之分，少量制备可用铁锅，将药料中质地坚硬的饮片、含水量高的肉质类、鲜药类中药置铁丝笼内移置炼油器中，加盖。植物油由离心泵输入，加热先炸，油温控制在 200～220℃；质地疏松的花、草、叶、皮等饮片宜在上述饮片炸至枯黄后入锅，炸至饮片表面呈深褐色，内部焦黄色。炸好后将药渣连笼移出，得到药油。提取中，应用水洗器喷淋逸出的油烟，残余烟气由排气管排出室外。提取时需防止泡沫溢出。

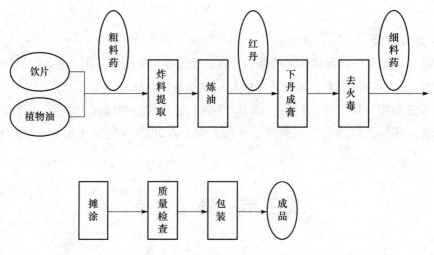

图 10-2　黑膏药制备工艺流程

药料与油经高温处理，有效成分可能破坏较多。现也有采用适宜的溶剂和方法提取有效成分，例如将部分饮片用乙醇提取，浓缩成浸膏后再加入膏药中，可减少成分的损失。

（2）炼油　将去渣后的药油于 270～320℃继续加热熬炼，使油脂在高温下氧化聚合、增稠，炼至"滴水成珠"，即取油少许滴于水中，以药油聚集成珠不散为度。炼油为制备膏药的关键，炼油过"老"则膏药质脆，黏着力小，贴于皮肤易脱落。炼油过"嫩"则膏药质软，贴于皮肤易移动。

（3）下丹成膏　系指在练成的油中加入红丹反应生成脂肪酸铅盐的过程。下丹时将炼成的油送入下丹锅中，加热至近300℃时，在搅拌下缓慢加入红丹，保证油与红丹充分反应，至成为黑褐色稠厚状液体。油丹用量比一般为500∶150～200（冬少夏多）。为检查膏药老、嫩程度，可取少量样品滴入水中数秒钟后取出，若膏黏手，拉之有丝则太嫩，应继续熬炼。若拉之发脆则过老。膏不粘手，稠度适中，表示合格。膏药亦可用软化点测定仪测定，以判断膏药老嫩程度。

（4）去"火毒"　油丹炼合而成的膏药若直接应用，常对皮肤局部产生刺激性，轻者出现红斑、瘙痒，重者出现发疱、溃疡，这种刺激俗称"火毒"。传统视为经高温熬炼后膏药产生的"燥性"，在水中浸泡或久置阴凉处可除去。现代认为是油在高温下氧化聚合反应生成的低分子分解产物，如醛、酮、低级脂肪酸等。通常将炼成的膏药以细流倒入冷水中，不断强烈搅拌，待冷却凝结取出，反复揉搓，制成团块并浸于冷水中去尽"火毒"。

（5）摊涂膏药　将去"火毒"的膏药团块用文火熔化，如有挥发性的贵重药材细粉应在不超过70℃的温度下加入，混合均匀。按规定量涂于皮革、布或多层韧皮纸制成的裱背材料上，膏面覆盖衬纸或折合包装，于干燥阴凉处密闭贮藏。

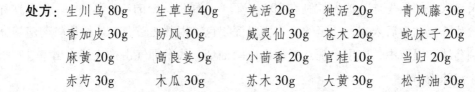 案例导入

案例 10-9　狗皮膏

处方： 生川乌80g　　生草乌40g　　羌活20g　　独活20g　　青风藤30g

香加皮30g　　防风30g　　威灵仙30g　　苍术20g　　蛇床子20g

麻黄20g　　高良姜9g　　小茴香20g　　官桂10g　　当归20g

赤芍30g　　木瓜30g　　苏木30g　　大黄30g　　松节油30g

| 续断 40g | 川芎 30g | 白芷 30g | 乳香 34g | 没药 34g |
| 冰片 17g | 樟脑 34g | 肉桂 11g | 丁香 15g | |

功能与主治： 祛风散寒，活血止痛。用于风寒湿邪，气滞血瘀引起的痹病，症见四肢麻痹，腰腿疼痛，筋脉拘挛，或跌打损伤，闪腰岔气，局部肿痛；或寒湿瘀滞所致脘腹冷痛，行经腹痛，湿寒带下，积聚痞块。

制法： 以上二十九味，乳香、没药、丁香、肉桂分别粉碎成粉末，与樟脑、冰片粉末配研，过筛，混匀；其余生川乌等二十三味药，酌予碎断，与食用植物油 3495g 同置锅内炸枯，去渣，滤过，炼至滴水成珠。另取红丹 1040～1140g，加入油内，搅匀，收膏，将膏浸泡于水中。用文火熔化，加入上述粉末，搅匀，分摊于兽皮或布上，即得。

用法与用量： 外用，用生姜擦净患处皮肤，将膏药加温软化，贴于患处或穴位。

注解：（1）本品为摊于兽皮或布上的黑膏药。

（2）含挥发性成分的丁香、肉桂、樟脑、冰片与树脂类药材乳香、没药等细料药不"炸料"，而是去"火毒"后在较低温度下混合加入，以保留特殊气味和有效成分。

（3）方中乳香、没药、冰片与樟脑等可溶于膏药基质。

（4）炼油炼至滴水成珠，因为炼油过"老"则膏药质脆，黏着力小，贴于皮肤易脱落。炼油过"嫩"则膏药质软，贴于皮肤易移动。

思考题：（1）为什么要去"火毒"？

（2）含挥发性成分的细料药为什么不能"炸料"？

（四）制备常见问题及解决措施

1. 提取的合理性问题　药材与植物油高温加热（200～220℃），目的是提出有效成分。植物油只能溶解部分非极性的成分。而水溶性成分多数不溶解于油，且部分有效成分经高温可能被破坏或挥发。将"粗料药"采用适宜的溶剂和方法提取浓缩成膏或部分粉碎成粉加入可减少成分损失。实验表明，油冷浸提不出成分，提示传统工艺将药材炸至"外枯内焦黄"的合理性。

2. 油的高温反应是否合理　高温（320℃）炼油使油增稠，发生了复杂的氧化、聚合反应，最后形成凝胶而失去脂溶性，并能与药材水煎膏均匀混合。现有用压缩空气炼油或强化器装置炼油，只需 45min 或更短时间可达到滴水成珠的程度，且安全不易着火，成品中的丙烯醛也大为减少。倘若持续高温加热，油脂氧化聚合过度，变成脆性固体，影响炼油质量。

3. 油与红丹的化合　油与红丹等共同高温熬炼过程生成脂肪酸铅盐，后者是膏药基质的主要成分，它使不溶性的铅氧化物成为可溶状态，产生表面活性作用，增加皮肤的通透性及药物的吸收；脂肪酸铅盐也是植物油氧化分解、聚合的催化剂，使之生成树脂状物质，进而影响膏药的黏度和稠度。若反应过度，反应液老化焦枯，会致成品硬脆不合要求。将油丹反应温度控制在 320℃左右可解决。黑膏药基质中铅离子的存在，可以造成人体内血铅浓度过高及环境污染，在一定程度阻碍了黑膏药的发展。

4. 去"火毒"问题　"火毒"很可能是油在高温时氧化分解产生的刺激性低分子产物，如醛、酮、低级脂肪酸等，其中一部分能溶于水，或有挥发性，故经水洗、水浸或长期放置于阴凉处可以除去。

5. 安全防护 膏药熬炼过程中，温度高至300℃以上，操作不当，油易溢锅、起火，同时油的分解、聚合等产生大量的浓烟及刺激性气体，需排入洗水池中，经水洗后排出。选择密闭容器内、郊区空旷场所，配备防火设备、排气管道、操作人员防护用具，可保证安全。

三、白膏药

白膏药（white plasters）系指原料药物、食用植物油与宫粉［碱式碳酸铅$2PbCO_3 \cdot Pb(OH)_2$］炼制成的膏药，摊涂于裱背材料上制成的供皮肤贴敷的外用制剂。

白膏药的制法与黑膏药基本相同，唯一不同是下丹时油温要冷却到100℃左右，缓缓递加宫粉，以防止产生大量的二氧化碳气体使药油溢出。宫粉的氧化作用不如红丹剧烈。宫粉用量较红丹多，与油的比例为1:1或1.5:1，允许有部分多余的宫粉存在。加入宫粉后需搅拌，在将要变黑时投入冷水中，成品为黄白色。

四、膏药的质量检查

1. 外观 膏药的膏体应油润细腻，光亮，老嫩适宜，摊涂均匀，无飞边缺口。黑膏药应乌黑、无红斑；白膏药应无白点。加温后能粘贴于皮肤上且不移动。

2. 软化点 用于测定膏药在规定条件下受热软化时的温度情况以检测膏药的老嫩程度，并可间接反映膏药的黏性。按《中国药典》（2015年版）膏药的软化点测定法，采用软化点测定仪，测定膏药因受热下坠达25mm时的温度的平均值，应符合规定。

3. 重量差异限度 取供试品5张，分别称定总重量。剪取单位面积（cm^2）的裱背，折算出裱背的重量。膏药总重量减去裱背重量即为膏药重量，与标示量相比较不得超出表10-1中的规定。

表10-1 膏药重量差异限度

标示重量	重量差异限度
3g或3g以下	±10%
3g以上至12g	±7%
12g以上至30g	±6%
30g以上	±5%

扫码"学一学"

第四节 贴 膏 剂

贴膏剂（adhesive plasters）系指提取物、饮片细粉或化学药物与适宜的基质和基材制成的供皮肤帖敷，可产生局部或全身性作用的一类片状外用制剂，包括橡胶膏剂、凝胶膏剂（原巴布膏剂）和贴剂等。

一、橡胶膏剂

（一）概述

橡胶膏剂（rubber plasters）系指中药提取物或化学药物与橡胶等基质混匀后，涂布于背衬材料上制成的贴膏剂，包括不含药者（如橡皮膏即胶布）和含药者（如伤湿止痛膏）两类。

橡胶膏剂黏着力强，与黑药膏相比可直接贴于皮肤，不污染衣物，携带使用方便。含药者常用于治疗风湿痛、跌打损伤等；不含药者可保护伤口、防止皮肤皲裂。但由于贴膏剂膏层薄，容纳药物量少，维持时间较短。

（二）组成

1. 膏料层 由药物和基质组成，为橡胶膏剂的主要部分。基质主要由以下成分组成。

（1）橡胶 为基质的主要原料，常用未经硫化的生橡胶以及热可塑性橡胶，具有较好的黏性、弹性。不透气，不透水。

（2）软化剂 可使生胶软化，增加可塑性，增加成品柔软性、耐寒性及黏性。常用的软化剂有凡士林、羊毛脂、液状石蜡、植物油等。软化剂的用量应适当。

（3）增黏剂 可增加膏体的黏性，常用松香，因松香中含有的松香酸可加速橡胶膏剂的老化，选择软化点 70~75℃（最高不超过 77℃）、酸价 170~175 者。

国外普遍采用甘油松香酯、氢化松香、β-蒎烯等新型材料取代天然松香作增黏剂，具有抗氧化、耐光、耐老化和抗过敏等性能。

（4）填充剂 常用氧化锌。其有缓和的收敛作用，并能增加膏料与裱背材料间的黏着性。氧化锌与松香酸生成的松香酸锌盐，能降低松香酸对皮肤的刺激性。锌钡白（俗称立德粉）常用作热压法制备橡胶膏剂的填充剂，其特点是遮盖力强，胶料硬度大。

2. 背衬材料 一般采用漂白细布。

3. 膏面覆盖物 多用硬质纱布、塑料薄膜或玻璃纸等，以避免膏片互相黏着及防止挥发性成分的挥散。

（三）制法

橡胶膏剂常用制法有溶剂法与热压法。

1. 橡胶膏剂溶剂法工艺流程图 见图 10-3。

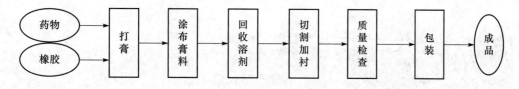

图 10-3 橡胶膏剂溶剂法制备工艺流程

2. 制法

（1）提取药料 药料常用适当的有机溶剂以浸渍、回流和渗漉等方法提取，回收溶剂后备用。能溶于橡胶基质中的药物如薄荷脑、冰片、樟脑等可直接加入。

（2）制备胶浆 胶浆由药物和基质混合制成，一般制法如下。

① 压胶：取生橡胶洗净，50~60℃干燥后切成大小适宜的条块，在炼胶机中压成网状胶片，摊在铁丝网上去静电。

② 浸胶：将网状胶片浸入适量汽油中，浸泡 18~24h（冬季浸泡时间宜长，夏季宜短）至完全溶胀成凝胶状。浸泡时需密闭，以防汽油挥发引起火灾。

③ 打膏：将胶浆移入打膏机中搅拌 3~4h 后，依次加入凡士林、羊毛脂、液体石蜡、

松香、氧化锌等制成基质，再加入药物浸膏或细粉，继续搅拌成均匀胶浆，在滤胶机上压过筛网，即得药膏料。

（3）涂布膏料　将膏料置于装好细白布的涂料机上，如图10-4所示，利用上下滚筒将膏料均匀涂布在缓慢向上移动的布面上，通过调节两滚筒间的距离来控制涂膏量。

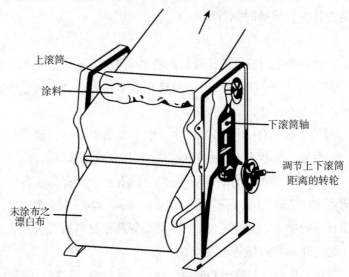

图10-4　橡胶膏涂料机的涂布部分

（4）回收溶剂　胶布上涂以膏料后，以一定速度进入封闭的溶剂回收装置，见图10-5，经蒸汽加热管加热，溶剂（汽油）沿罩管及溶剂蒸汽导管，经鼓风机送入冷凝系统吸收和排出。

（5）切割加衬与包装　将膏布在切割机上切成规定的宽度，再移至纱布卷筒装置上，见图10-6，使膏面覆上脱脂硬纱布或塑料薄膜等以避免黏合，最后切成小块后包装。

橡胶膏剂还可用热压法制备，将胶片用处方中的油脂性药物等浸泡，待溶胀后再加入其他药物和立德粉或氧化锌、松香等，炼压均匀，涂膏盖衬。此法不用汽油，无需回收装置，但成品欠光滑。

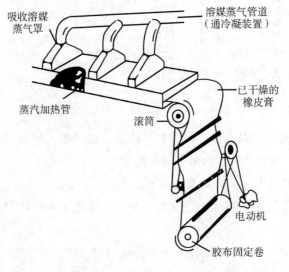

图10-5　橡胶膏涂料机的溶剂回收装置与拉布部分

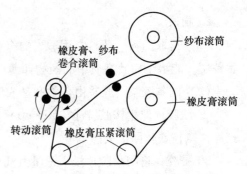

图10-6　橡胶膏纱布卷筒装置

二、凝胶膏剂

（一）概述

凝胶膏剂（gel plasters），原称巴布膏剂（简称巴布剂），系指提取物、饮片细粉和化学药物与适宜的亲水性基质混匀后，涂布于背衬材料上制成的贴膏剂。

凝胶膏剂与传统中药黑膏药和橡胶膏剂相比，具有以下特点：①载药量大，尤其适用于中药浸膏。②与皮肤生物相容性好，透气、耐汗、无致敏性、无刺激性。③释药性好，有利于药物透皮吸收，能提高角质层的水化作用。④采用透皮吸收控释技术，使血药浓度平稳，药效持久。⑤使用方便，不污染衣物，易洗除，反复揭贴仍能保持黏性。

知识拓展

凝胶膏剂与橡胶膏剂、软膏剂等贴膏剂相比具特有的优势。凝胶膏剂较橡胶膏剂更易使皮肤角质层软化。从药物在皮肤内的扩散动力学来看，药物在角质层、活性表皮、真皮组成的多层组织中的渗透性能并不一样，其中角质层对药物的扩散阻力远大于其他组织，而凝胶膏剂通常含有50%的水分，能够很快使皮肤角质层细胞水化膨胀，有利于药物的透皮吸收。

（二）组成

1. 背衬层 为基质的载体，常用无纺布、人造棉布等。

2. 防黏层 起保护膏体的作用，常用聚丙烯、聚乙烯及聚酯薄膜及玻璃纸等。

3. 膏体 为凝胶膏剂的主要部分，由基质和药物构成。基质选用的条件是：不影响主药稳定性，无副作用；有适当的黏性和弹性；能保持膏体形状，不因汗水、温度作用而软化，也不残留在皮肤上；具有一定稳定性与保湿性，无刺激性与过敏性等。基质的原料主要有以下几个部分。

（1）黏合剂 是基质骨架材料，也是影响持黏力与剥离强度的主要因素。包括天然、半合成或合成的高分子材料，如阿拉伯胶、海藻酸钠、西黄蓍胶、明胶、羟丙甲基纤维素、甲（乙）基纤维素、羧甲基纤维素及其钠盐、聚丙烯酸及其钠盐、聚乙烯醇、聚维酮等。

（2）保湿剂 决定基质的柔韧性和初黏力。凝胶膏剂基质为亲水性，含水量大，选择合适的保湿剂很重要。常用甘油、丙二醇、聚乙二醇、山梨醇以及它们的混合物。

（3）填充剂 影响膏体成型性，常用微粉硅胶、二氧化钛、碳酸钙、高岭土及氧化锌等。

（4）渗透促进剂 提高药物经皮渗透性能。可用氮酮、二甲基亚砜、尿素等，氮酮与丙二醇合用能提高氮酮的促渗透作用。中药挥发性物质如薄荷脑、冰片、桉叶油等也有促渗透作用。

根据药物的性质，还可以加入表面活性剂、液状石蜡等其他附加剂。

（三）制法

1. 工艺流程图 见图10-7。

2. 制法 凝胶膏剂的制备工艺主要包括原料药物前处理、基质成型与制剂的成型三部分。基质原料类型及其比例、基质与药物的比例、配制程序等均影响凝胶膏剂的成型。

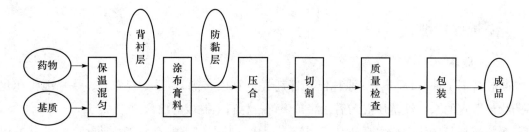

图 10 - 7 凝胶膏剂工艺流程

三、贴剂

（一）概述

贴剂（patch）系指提取物和化学药物与适宜的高分子材料制成的一种薄片状贴膏剂，也称经皮给药系统或经皮治疗系统。这类制剂为一些慢性病提供了简单有效的给药方法，与常规剂型相比，具有延长作用时间、维持恒定的血药浓度、减少胃肠道副作用以及避免肝脏首过效应等优点，但由于皮肤的屏障性能，贴剂仅适合于药理作用强、分子量低于1000、在水和油中有适宜溶解度（＞1mg/ml）的药物。贴剂主要由背衬层、药物贮库层、黏贴层以及防黏层组成。透皮贴剂中除药物、透皮促进剂外，还需要控制药物释放速率的高分子物质、固定贴剂的压敏胶、背衬材料与保护膜等。对皮肤有刺激性、过敏性的药物不宜制成贴剂。贴剂的制备比较复杂，成本较高。

（二）分类

贴剂按释药方式可分为贮库型与骨架型两大类，前者是药物和吸收促进剂等被控释膜或其他控释材料包裹成为贮库，由控释膜或控释材料的性质控制药物的释放速率；后者是药物溶解或均匀分散在聚合物骨架中，由骨架的组成成分控制药物的释放。这两类贴剂又可按其结构特点分成膜控释型、黏胶分散型、骨架扩散型和微贮库型等类型。

（三）制法

根据其类型与组成可分为骨架黏合工艺、涂膜复合工艺、充填热合工艺等三种类型。

1. 骨架黏合工艺 是在骨架材料溶液中加入药物，浇铸冷却成型，切割成小圆片，黏贴于背衬膜上，加保护膜而成。

2. 涂膜复合工艺 是将药物分散在高分子材料如压敏胶溶液中，涂布于背衬膜上，加热烘干使溶解高分子材料的有机溶剂蒸发。可进行第二层或多层膜的涂布，最后覆盖上保护膜，亦可以制成含药物的高分子材料膜，再与各层膜叠合或黏合。

3. 充填热合工艺 是在定型机械中，于背衬膜与控释膜之间定量充填药物储库材料，热合封闭，覆盖上涂有胶黏层的保护膜。

四、贴膏剂的质量检查

1. 外观 膏面应光洁，厚薄均匀，色泽一致，无脱膏、失黏现象。背衬面应平整、洁净、无漏膏现象。盖衬的长度和宽度应与背衬一致。

2. 含膏量 橡胶膏剂和凝胶膏剂分别按《中国药典》（2015 年版）贴膏剂含膏量方法检查，应符合规定。

（1）橡胶膏剂 取供试品 2 片（每片面积大于 35cm² 的应切取 35cm²），除去盖衬，精密称定，置于有盖玻璃容器中，加适量有机溶剂（如三氯甲烷、乙醚等）浸渍，并时时振摇，待背衬与膏体分离后，将背衬取出，用上述溶液洗涤至背衬无残附膏料，挥去溶剂，在105℃干燥30min，移至干燥器中，冷却30min，精密称定，减失重量即为膏重，按标示面积换算成100cm² 的含膏量。

（2）凝胶膏剂 取供试品1片，除去盖衬，精密称定，置烧杯中，加适量水，加热煮沸至背衬与膏体分离后，将背衬取出，用水洗涤至背衬无残留膏体，晾干，在105℃干燥30min，移至干燥器中，冷却30min，精密称定，减失重量即为膏重，按表示面积换算成100cm² 的含膏量。

3. 耐热性 凝胶膏剂按《中国药典》（2015年版）贴膏剂耐热性试验方法检查，应符合规定。

4. 赋形性 贴膏膏剂按《中国药典》（2015年版）贴膏剂做赋形性试验检查，应符合规定。

5. 黏附性 贴膏膏剂按《中国药典》（2015年版）黏附力测定法第一法（初黏力的测定）、橡胶膏剂照黏附力测定法第二法（持黏力的测定），贴剂照黏附性测定法第二、第三法（剥离强度的测定）测定，应符合规定。

6. 重量差异 取20片贴剂，按《中国药典》（2015年版）贴膏剂重量差异方法检查，每片重量与平均重量相比较，重量差异限度应在平均重量的 ±5% 内，超出重量差异限度的不得多于2片，并不得有1片超出限度的1倍。

7. 微生物限定 贴剂按《中国药典》（2015年版）微生物限度检查法检查，应符合规定。

第五节　凝胶剂、糊剂和涂膜剂

扫码"学一学"

一、凝胶剂

（一）概述

凝胶剂（gels）系指中药提取物与适宜基质制成的具有凝胶特性的半固体或稠厚液体剂型。主要供外用。凝胶剂分为水性凝胶和油性凝胶。水性凝胶的基质一般由西黄蓍胶、明胶、淀粉、纤维素衍生物、聚羧乙烯和海藻酸钠等加水、甘油或丙二醇等制成；油性凝胶的基质常由液体石蜡与聚氧乙烯或脂肪油与胶体硅或铝皂、锌皂构成。在临床上应用较多的是水性凝胶，其特点为：易涂展和洗除，无油腻感，能吸收组织渗出液而不妨碍皮肤正常功能。由于黏度较小而利于药物，特别是水溶性药物的释放。缺点是润滑作用较差，易失水和霉变，常需添加保湿剂和防腐剂，且用量较大。

（二）凝胶剂的制备和举例

1. 凝胶剂的常用水性凝胶基质

（1）卡波姆或卡波普（carbomer，Cb）系丙烯酸与丙烯基蔗糖交联的高分子聚合物，商品名为卡波普（carbopol），按分子量不同常分为930、934、940等规格，本品是一种引湿性很强的白色松散粉末，可溶于水、稀乙醇和甘油，其1%水溶液的pH 约为3.0，为黏性较低的酸性溶液。在 pH6~11 有最大的黏度和稠度。其分子结构中的羧酸基团使其水溶液呈酸性，当用碱中和时，随大分子逐渐溶解，黏度也逐渐上升，在低浓度时形成澄明溶液，在浓度较大时形成半透明状的凝胶。中和使用的碱以及卡波普的浓度不同，其溶液的黏度变化也有所区别。一般中和 1g 卡波普约消耗 1.35g 三乙醇胺或 400mg 氢氧化钠，本品制成的基质无油腻感，涂用润滑舒适，特别适宜于治疗脂溢性皮肤病。与聚丙烯酸相似，盐类电解质可使卡波普凝胶的黏性下降，碱土金属离子以及阳离子聚合物等均可与之结合成不溶性盐，强酸也可使卡波普失去黏性，在配伍时必须避免。

案例导入

案例 10 – 10 卡波普基质处方

处方：卡波普 –940 10g　　乙醇 50g　　甘油 50g　　聚山梨酯 80 2g
羟苯乙酯 1g　　氢氧化钠 4g　　蒸馏水加至 1000g

制法：将卡波普与聚山梨酯 80 及 300ml 蒸馏水混合，氢氧化钠溶于 100ml 水后加入上液搅匀，再将羟苯乙酯溶于乙醇后逐渐加入搅匀，即得透明凝胶。

（2）**纤维素衍生物**　指纤维素经衍生化后形成在水中可溶胀或溶解的胶性物。根据不同规格取用一定量，调节适宜的稠度可形成水溶性软膏基质。常用的品种有甲基纤维素（MC）和羧甲基纤维素钠（CMC – Na），两者常用的浓度为 2%~6%，1% 的水溶液 pH 均在 6~8，pH2~12 时均稳定。甲基纤维素缓缓溶于冷水，不溶于热水，但湿润、放置冷却后可溶解，羧甲基纤维素钠在任何温度下均可溶解，在 pH 小于 5 或 pH 大于 10 的环境下黏度显著降低，与阳离子型药物有配伍禁忌，遇强酸及重金属离子能形成不溶物。本类基质涂布于皮肤时有较强黏附性，较易失水干燥而有不适感，常需加入约 10%~15% 的甘油调节。制成的基质中均需加入防腐剂，常用 0.2%~0.5% 的羟苯乙酯。

2. 制法　水凝胶剂的制备，一般先按基质配制方法制成水凝胶基质，药物溶于水者常先溶于部分水或甘油中，必要时加热，加入基质中，再加水至足量搅匀即得。药物不溶于水者，可先用少量水或甘油研细，分散，再混于基质中搅匀即得。

案例导入

案例 10 – 11 肿痛凝胶剂

处方：
七叶莲 18g	滇草乌 18g	三七 18g	雪上一枝蒿 18g
金铁锁 18g	金叶子 18g	八角莲 18g	葡萄根 18g
白芷 18g	灯盏细辛 18g	披麻草 18g	栀子 18g
火把花根 18g	重楼 18g	薄荷脑 6g	甘草 6g
冰片 6g	麝香 0.08g	药膜树脂 –40 188g	甘油 47g
制成 1000g			

功能与主治：消肿镇痛，活血化瘀，舒筋活络，化痞散结。用于跌打损伤，风湿关节痛，肩周炎，痛风，乳腺小叶增生。

制法：以上十九味饮片，麝香、冰片、薄荷脑加乙醇溶解，其余七叶莲等十六味粉碎成粗粉，混匀，用65%~70%的乙醇渗滤，收集渗滤液960ml，冷藏48h，滤过，备用。取药膜树脂-40，加入上述药液，搅拌均匀，室温溶胀48h，水浴加热使溶解，冷至4℃时，加入薄荷脑等乙醇溶液及甘油，搅拌均匀，分装，即得。

用法与用量：取本品适量，涂一薄层于患处，待药形成一层薄膜，约12h后将药膜揭下，次日再涂上新药膜即可。

注解：（1）本品为含醇凝胶剂，方中贵重药麝香与冰片、薄荷脑不用提取，宜单独处理。

（2）其余药味的65%~70%乙醇渗液不经浓缩，滤过后直接作为药膜树脂-40的分散介质制成凝胶；低温加入挥发性的薄荷脑等乙醇溶液；甘油为保湿剂。

思考题：（1）本处方中药膜树脂-40的主要作用是什么？

（2）为什么加入药物提取液后需室温溶胀48小时？

（五）质量检查

1. 外观 凝胶剂应均匀、细腻，在常温时保持凝胶状，不干涸或液化。

2. 装置、微生物限度 同软膏剂检查，应符合规定。

3. pH 按规定方法检查，应符合规定。

二、糊剂

（一）概述

糊剂（pasters）系指原料药物与适宜基质制成的糊状制剂，为含多量粉末与软膏剂类似的制剂，含固体粉末一般在25%以上，有的高达75%，具较高稠度、较大吸水能力和较低的油腻性，一般不影响皮肤的正常功能，具收敛、消毒、吸收分泌物作用，适用于亚急性皮炎、湿疹等渗出性慢性皮肤病。

（二）分类

根据基质的不同，糊剂可分为水溶性糊剂、脂溶性糊剂两类。前者系以甘油明胶、甘油或其他水溶性物质如药汁、酒、醋、蜂蜜等与淀粉等固体粉末调制而成。赋形剂本身具有辅助治疗作用，适用于渗出液较多的创面；后者系以凡士林、羊毛脂或其混合物为基质制成，粉末含量较高。

（三）制法

饮片需粉碎成细粉（过六号筛），或采用适当方法提取制得干浸膏并粉碎成细粉，再与基质拌匀调成糊状。基质需加热时控制在70℃以下，以免淀粉糊化。

案例导入

案例10-12 皮炎糊

处方：白屈菜500g　　白鲜皮根500g　　淀粉100g　　冰片1g

功能与主治：消炎，祛湿，止痒。用于稻田皮炎，脚气等。

制法：将白屈菜和白鲜皮根分别粉碎成粗粉，用pH为4.0的70%乙醇溶液（用稀醋酸调pH）渗滤，制成流浸膏，加入淀粉，加热搅拌成糊状。然后将冰片溶于少量乙醇中，加入搅匀，即得。

用法与用量：涂患处，一日数次。

注解：（1）白屈菜和白鲜皮中含生物碱类成分，故调 pH 为 4.0 并用 70% 的乙醇渗漉提取。

（2）淀粉作为糊剂中的固体粉末；冰片量少，直接加入水性基质中不易混均，故溶于少量乙醇后加入。

思考题：（1）用 70% 乙醇渗漉时为什么要用稀醋酸调节 pH？

（2）淀粉在本处方中起什么作用？

三、涂膜剂

（一）概述

涂膜剂（smeared films）系指原料药物与成膜材料制成的供外用涂抹，能形成薄膜的液体制剂。常以乙醇为溶剂，常用的成膜材料有：聚乙烯醇、聚乙烯吡咯烷酮、丙烯酸树脂类、聚乙烯醇缩甲乙醛、聚乙烯醇缩丁醛等。增塑剂有甘油、丙二醇、邻苯二甲酸二丁酯等。必要时可加入适宜附加剂。涂膜剂用后形成的薄膜，可以保护创面，同时逐渐释放所含药物而起治疗作用。涂膜剂制备工艺简单，不用背衬材料，无需特殊设备，使用方便。对某些皮肤病有较好的防治作用。

（二）制法

先溶解膜材料，若药物与附加剂溶于溶剂，可直接加入到成膜材料中。饮片应先制成乙醇提取液或其提取物的乙醇、丙酮溶液，再加入成膜材料液中，混匀。涂膜剂因含有大量有机溶剂，应密封贮藏，并注意避热、防火。

案例导入

案例 10 – 13　疏痛安涂膜剂

处方：透骨草 143g　　伸筋草 143g　　红花 48g　　薄荷脑 6.7g

功能与主治：舒筋活血，消肿止痛。用于头面部神经痛，面神经麻痹，急、慢性软组织损伤及其他部位神经痛。

制法：以上四味，除薄荷脑外，其余透骨草等三味加水适量，用稀醋酸调 pH 至 4~5，煎煮三次，每次 1h。合并煎液，滤过，滤液浓缩至相对密度为 1.12~1.16，加乙醇使含醇量达 60%，放置过夜，滤过，滤液备用。另取聚乙烯醇（药膜树脂 – 4）100g，加入 50% 乙醇适量溶解，加入上述备用液，再加薄荷脑及甘油 8.3g，搅匀，加 50% 乙醇调整总量至 1000ml，即得。

用法与用量：涂患处或有关穴位。一日 2~3 次。

注解：（1）本品为棕红色黏稠状的液体，TLC 鉴别伸筋草、薄荷脑；GC 法测定薄荷脑含量，本品 1g 含薄荷脑不得少于 4.7mg。

（2）聚乙烯醇为成膜材料，乙醇为溶剂，甘油为保湿剂。

思考题：（1）加水煎煮时为什么要用稀醋酸调节 pH？

（2）聚乙烯醇作为成膜材料有哪些特点？

（三）质量检查

1. 装量　微生物限度同软膏剂检查，应符合规定。

2. 其他　以水或稀乙醇为溶剂的涂膜剂一般应检查相对密度、pH，以乙醇为溶剂的应检查乙醇量。

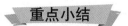
重点小结

重点难点	药师考点
1. 软膏剂、膏药、橡胶膏剂的含义、特点与制法 2. 外用膏剂的透皮吸收机理及影响药物释放、穿透、吸收的因素；凝胶膏剂、贴剂、凝胶剂、糊剂及涂膜剂的含义、特点与制法；软膏剂与膏药基质种类和性质 3. 外用膏剂的质量检查；凝胶膏剂、贴剂、凝胶剂、糊剂及涂膜剂基质的种类	☆☆☆软膏剂、黑膏药、橡胶膏剂的特点及分类；药物透皮吸收及影响因素 ☆☆软膏剂不同基质的特点、代表品种、选用原则及处方分析；黑膏药的制备工艺及其要点；橡胶膏剂、凝胶剂、贴剂的组成特点 ☆软膏剂、黑膏药、橡胶膏剂的质量检查

（隋　宏）

扫码"练一练"

第十一章 栓 剂

扫码"学一学"

第一节 概 述

一、栓剂的含义

栓剂（suppository）系指原料药物与适宜基质制成供腔道给药的固体剂型。

中药栓剂是我国传统剂型之一，古称坐药或塞药。《伤寒杂病论》、《肘后备急方》、《千金方》、《证治准绳》等医籍中均有栓剂制备与应用的记载。《本草纲目》中也有耳用栓、鼻用栓、阴道栓、尿道栓、肛门栓的记述。最初栓剂仅限于局部用药，随着科学的发展，发现栓剂能通过直肠吸收而起全身治疗作用，应用范围日渐扩大。近年来，为适应临床治疗疾病的需求及不同性质药物的要求，出现了双层栓、中空栓、泡腾栓、微囊栓、骨架控释栓、渗透泵栓、凝胶缓释栓等多种新型栓剂。《中国药典》（2015 年版）一部共收载10 种中药成方栓剂。

二、栓剂的特点

栓剂在常温下应有适宜的硬度和弹性，纳入人体腔道后，在体温下能迅速软化融化或溶解于分泌液，逐渐释放药物而产生局部或全身作用。但栓剂在使用上略有不便。

（1）**局部作用** 栓剂最初作为肛门、阴道等部位用药主要以局部作用为目的，起润滑、抗菌、消炎、收敛、止痛、止痒等作用，临床多用于阴道炎、内痔及直肠炎的治疗。

（2）**全身作用** 用于全身治疗的栓剂主要是直肠栓，可通过吸收入血发挥镇痛、镇静、兴奋、扩张支气管和血管等全身治疗作用，与口服剂型相比有许多优点，如药物可避免胃肠 pH 和酶的影响和破坏；对胃有刺激的药物可采用直肠给药；栓剂作用时间一般比口服片剂长；药物经直肠吸收，大部分不受肝脏首过作用的破坏；当口服给药困难或不能口服给药时，如儿童或哮喘患者，可选择栓剂给药。此外，直肠还可作为多肽蛋白质类药物的吸收部位。

三、栓剂的分类

（一）按给药途径分类

栓剂因施药腔道不同，可分为直肠栓、阴道栓、尿道栓。其形状、大小因使用部位不同而各不相同，其中以直肠栓及阴道栓最为常用。

1. 直肠栓 直肠栓为圆锥形、圆柱形、鱼雷形等，其中鱼雷形最易引入直肠，较为常用。每颗重约2g，长约3~4cm，儿童用栓剂约为1g，长度可酌减（图11-1）。

2. 阴道栓 阴道栓为球形、卵形、鸭嘴形等，其中以鸭嘴形比表面积最大且较常用。每颗重2~5g，直径约1.5~2.5cm。

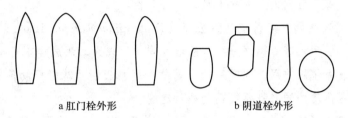

a 肛门栓外形　　　　b 阴道栓外形

图 11-1　常用栓剂的形状

（二）按制备工艺和释药特点分类

按特殊制备工艺可制成双层栓、中空栓或其他缓控释栓。

1. 双层栓 双层栓一般有两种：一是内外层含不同药物的栓剂，二是上下两层，分别使用水溶性基质或油脂性基质，将不同药物分隔在不同层内，控制各层的融化，使药物具有不同释放速度；或制成上、下两层，下半部分为水溶性基质，使药物迅速释放，上半部分为脂溶性基质，使药物缓慢释放。

2. 中空栓 1984年，日本人渡道善造首次报道了中空栓剂。此类栓剂特点为药物释放不依赖基质性质，可达到快速释药目的，其外层为基质制成的壳，中间空心部位填充固体或液体药物。另外通过对栓壳进行调整亦可发挥缓释作用。各种中空栓的形状，如图11-2所示。

3. 泡腾栓 基质中加入有机酸（如枸橼酸等）和弱碱（如碳酸氢钠等），遇到体液后产生泡腾作用，利于药物分散，多为阴道用栓。

a　b　c　e　e　f

图 11-2　普通栓剂与中空栓剂

4. 其他缓释控释栓

（1）微囊栓　将药物微囊化后制成的栓剂，具有缓释作用；或同时含药物细粉和微囊的复合微囊栓，兼具速释和缓释两种功能。

（2）骨架控释栓　利用高分子物质为骨架材料，与药物混合制成的栓剂，具有控释作用。

（3）渗透泵栓　采用渗透泵原理制成的控释型长效栓剂。美国ALza公司利用此原理，制成最外层为一层不溶解微孔膜，药物从微孔中缓慢渗出的渗透泵型控释栓剂。

（4）凝胶缓释栓　利用凝胶为载体的栓剂，在体内不溶解、不崩解，能吸收水分而逐渐膨胀，达到缓释目的。

案例导入

案例11-1　雷公藤双层栓

处方：

（1）空白层处方：PEG10000 356.7g　PEG4000 356.7g　甘油 170ml

（2）含药层处方：PEG10000 356.7g　PEG4000 356.7g　甘油 170ml　雷公藤提取

物 80g

功能与主治：具有抗类风湿性关节炎作用。

制法：先将空白层基质熔化，按每孔 0.5g 注模，待冷凝后再将含药层基质预热至 90℃，注模，冷凝后取出，即得。共制成栓剂 1000 粒。每粒栓重 1.5g，每粒栓剂含药 0.08g，相当于生药 2.79g。

用法与用量：塞入肛门内。一次 1 粒，一日 2 次。

注解：（1）雷公藤属卫茅科植物雷公藤（*Tripterygium wilfordii* Hook. f. 的根），具有激素样作用，含雷公藤甲素等毒性成分，口服给药副作用较大，制成栓剂可减轻常见的恶心、胃痛、腹泻等消化系统副作用，同时可减少药物在肝脏代谢及减轻肝功能损害。PEG10000 的使用在增加栓剂硬度的同时可延缓药物释放速度。

（2）雷公藤双层栓前端为空白层，当空白层基质熔化后，形成的液态基质屏障层可有效阻止后端所释药物向上扩散，避免了相当部分药物由上静脉经门肝系统吸收，而直接从直肠中、下静脉和肛管静脉绕过肝脏，进入大循环，这样可提高生物利用度，减少毒副作用。

（3）第二次注模时必须等第一次注入的空白基质充分冷凝后再取出内模，以防取内模时破坏外层基质完整性。

思考题：PEG 作为栓剂基质的优缺点各有哪些？其缺点应如何改进？

四、栓剂中药物的吸收途径及其影响因素

（一）药物吸收途径

以直肠给药发挥全身作用，主要通过以下两条途径：一是经直肠上静脉吸收，经门静脉进入肝脏，经过肝脏后进入血液循环；二是通过直肠中、下静脉和肛管静脉吸收，经髂内静脉绕过肝脏进入下腔静脉，直接入大循环起全身作用。另外，直肠淋巴系统也是栓剂中药物（尤其是大分子药物）吸收的一条途径。经直肠淋巴系统吸收的药物可避开肝脏首过作用。如图 11-3 所示。

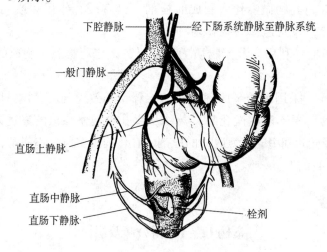

图 11-3　直肠给药的吸收途径

一般而言，栓剂引入直肠深度愈小，栓剂中药物不经肝脏量愈多。栓剂塞入距肛门口

2cm 处时，给药量的 50%～70% 不经门肝系统。当栓剂距肛门口 6cm 处时，大部分药物经直肠上静脉进入门肝系统。

（二）药物吸收的影响因素

1. 生理因素 直肠黏膜为类脂膜结构，且水性微孔分布较少，分子量 300 以上的极性分子难以透过，药物主要通过类脂质途径透过直肠黏膜；直肠液中 pH 对药物的吸收速度起着重要作用。一般直肠液 pH 为 7.4，酶活性较低，且无缓冲能力。药物进入直肠后的 pH 取决于溶解的药物，其吸收的难易视环境 pH 对被溶解药物的影响而定。栓剂在直肠的保留时间越长，吸收越趋于完全。此外，直肠环境（如粪便存在），也会影响药物的扩散及药物与吸收表面的接触。一般充有粪便的直肠比空直肠吸收要少，因此使用栓剂前应排便。

2. 药物因素 药物的影响因素主要有以下几个方面。

①溶解度：药物水溶性较大时，易溶解于分泌液，利于吸收；溶解度小的药物则吸收少。难溶性药物应制成溶解度大的盐类或衍生物，以利于吸收。②粒度：以混悬、分散状态存在于栓剂中的药物，其粒度越小，越易溶解吸收。③脂溶性与解离度：脂溶性药物较易吸收，非解离型药物比解离型药物容易吸收。一般而言，肠液 pH 约为 7.4，体积为 1～3ml，无缓冲能力。pH 大于 4.3 的弱酸性药物或 pH 小于 8.5 的弱碱性药物，在直肠部位呈非解离型可被直肠黏膜迅速吸收。

3. 基质因素 纳入腔道的栓剂中的药物要被吸收，须从基质中释放出来并溶解于分泌液，或药物从基质中很快释放直接到达肠黏膜而被吸收。因此，对于欲发挥全身作用的栓剂，要求药物能从基质中迅速释放。但由于基质种类和性质的不同，药物释放的速度也不同。水溶性药物分散于油脂性基质中，药物能较快释放或分散至分泌液中，故吸收较快。脂溶性药物分散于油脂性基质，药物须由油相转入水性分泌液中方能被吸收，吸收速度与药物油水分配系数有关。表面活性剂可增加药物亲水性，加速药物向分泌液转移，有助于药物的释放吸收，但表面活性剂浓度不宜过高，以免形成胶束，阻碍药物释放，反而不利于吸收。

第二节 栓剂的基质与附加剂

扫码"学一学"

一、基质的要求

栓剂基质不仅能帮助药物成型，且影响药物的释放和吸收。局部作用要求释放缓慢而持久，全身作用要求纳入腔道后迅速释药。理想的栓剂基质应符合下列要求：①室温时具有适宜的硬度，当塞入腔道时不变形、不碎裂，遇体温易软化、融化或溶化；②对黏膜无刺激性、无毒性、无过敏性。③性质稳定，不因晶形软化而影响栓剂成型；④具有润湿或乳化能力，水值较高；⑤基质熔点与凝固点的间距不宜过大，油脂性基质的酸价应在 0.2 以下，皂化价应在 200～245 之间，碘价低于 7，熔点与凝固点之差要小。

二、基质的种类

栓剂基质主要分为油脂性和水溶性两种。

（一）油脂性基质

1. 天然脂肪酸酯类　由某些天然植物的种仁提取精制而得。

（1）可可豆脂（cocoa butter）　系从梧桐科植物可可树种仁中得到的一种固体脂肪，是主要含硬脂酸、棕榈酸、油酸、亚油酸和月桂酸的甘油酯。常温下为黄白色固体，可塑性好，无刺激性，熔点为 31～34℃，加热至 25℃ 开始软化，在体温下能迅速熔化，10～20℃ 时易粉碎成粉末，能与多数药物混合制成可塑性团块，加入 10% 以下的羊毛脂时能增加其可塑性。但由于其同质多晶性及含油酸具有不稳定性，已渐渐被半合成或合成油脂性基质取代。

可可豆脂具有同质多晶性，有 α、β、γ 三种晶型，其中 α、γ 晶型不稳定，熔点低，β 晶型较稳定，熔点为 34℃。当加热超过其熔点时，则形成大量的 α、γ 晶型而使熔点仅为 24℃，以至难以成型。制备时常采取的措施有：①将可可豆脂缓缓加热至总量 2/3 熔化时即停止加热，利用余热使其全部熔化；②在熔化的可可豆脂中加入少量的稳定晶型，促使不稳定晶型转变为稳定晶型；③在基质熔化凝固时，将温度控制在 28～32℃，持续几小时或几天，使不稳定的晶型转变为稳定型。

（2）乌桕脂（oleum sapii）　由乌桕科植物乌桕树的种子外层固体脂肪精制而成。为白色或黄白色固体，味特臭而无刺激性。熔点为 38～42℃，软化点为 31.5～34℃。释药速度较可可豆脂缓慢。

（3）香果脂（oleum linderae）　由樟科植物香果树的成熟种仁脂肪油精制而成。为白色结晶性粉末或淡黄色固体块状物，微臭，味淡。熔点为 30～34℃，25℃ 以上时开始软化，酸值小于 3，皂化值 260～280，碘值 1～5。与乌桕脂配合使用可克服易于软化的缺点。

2. 半合成与全合成脂肪酸甘油酯　半合成脂肪酸甘油酯系由天然植物油（如椰子油或棕榈油等）水解、分馏所得 $C_{12}～C_{18}$ 游离脂肪酸，经部分氢化再与甘油酯化而得的甘油三酯、二酯、一酯的混合酯。具有适宜熔点，不易酸败，为目前取代天然油脂较理想的栓剂基质。国内已投产的有半合成椰油酯、半合成山苍子油酯、半合成棕榈油酯等。现已广泛应用。全合成脂肪酸甘油酯有硬脂酸丙二醇酯等。

（1）椰油酯（coconut ester）　由椰油、硬脂酸与甘油酯化而成。为乳白色或黄白色蜡状固体。制品分为四种规格，即 34 型（熔点 33～35℃）、36 型（熔点 35～37℃）、38 型（熔点 37～39℃）、40 型（熔点 39～41℃）。最常用的为 36 型，酸值小于 2，皂化值 215～235，碘值小于 4，羟值小于 60，无毒性，无刺激性。

（2）棕榈油酯（palmitate）　由棕榈油经碱化、酸化加入硬脂酸与甘油经酯化而得。为乳白色固体，成品分为三种规格，其熔点分别为 33.2～33.6℃、38.1～38.3℃ 和 39～39.8℃。化学性质稳定，抗热能力强，刺激性小。

（3）山苍子油酯（litsea cubeba oil ester）　由山苍子油水解、分离得月桂酸，加硬脂酸与甘油经酯化而成。为黄色或乳白色块状物，具油脂光泽。三种单酯混合比例不同，成品的熔点也不同，有 34 型（33～35℃）、36 型（35～37℃）、38 型（37～39℃）、40 型（39～41℃）等不同规格。其中 38 型最为常用。

（4）硬脂酸丙二醇酯（glycol stearate）　由硬脂酸与 1，2 - 丙二醇经酯化而得，是硬脂酸丙二醇单酯与双酯的混合物，为乳白色或微黄色蜡状固体，略有脂肪臭。遇热水可膨胀，熔点为 36～38℃，酸值小于 2，皂化值 175，碘值小于 1，羟值 116～126，对腔道黏膜无明显刺激性。

3. 氢化植物油（hydrogenated vegetable oil）　由植物油部分或全部氢化而得的白色固体脂肪。如氢化棉子油（熔点 40.5 ~ 41℃）、部分氢化棉子油（熔点 35 ~ 39℃）、氢化椰子油（熔点 34 ~ 37℃）、氢化花生油等。性质稳定，无毒，无刺激性，不易酸败，价廉，但释药能力较差，加入适量表面活性剂可以改善。

（二）水溶性基质

1. 甘油明胶（gelatin glecerin）　系用明胶、甘油与水以一定比例加热融合，滤过，放冷，凝固而成。本品具有很好的弹性，不易折断，体温下不融化，但可软化并缓慢溶于腔道分泌液中，释放药物缓慢等特点。其中甘油与水含量越高越容易溶解，通常控制水分量在 10% 以下。多用作阴道栓剂基质。

明胶是胶原水解产物，凡与蛋白质能产生配伍变化的药物如鞣酸、重金属盐等均不能用甘油明胶作基质。此外以本品为基质制备的栓剂在贮存时应注意其失水性和霉菌污染，使用时需加适量抑菌剂。

2. 聚乙二醇类（polyethylene glycols，PEG）　为乙二醇高分子聚合物的总称，具有不同的聚合度、分子量和物理性状。分子量 200、400 及 600 者为透明无色液体，1000 为软蜡状固体，4000 以上均为固体，熔点随分子量增大而升高。常用的如 PEG1000、PEG1540、PEG4000、PEG6000，其熔点分别为 38 ~ 40℃、42 ~ 46℃、53 ~ 56℃、55 ~ 63℃。通常用不同分子量的 PEG 以一定比例加热熔融，制得所要求的栓剂基质。如 PEG1000 与 PEG4000 按 75∶25 制得的基质，适于需快速溶解的栓剂，而按 4∶96，可制得药物释放缓慢的栓剂。本品无生理作用，遇体温不融化，能缓缓溶于体液而释放药物，吸湿性较强，对黏膜有一定刺激性，加入约 20% 的水，可减轻其刺激性。

3. 聚氧乙烯（40）硬脂酸酯类（polyoxyl 40 stearate）　系聚乙二醇的单硬脂酸酯和二硬脂酸酯的混合物，呈白色或淡黄色蜡状固体。熔点 39 ~ 45℃，皂化值 25 ~ 35，酸值 ≤ 2，可溶于水、乙醇、丙酮等，国产商品代号 S – 40，国外商品名 Myrj52，可与 PEG 混合使用，制成成品的崩解性、释放度良好。

4. 泊洛沙姆（poloxamer）　系乙烯氧化物、丙烯氧化物的嵌段聚合物，易溶于水，随聚合度增大，物态呈液体、半固体至蜡状固体。较常用型号为 poloxamer – 188，熔点为 52℃，由于其具有表面活性剂作用，能促进药物吸收。

三、栓剂的附加剂

栓剂制备时可根据需要选用适宜适量的附加剂，其中常用的有吸收促进剂，如氮酮、聚山梨酯 80 等；吸收阻滞剂，如海藻酸、羟丙基甲基纤维素等；增塑剂，如聚山梨酯 80、甘油等；抗氧剂，如没食子酸、维生素 C 等。

四、栓剂基质与附加剂的选用

栓剂基质与附加剂的选用要考虑以下几点：①用药目的，如是起局部治疗还是全身治疗作用；②用药部位，如是阴道给药还是直肠给药；③药物的理化性质，如药物在基质中的溶解情况；④适宜的基质与附加剂，可控制药物的释放与吸收。

（一）基质的选用

1. 根据临床治疗目的选用基质 栓剂在临床上使用通常可起到局部治疗和全身治疗作用，用于局部作用的栓剂要求释药缓慢持久，可选用融化或溶解、释药速度慢的基质，但基质溶化时间不宜过长，否则不利于药物释放完全，同时使患者感到不适；用于全身作用的栓剂要求释药迅速，可选用融化或溶解速度快的基质。如治疗痔疮用的三黄栓要求释药速度慢而选用混合脂肪酸甘油酯作为基质；治疗上呼吸道感染的银翘双解栓要求释药速度快而选用半合成脂肪酸甘油酯、羊毛脂、聚山梨酯80等混合基质。一些基质进入人体腔道后的溶化时间见表11-1。

表11-1 一些基质进入人体腔道后的溶化时间

基质名称	可可豆脂	半合成椰油酯	一般脂肪性基质	甘油明胶	聚乙二醇
液化时间（min）	4~5	4~5	10	30~50	30~50

2. 根据药物的理化性质选用基质 栓剂在临床应用时，药物首先要从基质中释放出来才能被人体吸收而发挥作用，药物在基质中的溶解情况直接影响药物的释放与吸收。一般而言，药物在基质中的溶解度越大，越不利于药物释放。因此，要保证栓剂中药物的释放与吸收，应选择与药物溶解行为相反的基质，即一般水溶性药物选择油脂性基质，脂溶性药物选择水溶性基质。如缓解炎性疼痛的脂溶性药物消炎痛在分别以混合脂肪酸甘油酯和PEG1000为基质制成栓剂时，其体外溶出度后者是前者的10倍，体内达峰时间分别为90min和60min。

（二）附加剂的选用

在确定基质种类和用量的同时，以外观色泽、光洁度、硬度和稳定性，或体外释放度等为指标，选择适宜的附加剂，以筛选出适宜的基质配方。

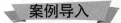 案例导入

案例11-2 聚维酮碘泡腾栓

制剂处方：聚维酮碘200g 聚氧乙烯单硬脂酸酯S-40 3000g 碳酸氢钠400g 柠檬酸300g

适应症：用于由细菌、霉菌、滴虫引起的各种阴道炎、宫颈炎、宫颈糜烂等。

制法：将柠檬酸在105℃干燥2h，碳酸氢钠干燥1h，分别研细，过80目筛备用。将S-40加热熔融，用无水$CaCl_2$脱水后，滤除$CaCl_2$备用。取基质在80℃恒温水浴中熔融后，先加入药物，搅拌均匀后，再加入泡腾剂，混匀，趁热倾入涂有液状石蜡的鸭嘴形栓模中，冷却，切去上部溢出部分，脱模，即得。共制成栓剂1000粒，每粒栓剂含药0.2g。

用法与用量：塞入阴道内。一次1粒，一日2次。

注解：（1）聚维酮碘（povidone iodine，PVP-I）为1-乙烯基-2吡咯烷酮均聚物与碘的复合物，属高效广谱的消毒灭菌药物，在水溶液中能释放出游离碘，PVP为I_2的载体，并不具备杀菌作用，但对细胞具有亲和力，可将所载I_2转运到细胞上，并与细胞膜和细胞质上的靶组织结合，几秒内即可通过I_2的氧化而杀灭微生物，杀菌谱广，杀菌力强，速度快，刺激小，是一种理想的治疗各种阴道和预防性传播疾病的药物。

（2）温度是影响聚维酮碘稳定性的关键因素，聚维酮碘泡腾栓制备温度应控制在

80℃，可使基质迅速熔解。大生产中，可采用迅速搅拌、注模后快速冷却的方法尽量减少药物在高温介质中的存留时间。

思考题：（1）聚维酮碘泡腾栓处方中碳酸氢钠与柠檬酸的作用是什么？

（2）将聚维酮碘制成泡腾栓相比普通栓的优势体现在何处？

（三）置换价

置换价（displacement value，DV）系指药物的重量与同体积基质的重量之比。栓剂模型的容积是固定的，通常1g或2g栓剂是指纯基质（常为可可豆脂）栓的重量，由于药物与基质相对密度不同，加入药物所占体积不一定是等重量基质体积，为使栓剂含药量准确，必须测定置换价，从而准确计算基质用量。测定方法如下：制纯基质栓，称其平均重量为 G，另制药物含量为 $X\%$ 的含药栓，得平均重量为 M，每粒平均含药量为 $W = M \times X\%$，则可计算某药物对某基质的置换价 f。置换价在栓剂生产中对保证投料的准确性有重要意义。

置换价 f 的计算公式为：

$$f = \frac{W}{G - (M - W)} \qquad (11-1)$$

式中，G 为纯基质栓每粒平均重量，M 为含药栓每粒平均重量，$M - W$ 为含药栓中基质的重量，$G - (M - W)$ 为两种栓中基质的重量之差，W 为含药栓中每粒平均含药量，即药物同体积的基质的重量。

案例导入

案例11-3 置换价计算

制备鞣酸栓50粒，每粒含鞣酸0.2g，用可可豆油为基质，模孔重量为2.0g，鞣酸对可可豆油的置换价为1.6（部分药物对可可豆油的置换价可以从文献中查到）。求需基质多少克？每栓的实际重量是多少克？

解：已知，$G = 2.0g$ $W = 0.2g$ $f = 1.6$

（1）先求含药栓每粒的实际重量

因为，$f = \dfrac{W}{G - (M - W)}$

所以，$M = (G + W) - W/f = (2 + 0.2) - 0.2/1.6 = 2.075g$

即，每粒栓的实际重量为2.075g。

（2）再求50粒鞣酸栓所需基质重量

$$2.075 \times 50 - 0.2 \times 50 = 93.75g$$

实际生产中还应考虑到操作过程中的损耗。

第三节 栓剂的制法

一、一般栓剂的制法

栓剂的制法主要有热熔法、冷压法及搓捏法3种，可根据基质与药物的性质选用。其中热熔法最为常用。

（一）热熔法（fusion method）工艺流程图

工艺流程图见图 11 - 4。

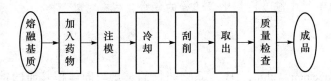

图 11 - 4　热熔法制备栓剂的一般工艺流程

（二）热熔法的制备过程

1. 栓模准备

（1）栓模的选用　根据用药途径和制备工艺特点选择合适的模型，并清洗干燥，备用。如阴道栓一般选择鸭嘴形栓模，肛门栓一般选择鱼雷形等。栓剂模型如图 11 - 5 所示。

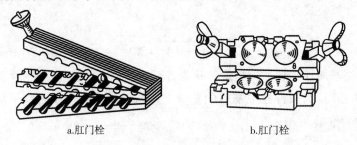

a.肛门栓　　　　　　　　　b.肛门栓

图 11 - 5　栓剂模型

（2）润滑剂的选用　为便于脱模，制备时常需在模孔内涂布润滑剂，有些基质本身不粘模，可不用润滑剂，如可可豆脂、聚乙二醇类。常用润滑剂主要有两类：①用于油脂性基质的润滑剂：软肥皂、甘油各 1 份与 90% 乙醇 5 份混合制成的醇溶液；②用于水溶性基质的润滑剂：液状石蜡或植物油等油类物质。

2. 药物的处理与混合　在栓剂制备过程中，药物与基质混合不均匀将严重影响栓剂的内在品质和制剂外观，因此必须重视混合方法及混合前药物的处理。

（1）油溶性药物　如樟脑、中药醇提物等可直接混入已熔化的油脂性基质中，使之溶解。如加入的药物量大降低了基质的熔点或使栓剂过软时，可加适量石蜡或蜂蜡调节硬度。

（2）水溶性药物　如水溶性稠浸膏、生物碱盐等，可以直接加入已熔化的水溶性基质中，或用少量水制成浓溶液，用适量羊毛脂吸收后与油脂性基质混合。

（3）难溶性药物　如中药细粉、某些浸膏粉、矿物药等，应制成最细粉，过七号筛，再与基质混合。混合时可采用等量递增法。

（4）含挥发油的中药　量大时可考虑加入适宜的乳化剂与水溶性基质混合，制成乳剂型栓。

3. 栓剂的成型　小量加工用手工灌模的方法。将熔融的含药基质，倾入冷却并涂有润滑剂的栓模中（稍微溢出模口为度），放冷，待完全凝固后，削去溢出部分，开模取出，即得栓剂。工业生产已实现机械自动化操作，自动化制栓机可完成填充、排出、清洁模具等操作。自动旋转式制栓机如图 11 - 6 所示，产量为每小时 3500 ~ 6000 粒。

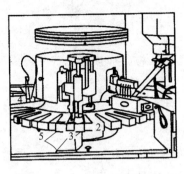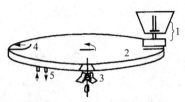

自动旋转式制栓机

1.饲料装置及加料斗　2.旋转式冷却台　3.栓剂抛出台

4.刮削设备　5.冷冻剂入口及出口

图 11-6　自动旋转式制栓机

（三）注意事项

（1）熔融基质温度不宜过高，最好采用水浴或蒸汽浴以免局部过热。加热时间不宜太长（有 2/3 量基质熔融时即可停止加热）以减少基质物理性状的改变。

（2）注模时温度不宜过高，以免不溶性药物或其他与基质相对密度不同的组分在模孔内沉降。注模时应迅速，并一次完成，以避免发生液流或液层凝固。

（3）冷却温度不宜过低或时间过长，以免栓剂发生严重收缩和碎裂。

二、特殊栓剂的制法

（一）双层栓剂

实验室小量制备的内外层含不同药物的双层栓剂，栓模由圆锥形内模和外套组成，如图 11-7 所示。先将内模插入模型外套中固定好，将外层的基质和药物熔融混合，注入内模与外套之间，待凝固后，取出内模，再将已熔融的基质和药物注入内层，熔封而成。

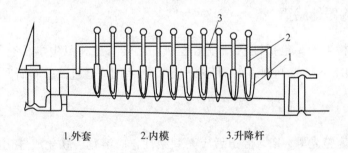

1.外套　　　　2.内模　　　　3.升降杆

图 11-7　双层栓模型

（二）中空栓剂

中空栓剂的空心部分可填充药物。先将基质制成栓壳，再将药物封固在栓壳内。实验室小量制备时，可在普通栓模上方插入一个不锈钢管，固定，沿边缘注入熔融的基质，待基质凝固后，拔出钢管，在栓壳的中空部分注入药物，最后用相应的基质封好尾部即得。

案例导入

案例 11-3　双黄连栓（小儿消炎栓）

处方： 金银花 2500g　　黄芩 2500g　　连翘 5000g　　半合成脂肪酸酯 780g

功能与主治：清热解毒，轻宣风热。用于外感风热，发热咳嗽，咽痛；上呼吸道感染，肺炎。

制法：取金银花提取物、黄芩提取物、连翘提取物与加热熔化的半合成脂肪酸酯充分混匀，保温在40℃±2℃，注模，制成1000粒，即得。

用法与用量：直肠给药，小儿一次1粒，一日2～3次。

注解：（1）黄芩提取物的制备：黄芩加水煎煮3次，第一次2h，第二、三次各1h，合并煎液，滤过，滤液浓缩至适量，浓缩液在80℃时加2mol/L盐酸溶液，调节pH至1.0～2.0，保温1h后，静置24h，滤过，沉淀物加6～8倍量水，用40%氢氧化钠调pH至7.0～7.5，加等量乙醇，搅拌使溶解，滤过。滤液用2mol/L盐酸溶液调节pH至2.0，60℃保温30min，静置12h，滤过，沉淀用水洗至pH5.0，继用70%乙醇洗至pH7.0。沉淀物加水适量，用40%氢氧化钠溶液调pH至7.0～7.5，搅拌使溶解。

（2）金银花及连翘提取物的制备：金银花、连翘加水煎煮2次，每次1.5h，合并煎液，滤过，滤液浓缩至相对密度为1.20～1.25（70～80℃）的清膏，冷至40℃时搅拌下缓慢加入乙醇，使含醇量达75%，静置12h，滤取上清液，回收乙醇至无醇味。加上述黄芩提取物水溶液，搅匀，并调pH至7.0～7.5，减压浓缩成稠膏，低温干燥，粉碎。

（3）注模时混合物的温度应适宜，若温度过高药物易沉降，影响成品中药物含量的均匀度。

（4）将双黄连制成栓剂经直肠给药可提高小儿患者的顺应性。

思考题：为保证双黄连栓的药效，制法中哪些步骤是关键？

第四节　栓剂的质量检查、包装与贮藏

扫码"学一学"

一、栓剂的质量检查

栓剂的质量检查主要包括性状、理化鉴别、含量测定和卫生学检查等项目。有些在《中国药典》（2015年版）制剂通则项下有规定，有些则应通过试验和研究，根据具体品种制订相应标准。

（一）外观

栓剂外形应完整光滑，塞入腔道后应无刺激性，应溶化、软化或融化，并与分泌液混合，逐渐释放出药物，产生局部或全身作用；并应有适宜的硬度，以免在包装或贮存时变形。

（二）重量差异

照《中国药典》（2015年版）重量差异检查法，应符合规定。凡规定检查含量均匀度的栓剂，一般不再进行重量差异检查。

（三）融变时限

取栓剂3粒，在室温放置1h后，照《中国药典》（2015年版）融变时限检查法规定的装置和方法（各加挡板）进行。除另有规定外，油脂性基质的栓剂3粒均应在30min内全部熔化、软化或触压时无硬心；水溶性基质的栓剂3粒均应在60min内全部溶解，如有1粒不符合规定，应另取3粒复试，均应符合规定。缓释栓剂应进行释放度检查，不再进行融变时限检查。

（四）微生物限度

除另有规定外，按无菌产品微生物浓度检查；微生物计数法、控制菌检查法及非无菌药品微生物标准检查，应符合规定。

二、栓剂的包装与贮藏

栓剂所用包装材料或容器应无毒性，并不得与药物或基质发生理化作用。小量包装可将栓剂分别用蜡纸或锡纸包裹后，置于小硬纸盒或塑料盒内，应避免互相粘连和受压。大剂量包装使用自动化机械包装设备，可采用泡罩式包装将栓剂密封于塑料泡眼与铝箔之间，也可用复合膜单个包装后装入内压容器。

除另有规定外，栓剂应置于干燥阴凉处30℃以下密闭贮存，防止因受热、受潮而变形、发霉、变质。甘油明胶栓及聚乙二醇栓应置于密闭容器中，以免吸湿，于室温阴凉处贮存。

重点小结

重点难点	药师考点
1. 栓剂的含义、特点	☆☆☆☆栓剂基质的要求、类型、代表品种及其性质
2. 栓剂基质的种类、性质、质量检查	☆☆☆栓剂的作用特点；热熔法的制备要点与应用；润滑剂的种类与选用；置换价的计算
3. 栓剂的制法、操作要点	☆☆栓剂的质量检查；融变时限的检查方法
4. 置换价的含义及计算	☆栓剂中药物的吸收途径及影响因素

（王 芳）　扫码"练一练"

第十二章 胶　　剂

要点导航

1. **掌握**　胶剂的含义与分类；胶剂原辅料的选择与处理。
2. **熟悉**　胶剂的制法。
3. **了解**　胶剂的一般质量检查。

扫码"学一学"

第一节　概　　述

一、胶剂的含义

胶剂（glue）是指用动物皮、骨、甲或角等为原料，水煎取胶质，浓缩成稠胶，干燥后制成的固体块状内服剂型。其主要成分为动物胶原蛋白及其水解产物和多种微量元素。制备时可加入一定量的糖、油及黄酒等辅料，用于去腥、矫味等。胶剂多采用"烊化"方法服用，可单独加水煎煮胶剂使之溶化后，再与其他药煎煮液混合同服，也可将其他药煎好后去渣，取滤液与胶剂煎煮，搅拌使之溶解后服用。其主要具有滋补作用，其中皮胶类补血，角胶类温阳，甲胶类侧重滋阴，还有活血祛风等作用。

胶剂作为我国的传统剂型之一，具有悠久的历史。胶的药用，始见于湖南长沙马王堆汉墓出土的古医帛书《五十二病方》，其中记载以葵种汁煮胶可治癃病。在汉代《神农本草经》中即有"白胶"和"阿胶"的记载。

二、胶剂的分类

常用的胶剂，按原料来源不同大致可分为以下几种。

1. 皮胶类　系以动物的皮为原料制成。常用的有驴皮及牛皮，猪皮是在驴皮资源紧缺的情况下，研制投产的代用品。现在以驴皮为原料者称阿胶；以猪皮为原料者称新阿胶；以牛皮为原料的则称为黄明胶。

2. 角胶类　主要指鹿角胶，其原料为动物骨化的角。鹿角胶应呈白色半透明状，但目前制备鹿角胶时也会掺入一定量的阿胶，因而颜色加深呈黑褐色。熬胶所剩的角渣称为鹿角霜，也可供药用。

3. 骨胶类　系用动物的骨骼为原料制成，如鹿骨胶、狗骨胶、鱼骨胶等。

4. 甲胶类　以龟科、鳖科等动物的甲壳为原料制成，如龟板胶、鳖甲胶等。

5. 其他胶类　含有蛋白质的动物药材，经水煎熬炼，一般均可制成胶剂，如以牛肉为原料可制成霞天胶。以龟甲和鹿角为原料或以龟板胶和鹿角胶为原料可制成龟鹿二仙混合胶剂。

第二节 胶剂的原辅料选择

一、原料的选择

胶剂各种来源的原料均应取自无病、健康的动物，因原料的优劣直接影响产品的质量和产量，故原料的选择极为重要，可按下述经验选用。

1. 皮类 如驴皮，以张大、毛色黑、质地肥厚、无伤无病、尤以冬季宰杀者为佳，名为"冬板"；其他以春秋季宰杀，张小、皮薄、色杂的"春秋板"次之；夏季剥取的驴皮为"伏板"，质最差。黄明胶所用的黄牛皮以毛色黄、皮张厚大、无病的北方黄牛为最佳。制新阿胶的猪皮，以质地肥厚、新鲜者为佳。

2. 角类 鹿角分砍角与脱角两种，"砍角"表面呈灰黄色或灰褐色，质重，有光泽，质地坚硬，含有血质，对光照视，角尖呈粉红色者为佳。春季，鹿自脱之角称"脱角"，表面灰色，质轻、无光泽。以砍角为佳，脱角次之，若野外自然脱落之角，经风霜侵蚀，使角质变白，有裂纹者称为"霜脱角"，不宜采用。

3. 龟板、鳖甲 龟板为龟科动物的腹甲及背甲，其腹甲习称"龟板"，板大质厚、颜色鲜明者称"血板"，其质佳；而产于洞庭湖一带者最为著名，俗称"汉板"，光照下微呈透明、色粉红，又称为"血片"。鳖甲为鳖之背甲，以个大、质厚、未经水煮者所取甲为佳。

4. 狗骨、鹿骨 以骨骼粗大、质地坚实、质润色黄的胫骨新品为最佳，陈久者产胶量低。

二、辅料的选择

胶剂根据治疗需要，常加入糖、油、酒等辅料，起到矫味矫臭、辅助成型的作用，也有一定的医疗辅助作用，辅料的质量优劣与胶剂的质量直接相关。

1. 冰糖 以色白洁净、无杂质者为佳。加入冰糖能起到矫味作用，并能增加胶剂的硬度和透明度，也可以白糖代替。

2. 酒类 多用黄酒，以气味芳香的绍兴酒为佳，也可用白酒代替。胶剂加酒主要为矫臭矫味。收胶时也利于包裹在胶中的气泡逸散，使成品无气泡、提高产品外观质量。

3. 油类 制胶用油，常用花生油、豆油、麻油。以纯净新制油为佳，酸败者禁用。胶剂加油目的是降低胶的黏性，便于下一步切胶，而且在收胶时也有消泡作用。

4. 阿胶 某些胶剂在熬炼时，常掺入少量阿胶，目的是增加胶的黏度，使之易于凝固成型。也可起到协同发挥疗效的作用。

5. 明矾 以色白纯净者为佳，用明矾主要是沉淀胶液中的泥土等杂质，以保证胶块成型后，具有一定的透明度。

6. 水 熬胶用水有一定选择。阿胶原出于山东"阿平郡"用阿井之水制胶而得名。现代生产胶剂，应选用纯化水。

扫码"学一学"

第三节 胶剂的制法

胶剂制备工艺流程如图 12 – 1 所示。

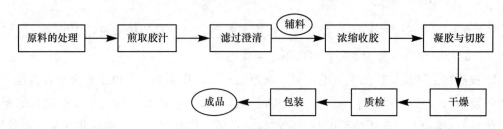

图 12 – 1 胶剂制备工艺流程

（一）原料的处理

胶剂的原料，如动物的皮、骨、角、甲、肉等，有一些毛、脂肪、筋、膜等附属物和其他不洁之物，必须分离除去，才能煎胶。下面以皮类、骨角类原料为例，介绍其处理方法。

1. 动物皮类 先浸泡 5 ~ 7 日，每天换水，待皮质变柔软后，用刀刮去皮上残存的腐肉、脂肪、筋膜及毛，工厂生产也可用蛋白分解酶除毛。然后将动物皮切成小块，置于多功能洗皮机中反复清洗除去泥沙，再加入碳酸钠使浓度达到 1.5% 左右，清洗除去油脂，并洗至中性，加热使皮块膨胀卷缩成卷，最后再进行熬胶。

2. 骨角类原料 先用清水浸泡 20 ~ 40 日，每天换水 1 次，用刀刮净残存的腐肉筋膜，取出后可用碱水洗除油脂，再以水洗至中性，便可熬胶。对于所附筋肉较多的骨类药材，可将原料放入沸水中稍煮后，用刀刮净筋肉。角中常有血质，可用清水反复冲洗干净，备用。

（二）煎取胶汁（熬胶）

处理后的皮类或骨角，用水加热煎煮提取胶液。可用敞口锅，密闭的蒸球或多功能提取罐加热提取。现在工厂生产以蒸汽为热源进行加热，加水量要适宜，一般以浸没原料为度，煎煮的温度不宜太高，一般以保持锅内煎液微沸即可，温度太高可使原料焦化而影响产品的品质。使用敞口锅提取的，在提取过程中要随时补充因蒸发所失去的水分，以免因水分不足而影响胶汁的煎出。为了尽可能地把原料中的胶汁提取出来，除了煎煮提取温度和足够的水量之外，煎煮的时间也是一个重要的因素。根据原料的不同，一般以煎煮 10 ~ 48h，皮类反复煎煮 3 ~ 5 次，骨类反复煎煮 10 ~ 15 次，直至原料中的胶汁全部提取出来为止。

（三）滤过澄清

每次煎煮提取后的胶液，应趁热滤过，否则胶液冷却后黏度增大而滤过困难。胶液过滤并经澄清后，才能浓缩。常用沉降法或沉降法与过滤法合用。为了使胶液沉淀完全，一般在胶液中加入适量的明矾溶液（每 100kg 原料约加入明矾 60 ~ 90g），搅拌静置数小时，待细小杂质沉降后，取上层澄清胶液，或用细筛或棉纱过滤后，再进行浓缩。

（四）浓缩收胶

浓缩可以使胶原蛋白继续水解，并进一步除去杂质和水分。取澄清后胶液，先用薄膜蒸发去除大部分水分，再移至蒸汽夹层锅中继续浓缩。浓缩时应不断搅拌，随时除去上层浮沫，直至胶液不透纸（将胶液滴于滤纸上，四周不见水迹），含水量约为 26% ~ 30%，相对密度为 1.25 左右时，加入豆油，搅拌，再加入糖，搅拌使全部溶解，继续浓缩至"挂旗"时，在强力搅拌下，加入黄酒，此时锅底产生大量气泡，俗称"发锅"，待胶液无水蒸气溢出时即可出锅。

各种胶剂浓缩的程度不同，如鹿角胶应防止"过老"，否则成品的色泽不够光亮，易碎裂；而龟板胶浓缩稠度应大于驴皮胶、鹿角胶等，否则不易凝成胶块。因此，浓缩程度要适当，若含水分过多，成品在干燥过程中常出现四面高、中间低的"塌顶"现象。

浓缩是使胶原蛋白继续水解，进一步除去杂质及水分的过程。随着胶原蛋白的逐渐水解，颗粒质点变小，疏水性成分与亲水性成分也逐步分离，且混悬于胶液中。由于浓缩时水分不断蒸发，胶液中金属离子浓度增大，离子的电性可中和疏水胶体粒子的电性，使其聚合成疏松的粒子团，相对密度较小而上浮。浓缩过程中不断打沫，就可除去此类水不溶性杂质，以提高胶剂的质量。

（五）凝胶与切胶

胶剂熬成后，趁热倾入凝胶盒中使其胶凝，即将胶液凝固成块状。为了防止胶液与凝胶盒粘连，在胶凝前需在凝胶盒内涂抹少量的植物油，倾入热胶液后，凝胶盒放置在 25 ~ 35℃的凝胶室中约 18 ~ 24h，然后再把凝胶盒放置在 0 ~ 5℃的冷藏室中，冷藏约 24h，即可凝成胶块。凝固后的胶块切成小片状，称为"开片"。手工切片操作时要求刀口平齐，一刀切成，以防出现重复刀口痕迹，影响胶片的外观性状。大生产时可用切胶机切胶。

（六）干燥和包装

胶片切成后，放置在干燥的晾胶室内晾置、干燥。把胶片整齐地摆放在晾胶床上，晾置 24 ~ 48h 后，将胶片逐个翻动一次，使胶片两面的水分均匀蒸发，以免因水分蒸发不均匀而造成胶片弯曲变形。3 ~ 5 日后，将晾胶床上的胶片整齐地装入整胶盒中，密闭放置 2 ~ 3 天，使胶片内部的水分缓慢地散发至胶片表面，称之为"闷胶"或"瓦胶"，然后打开整胶盒，把胶片取出，用棉布把胶片表面的水分擦去，再整齐地摆放在晾胶床上，晾置 2 ~ 3 天，后又依前法再装入整胶盒中，密闭放置 2 ~ 3 天后再取出，擦去表面水分，放置在晾胶床上晾置，如此反复操作 3 ~ 5 次，即可达到胶片干燥的目的。

晾胶过程中要注意控制空气的湿度和环境的温度，湿度过低，则干燥速度太快，容易造成胶片碎裂，温度过高，则胶片表面软化，粘连在晾胶床上，影响胶片的外观。

现在也有用微波进行胶片干燥的，可以缩短干燥时间。

干燥后的胶片用粗棉布蘸取温水擦拭胶片表面，使胶片表面有光泽，出现明显的布纹。

擦拭后的胶片用印章印上产品名称。现在也有用印字机在胶片表面印字，还有用激光雕刻机直接在胶片表面雕刻产品名称的。

印字后的胶片放置在紫外灯下照射 30min 灭菌后分装在塑料袋或铝箔袋中，并装盒。

胶剂应存放在密闭的容器和阴凉干燥处，要防止受潮、受热，但也不可过分干燥，以免胶片碎裂。

案例导入

案例 12 -1 阿胶（驴皮胶）

处方：驴皮 50.0kg　　冰糖 3.3kg　　豆油 1.7kg　　黄酒 1.0kg

功能与主治：补血滋阴，润燥，止血。用于血虚萎黄，眩晕心悸，肌痿无力，心烦不眠，虚风内动，肺燥咳嗽，劳嗽咳血，吐血尿血，便血崩漏，妊娠胎漏。

制法：将驴皮浸泡去毛，切块洗净，分次水煎，滤过，合并滤液，浓缩后分别加入适量的黄酒、冰糖及豆油至稠膏状，冷凝，切块、晾干、即得。

用法与用量：烊化兑服，3～9g。

注解：《神农本草经》所载阿胶的原料为牛皮，自宋代起，阿胶全部用驴皮煎煮，而以牛皮煎胶称为"黄明胶"；五代起，牛革皆为制造衣甲军需品之用，可供煎煮阿胶的大牲畜皮张只有驴皮。因此，自宋代起阿胶之名已被驴皮胶所独享，并载于本草，沿用至今。在阿胶原料驴皮紧缺，阿胶产量严重供不应求的时期，以猪皮为原料代替。为了区别于阿胶，而特命名为"新阿胶"。

阿胶成品呈黑褐色，有光泽，可能是其含色氨酸，水解时产生腐黑质所致；黄明胶如琥珀色，是因其不含色氨酸，水解时没有腐黑质产生。经分析，阿胶含总蛋白为91.6%，黄明胶含总蛋白为93.0%；阿胶含无机磷为18.6%（mg/g），黄明胶含无机磷为15.9%（mg/g），两者几乎相同。

思考题：制胶时为什么要加入豆油，浓缩至"挂旗"如何判断？

案例12－2　鹿角胶

处方：鹿角 50.0kg　　冰糖 2.50kg　　豆油 0.75kg　　黄酒 1.50kg

功能与主治：补肾阳、益精血、强筋骨。用于腰膝无力（酸痛）、阳痿滑精、虚寒崩漏等。

制法：将鹿角锯段，漂泡洗净，分次水煎，滤过，合并滤液（或加入白矾细粉少量），静置，滤胶液，浓缩（可加适量黄酒、冰糖和豆油），冷凝，切块，晾干，即得。

用法与用量：烊化兑服，3～6g。

注解：加入冰糖的目的是为增加胶剂的透明度与硬度，花生油可以降低胶块的黏度而便于切胶，加入黄酒可以借酒挥散之性使气泡逸散，在某些胶剂收胶时，加入少量阿胶，可使黏度较快增加，易于凝固成型，在药理上也发挥相加作用。在制备胶剂中加入明矾主要是沉淀溶液中的泥砂杂质，其原理是明矾为十二水合硫酸铝钾，在水溶液中生成 Al(OH)₃溶液，能吸附杂质。

思考题：（1）胶液中加入明矾的作用是什么？

（2）胶液过滤的注意事项有哪些？

第四节　胶剂的质量检查

扫码"学一学"

胶剂一般应检查总灰分、重金属、砷盐等，除另有规定外，还应进行以下相应检查。

1. 水分　取供试品 1g，置扁形称量瓶中，精密称定，加水 2ml，置水浴上加热使溶解再干燥，使厚度不超过2mm，按《中国药典》（2015年版）水分测定法（第一法）测定，不得过15.0%。

2. 微生物限度　按《中国药典》（2015年版）微生物限度检查法检查，应符合规定。

重点小结

重点难点	药师考点
1. 胶剂的含义、分类	☆☆胶剂的含义、特点及分类
2. 胶剂的制法和操作关键	☆☆☆原辅料的选择与处理；胶剂的制法
3. 胶剂的一般质量检查	

（余 琰）

扫码"练一练"

第十三章 胶囊剂

要点导航

1. **掌握** 硬胶囊、软胶囊的含义、特点与制法。
2. **熟悉** 硬胶囊、软胶囊的质量检查，肠溶胶囊的含义、特点与制法，空心胶囊和软质囊材的原料与辅料。
3. **了解** 空心胶囊的制法、规格及质量要求。

扫码"学一学"

第一节 概　　述

一、胶囊剂的含义

胶囊剂（capsules）系指将饮片用适宜方法加工后，加入适宜辅料填充于空心胶囊或密封于软质囊材中的剂型。胶囊壳通常由明胶、增塑剂和水组成，因各成分比例不尽相同，制备工艺有所差异。近年来，也有应用甲基纤维素（MC）、羟丙甲纤维素（HPMC）、海藻酸钠、聚乙烯醇、变性明胶及其他高分子材料为囊材，以改变胶囊剂的溶解性能或产生肠溶性。

胶囊剂是目前临床口服给药最常用的剂型之一。早在明代，我国就已有类似的剂型（面囊，以淀粉或面粉制成）使用。19世纪中叶，法国和英国的药剂师先后发明了软胶囊和硬胶囊。随着自动胶囊填充机的问世，胶囊剂从理论上和技术上得到了较大的发展，目前，胶囊剂的品种数目仅次于注射剂和片剂，居第三位。2010年版《中国药典》一部收载有140余种胶囊剂。

二、胶囊剂的特点

（1）可掩盖药物不良气味，提高药物稳定性。因药物装在胶囊壳中与外界隔离，避开了水分、空气、光线的影响，保护药物不受湿气、空气中的氧以及光线的影响，在一定程度上提高其稳定性。

（2）药物生物利用度高。胶囊剂中的药物在制备时不需添加黏合剂和施加压力，所以在胃肠道中崩解快，一般服后3~10min即可崩解释放药物，较片剂、丸剂显效快，吸收好。

（3）可定时定位释放药物。可将药物先制成颗粒，然后用不同释放速度的材料包衣（或制成微囊），按所要求的比例混匀，装入空心胶囊中即可达到定时定位释放药物的目的。

（4）可弥补其他剂型的不足。若药物含油量高或呈液态，则不易制成丸剂、片剂时，可制成软胶囊或液体硬胶囊；服用剂量小、难溶于水、消化道内不易吸收的药物，可使其溶于适当的油中，制成软胶囊，或采用液体灌装技术制成硬胶囊。既增加了消化道的吸收，提高疗效，又增强药物稳定性。

（5）整洁，美观，容易吞服，便于携带，囊壳上可着色或印字以便识别。

（6）以下几种情况不宜制成胶囊剂：①易溶性药物（如碘化物、溴化物、氯化物等）以及小剂量、刺激性强的药物。因胶囊剂在胃中溶化时，由于局部浓度过高而刺激胃黏膜；②一般情况下，药物的水溶液或醇溶液，可使胶囊壁溶解；③易风化药物，可使胶囊壁软化；④吸湿性药物，可使胶囊壁过分干燥而变脆。

三、胶囊剂的分类

胶囊剂按胶囊壳的软硬材质不同及溶解部位不同主要分为硬胶囊（通称为胶囊）、软胶囊（胶丸）和肠溶胶囊。

（1）硬胶囊，系指将提取物、提取物加饮片细粉、饮片细粉或与适宜辅料制成的均匀粉末、细小颗粒、小丸、半固体或液体，填充于空心胶囊中的胶囊剂。

（2）软胶囊，系指将提取物、液体药物或与适宜的辅料混匀后用滴制法或压制法密封于球形或橄榄形的软质囊材中的胶囊剂。

（3）肠溶胶囊，系指囊壳不溶于胃液，但能在肠液中崩解、溶化或释放的胶囊剂。

第二节　胶囊剂的制法

扫码"学一学"

一、硬胶囊的制法

硬胶囊的制法一般分为空心胶囊的制备和填充物料的制备、填充、封口、包装等工艺过程。工艺流程图见图 13－1。

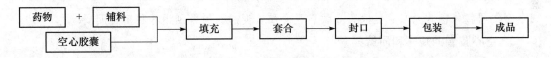

图 13－1　硬胶囊制备的一般工艺流程

（一）空心胶囊的制法

1. 空心胶囊的囊材　空心胶囊的主要原料为明胶。除了符合《中国药典》（2015 年版）规定以外，还应具有一定的黏度、胶冻力和 pH 等。黏度能影响胶囊壁的厚度，胶冻力则决定囊壳的强度。除了明胶以外，制备空心胶囊时还应添加适当的辅料，以保证其质量，如增塑剂、增稠剂、着色剂、遮光剂、防腐剂、增光剂等。

案例导入

案例 13－1　空心胶囊壳的胶液

处方： 明胶 1kg　　阿拉伯胶 0.2kg　　单糖浆 0.15kg　　甘油适量

柠檬黄适量　　二氧化钛适量　　水 1.5kg

制法： 取明胶、阿拉伯胶与适量的水置于具有减压装置的容器中，水温应低于 15℃，搅拌，当明胶、阿拉伯胶充分膨胀后，加热，温度不得超过60℃，同时搅拌，加入单糖浆、甘油、柠檬黄与二氧化钛减压脱泡，即得。

注解：明胶为囊材主要组成材料；阿拉伯胶可提高囊材机械强度；甘油为增塑剂，可增加空心胶囊的坚韧性与可塑性，此外增塑剂还可用山梨醇、羧甲基纤维素钠、羟丙基纤维素或油酸酰胺磺酸钠等；单糖浆为矫味剂；柠檬黄为着色剂，另外常用的还有胭脂红等；二氧化钛为遮光剂，常用量为2%~3%。

思考题：（1）因为胶液的黏度决定囊壁的厚度，进而影响胶囊的崩解，如何测定胶液的黏度？

（2）个别不法企业用生石灰给皮革废料进行脱色漂白、清洗，熬制成工业明胶，出售给药用胶囊生产企业，最终流向市场，给人民健康带来严重隐患，如何杜绝这种现象的再次发生？

2. 空心胶囊的制法 空心硬胶囊壳分上、下两节，上节粗而短，下节细而长。目前普遍采用的空心硬胶囊制备方法是将不锈钢制的栓模浸入明胶溶液形成囊壳的栓模法。其生产工艺过程如图13-2所示。

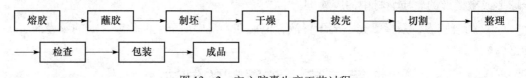

图13-2 空心胶囊生产工艺过程

知识拓展

空心胶囊制备工艺条件要求较高，一般由专门的工厂生产，操作环境的温度应为10~25℃，相对湿度为35%~45%，空气净化度应达到D级。空心胶囊含水量控制在12%~18%，含水量过低囊壳变脆，过高囊壳变软，胶囊壳贮存湿度直接影响囊壳含水量，因此环境湿度应控制在20%~60%。囊壳中的水分是物理结合，由于内容物吸湿性不同，水分会在囊壳和内容物之间转移，囊壳水分过低会导致囊壳变硬、变脆及崩解延迟等稳定性问题。

3. 空心胶囊的规格和质量要求

（1）空心胶囊的规格 空心胶囊的规格由大到小分为000、00、0、1、2、3、4、5号共8种，一般常用0~3号。随着胶囊号数由小到大，其容积则由大到小，如表13-1所示。

表13-1 空心胶囊容积与药物填充的质量

规格/号	容积/cm³	填充质量/g[①]
000	1.37	1.096
00	0.95	0.760
0	0.68	0.554
1	0.50	0.400
2	0.37	0.296
3	0.30	0.240
4	0.21	0.168
5	0.13	0.104

注：① 填充物的密度为0.8g/cm³

（2）空心胶囊主要质量要求

项　目	质量规定
外观	应色泽均匀，囊壳光洁无异物，无纹痕、变性和破损，无砂眼、气泡，切口平整圆滑，无毛缺
干燥失重	在105℃干燥6h，减少质量应在12.5%~17.5%之间
脆碎度	取空心胶囊50粒，置25℃±1℃恒温24h，按《中国药典》（2015年版）操作，破脆数不能超过15粒
崩解时限	于37℃水中振摇，10min应全部溶化或崩解
炽灼残渣	透明空心胶囊残留残渣不得超过2.0%，半透明空心胶囊应在3.0%以下，不透明空心胶囊应在5.0%以下
重金属	取炽灼残渣项下遗留的残渣，依法检查，含重金属不得超过百万分之四十
铬	照原子吸收分光光度法计算，含铬量不得超过百万分之二
贮藏	置于密闭，在温度10~25℃，相对湿度35%~65%条件下贮存

（二）药物的填充

1. 空心胶囊的选择　空心胶囊有普通型和锁口型两类。药物填充多用容积控制，而药物的形状、密度、晶态、颗粒大小和剂量不同，所占的容积亦不同，故应按药物剂量所占容积来选用最小的空心胶囊。

2. 填充药物的处理　一般是固体，如粉末、结晶、细粒、颗粒、微丸、小丸等，也可以是半固体或液体。

药物的处理方法有以下几点。

（1）剂量小的饮片，可直接粉碎成细粉，过六号筛，混匀后填充。

（2）剂量较大的饮片可先将部分粉碎成细粉，其余饮片经提取浓缩成稠膏后与细粉混匀，干燥，研细，过筛，混匀后填充，也可以将全部饮片经提取浓缩成稠膏后加适当辅料，制成微小颗粒，经干燥混匀后填充。

（3）处方组成中若有结晶性或提取的纯品药物时，应先研成细粉再与群药细粉混匀后填充。

（4）性质稳定的半固体或液体也可以直接填充，这种液体或半固体药物直接灌装的技术可使硬胶囊具有软胶囊的优点，而且能够改善均匀度，克服粉尘交叉污染，通过固体溶液或缓释技术控制药物释放。

（5）麻醉药、毒性药细粉应稀释后填充。

（6）挥发油应先用吸收剂或方中其他药物细粉吸收，或制成包合物或微囊后再填充。

（7）易引湿或混合后发生共熔的药物可酌加适量稀释剂，混匀后填充。

3. 药物填充的方法　药物的填充方法有手工填充和自动硬胶囊填充机填充。一般小量制备时，可用手工填充法。大量生产时，多采用自动填充机。目前高效胶囊填充机的型号很多，国内外均有生产。其工作原理基本类似，主要流程如图13-3所示。

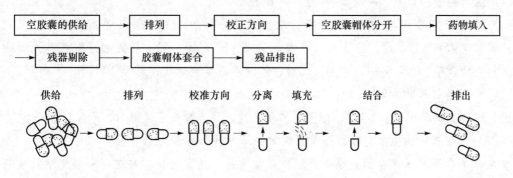

图13-3　全自动胶囊填充操作流程

胶囊的填充方式主要分为以下四种类型，如图 13 - 4 所示：①由螺旋进料器压进药物 [如图 13 - 4（a）所示]；②用柱塞上下往复将药物压进 [如图 13 - 4（b）所示]；③药物自由进入 [如图 10 - 5（c）所示]；④在填充管内先由捣棒将药物压成一定量后再填充于囊壳中 [如图 10 - 5（d）所示]。图（c）所需要物料可自由流动；图（a）、图（b）需物料有较好的流动性；图（d）适用于流动性较差的物料。

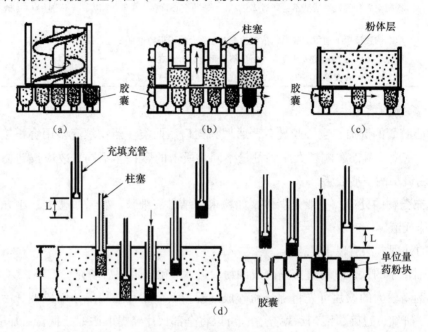

图 13 - 4　硬胶囊自动填充机的类型

为防止填充药物后发生泄漏现象，可在胶囊的套合处包封上一层或多层药用包衣材料或采用锁口胶囊。

案例导入

案例 13 - 2　银黄胶囊

处方：金银花提取物 100g　　黄芩提取物 40g　　淀粉 160g

功能与主治：清热解毒。用于急慢性扁桃体炎，急慢性咽喉炎，上呼吸道感染。

制法：取金银花提取物、黄芩提取物、淀粉混匀，以 75% 乙醇溶液制软材，挤压过 40 目制湿颗粒，40℃ ~50℃干燥，整粒，装胶囊，约制成 1000 粒（0.30g/粒），即得。

用法与用量：口服，一次 2 ~4 粒，一日 4 次。

注解：（1）金银花提取物的制备：取金银花分别加水 10 倍、7 倍煎煮两次，第一次 1h，第二次 45min。滤过，滤液加入石灰乳调节 pH 至 10 ~12，静置，滤取沉淀，加适量水，加硫酸调节 pH 至 6 ~7，搅匀，滤过，滤液浓缩至稠膏状，烘干，即得。

（2）黄芩提取物的制备：取黄芩分别加水 8 倍、6 倍煎煮两次，每次 1h，合并煎液，滤过，滤液加硫酸调节 pH 至 2，静置，滤取沉淀，用乙醇适量洗涤后，干燥，即得。

（3）金银花中的主要有效成分绿原酸对热不稳定，干燥过程中应严格控制温度，一般要求在 60℃以下。黄芩中的主要有效成分为黄芩苷，提取时黄芩苷在一定温度下易被药材中共存酶酶解成苷元而降低疗效，故提取时直接用沸水提取，使酶在高温下变性失活而避免其对黄芩苷的影响。

（4）装胶囊过程中应注意控制适当的温度和湿度。一般温度在20℃～25℃，相对湿度在30%～45%为宜，以避免胶囊中的药粉或颗粒吸湿。

思考题：（1）空心胶囊规格应该如何选定？

（2）为了保证银黄胶囊的功效，制备过程中哪些步骤是关键？

二、软胶囊的制法

软胶囊的制备过程包括囊材的制备及填充药物的制备、填充与成型等工艺。软胶囊的制备工艺流程如图13-5所示。

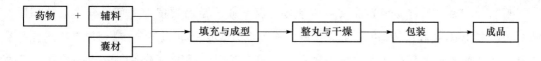

图13-5 软胶囊制备工艺流程

（一）软胶囊的囊材

软胶囊囊材的组成主要是胶料、增塑剂、附加剂和水。胶料一般为明胶或阿拉伯胶；常用的增塑剂有甘油、山梨醇；附加剂包括防腐剂（如对羟基苯甲酸甲酯和对羟基甲酸丙酯的4：1混合物，用量一般为明胶的0.2%～0.3%）、色素（如食用规格的水溶性染料）；香料（如0.1%的乙基香兰醛或2%的香精）、遮光剂（如二氧化钛，常用量为每1kg明胶原料中加入2～12g），此外加入1%的富马酸可增加胶囊的溶解性；加二甲基硅油可改善空心胶囊的机械强度，提高防潮防霉能力等。

软胶囊的主要特点是可塑性强、弹性大。囊材弹性主要与明胶、增塑剂及水的比例有关。在软胶囊的制备和贮存过程中，囊材中的水分会有所变化，因此，明胶与增塑剂的比例对软胶囊的制备及质量有着十分重要的影响。若增塑剂用量过低，则囊材过硬，相反，若用量过高，则囊材过软。通常较适宜的重量比为：干明胶与干增塑剂之比为1.0：（0.4～0.6），水与干明胶之比为（1.0～1.6）：1.0。选择胶囊硬度时应考虑所填充药物的性质以及药物与软胶囊囊材之间的相互影响。

▶ **知识拓展**

明胶是生产软胶囊囊材的主要原料，是由动物的皮、骨或腱加工出的胶原，经水解后浸出的一种复杂的蛋白质，其分子量约为17500～450000。动物胶一般分骨胶、皮胶，统称为明胶。

根据处理方法不同，明胶可分为A型和B型两种。A型明胶系用酸法处理制得，等电点为pH8.0～9.0；B型明胶系用碱法处理制得，等电点为pH4.7～5.0。两种类型的明胶对空心胶囊的性质无明显影响，均可应用。在生产中多用A型明胶和B型明胶的混合胶投料。

明胶的制备方法有碱法和酸法两种，即将动物皮或骨胶原用稀碱液或稀酸液浸渍后，再用热水提取其胶质。在明胶生产中，所用粗原料（骨胶原）的质量和工艺过程的控制是影响明胶质量的两大因素。其中，粗原料的熬制，即在提取锅中的化学处理，是使胶原转变为其水解产物的主要过程。第一次提取的明胶其冻力最强。随着明胶分子肽链的继续水解，明胶分子量也随之降低，甚至可完全水解成各种 α-氨基酸。在这过程中，明胶的黏度、冻力等特性也随分子量的减小而逐渐降低直至消失。明胶是与氨基酸相似的两性化合物：在酸性溶液中以阳离子形式存在，在碱性溶液中以阴离子形式存在，在等电点时则带数量相等的正负电荷。

明胶一般为淡黄色、半透明、微带光泽的粉粒或薄片，无臭；在干燥空气中较稳定，在潮湿的环境下，易被细菌分解而变质，一般商品明胶的含水量应不得超过 16%。明胶质量的优劣受冻力、黏度、pH、灰分和铁含量、还原剂、氯化物、色泽、颗粒大小、澄明度、臭味、溶解度和水分等因素影响。胶囊用明胶必须是清洁、半透明、无臭、淡黄色或黄色带光泽的粉粒或薄片，且不含有毒杂质并符合《中国药典》（2015 年版）明胶项下各项规定的质量要求。

明胶的冻力（胶冻强度）指明胶溶液冷却凝成胶冻后的硬度，可间接代表胶的坚固度或拉力。在 10℃ 左右保持 18h，上等明胶的冻力应为 250～350g。冻力越大，胶冻越坚韧有弹性，制成的胶囊也具有坚固的拉力和弹性而不易变形。明胶的黏度和胶凝（胶冻）都是明胶的重要物理性质。明胶的冻力受到原料、生产工艺、温度、浓度及 pH 等因素的影响。明胶越纯，分子量越大、含水解产物越少，则胶冻力越高。一般胶液浓度为 20% 时，其冻力与浓度平方成正比。酸法明胶与碱法明胶混合使用可增加其冻力，以甘油代替水分可使胶冻的硬度增加，并可降低胶壳的吸湿性。

（二）软胶囊大小的选择

软胶囊的形状有球形、橄榄形等多种形状。在保证填充药物达到治疗量的前提下，为便于成型，软胶囊的容积要求尽可能小。当固体药物颗粒混悬在油性或非油性液体介质中，以混悬剂的形式作为软胶囊的填充物时，所需软胶囊的大小可用"基质吸附率"来决定。基质吸附率是指 1g 固体药物制成填充胶囊的混悬液时所需液体基质的克数，即：

$$基质吸附率 = 基质重量/固体重量$$

固体药物颗粒的大小、形状、物理状态、密度、含水量以及亲油性或亲水性等都对其基质吸附率有一定的影响，从而影响软胶囊的大小。

（三）软胶囊内填充物的要求

软胶囊内可填充各种油类或对囊壁无溶解作用的液态药物、溶液、混悬液、甚至是固体药物等。由于囊材以明胶为主，而明胶的本质是蛋白质，因此首先要求填充物对蛋白质性质无影响。填充药物还必须组分稳定、体积适宜、与软质囊材具有良好的相容性、具有良好的流变学性质和适应在 35℃ 条件下生产的非挥发性物质。在进行处方设计时，软胶囊中往往加入一些辅料。如维生素 A 胶囊中加聚山梨酯 80，以提高药物的吸收和生物利用度，加入 10% 甘油或丙二醇可减少聚乙二醇对囊材壁的硬化作用等。

油是软胶囊中最常用的药物溶剂或混悬介质。如果填充药物具有吸湿性或含有与水混溶的液体时（如聚乙二醇、甘油、丙二醇、聚山梨酯 80 等），应注意其吸湿性对囊材壁的影响。如果药物是亲水性的，可在药物中保留 3%～5% 的水分。但若药物的含水量超过 5%，或含低分子量水溶性或挥发性有机物（如乙醇、丙酮、羧酸、胺类或酯类等），这些液体则容易透过明胶壁而使囊材软化或溶解；醛类药物也可以使明胶变性，因此上述两类药物均不宜制成软胶囊。

填充药物的酸碱度也是影响软胶囊质量的重要因素之一。生产中常选用磷酸盐、乳酸盐等缓冲溶液调节填充药物的 pH，使之控制在 4.5～7.5，以防止囊材中的明胶在强酸下水解而泄漏，或在强碱下变性而影响崩解和溶出。

装填混悬液时，还需注意混悬液必须有较好的流动性和微粒混悬稳定性，所含固体药物的粒度应控制在 80 目以下。

（四）软胶囊的制法

软胶囊的制备方法可分为压制法（模压法）和滴制法，其中压制法制成的软胶囊称为有缝软胶囊，滴制法制成的软胶囊称为无缝软胶囊。

1. 压制法　压制法是将胶液制成厚薄均匀的胶片，再将药液置于两个胶片之间，用钢板模或旋转模压制软胶囊的一种方法。压制法制备主要包括配制囊材胶液、制胶片和压制软胶囊三个过程。根据囊材处方，将一定配比的原、辅料配成胶液，制成厚薄均匀的胶片，药液置于两胶片间，用自动旋转轧囊机或钢板压制而成。模的形状决定了软胶囊的形状，多为球状或椭球形。

大量生产时，常采用自动旋转轧囊机，在电动机带动下各部分均自动运转，连续操作。本法的特点是连续自动化生产，产量高，成品率高，装量差异小。其工作原理，如图 13 - 6 所示。

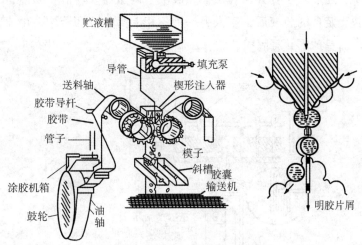

图 13 - 6　自动旋转轧囊机旋转模压

案例导入

案例 13 - 3　十滴水软胶囊

处方：樟脑 62.5g　　干姜 62.5g　　大黄 50g　　小茴香 25g

　　　　肉桂 25g　　　辣椒 12.5g　　桉油 31.25ml

功能与主治：健胃，祛暑。用于因中暑而引起的头晕，恶心，腹痛，胃肠不适。

制法：以上 7 味，大黄、辣椒粉碎成粗粉，干姜、小茴香、肉桂提取挥发油，备用。药渣与大黄、辣椒粗粉按照《中国药典》（2015 年版）流浸膏与流浸膏剂项下的渗滤法，用 80% 乙醇作溶剂，浸渍 24h 后，续加 70% 乙醇进行渗滤，收集渗滤液。回收乙醇至无醇味，药液浓缩成相对密度为 1.30（50℃）的清膏，加压干燥，粉碎，加入大豆油与上述挥发油及樟脑、桉油，混匀，压制成软胶囊1000粒，即得。

用法与用量： 口服，一次1~2粒，儿童酌减，孕妇忌服。

注解：（1）本品为棕色的软胶囊，内容物为含有少量悬浮固体浸膏的黄色油状液体；气芳香，味辛辣。采用薄层色谱法鉴别大黄、肉桂；气相液相色谱法测定樟脑的含量，本品每粒含樟脑（$C_{10}H_{16}O$）不得少于53mg。

（2）本品含油类药物和乙醇提取的脂溶性成分，制成软胶囊较佳，生物利用度高于其他固体制剂。提取工艺中采用醇提，可保证药物的有效成分提取较完全。

（3）本品在贮藏过程中应注意对外界因素的控制。温度、湿度是导致胶囊老化的直接原因，通常贮藏温度控制在37℃以下。湿度过低会引起胶囊弹性塑性变化，湿度过高易引起霉变，并导致崩解时间延长。

（4）本品在贮存期内可能出现渗油现象。宜采用柱形胶囊壳，配制后的药液应不含水分，以免水分透入囊壳使胶丸变形而在制备与贮存中渗油。同时要注意控制药液的pH，一般需调节pH在2.5~7.5。

2. 滴制法 系指通过滴制机制备软胶囊的方法。即利用明胶液与油状药物为两相，分别盛装于贮液槽中，通过双层喷头（外层通入胶液，内层通入药液）按不同速度喷出，使一定量的明胶液包裹定量的药液后，滴入另一种不相混溶的冷却液中，由于表面张力作用使胶液进入冷却液后呈球形并凝固成软胶囊。滴制法制备示意图，如图13-7所示。

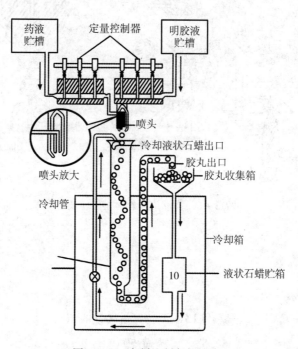

图13-7 滴制法制备软胶囊

采用滴制法制备软胶囊时，应当注意影响其质量的因素，主要包括：①明胶液的处方组成比例；②胶液的黏度；③药液、胶液及冷却液的温度；④药液、胶液及冷却液三者的相对密度；⑤软胶囊的干燥温度。在实际生产过程中，根据不同的品种，必须经过试验，才能确定最佳的工艺条件与参数。

案例导入

案例13-4　牡荆油胶丸

处方： 牡荆油（95%）1000ml　　食用植物油3000ml

功能与主治： 祛痰、镇咳、平喘药。用于治疗慢性支气管炎等。

制法： 取牡荆油与经加热灭菌、澄清的食用植物油充分搅拌，即得透明的淡黄色药液。取明胶加入适量的水使其膨胀，另将甘油及余下的水置胶锅中加热到70~80℃，混合均匀，加入已膨胀的明胶搅拌，熔化，保温1~2h，静置，使泡沫上浮、除去，滤过，即得。

采用滴制法，将制好的明胶液置明胶贮槽中，牡荆油药液放入药液贮槽内；药液与胶液应保持60℃；将药液与明胶液滴入冷却的液体石蜡中（温度以10~17℃为宜，室温为10~20℃，滴头温度为40~50℃），制得胶丸，整丸，干燥，即得。

用法与用量： 口服，一次1~2粒，一日3次，或遵医嘱。

注解：（1）明胶液配制的配方一般为明胶100g、甘油30ml、水130ml。

（2）本品每丸重80mg，内含牡荆油20mg。

（3）牡荆油的提取：取新鲜牡荆叶置提取器中，用水蒸气蒸馏法提取挥发油，再用油水分离器分出牡荆油，脱水，滤过，即得。

（4）在胶丸干燥的过程中，滴出的胶丸先均匀摊于纱网上，在10℃以下低温吹风4h以上，再用擦丸机擦去表面的液状石蜡，然后再低温（10℃以下）吹风20h以上，取出。用乙醇-丙酮（5∶1）的混合液或石油醚洗去胶丸表面油层，再吹干残留的溶剂，于40~50℃下干燥约24h。取出干燥的胶丸，用乙醇洗涤，在40~50℃下吹干，即得。

三、肠溶胶囊的制法

肠溶胶囊可以使药物在肠道定位释放出来，从而在人体肠道发挥局部或全身治疗作用，主要适于一些具有腥臭味、刺激性或遇酸不稳定或需要在肠内溶解后释放的药物的制备。肠溶胶囊按种类可分为小肠溶胶囊（即普通肠溶胶囊）和结肠溶肠溶胶囊。

肠溶胶囊较传统胶囊的优势主要体现在：①药物不溶于胃液，可避免或降低某些药物对胃壁的副作用；②可防止酸不稳定性药物在胃部的降解，提高药物疗效；③可定点释药，提高药物在肠道的局部浓度，充分发挥治疗作用；④使含特殊成分的药物（如蛋白质或肽类）经口服发挥疗效。

肠溶胶囊主要有甲醛浸渍法和包衣法两种制备方法。甲醛浸渍法是将明胶与甲醛作用生成甲醛明胶，使囊壳中的明胶无游离氨基存在，失去与酸结合能力，从而只能在肠液中溶解。但该方法受甲醛浓度、浸渍时间、胶囊贮存时间等因素影响较大，因此其肠溶性非常不稳定，现很少应用此法制备肠溶胶囊。

包衣法是指在明胶囊壳表面或胶囊内容物表面包裹肠溶衣料，如用聚乙烯基吡咯烷酮作底衣层，再用蜂蜡等作外层包衣，也可用聚丙烯酸树脂Ⅱ号、邻苯二甲酸醋酸纤维酯等溶液包衣等。包衣法制备的肠溶胶囊肠溶性较稳定，因此，该方法是目前制备肠溶胶囊最常用的方法。具体操作步骤如下：①胶囊壳包衣法将囊壳涂上一层肠溶材料，达到肠溶的效果。常用肠溶材料有邻苯二甲酸醋酸纤维酯（CAP）、聚丙烯酸树脂类共聚物等。先将邻苯二甲酸醋酸纤维酯（CAP）、聚乙烯基吡咯烷酮（PVP）溶液喷射于胶囊上，作为底衣层，以增加其黏附性，然后用邻苯二甲酸醋酸纤维酯（CAP）、聚丙烯酸树脂Ⅱ号等进行外层包衣。可将药物直接填充到具有肠溶作用的空心胶囊内。目前，国内已有生产可在不同肠道部位溶解的空心胶囊。②胶囊内容物包衣法将内容物（颗粒、小丸等）包肠溶衣后装入空心胶囊中，此空心胶囊虽在胃中溶解，但内容物只能在肠道中溶解、崩解和溶出。

案例导入

案例13-5 三七总皂苷肠溶微丸胶囊

处方： 三七总皂苷提取物120g　　微晶纤维素90g　　淀粉90g　　PVP K$_{30}$　6g
雅克宜肠溶包衣材料适量

功能与主治： 活血化瘀，活络通脉，改善脑梗塞、脑缺血功能障碍，恢复缺血性脑代谢异常，抗血小板聚集，防止血栓形成，改善微循环，降低全血黏度，增强颈动脉血流量，主要用于心脑血管栓塞性病症，主治中风、半身不遂、口舌歪斜等。

制法： 将三七总皂苷提取物、微晶纤维素、淀粉和PVP K$_{30}$混匀，加入水制软材，挤出后在滚圆机中滚圆、干燥，小丸置于流化床包衣机中，以肠溶包衣材料配制的包衣液进行包衣，干燥，装胶囊，即得。

用法与用量： 口服。一次1粒，一日3次，4周为一个疗程。

注解： ① 三七总皂苷主要成分三七三醇皂苷在胃内酸性环境下分解失活，疗效降低。通过制成肠溶微丸胶囊可避免胃液影响，在肠液中溶解并吸收，从而提高疗效。

② 肠溶微丸抗酸性主要由衣膜厚度决定，厚度过低，则药物在胃中释放较多，达不到肠溶效果；若厚度过高，则后期释放不完全。

思考题： 将三七总皂苷制成肠溶微丸胶囊比直接制成肠溶胶囊的优势体现在哪里？

扫码"学一学"

第三节　胶囊剂的质量检查与包装、贮藏

一、胶囊剂的质量检查

胶囊剂的质量检查主要包括性状、理化鉴别、含量测定和微生物限度检查等项目。有些在《中国药典》（2015年版）制剂通则项下有规定，有些则应通过试验和研究，根据具体品种制订相应的标准。

（一）外观

胶囊剂应整洁，不得有粘结、变形、渗漏或囊壳破裂，并应无异臭。

（二）水分

硬胶囊的内容物，除另有规定外，水分不得超过9.0%（硬胶囊内容物为液体或半固体者不检查水分）。

（三）装量差异

《中国药典》（2015年版）规定的检查方法及标准。测定方法是取供试品10粒，每粒装量与标示装量相比较（规定含量测定的或无标示装量的胶囊剂，则与平均装量相比较），

应当在规定范围以内，超出装量差异限度的胶囊不得多于 2 粒，并不得有 1 粒超出限度的 1 倍。

（四）崩解时限

硬胶囊和软胶囊，取供试品 6 粒，加挡板进行检查，硬胶囊应在 30min 内、软胶囊应在 1h 内全部崩解；肠溶胶囊，取供试品 6 粒，先不加挡板在盐酸溶液中检查 2h，每粒囊壳不得有裂缝或崩解现象，然后在人工肠液中进行检查，1h 内全部崩解。

（五）其他

胶囊剂的含量测定、溶出度、释放度、含量均匀度、微生物限度等均应符合要求。内容物包衣的胶囊剂应检查有机溶剂残留量。

二、胶囊剂常见质量问题

1. 装量差异超限　导致胶囊剂装量差异超限的原因主要有囊壳因素、药物因素、填充设备因素等。在制备硬胶囊过程中要选用正规厂家的合格空心胶囊，通过加入适宜辅料或者制颗粒等方法改善药物的流动性，使填充准确，同时对填充设备要及时维修保养，确保正常运转。

2. 吸潮　中药胶囊的吸潮问题是制药工作中遇到的较为普遍的难题，因为中药胶囊吸潮后往往会变软、结块，甚至霉变，从而影响药品的质量和疗效。可以通过改进制备工艺（如制粒、防潮包衣），利用玻璃瓶包装、双铝箔包装、铝塑包装等方法解决。

三、胶囊剂的包装、贮藏

胶囊剂易受温度与湿度的影响，因此包装材料必须具有良好的密封性能。现常用的有玻璃瓶、塑料瓶和铝塑泡罩式包装。用玻璃瓶和塑料瓶包装时，应将容器洗净、干燥，装入一定数量的胶囊后，容器内间隙处塞入干燥的软纸、脱脂棉或塑料盖内带弹性丝，防止震动。易吸湿变质的胶囊剂，还可在瓶内放一小袋烘干的硅胶作为吸湿剂。

胶囊剂的贮藏宜在阴凉干燥处。一般来说，高湿度（相对湿度≥60%，室温）易使胶囊剂吸湿、软化、变粘、膨胀、内容物结团，并会造成微生物滋生。因此，须选择适当的贮藏条件，一般而言，应在小于 25℃、相对湿度不超过 45% 的干燥阴凉处密闭贮藏。

重点小结

重点难点	药师考点
1. 胶囊剂的定义、特点；不同规格空心胶囊的选择	☆☆☆空心胶囊的原料与辅料；硬胶囊、软胶囊的制法
2. 硬胶囊和软胶囊制备工艺流程和操作关键；空心胶囊囊材辅料的作用	☆☆硬胶囊药物的处理与填充；空心胶囊的规格与选用；软胶囊对填充物的要求及制备方法；胶囊剂的质量检查
3. 胶囊剂的一般质量检查	☆胶囊剂的分类；胶囊剂的特点

（廖　婉）　　　扫码"练一练"

第十四章 丸 剂

要点导航

1. **掌握** 水丸、蜜丸、水蜜丸、浓缩丸、滴丸的含义、特点与应用；泛制法、塑制法、滴制法制备丸剂的基本原理和方法。
2. **熟悉** 糊丸、蜡丸的含义、特点与制法；滴丸成型原理、过程及影响因素；各类丸剂的质量检查方法；丸剂常见质量问题与解决措施。
3. **了解** 丸剂的常见包衣种类与方法。

扫码"学一学"

第一节 概 述

一、丸剂的含义

丸剂（pills）系指原料药物与适宜的辅料制成的球形或类球形剂型，主要供内服。作为中药传统剂型之一，丸剂最早记载于《五十二病方》《神农本草经》《太平惠民和剂局方》《金匮要略》《伤寒杂病论》等古典医籍中早有丸剂品种、剂型理论、辅料、制法及应用等方面的记载，丸剂丰富的辅料和包衣材料使其临床应用广泛，如水丸取其易化、蜜丸取其缓化、糊丸取其迟化，蜡丸取其难化等可满足不同治疗需求。随着医学和制药工业的不断发展，丸剂的新工艺、新技术、新辅料等也有较快的发展。丸剂作为中药制剂主要剂型之一，《中国药典》（2015 年版）（一部）中收载品种达 300 多个。

二、丸剂的特点

1. 丸剂的优点 ①不同类型的丸剂，释药与作用速度不同，可根据需要选用。传统丸剂溶散、释药缓慢，可延长药效（丸者缓也，不能速去病，舒缓而治之也），适用于慢性病治疗或病后调和气血；新型水溶性基质滴丸奏效迅速，可用于急救。②固体、半固体药物以及黏稠性的液体药物均可制成丸剂。③提高药物稳定性，减少刺激性。芳香性药物或有特殊不良气味的药物，可泛在丸内层，或通过包衣掩盖。制成糊丸、蜡丸，也可降低毒性或不良反应。④制法简便，既可小量制备，也适于工业生产。

2. 丸剂的缺点 ①某些传统品种剂量大，服用不便，尤其是儿童患者；②制备时控制不当易致溶散迟缓；③以原粉入药，微生物易超标。

三、丸剂的分类及制法

丸剂根据赋形剂种类分为水丸、蜜丸、水蜜丸、浓缩丸、糊丸、蜡丸等。根据制法分为泛制丸、塑制丸和滴制丸。化学药丸包括滴丸和糖丸。

1. 泛制法 系指在转动的适宜设备中，将饮片细粉与赋形剂交替润湿、撒布、不断翻滚，粘结成粒，逐渐增大的制丸方法。主要用于水丸、水蜜丸、糊丸、浓缩丸的制备。

2. 塑制法 系指饮片细粉加适宜的黏合剂或润湿剂，混合均匀，制成软硬适宜、可塑性好的丸块，再依次制丸条、分粒、搓圆而成丸粒的一种制丸方法。多用于蜜丸、水蜜丸、浓缩丸、糊丸和蜡丸的制备。

3. 滴制法 系指药物与基质制成溶液或混悬液，滴入另一种与之不相混溶的液体冷凝液中，冷凝成丸粒的制丸方法，主要用于滴丸剂的制备。

> **知识拓展**

糖丸指以适宜大小的糖粒或基丸为核心，用蔗糖和其他辅料的混合物作为撒粉材料，选用适宜的黏合剂或润湿剂制丸，并将原料药物以适宜的方法分次包裹在糖丸中而制成的制剂。味甜，易溶化，适合于儿童用药，多用于疫苗制剂。

扫码"学一学"

第二节 水 丸

一、水丸的含义与特点

水丸系指饮片细粉以水（或黄酒、醋、稀药液、糖液等）为黏合剂或润湿剂制成的球形或类球形制剂。

水丸的特点：①以水或水性液体为赋形剂，服用后在体内易溶散和吸收，显效快；②一般不另加其他固体赋形剂，实际含药量高；③在制备时可将一些易挥发、有刺激性气味、性质不稳定的药物泛入内层，可防止挥散或变质；或可根据泛制时药物的加入顺序和包衣手段来控制药物释放的速度和部位，如将缓释、速释药物分别泛入丸剂内层、外层。④丸粒小、表面致密光滑，便于服用和贮藏；⑤生产设备简单，但制备工序复杂，易引起微生物污染，溶散时限较难控制。

二、水丸的赋形剂

水丸的赋形剂主要有润湿剂和黏合剂。前者的作用在于润湿药物细粉，诱导其黏性，后者的主要作用在于增强药物细粉的黏性，旨在利于成型。有的赋形剂如酒、醋等，还能利用自身性能起到协同或改变处方药物性能的作用。常用赋形剂有以下几种：

1. 水 是最常用的润湿剂，常采用蒸馏水、冷沸水或离子交换水，主要起润湿物料、诱发黏性的作用。

2. 酒 常用白酒和黄酒，借"酒力"发挥引药上行、祛风散寒、活血通络、矫腥除臭等作用。酒中含有的乙醇能溶解药粉中的树脂、油脂等成分，增加药粉黏性，但其诱导黏性能力不如水。另外，酒易于挥发而有助于丸剂的干燥。

3. 醋 常用米醋，含醋酸为3%～5%，既能润湿，又能使药物中的碱性成分成盐而增加溶解度，还具有引药入肝、理气止痛等作用。

4. 药汁 若处方中含不易粉碎的饮片或鲜药材时，可根据其性质提取或压榨制成药汁，既可发挥自身黏性作用或诱导其他药粉的黏性制丸，又可减少服用体积，使其药性存留。

采用煎汁的药料主要包括富含纤维、质地坚硬、黏性过大难以粉碎或树脂类的饮片和浸膏类。

三、水丸的制法

泛制法制备水丸的工艺流程见图 14-1。

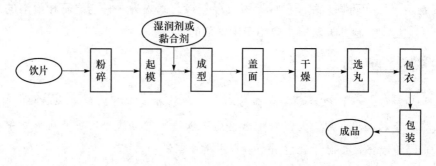

图 14-1　泛制法制备水丸工艺流程

1. 原料准备　泛丸用药粉一般应为细粉或最细粉，起模、盖面或包衣用粉应为最细粉（选用黏性适中的饮片粉碎制得）。应根据处方药物的性质，采用适宜的粉碎、过筛、混合方法，制成均匀的药物细粉备用。按规定部分饮片经提取、浓缩后制成的药汁可作为赋形剂。

2. 起模　系利用赋形剂的润湿作用诱导出药粉的黏性，使药粉相互黏着成细小的颗粒，并层层增大使成丸模称为模子的操作过程。起模是泛制法制备水丸的关键操作，也是丸剂成型的基础。模子的形状直接影响着成品的圆整度，模子的粒径和数目影响成型过程中筛选的次数、丸粒规格及药物含量均匀度。起模的关键在于选择黏性适宜的药粉起模。起模的方法主要有粉末直接起模和湿颗粒起模。

（1）粉末直接起模　在泛丸锅内喷少量水使其润湿，撒布少量药粉，转动泛丸锅，刷下锅壁黏附的粉末，再喷水、撒粉，反复循环多次，粉粒逐渐增大至直径约 1mm 左右的球形颗粒状，筛取 1 号筛和 2 号筛之间的颗粒，即得模子。

（2）湿颗粒起模　将药粉以水混匀，按照制粒工艺制成软材，将软材挤压通过 2 号筛制得颗粒，将颗粒置泛丸锅中经旋转、碰撞、摩擦成球状，过筛分等即得模子。

模子的数量与规格影响水丸成品的数量和规格，因此，起模用药粉的量应严格控制，大生产控制时常采用经验公式计算：

$$X = \frac{0.625 \times D}{C} \qquad (14-1)$$

式中　X 为起模用粉量/kg；D 为药粉总量/kg；C 为水丸 100 粒干重/g；0.625 为标准模子 100 粒的重量。

3. 成型　系指将经筛选合格的丸模逐渐加大至接近成品的操作。加大成型的方法和起模相同，即在丸模上反复加水润湿、撒粉、滚圆以及不断筛选。

操作时应注意：①每次加水、加粉量应适当，而且分布要均匀。随着丸粒增大，加水和加粉量应酌情逐步增加。泛制水蜜丸、糊丸和浓缩丸时所用赋形剂的浓度可随着丸粒的增大而提高（筛出的歪粒或过大过小的丸粒等可用水调成糊状泛在加大的丸粒上）；②滚动时间应以丸粒坚实致密而不影响其溶散为指标；③处方中若含有芳香挥发性或特殊气味以及刺激性较大的药材,宜分别粉碎后,泛于丸粒中层,以免挥发或掩盖不良气味;④不能使用铜质或铁质泛丸锅,尤其含朱砂、硫磺以及酸性药物的丸剂,以免变色或产生毒性成分;⑤在成型过程中,应不断筛选以控制丸粒的粒度和圆整度。

4. 盖面 将已经成型、筛选合格的丸粒,用饮片细粉或水继续在泛丸锅内滚动操作,使达到成品规定的大小标准,丸粒表面致密、光洁,色泽一致。

知识拓展

盖面方式有干粉盖面、清水盖面和清浆盖面等。

(1) 干粉盖面 根据处方规定选择方中特定的饮片细粉盖面。操作时先将丸粒充分润湿撞紧,然后一次或分次将药粉撒布于丸上,使分布均匀,滚动一定时间至丸粒光、圆、紧密即可取出,俗称"收盘"。干粉盖面的丸粒干燥后,表面色泽均匀、美观。

(2) 清水盖面 方法同干粉盖面,以水代替干粉作为盖面材料,滚动一定时间,迅速取出干燥,色泽不如干粉盖面效果好。

(3) 清浆盖面 方法同清水盖面。将预留的药粉或废丸粒加水制成清浆进行盖面。

5. 干燥 盖面后的丸粒应及时干燥,温度一般控制在80℃以下,含挥发性成分的水丸控制在60℃以下。多采用烘房、烘箱进行,还可采用沸腾干燥、微波干燥、远红外线干燥等方法。

6. 选丸 为保证水丸的外观、重量差异等质量要求,干燥后应采用手摇筛、振动筛、滚筒筛、检丸器或连续成丸机组等进行筛选。

7. 包衣 根据医疗需要,将水丸表面包裹衣层的操作称为包衣或上衣,包衣后的丸剂称为"包衣丸剂"。

8. 质检包装 按照水丸的质量标准对成品进行检验,质量检查合格后即可包装。

案例导入

案例14-1 防风通圣丸

处方: 防风50g　　荆芥穗25g　　薄荷50g　　麻黄50g　　大黄50g
　　　芒硝50g　　栀子25g　　滑石300g　　桔梗100g　　石膏100g
　　　川芎50g　　当归50g　　白芍50g　　黄芩100g　　连翘50g
　　　甘草200g　　白术(炒)25g

功能与主治: 解表通里,清热解毒。用于外寒内热,表里俱实,恶寒壮热,头痛咽干,小便短赤,大便秘结,瘰疬初起,风疹湿疮。

制法: 以上十七味,滑石粉粉碎成极细粉;其余防风等十六味粉碎成细粉、过筛、混匀,用水制丸,干燥,用滑石粉包衣,打光,干燥,即得。

用法与用量: 口服。一次6g,一日2次。

注解: (1) 方中芒硝主要成分为 $Na_2SO_4 \cdot 10H_2O$,极易溶于水。以芒硝水溶液泛丸,既能使之成型,又能起治疗作用。

(2) 滑石粉既是药物,又用作包衣剂,节省了辅料,同时也可防止薄荷、荆芥中挥发性成分的散失。

(3) 在滑石粉中加入10%的 $MgCO_3$,可增加洁白度,并增强其附着力。

（4）包衣前丸粒应充分干燥，包衣时撒粉用量要均匀，黏合剂浓度要适量，否则易造成花斑。

问题：丸剂包衣的目的以及其操作注意事项？

案例 14 - 2　清润丸

处方：
大黄（制）590g	黄芩 118g	肉桂 17.7g	丁香 5.9g
硼砂 29.5g	甘草 59g	冰片 17.7g	青果 118g
薄荷脑 17.7g	儿茶 29.5g	青黛 50g	

功能与主治：清热，润肠，通便，导滞，用于积热便秘。

制法：以上十一味，除青黛、儿茶外，冰片、薄荷脑分别粉碎成细粉；其余大黄等七味混合粉碎成细粉，过筛，混匀，与冰片、薄荷脑细粉混匀，用儿茶煎汁制丸，低温干燥，用青黛包衣，打光，制成 1000g，即得。

用法与用量：口服，一次 1.5~3g，一日 1~2 次。

注解：（1）在原料准备时，根据处方各药物特点采取了不同的粉碎方法，满足了制剂需要。处方药物黏性较差，将儿茶煎汁作为赋形剂保证了丸粒的泛制成型。

（2）冰片与薄荷脑可能会形成低共熔物，应分别进行粉碎处理，同时，要注意减少损失。

（3）处方中各药物剂量差异较大，须采用等量递增法进行混合以保证均匀性。

（4）采用处方组成之一的青黛进行包衣，既保证了制剂的稳定性，又体现了中药制剂"药辅合一"的特点。

（5）该制剂含较多挥发性有效成分，应采取低温干燥。

问题：（1）为何选择青黛作为包衣材料？

（2）处方中药材应选择哪种粉碎方法？

第三节　蜜　丸

扫码"学一学"

一、蜜丸的含义与特点

蜜丸系指饮片细粉以蜂蜜为黏合剂制成的丸剂。以炼蜜和水为黏合剂制成的丸剂称水蜜丸。以蜂蜜作为赋形剂制成的蜜丸在胃肠道中释药缓慢，作用持久，多用于治疗慢性病。传统蜜丸分为大蜜丸和小蜜丸，规格以 0.5g 为分界，每丸重量在 0.5g（含 0.5g）以上的称大蜜丸，0.5g 以下的称小蜜丸。

知识拓展

蜂蜜为蜜蜂科昆虫中华蜜蜂 *Apis cerana* Fabricius 或意大利蜂 *Apis mellifera* Linnaeus 所酿的蜜，春至秋季采收，为一味传统中药，主要成分为葡萄糖和果糖，另含有少量蔗糖、有机酸、挥发油、维生素、酶类、乙酰胆碱、无机盐等营养成分。制剂学中除了作为蜜丸的主要赋形剂外，还可作为其他剂型的黏合剂、矫味剂等，用途广泛。蜂蜜等级规格主要根据蜜源植物和蜂蜜的质量划定，分为一等、二等、三等和等外蜂蜜，一等蜂蜜呈水白色或浅琥珀色，黏稠透明，味甜润，不易结晶，如荔枝蜜、柑橘蜜、紫云英蜜等，常见的油菜花蜜属二等蜂蜜。需要特别注意的是，用曼陀罗花、雪上一枝蒿等有毒花朵所酿之蜜汁色深、味苦而涩、有毒，切勿药用及食用。近年来，食品医药等行业对蜂蜜的需求量急剧增加，同时，各种原因导致蜂蜜质量极不稳定，在制药行业也有采用果糖、葡萄糖浆代替蜂蜜使用的研究报道。

二、蜂蜜的炼制

蜂蜜的炼制系指将蜂蜜加热熬炼至规定程度的操作。炼蜜的目的是为了除去杂质、降低水分含量、破坏酶类、杀死微生物、增加蜂蜜黏性等。在制备蜜丸时，应根据物料特性对蜂蜜进行适当炼制。炼制的蜂蜜分为嫩蜜、中蜜、老蜜 3 种规格，应根据药材性质选择，详细规格见表 14 – 1。

表 14 – 1 蜂蜜的炼制规格及适用性

规格	炼蜜温度（℃）	含水量（%）	相对密度	适用物料
嫩蜜	105 ~ 115	17 ~ 20	1.35	含有较多油脂、黏液质、胶质、糖、淀粉、动物组织等黏性较强物料
中蜜	116 ~ 118	14 ~ 16	1.37	黏性中等的物料
老蜜	119 ~ 122	10 以下	1.40	黏性差的矿物质或纤维质物料

在三种炼蜜规格中，嫩蜜的色泽与生蜜相比无明显区别，略有黏性；中蜜又称炼蜜，是将嫩蜜继续加热炼制，当出现浅黄色、有光泽的翻腾的均匀细气泡，手捻有一定黏性，两手指分开无白丝出现时为度，是用途最广泛的炼蜜规格，《中国药典》（2015 年版）中多采用中蜜规格为用；将中蜜继续加热，当出现红棕色光泽的较大气泡，手捻之甚黏，两手指分开出现长白丝，呈"滴水成珠"时即为老蜜。

在实际生产中，炼蜜的程度不仅与物料特性有关，而且与物料含水量、季节等有一定关系，通常冬季多用嫩蜜，夏季多用老蜜。

三、蜜丸的制法

蜜丸主要采用塑制法制备，工艺流程见图 14 – 2。

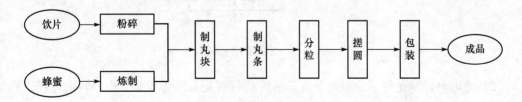

图 14 – 2 塑制法制备蜜丸工艺流程

1. 物料准备 采用适宜方法对饮片进行粉碎，过筛，制备得到细粉或最细粉；按照物料性质选择蜂蜜炼制规格；将制丸工具清洁后用 70% 乙醇擦拭备用。

2. 制丸块 又称和药、合坨，是塑制法的关键工序。在药粉中加入适量的炼蜜，充分混匀，制成软硬及黏稠度适宜的丸块，并具有一定的可塑性。丸块的软硬程度及黏稠度会影响丸粒成型和贮藏。优良的丸块应可随意塑形而不开裂、不黏手、不黏附器壁。丸块质量与炼蜜规格、和药时的蜜温、用蜜量等有关。

（1）炼蜜规格　炼蜜规格应根据药粉性质、粒度、含水量、温度和湿度来选择。

（2）和药时的蜜温　温度会影响蜂蜜的黏性，同时对药粉的性质也会造成影响。如处方中含有树脂、胶质、糖等成分的中药，遇热易熔化而使丸块黏软，不易成型，冷却后硬度增加而不利制丸，故此类药粉和药蜜温应低于80℃。一般处方采用热蜜和药，但当处方中含有冰片、麝香等芳香挥发性药物时，应采用温蜜和药，处方药物黏性较差时以老蜜趁热加入和药。

（3）蜂蜜用量　蜂蜜用量主要与药粉的性质、季节及和药方式有关，一般用量为1：1～1：1.5。如药粉自身黏性强，则用蜜量少，黏性差者用蜜量多；冬季用蜜量多，夏季少；手工和药比机械和药用蜜量大。

3. 制丸条、分粒与搓圆　将上述丸块采用一定方法制成条状，再进行分割搓圆的操作。随着制药设备的不断发展，手工制丸已很少应用，在大生产中多采用机器制丸，生产中常见的生产设备有中药自动制丸机和光电自控制丸机。

（1）中药自动制丸机　是一种多用途丸剂成型设备，可用于制备蜜丸、水蜜丸、浓缩丸、水丸。如图14-3所示，主要由加料斗、推进器、出条嘴、导轮及刀具组成。药料在加料斗内经推进器的挤压作用通过出条嘴制成丸条，丸条经导轮被传递至刀具切、搓而成丸粒，制丸速度可通过旋转调节钮进行调节。

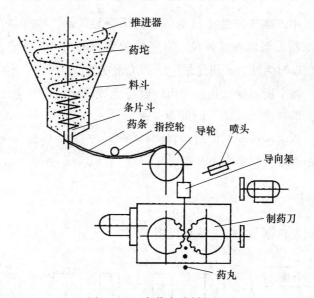

图14-3　中药自动制丸机

（2）光电自控制丸机　采用光电讯号系统控制制丸条、切丸等工序。将药坨投入机器的进料口中，在螺旋推进器的连续推进下，挤出药条，再通过跟随切药刀的滚轮，经过渡传送带到达翻转传送带，当药条碰到第一个光电讯号，切刀立即切断药条，被切断药条继续向前碰上第二个光电讯号时，翻转传送带翻转，将药条送入碾辊滚压，制得成品。在生产中常用设备为HZY-14C型制丸机。

4. 干燥、质检、包装　为了保证蜜丸的滋润状态，成丸后应立即分装。为防止蜜丸霉变，成品可采用微波干燥、远红外辐射干燥等方法，同时有一定的灭菌效果。干燥后的丸剂，质量检查合格后即可包装。

四、蜜丸常见质量问题与解决措施

1. 表面粗糙　主要原因有：①药粉过粗；②蜜量过少且混合不均匀；③润滑剂用量不足；④药料含纤维多；⑤矿物类或贝壳类药量过大等。可针对性地采用粉碎性能好的粉碎机，提高药材的粉碎度；加大用蜜量或用较老的蜂蜜；制丸机传送带与切刀部位涂足润滑剂；将富含纤维类药材或矿物类药材提取浓缩成稠膏兑入炼蜜中等方法解决。

2. 空心　主要原因是丸块揉搓不够。在生产中应注意控制好和药及制丸操作；有时是因药材油性过大，蜂蜜难以黏合所致，可用嫩蜜和药。

3. 丸粒过硬　蜜丸在存放过程中变得坚硬。其原因有：①炼蜜过老；②和药蜜温低；③用蜜量不足；④含胶类药材比例大，和药时蜜温过高使其烊化后又凝固；⑤蜂蜜质量差或不合格。可针对原因，采取控制好炼蜜程度或和药蜜温、调整用蜜量、使用合格蜂蜜等措施解决。

4. 皱皮　蜜丸贮存一定时间后，在其表面呈现皱褶现象。主要原因有：①炼蜜较嫩，含水量过多，水分蒸发后导致蜜丸萎缩；②包装不严，蜜丸湿热季节吸湿而干燥季节失水；③润滑剂使用不当。可针对原因采取相应措施解决。

5. 微生物限度超标　采用热蜜和药，缩短制丸操作时间，可以有效降低微生物数量。

五、水蜜丸

水蜜丸可采用塑制法（方法同蜜丸）和泛制法（方法同水丸）制备。

采用塑制法制备水蜜丸时，应注意药粉的性质与蜜水的浓度和用量，一般情况下，黏性适中的药料，每100g用炼蜜40g，加水（按炼蜜：水 =1：2.5~3.0）搅匀后、煮沸、滤过备用。含纤维和矿物药较多的药料每100g用炼蜜50g左右，含黏液质、糖、胶类等较多的药料每100g用炼蜜10~50g，蜜水配制方法同上。

采用泛制法制备时，炼蜜应以沸水稀释后使用。在起模阶段必须以水起模，以免粘结。在加大成型阶段，先用低浓度的蜜水加大丸粒，待逐步成型时用浓度稍高的蜜水，成型后再改用低浓度蜜水撞光即可。水蜜丸中含水量较高，成丸后应及时干燥，以防霉变。

> **案例导入**

案例14－3　小儿太极丸

处方：胆南星200g　　天竺黄100g　　僵蚕（炒）60g　　大黄60g　　冰片6g
　　　　麝香6g　　　　朱砂20g　　　　蜂蜜（炼）548g

功能与主治：镇惊清热，涤痰消积。用于小儿急惊，手足抽搐，角弓反张，食积痞满，内热咳嗽等症。

制法：方中七味，除麝香、冰片外，朱砂水飞成极细粉；其余胆南星等四味药材粉碎成细粉；将麝香、冰片分别研细，与上述细粉配研，过筛，混匀，加炼蜜制成大蜜丸，制成1000丸，即得。

用法与用量：口服，小儿一次1丸，一日2次，周岁以内酌减。

注解：（1）本制剂处方药物黏性适中，采用中蜜（炼蜜）制丸，成型效果好。

（2）处方中朱砂采用水飞法制成极细粉，麝香和冰片分别采用单独粉碎，保证了粉碎

效果，但应注意在粉碎过程中减少损失。

（3）制剂处方中各药物投料量差异较大，混合时应采用等量递增法以保证混合的均匀性，必要时进行含量均匀性检查。

（4）冰片和麝香具有挥发性，和药时应采用温蜜以减少有效成分的损失。

思考题：（1）本制剂是否需要干燥，如需要，可采用哪些干燥方法？

（2）制备蜜丸时，选择蜂蜜规格需要考虑哪些因素？

扫码"学一学"

第四节　浓　缩　丸

一、概述

浓缩丸系指饮片或部分饮片提取浓缩后，与适宜的辅料或其余饮片细粉以水、蜂蜜或蜂蜜和水为黏合剂制成的丸剂，又称药膏丸、浸膏丸。浓缩丸始载于晋代葛洪《肘后方》，根据使用黏合剂的不同，分为浓缩水丸、浓缩蜜丸和浓缩水蜜丸。由于部分或全部饮片经提取浓缩后体积减少，浓缩丸服用、携带及贮藏均较方便，如《中国药典》（2015 年版）收载的六味地黄丸有两种丸剂类型，其中蜜丸一次服用量为 9g，浓缩丸为 1.44g，约为蜜丸服用量的 1/6。但应注意，浓缩丸在提取浓缩过程中受热时间较长，可能会影响部分有效成分的稳定性而影响药效。

二、浓缩丸的制法

1. 药物处理原则　基于确保疗效、缩小体积的前提，应根据处方饮片的质地及其所含有效成分的性质，考虑处方功能主治并结合制备方法的要求，确定粉碎或提取用药料。处理原则一般为：贵重细料药、含淀粉较多的药料，宜粉碎成细粉；质地坚硬、富含纤维、体积大、黏性大的药料，宜提取制膏。有效成分（或有效部位）明确且含量较高的药料，若有简便可行的提取方法，可提取有效成分或有效部位，以进一步去除杂质，缩小体积。提取与制粉药料的比例，还应根据提取饮片的得膏率和制粉饮片的出粉率综合分析确定。

提取、浓缩方法以及其工艺条件的控制应以有效成分的得率和节约成本为指标，尽量采用新方法、新工艺、新技术。如浓缩和干燥时，宜选用薄膜浓缩及喷雾干燥或微波真空干燥等方法，以保证成品溶散性和有效性。

2. 制备工艺　主要有泛制法和塑制法，近年来，还出现了压制法制备技术用于浓缩丸的制备。

（1）**泛制法**　主要用于水丸型浓缩丸的制备。以饮片提取液浓缩成清膏作为黏合剂，其余饮片粉碎成细粉用于泛丸；或将稠膏与细粉混合，干燥，再粉碎成细粉，用水以或不同浓度乙醇为润湿剂泛制成丸。当膏少粉多时，宜用前法；膏多粉少时，宜用后法。膏、粉比例不当对丸剂成型有着显著影响，当膏所占比例较大时，所制软材太黏或太软，使制丸难以进行。

（2）**塑制法**　用于蜜丸型浓缩丸的制备。取部分饮片提取浓缩成膏作为黏合剂，其余饮片粉碎成细粉，再加适量炼蜜，混合均匀，制丸块、丸条，分粒，搓圆，即得。

（3）压制法 该法将部分浸膏和饮片细粉制成颗粒（多采用流化床制粒），利用压片机压制成丸模，将剩余提取物、药粉及适量赋形剂在丸模基础上增圆成型。该方法成本低，机械化程度高，可控性强，成品硬度高，溶散快，质量稳定。

浓缩水蜜丸、浓缩水丸成丸后应及时干燥（80℃以下），含挥发性成分的丸剂干燥温度应保持在60℃以下，不宜加热者采用其他适宜方法干燥。

案例导入

案例 14-4 黄连上清丸

处方：黄连15g 栀子（姜制）120g 连翘120g 蔓荆子（炒）120g
防风60g 荆芥穗120g 白芷120g 黄芩120g
菊花240g 薄荷60g 大黄（酒炙）480g 黄柏（酒炒）60g
桔梗120g 川芎60g 石膏60g 旋覆花30g
甘草60g

功能与主治：清热通便，散风止痛。用于上焦风热，头晕脑胀，牙龈肿痛，口舌生疮，咽喉红肿，耳痛耳鸣，暴发火眼，大便干燥，小便黄赤。

制法：以上十七味，黄连、大黄、白芷、桔梗、旋覆花、黄柏、防风、栀子、石膏粉碎成细粉，过筛，备用；连翘、川芎、荆芥穗、薄荷用水蒸气蒸馏提取挥发油，蒸馏后的水溶液另器保存；药渣加入其余菊花等四味，加水煎煮两次，第一次2h，第二次1.5h，合并煎液，滤过，滤液加入蒸馏后的水溶液浓缩至相对密度为1.03～1.05（70℃）的清膏，与上述细粉泛丸，干燥，放冷，加入挥发油，混匀，共制成1000g，即得。

用法与用量：口服，一次3g，一日2次。

注解：（1）本制剂根据饮片性质及所含有效成分，对含挥发油较多的连翘等四味饮片采用双提法进行提取，其余饮片粉碎所得细粉与上述提取所的清膏以泛制法制备成浓缩丸。

（2）本制剂挥发油可采用喷加的方式使其均匀分布于丸粒表面，密闭放置一定时间使其充分吸收，也可采用β-环糊精包合后再与其他物料混合泛丸成型。

（3）在干燥时应充分考虑到温度对丸剂稳定性的影响，应保持低温干燥或其他干燥方式；还可采用包衣手段以进一步增强制剂的稳定性。

问题：（1）本制剂能否采用塑制法制备？

（2）本制剂可采用哪些干燥方法？

第五节 糊丸与蜡丸

扫码"学一学"

一、糊丸

1. 糊丸的含义与特点 糊丸系指饮片细粉以米粉、米糊或面糊等为黏合剂制成的丸剂。糊丸历史悠久，始见于汉代《伤寒论》方中，在宋代广泛使用。《汤液本草·用丸散药例》对糊丸有"其丸……稠面糊，取其迟化"的表述。传统糊丸以米糊、面糊作为黏合剂，质地坚硬，在胃内溶散迟缓，释药缓慢，可延长药效发挥，且能减少药物对胃肠道的刺激，一般含有剧毒或刺激性较强的药物的处方多制成糊丸。

2. 糊丸的制法

（1）泛制法　以水起模，用稀糊（经滤过除去块状物）作为黏合剂泛丸，操作方法同水丸。糊粉的用量，应按处方规定。泛制法一般用药粉总量5%～10%糊粉冲糊，多余的糊粉宜炒熟或生品和入药粉中泛丸。糊粉的用量、糊的稠度及其制法均可影响糊丸质量，用量过少、浓度过稀达不到"迟化"效果；反之，则过于坚硬难以溶散。糊丸干燥宜置于通风处阴干或低温干燥，切忌高温烘烤或曝晒。

（2）塑制法　与蜜丸制法相似，只是以糊代替炼蜜。制备时需注意以下几点：①一般以药粉量30%的糊粉制糊，多余糊粉炒熟后加入药料内制丸。②保持丸块润湿状态，糊丸的丸块极易变硬。③尽量缩短制丸时间，以免丸粒表面粗糙、裂缝。④糊丸干燥同泛制法。

案例导入

案例14-5　小金丸

处方： 麝香30g　　　　木鳖子（去壳去油）150g　　制草乌150g

枫香脂150g　　　乳香（制）75g　　　　　没药（制）75g

五灵脂（醋炒）150g　当归（酒炒）75g　　　　地龙150g

香墨12g

功能与主治： 散结消肿，化瘀止痛。用于痰气凝滞所致的瘰疬、瘿瘤、乳岩、乳癖，症见肌肤或肌肤下肿块一处或数处，推之能动，或骨及骨关节肿大、皮色不变、肿硬作痛。

制法： 以上10味，除麝香外，其余木鳖子等9味粉碎成细粉，将麝香研细，与上述粉末配研，过筛，每100g粉末加淀粉25g，混匀，另用淀粉5g制稀糊，泛丸，低温干燥，即得。

用法与用量： 打碎后口服，一次1.2～3g，一日2次；小儿酌减。

注解：（1）本品是以淀粉糊为黏合剂，采用泛制法制成的糊丸。制剂过程中麝香为贵细药，故应该单独粉碎，其因性质特殊，且应采用加入少量水进行湿法粉碎（俗称"打潮"），有"重研麝香"的说法，可保证投料准确性，也有利于混合的均匀性。

（2）处方中含有较多挥发性及动物蛋白类有效成分，成丸后应在低温环境干燥以防止成分挥散，同时防止由于温度过高而导致表面形成硬壳或开裂，以及药物有效成分被破坏。

（3）本处方中含有毒中药木鳖子、制草乌等，且含较强活血行气功用的麝香等药物，故孕妇禁用。

（4）本制剂处方含毒性药及贵重药，且剂量差异大，应注意各组分混合的均匀性。

思考题： 小金丸为何选择制成糊丸？

二、蜡丸

1. 蜡丸的含义与特点　蜡丸系指饮片细粉以蜂蜡为黏合剂制成的丸剂。"蜡丸取其难化而旋旋取效或毒药不伤脾胃"，即蜡丸在体内不溶散，缓慢持久释放药物，与现代骨架型缓释、控释释药系统相似。毒性或刺激性强的药物，制成蜡丸可减轻毒性和刺激性，但其释药速度的控制难度大，目前蜡丸品种较少。

2. 蜡丸的制法　蜡丸多采用塑制法制备。取精制的处方量蜂蜡，加热熔化，冷却至

60℃左右，待蜡液开始凝固，表面有结膜时，加入药粉，迅速搅拌至混合均匀，趁热制丸条，分粒，搓圆。

操作注意事项：①蜂蜡纯化后又称黄蜡，呈浅黄色块状，熔点 62~67℃，相对密度为 0.965~0.969。蜂蜡不溶于水，含软脂酸蜂酯（$C_{15}H_{31}COOC_{30}H_{61}$）约 80%、游离的蜡酸约 15%，市售品另含有芳香有色物质蜂蜡素以及多种杂质约 4%。常用煮法纯化，即将蜂蜡加适量水加热熔化，搅拌使杂质下沉，静置，冷后取出上层蜡块，刮去底面杂质，反复几次，即可。川白蜡、石蜡不能供制蜡丸用。②控制温度（60~70℃）熔化后接近凝固时的蜂蜡能与药粉混合均匀，具有可塑性，因而制备时温度的控制非常关键。温度过高或过低，蜡液与药粉分层无法混悬，温度过低无法混匀制丸块搓丸，丸块温度过高或过低也无法分剂量和成型。③控制药粉与蜂蜡用量比（1∶0.5~1），一般含植物药较多的处方蜡量宜多，含植物药比例小、矿物药比例大以及含有结晶水的矿物药，用蜡量宜少。④蜡丸含水量小，一般不必干燥。

知识拓展

研究表明，蜡丸具有类似于现代骨架药物的性质，现代缓控释制剂中的溶蚀性骨架缓控释系统有采用蜂蜡作为骨架材料使用的报道，使得药物在体内的释放达到缓控释效果。有研究采用体外溶出实验和在体生物利用度实验研究蜡丸的体内外释药行为，评价蜡丸能否保持缓慢释放，结果也证实了蜡丸与其他丸剂和普通剂型相比具有明显的缓释释药特征。蜡丸的基质蜂蜡虽然不溶于水，但其中的药物可通过蜡丸内部的细孔溶出而释放，这些细孔的数量和大小可以控制药物释放的速度和程度，这种释药方式类似于现代制剂中的骨架缓释系统。研究表明，蜂蜡在消化液中保持稳定，其无毒、廉价等特征，是一种理想的水溶性药物的缓控释骨架材料。

第六节 滴 丸

扫码"学一学"

一、滴丸的含义与特点

滴丸系指原料药物与适宜的基质加热熔融混匀，滴入不相混溶、互不作用的冷凝介质中制成的球形或类球形制剂，一般采用滴制法制备。滴丸是基于固体分散技术制成的丸剂，最早出现于 1933 年，系丹麦一家制药厂以滴制法制备的维生素 A、D 丸。1958 年我国有研究人员采用滴制法制备酒石酸锑钾滴丸。中药滴丸的研制始于 20 世纪 70 年代末，1977 年版《中国药典》开始收载滴丸剂，目前，国内已上市的中药滴丸有 20 多种，如速效救心丸、复方丹参滴丸、牡荆油滴丸等。

滴丸主要特点有：①药物在基质中呈分子、胶体或微粉状态高度分散。水溶性基质能显著改善药物的溶解性能，提高药物的溶出和吸收速率，增加制剂的生物利用度；②生产工艺简单，周期短，效率高，生产车间无粉尘，利于劳动保护，易于大生产；③滴丸中药物被基质包裹，和空气接触面积小，增加了药物的稳定性；④滴丸可使液态药物固体化，如芸香油滴丸、大蒜油滴丸等。滴制成丸后也可包薄膜衣或肠溶衣，达到不同用药目的；⑤用药部位多，滴丸每丸重量可以从 5mg 到 600mg，既可以口服，也适于耳、鼻、口腔等局部用药；⑥滴丸载药量较小，服用剂量大，因此对药物的前处理要求较高。

二、滴丸的制法

1. 滴丸基质要求与选用 滴丸由药物与基质组成，滴丸中除药物以外的赋形剂称为基质。滴丸基质应具备以下条件：①不与药物发生任何化学反应，不影响主药的疗效和检测；②熔点较低或加一定量热水（60℃以上）能溶化成液体，遇骤冷又能凝固，室温下保持固体状态；③对人体安全无害。

滴丸基质分为水溶性和非水溶性两大类。水溶性基质有聚乙二醇类、明胶、聚氧乙烯单硬脂酸酯（S-40）、硬脂酸钠等，用于速释滴丸的制备；非水溶性基质有硬脂酸、单硬脂酸甘油酯、虫蜡、蜂蜡、石蜡、氢化植物油等。

2. 冷凝液的要求与选用 在滴丸成型过程中，使液滴冷凝成为固体药丸的液体称为冷凝液。冷凝液与药丸直接接触，并影响液滴最终成型，应符合下列要求：①不溶解药物与基质，也不与主药或基质发生化学反应；②密度与液滴密度接近，可使滴丸在冷凝液中缓缓下沉或上浮，使其能够充分凝固，丸形圆整；③使用安全。

常用的冷凝液分两类：①水溶性基质常选用液体石蜡、甲基硅油、植物油、煤油等液体油类冷凝液；②非水溶性基质常用水、不同浓度乙醇等作为冷凝液。

3. 药物的前处理 滴丸载药量小，一般要求对处方药物要采用适宜的方法进行提取精制，制成有效部位或有效成分投料制丸，一些贵重药物也可直接粉碎投料。

4. 制备工艺 主要采用滴制法，工艺流程见图 14-4。

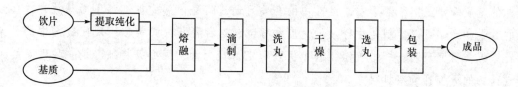

图 14-4 滴丸的制备工艺流程

将处理好的药物溶解、乳化或混悬于适宜的已熔融基质中，保持恒定温度（80~100℃），经一定大小管径的滴头，匀速滴入冷凝液中，凝固形成的丸粒徐徐沉于器底或浮于冷凝液的表面，取出，擦拭冷凝液，干燥，即得。干燥后的滴丸质量检查合格后即可包装。

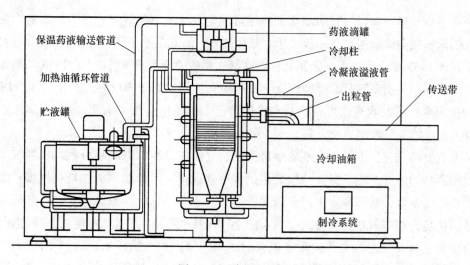

图 14-5 滴丸机结构

目前，生产上采用的滴丸自动化生产线由滴丸机、集丸离心机和筛选干燥机三部分组成，其中滴丸机由药物调制供应系统、冷却收集系统、循环制冷系统组成。滴丸机示意图见14-5，药物与基质的熔融液由贮液罐经泵进入药液滴罐，经滴头滴入冷凝液，药滴在冷凝液中收缩冷凝成球状，丸球沉落后由螺旋循环接收系统进入集丸抽斗，实现连续生产。

案例导入

案例14-6 元胡止痛滴丸

处方： 醋延胡索86.6g　　　白芷43.4g　　　聚乙二醇6000 适量

功能与主治： 理气，活血，止痛。用于气滞血瘀所致的胃痛，胁痛，头痛及痛经。

制法： 以上二味，粉碎成粗粉，用60%乙醇浸泡24h，加热回流提取2次，第一次3h，第二次2h，煎液滤过，滤液合并，浓缩成相对密度为1.40~1.45（60℃）的稠膏，备用。取聚乙二醇6000，加热使熔化，与上述稠膏混匀，滴入冷却的液体石蜡中，制成1000丸，除去表面油迹，即得。

用法与用量： 口服。一次20~30丸，一日3次，或遵医嘱。

注解：（1）由于滴丸载药量小，处方中白芷含较多淀粉，故采用60%乙醇进行提取，可有效降低处方出膏率，满足制剂需要。

（2）醋延胡索和白芷提取物以稠膏投料，可使其与熔融的基质快速混合均匀。

（3）采用水溶性的聚乙二醇6000作为基质，使药物在体内能够迅速溶散，快速发挥疗效。

（4）滴制时采用梯度冷却法以保证滴丸丸型圆整。

（5）本制剂处方源于元胡止痛方，目前已有口服液、片剂、胶囊等剂型，滴丸剂型与其他剂型相比可快速发挥止痛效果。

问题：（1）稠膏相对密度对滴丸质量有何影响？如何保证稠膏与基质混合的均匀性？

（2）中药滴丸中药物除了以稠膏形式投料外，还可以哪种形式进行投料？

（3）元胡止痛滴丸中药物是以何种形式存在？

思考题：（1）在新制剂设计中，选择丸剂类型应综合考虑哪些因素？

（2）如何通过现代制剂技术克服传统丸剂溶解迟缓问题？

三、滴丸的质量评价与影响滴丸质量的因素

滴丸的质量评价目前多采用正交试验法或均匀设计法，以量化的丸重差异系数、丸型圆整度、溶散时限与滴制难易程度等多个指标进行综合评分评定。

影响滴丸丸重的重要因素有：①滴头大小。在一定范围内滴头口径越大，滴制的丸粒越大。②滴制温度。滴制物料的温度升高，表面张力下降，丸重减少；温度降低，丸重增大。滴制的温度在整个制备过程中应当恒定。③滴距（滴头与冷凝液液面的距离，通常在10cm以内）。滴距过大易使滴出的液滴因重力作用被跌碎，从而影响丸重的一致性。④料液空气。熔料和冷凝工艺使料液中引入了空气又未排除，导致丸粒存在空洞而致丸重差异。⑤其他因素。滴速变化、储存液内因料液液位改变导致静压改变等可导致滴丸丸重差异。

影响滴丸圆整度的重要因素有：①液滴的重力或浮力，一般来讲，液滴在冷凝液中的

移动速度越快，圆整度越易受影响，液滴与冷凝液的密度差和冷凝液的黏度都会对圆整度产生影响。②冷凝液的冷凝方式也会对圆整度产生影响，应保持适当的梯度冷却，当液滴经空气达到冷凝液的液面时，被碰撞成扁形，并携带有部分空气进入冷凝液，冷凝液上部温度太低会导致收缩成丸前凝固，使得滴丸不圆整，产生空洞、带尾巴等现象。一般保持冷凝液上部温度在 40～60℃，下部温度控制在 10～15℃，使得滴丸有充分收缩和释放气泡的条件，然后冷凝液温度逐渐下降。③液滴大小会影响滴丸单位重量的面积，液滴小，单位重量的表面积大，收缩成球的力量就愈强，圆整度较好。④滴丸处方和冷凝液应进行优选，选择不当会造成液滴在冷凝液中溶散或滴丸难以成型。

知识拓展

滴丸存在"老化"问题，在贮存过程中，滴丸载体中处于高能态的药物的晶型和分散性能可能发生改变，导致滴丸硬度增大、溶散时间延长、溶出度降低、有结晶析出等"老化"现象，产生的原因和解决的办法：①药物浓度过高。可通过适当降低药物含量改善老化；②基质选择不当。应进一步优化基质种类和用量，尽可能选择混合基质；③工艺因素。优化制剂工艺条件和参数。另外，添加适宜的稳定剂、强化滴丸的包装、降低贮存温度和湿度也能有效改善"老化"现象。

扫码"学一学"

第七节　丸剂的包衣

一、包衣目的

在丸剂的表面上包裹一层物质，使之与外界隔绝的操作称为包衣。包衣后的丸剂称为包衣丸剂。丸剂包衣的主要目的包括：①可以掩盖药丸自身的恶臭、异味，增强患者的顺应性；②可以使丸剂表面平滑、美观，便于吞服；③可以防止丸剂所含主药氧化、变质或挥发，防止吸潮及虫蛀；④根据临床治疗需要，将处方中部分药物作为包衣材料，使其在服用后首先发挥药效；⑤通过包肠溶衣，发挥定向治疗作用或减少药物在胃液中的损失。

二、包衣种类

丸剂包衣的种类根据包衣材料，主要分为药物衣、保护衣和肠溶衣。

1. 药物衣　是指将制剂处方中的药物作为包衣材料，该药物有明显的药理作用，用于包衣既可首先发挥药效，又可保护丸粒、增加丸剂美观。常见的药物衣主要有：①朱砂衣（镇静、安神、补心类药物常用），如七珍丸、七味广枣丸等；②甘草衣，如羊胆丸等；③黄柏衣（利水、渗湿、清下焦湿热的药物常用），如四妙丸等；④雄黄衣（解毒、杀虫类药物常用），如痢气丹、化虫丸等；⑤青黛衣（清热解毒类药物常用），如当归龙荟丸；⑥百草霜衣（清热解毒类药物常用），如六神丸；⑦滑石衣，如防风通圣丸；⑧礞石衣，如竹沥达痰丸；⑨牡蛎衣，如海马保肾丸；⑩金箔衣，如局方至宝丹等。

2. 保护衣　选取处方以外，无明显药理作用而性质稳定的物质作为包衣材料，为使丸粒与外界隔离而起保护作用，主要包括糖衣和薄膜衣。

3. 肠溶衣　选用适宜的肠溶性材料将丸剂包衣后使其在胃液中不溶散而在肠液中溶散，

使药物在特定部位释放。主要材料有丙烯酸树脂类、纤维醋法酯等。

三、丸剂包衣的方法

1. 包衣原材料的准备 将选择的包衣材料粉碎成极细粉，可以保证包衣丸的表面光滑；待包衣的丸粒（蜜丸除外）按要求干燥，使之有一定的硬度来适应包衣过程中的撞击摩擦，否则会使丸粒发生碎裂或变形，或在包衣干燥时衣层发生皱缩或脱壳。除蜜丸外，其他丸剂在包衣时通常需要外加适宜的黏合剂，以保证包衣材料能够在包衣过程中黏着于丸粒表面，常用的黏合剂主要有 10% 阿拉伯胶浆、单糖浆、桃胶浆等。蜜丸在包衣时无需干燥，因为其表面呈润湿状态时具有一定的黏性，撒布包衣药粉后经撞动滚转即能黏着于丸粒表面。

2. 包衣方法 丸剂包衣方法主要有滚转包衣法、流化包衣法等。

丸剂包糖衣、薄膜衣及肠溶衣包衣方法与片剂相同，可参考片剂章节。

第八节 丸剂的质量检查、包装与贮藏

扫码"学一学"

一、丸剂的质量检查

（一）外观检查

丸剂外观应圆整均匀、色泽一致。蜜丸应细腻滋润，软硬适中。蜡丸表面应光滑无裂纹，丸内不得有蜡点和颗粒。滴丸应大小均匀，色泽一致，无粘连现象，表面不应残留冷凝液。

（二）水分

取供试品照《中国药典》（2015 年版）水分测定法测定。除另有规定外，蜜丸、浓缩蜜丸中所含水分不得过 15.0%；水蜜丸、浓缩水蜜丸不得过 12.0%；水丸、糊丸和浓缩水丸不得过 9.0%；蜡丸不检查水分。

（三）重量差异

丸剂的重量差异按《中国药典》（2015 年版）规定的方法进行检查，应符合相关规定。

包糖衣丸剂应检查丸芯的重量差异并符合规定，包糖衣后不再检查重量差异，其他包衣丸剂应在包衣后检查重量差异并符合规定；凡进行装量差异检查的单剂量包装丸剂，不再进行重量差异检查。

（四）装量差异

单剂量分装的丸剂，装量差异限度应符合表 14 – 1 规定。

检查法：取供试品 10 袋（瓶），分别称定每袋（瓶）内容物的重量，每袋（瓶）装量与标示装量相比较，应符合表 14 – 1 的规定，超出装量差异限度的不得多于 2 袋（瓶），并不得有 1 袋（瓶）超出装量差异限度 1 倍。

多剂量分装的丸剂，照《中国药典》（2015 年版）最低装量检查法检查，应符合规定。

表 14 – 1 丸剂装量差异限度

标示装量	装量差异限度
0.5g 或 0.5g 以下	±12%
0.5g 以上至 1g	±11%
1g 以上至 2g	±10%
2g 以上至 3g	±8%
3g 以上至 6g	±6%
6g 以上至 9g	±5%
9g 以上	±4%

（五）溶散时限

按《中国药典》（2015 年版）崩解时限检查法片剂项下的方法加挡板进行检查。除另有规定外，小蜜丸、水蜜丸和水丸应在 1h 内全部溶散；浓缩丸和糊丸应在 2h 内全部溶散。滴丸应在 30min 内溶散，包衣滴丸应在 1h 内溶散。

蜡丸按《中国药典》（2015 年版）崩解时限检查法项下的肠溶衣片检查法检查，应符合规定。除另有规定外，大蜜丸及研碎、嚼碎或用开水、黄酒等分散后服用的丸剂不检查溶散时限。

（六）微生物限度

照《中国药典》（2015 年版）微生物限度检查法检查，应符合规定。

二、丸剂的包装与贮藏

包装材料的选择应根据各类丸剂的性质来确定。小丸常用玻璃瓶、塑料瓶或瓷瓶等包装。为防止运输时对丸粒的撞击，可采用棉花、纸填充瓶内空隙，并以软木塞浸蜡或塑料内衬浸蜡为内盖再加外盖密封。大、小蜜丸及浓缩丸多用纸盒、蜡壳、塑料小圆盒、铝塑泡罩等材料包装。目前生产中已实现机械化包装，如气动式丸剂包装机、中药蜡壳蜜丸包装机、蜜丸铝塑泡罩包装机等。除另有规定外，丸剂应密封贮藏，蜡丸应密封并置阴凉干燥处贮藏。

重点小结

重点难点	药师考点
1. 各类丸剂的含义、特点和制法	☆☆☆丸剂的特点与分类；水丸的特点，水丸常用赋形剂与选用；蜜丸分类与特点，蜂蜜的选择与炼制
2. 炼蜜目的、规格及适用性	☆☆浓缩丸的分类与特点，糊丸和蜡丸特点与常用赋形剂；滴丸的特点与常用基质
3. 制备浓缩丸时药物的处理原则、滴丸基质的选择	☆丸剂包衣的目的：包衣种类与包衣材料；丸剂质量检查项目与要求；糖丸的特点
4. 丸剂常见包衣类型及方法	
5. 各类丸剂的质量检查	

扫码"练一练"

（史亚军）

第十五章 颗粒剂

要点导航

1. **掌握** 颗粒剂的含义、特点；颗粒剂的制法和质量检查。
2. **熟悉** 颗粒剂的分类。
3. **了解** 混悬颗粒的制法。

扫码"学一学"

第一节 概 述

一、颗粒剂的含义与特点

颗粒剂（granule）系指原料药物与适宜的辅料混合制成具有一定粒度的干燥颗粒状剂型。颗粒剂曾被称为冲剂或冲服剂，是在汤剂和糖浆剂等剂型的基础上发展起来的剂型。主要有以下特点：①既保持了汤剂吸收较快、作用迅速的特点，又克服了汤剂临用时煎煮不便、服用量大、易霉败变质等缺点；②适于工业生产，产品质量稳定；③剂量较小，便于服用、携带、贮藏和运输，深受患者欢迎；④必要时可以包衣以增加防潮性或制成缓释制剂、肠溶制剂。

二、颗粒剂的分类

颗粒剂可分为可溶颗粒、混悬颗粒、泡腾颗粒、肠溶颗粒、缓释颗粒等。按溶解性能和溶解状态，中药颗粒剂常见的有可溶颗粒、混悬颗粒和泡腾颗粒三类。可溶颗粒又可分为水溶性颗粒和酒溶性颗粒，但多数为前者。酒溶性颗粒中所含成分及所加辅料需能溶于饮用白酒，服用时加一定量的白酒溶解成药酒饮用；混悬颗粒中含饮片细粉，冲服时呈均匀混悬状；泡腾颗粒遇水产生大量的二氧化碳气体，使药液产生气泡呈泡腾状。本章主要介绍这三类中药颗粒。

扫码"学一学"

第二节 颗粒剂的制法

一、颗粒剂的制备工艺流程

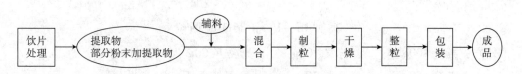

图 15-1 中药颗粒剂制备工艺流程

二、水溶性颗粒的制法

1. 饮片的提取 制备水溶性颗粒时饮片多采用煎煮法提取，也可根据饮片中活性成分的性质采用渗漉、浸渍或回流等提取方法。含芳香挥发性成分的饮片一般以水蒸气蒸馏法提取挥发性成分，药渣再加水煎煮提取。有条件最好采用动态浸提新工艺。

2. 提取液的精制 提取液的纯化方法以往多采用乙醇沉淀法，目前也有采用高速离心（或与醇沉法联用）、大孔树脂吸附、絮凝沉淀、膜分离等方法。精制液可浓缩成适宜相对密度的稠浸膏，也可进一步干燥成干浸膏；或将精制液直接喷雾干燥制得浸膏料后用湿法或干法制粒。

3. 辅料的选用 水溶性颗粒剂中目前最常用的辅料为糖粉和糊精。糖粉系蔗糖结晶的细粉，是可溶性颗粒的优良赋形剂，并有矫味及黏合作用。糖粉易吸湿结块，应注意密闭保存，用前一般经低温（60℃）干燥，粉碎过80~100目筛，备用。糊精系淀粉的水解产物，宜选用可溶性糊精。其他如乳糖、可溶性淀粉、甘露醇、羟丙基淀粉等也可选用。根据需要，制备颗粒时可选用适量的糖类、苷类等作为矫味剂，以及天然芳香油或香精作为芳香剂。为防潮、掩盖药物的不良气味或控制药物释放速度，也可对颗粒进行薄膜包衣。

4. 制粒 制粒是制备颗粒剂的关键技术，直接影响到颗粒产品的质量。目前常用的方法包括挤出制粒、快速搅拌制粒、流化喷雾制粒等。

（1）挤出制粒 将辅料置适宜的容器内，加入稠浸膏（或干浸膏粉）混合均匀，必要时加适量一定浓度的乙醇调整湿度，制成"手捏成团，轻按即散"的软材。再以挤压方式通过筛网（板）（10~14目）制成均匀的颗粒。

辅料的用量可根据清膏的相对密度、黏性强弱等适当调整，但辅料总用量不宜超过清膏量的5倍。以干浸膏细粉为原料制粒时，辅料的用量不宜超过其重量的2倍。

小量制备可用手工制粒筛，大生产多用摇摆式制粒机，而黏性较差的药料宜选用旋转式制粒机制粒。

（2）快速搅拌制粒 将适量适宜固体辅料与清膏置快速搅拌制粒机的盛器内，密闭。开动机器，搅拌桨以一定的转速转动，使物料形成从盛器底部沿器壁抛起旋转的波浪，波峰正好通过高速旋转的制粒刀，使均匀混合的物料被切割成带有一定棱角的小块，小块间互相摩擦形成球状颗粒。通过调整搅拌桨叶和制粒刀的转速可控制粒度的大小。

（3）流化喷雾制粒 又称"一步制粒"或沸腾制粒。目前多用于无糖型或低糖型颗粒剂的制备。该法系将一定粒度的制粒用辅料（一般粒度为40~60目）置于流化喷雾制粒设备的流化室内，通入滤过的加热空气，使粉末预热干燥并处于沸腾状态，再将预处理的药液以雾状间歇喷入，使粉粒被润湿而黏结成多孔状颗粒，继续流化干燥至颗粒中含水量适宜，即得。制成的颗粒呈多孔状，大小均匀，外形圆整，流动性好。

案例导入

案例15-1 正柴胡饮颗粒

处方：柴胡100g　　　　陈皮100g　　　　防风80g　　　　甘草40g

　　　　赤芍150g　　　　生姜70g　　　　糊精适量

功能与主治：发散风寒，解热止痛。用于外感风寒所致的发热恶寒、无汗、头痛、鼻塞、喷嚏、咽痒咳嗽、四肢痠痛；流感初起、轻度上呼吸道感染见上述证候者。

制法：以上六味，加水煎煮二次，每次1.5h，合并煎液。滤过，滤液浓缩至相对密度为1.10~1.20（50℃），加乙醇使含醇量达50%，搅拌，静置过夜。滤过，滤液回收乙醇，浓缩至相对密度为1.25~1.30（50℃）的清膏，减压干燥后粉碎。取干浸膏粉1份、糊精1.5份，以适量乙醇润湿制粒。80℃以下干燥后整粒，即得。

用法与用量：开水冲服，一次3g，一日3次，小儿酌减或遵医嘱。

注解：（1）本品为黄棕色至红棕色的颗粒；味微苦。

（2）本品制粒时选用乙醇作润湿剂，可以避免浸膏粉遇水后黏性过强而不易制粒。

（3）该制剂为无蔗糖颗粒，《中国药典》（2015年版）一部中还收载了含蔗糖的正柴胡饮颗粒，系将浓缩的清膏1份与蔗糖2份、糊精1.5份混匀制粒，干燥后整粒即得。

思考题：浸膏粉制粒与稠浸膏制粒相比有什么优势？颗粒的质量与哪些因素相关？

（4）**液压法制粒** 将喷雾干燥等方法制得的干膏细粉，加入适宜的干燥黏合剂等辅料，用干法制粒机经压制、粉碎后制得颗粒。这种制粒工艺，辅料用量少，有利于进一步减小剂量，并可避免湿热条件下有效成分的损失，以及提高颗粒的稳定性和溶化性。

案例导入

案例15-2 逍遥颗粒

处方：柴胡357.5g　当归357.5g　白芍357.5g　炒白术357.5g

茯苓357.5g　炙甘草286g　薄荷71.5g　生姜357.5g

乳糖375g　硬脂酸镁适量

功能与主治：疏肝健脾，养血调经。用于肝郁脾虚所致的郁闷不舒、胸胁胀痛、头晕目眩、食欲减退、月经不调。

制法：以上八味，薄荷提取挥发油，蒸馏后的水溶液备用；药渣与柴胡等七味药加水煎煮二次，第一次2h，第二次1h，煎液滤过，滤液与上述蒸馏后的水溶液合并，浓缩、干燥，加入乳糖375g和硬脂酸镁适量，喷入薄荷挥发油，混匀，制成颗粒1000g，即得。

用法与用量：开水冲服。一次4g，一日2次。

注解：（1）本品为浅黄色至黄棕色的颗粒；气微香，味甜。

（2）本品处方中的薄荷含挥发油成分，故采用水蒸气蒸馏法加煎煮法（双提法）提取有效成分。

（3）采用干法制粒时，以可压性较好的乳糖作为赋形剂可以提高颗粒的成型率，且颗粒溶化性较好。

（4）辅料硬脂酸镁是常用的润滑剂，用以防止物料粘着于干法制粒机的滚压轮上，但用量不宜过多，以免影响颗粒的成型性和溶化性。

思考题：干法制粒工艺中，影响颗粒质量的因素有哪些？

5. 干燥 湿颗粒应及时干燥，以免久置粘结变形。干燥温度一般以60~80℃为宜，干燥时温度应逐渐上升，以免颗粒表面干燥过快而结壳，影响颗粒内部水分的蒸发；且颗粒中的糖粉骤遇高温时会熔化，颗粒冷却后变得坚硬；尤其是糖粉与柠檬酸共存时，温度稍高更易粘结成块。

颗粒的干燥程度应适宜，含水量一般控制在2%以内。

6. 整粒 干燥的颗粒一般先经一号筛筛除粗大颗粒，再经五号筛筛除细粉，使颗粒均匀。粗大颗粒可适当破碎后再次整粒。

处方中的芳香挥发性成分，一般宜溶于适量乙醇中，雾化喷洒于干燥的颗粒上，密闭至规定时间，待闷吸均匀后包装，或用β-环糊精包合后混入。

7. 包装 整粒后的干燥颗粒应及时密封包装。生产上一般采用自动颗粒包装机进行分装。为防止颗粒吸湿软化，以致结块霉变，应选用不易透气、透湿的包装材料，如复合铝塑袋、铝箔袋或不透气的塑料瓶等，并于阴凉干燥处贮存。

三、酒溶性颗粒的制法

酒溶颗粒所含有效部位（成分）及所用辅料应能溶于白酒，通常可酌加糖或其他可溶矫味剂。应用时加入一定量的饮用白酒即溶解成为澄清的药酒，可替代药酒服用。处方中饮片的提取，以60%左右（以欲制药酒的含醇量为准）的乙醇为溶剂，一般采用渗漉法、浸渍法或回流法等方法，提取液回收乙醇后，浓缩至稠膏状，备用。

制粒、干燥、整粒、包装等制备工艺同水溶性颗粒。

四、混悬颗粒的制法

混悬颗粒是将处方中部分饮片提取制成稠膏，其余饮片粉碎成细粉加入（必要时添加适宜辅料）制成的颗粒剂，用水冲泡后不能全部溶解，而成混悬液体。粉料药物通常兼有赋形剂作用。

制备时通常将含热敏性、挥发性成分或淀粉较多的饮片以及贵重细料药等粉碎成细粉，过六号筛备用；一般性饮片参照可溶颗粒制备要求制成提取物，将提取物与饮片细粉及适量辅料混匀，采用适宜方法制粒，干燥后整粒，即得。

案例导入

案例 15-3 小儿咳喘颗粒

处方： 麻黄90g　　川贝母90g　　苦杏仁（炒）150g　　黄芩150g

天竺黄150g　　紫苏子（炒）180g　　僵蚕（炒）180g　　山楂（炒）180g

莱菔子（炒）180g　　　　石膏300g　　　　鱼腥草360g

细辛15g　　茶叶15g　　甘草90g　　桔梗150g

蔗糖适量　　糊精适量

功能与主治： 清热宣肺，化痰止咳，降逆平喘。用于小儿痰热壅肺所致的咳嗽、发热、痰多、气喘。

制法： 以上十五味药，川贝母粉碎成细粉；细辛、鱼腥草蒸馏提取挥发油，蒸馏后的水溶液另器收集；药渣与其余麻黄等十二味药加水煎煮二次，每次1.5h，合并煎液，滤过，滤液与上述水溶液合并，浓缩至适量，加入适量的蔗糖和糊精及川贝母细粉，混匀，制成颗粒，干燥，喷加细辛和鱼腥草的挥发油，混匀，制成1000g，即得。

用法与用量： 温开水冲服。一岁以下儿童一次2~3g，一岁至五岁，一次3~6g，六岁以上，一次9~12g，一日3次。

注解：（1）本品为黄棕色至棕色的颗粒；气微凉，味甜、微苦。

（2）川贝母粉碎成细粉后和浸膏混合制粒，既充分保留了川贝母中的活性成分，又可以减少辅料的用量。

（3）川贝母细粉粒度不宜太大以免迅速沉降，或造成吞服困难。

思考题：怎样改善颗粒中挥发油的稳定性？

五、泡腾颗粒的制法

泡腾颗粒是由药物和泡腾崩解剂等辅料组成，遇水后迅速产生二氧化碳气体，使药液呈泡腾状态的颗粒剂。泡腾崩解制由酸、碱两类物质组成，其中酸常用枸橼酸或酒石酸等，碱常用碳酸氢钠或碳酸钠。在水中酸碱发生中和反应，生成二氧化碳，使颗粒快速崩解，具速溶性。二氧化碳溶于水后呈酸性，能刺激味蕾而矫味，若再配以芳香剂和甜味剂等，可得到碳酸饮料的风味。

其制法为将处方药料提取、纯化制得清膏或干膏细粉，分成两份，一份中加入有机酸及其他适量辅料制成酸性颗粒，干燥备用；另一份中加入弱碱及其他适量辅料制成碱性颗粒，干燥备用。两种颗粒混合均匀，整粒，包装即得。应严格控制干燥颗粒中的水分，以免服用前酸碱发生反应。

案例导入

案例15-4　山楂泡腾颗粒

处方：山楂300g　　　陈皮50g　　　枸橼酸250g　　　碳酸氢钠250g

糖粉2500g　　　香精适量

功能与主治：理气健脾，助消化，清凉解渴。用于食欲不振，消化不良等症。

制法：取山楂、陈皮加水煎煮两次，滤过，滤液浓缩至适量备用。取糖粉适量，与上述浓缩液混合均匀，制成颗粒，干燥，整粒。另取糖粉适量与碳酸氢钠混匀，制粒，干燥，整粒。将两种颗粒混匀，喷以适量香精，加入枸橼酸混合均匀，分装，每袋30g，即得。

用法与用量：温开水冲服，每次30g。

注解：（1）本品为棕红色颗粒；味酸、甜。

（2）本品制法是将所制得的碳酸氢钠颗粒与含药颗粒及枸橼酸混匀，分装所得，目的在于避免服用前酸碱发生反应。

（3）生产及贮藏中均应控制环境相对湿度，以免颗粒吸潮，影响泡腾性能。

思考题：除酸碱辅料分开制粒外，泡腾颗粒还有哪些制备方法？

第三节　颗粒剂的质量检查

一、外观性状

颗粒剂应干燥，颗粒均匀，色泽一致，无吸潮、软化结块、潮解等现象。

扫码"学一学"

二、粒度

除另有规定外，按《中国药典》（2015 年版）制剂通则项下颗粒剂粒度要求检查，不能通过一号筛与能通过五号筛的总和，不得超过 15%。

三、水分

中药颗粒剂按《中国药典》（2015 年版）中水分测定法测定，除另有规定外，水分不得超过 8.0%。

四、溶化性

可溶颗粒、泡腾颗粒按《中国药典》（2015 年版）制剂通则颗粒剂项下要求检查溶化性，应符合规定。混悬颗粒以及规定检查溶出度或释放度的颗粒剂可不进行溶化性检查。

五、装量差异

单剂量包装的颗粒剂，应符合《中国药典》（2015 年版）制剂通则颗粒剂项下装量差异检查的规定。凡规定检查含量均匀度的颗粒剂，不再进行装量差异检查。

六、装量

多剂量包装的颗粒剂，应符合《中国药典》（2015 年版）最低装量检查法的规定。

七、微生物限度

按《中国药典》（2015 年版）制剂通则颗粒剂项下要求进行微生物限度检查，应符合规定。

可溶颗粒检查法：取供试品 10g（中药单剂量包装者取 1 袋），加热水 200ml，搅拌 5 分钟，立即观察，可溶颗粒应全部溶化或轻微混浊，不得有焦屑等异物。

泡腾颗粒检查法：取供试品 3 袋，将内容物分别转移至盛有 200ml 水的烧杯中，水温为 15～25℃，应迅速产生气体而呈泡腾状，5 分钟内颗粒应完全分散或溶解在水中，不得有焦屑等异物。

重点小结

重点难点	药师考点
1. 颗粒剂的含义、特点、分类	☆☆☆颗粒剂的制法与要点
2. 颗粒剂的制法	☆☆颗粒剂的质量检查
3. 颗粒剂的质量检查	☆颗粒剂的特点、分类

（谢　辉）

扫码"练一练"

第十六章 片 剂

要点导航

    1. 掌握 片剂的含义、特点、种类与应用；片剂常用辅料的种类、性质和应用；中药片剂的一般制法。

    2. 熟悉 压片机的构造、性能及其使用保养；压片过程中可能发生的问题和解决方法；片剂包衣的目的、种类，素片的要求与包衣工艺；片剂的质量检查。

    3. 了解 片剂形成的理论；肠溶衣崩解或溶解机制与质量控制；中药片剂新产品设计中应注意的主要问题。

第一节 概 述

扫码"学一学"

一、中药片剂的含义与特点

    中药片剂（tablets）系指提取物、提取物加饮片细粉或饮片细粉与适宜辅料混匀压制或用其他适宜方法制成的圆片状或异形片状的剂型。主要供内服，亦有外用。

    片剂创于19世纪40年代，中药片剂的生产与上市始于20世纪50年代。随着科学技术的进步和现代药学的发展，新工艺、新技术、新辅料、新设备在片剂研究和生产中不断应用，中药片剂的成型工艺、生产技术日臻完善，中药片剂的类型和品种不断增加，质量迅速提高，已发展成为临床应用最广泛的剂型之一。

    片剂有如下优点：①通常片剂的溶出度及生物利用度较部分丸剂好，如蜜丸等；②剂量准确，片剂内药物含量差异较小；③质量稳定，片剂为干燥固体，且某些易氧化变质及易潮解的药物可借包衣加以保护，光线、空气、水分等对其影响较小；④服用、携带、运输和贮存等较方便；⑤机械化生产，自动化程度高、产量大，成本低。

    片剂的缺点在于：①制备或贮存不当会影响片剂的崩解、溶出及吸收；②某些中药片剂易吸湿受潮，含挥发性成分的中药片剂贮存较久时含量会下降；③某些中药片剂制备多需加赋形剂，且经压制成型，溶出度和生物利用度不如散剂及胶囊剂；④儿童及昏迷患者不易吞服。

二、片剂的分类

    片剂以口服普通片为主，另有含片、舌下片、口腔贴片、咀嚼片、分散片、可溶片、泡腾片、阴道片、阴道泡腾片、缓释片、控释片与肠溶片等。

    含片（buccal tablets） 系指含于口腔中缓慢溶化产生局部或全身作用的片剂。含片中的药物应是易溶性的，主要起局部消炎、杀菌、收敛、止痛或局部麻醉作用。

舌下片（sublingual tablets） 系指置于舌下能迅速溶化，药物经舌下黏膜吸收发挥全身作用的片剂。舌下片中的药物与辅料应是易溶性的，主要适用于急症的治疗。

口腔贴片（buccal patches） 系指粘贴于口腔，经黏膜吸收后起局部或全身作用的片剂。

咀嚼片（chewable tablets） 系指于口腔中咀嚼后吞服的片剂。咀嚼片一般应选择甘露醇、山梨醇、蔗糖等水溶性辅料作填充剂和黏合剂。

分散片（dispersible tablets） 系指在水中能迅速崩解并均匀分散的片剂。分散片中的药物应是难溶性的。分散片可加水分散后口服，也可将分散片含于口中吮服或吞服。

可溶片（soluble tablets） 系指临用前能溶解于水的非包衣片或薄膜包衣片剂。可溶片应溶解于水中，溶液可呈轻微乳光。可供口服、外用、含漱等。

泡腾片（effervescent tablets） 系指含有碳酸氢钠和有机酸，遇水即产生气体而呈泡腾状的片剂。泡腾片中的药物应是易溶性的，加水产生气泡后应能溶解。有机酸一般用枸橼酸、酒石酸、富马酸等。

阴道片与阴道泡腾片（vaginal tablets and vaginal effervescent tablets） 系指置于阴道内应用的片剂。阴道片和阴道泡腾片的形状应易置于阴道内，可借助器具将阴道片送入阴道。阴道片为普通片，在阴道内应易溶化、溶散或融化、崩解并释放药物，主要起局部消炎杀菌作用，也可给予性激素类药物。具有局部刺激性的药物，不得制成阴道片。

缓释片（sustained - release tablets） 系指在规定的释放介质中缓慢地非恒速释放药物的片剂。

控释片（controlled release tablets） 系指在规定的释放介质中缓慢地恒速释放药物的片剂。

肠溶片（enteric tablets） 系指用肠溶性包衣材料进行包衣的片剂。为防止药物在胃内分解失效、对胃有刺激性或控制药物在肠道内定位释放，可对片剂包肠溶衣；为治疗结肠部位疾病等，可对片剂包结肠定位肠溶衣。

知识拓展

多层片系指由两层或多层组成的片剂。各层可含不同种和不同量的药物或辅料。如复方氨茶碱片、维C银翘片。多层片有两种，一种分上下两层或多层；另一种是先将一种颗粒压成片芯，再将另一种颗粒包压在片芯之外，形成片中有片的结构。

制成多层片的目的是：①避免复方制剂中不同药物之间的配伍变化；②制成长效片剂，一层由速效颗粒制成，另一层由缓释颗粒制成；③改善片剂的外观。

案例导入

案例 16 - 1 维 C 银翘片（多层片）

处方：
山银花 180g	连翘 180g	荆芥 72g	淡豆豉 90g
淡竹叶 72g	牛蒡子 108g	芦根 108g	桔梗 108g
甘草 90g		马来酸氯苯那敏 1.05g	
对乙酰氨基酚 105g		维生素 C 49.5g	
薄荷素油 1.08ml			

功能与主治：疏风解表，清热解毒。用于外感风热所致的流行性感冒，症见发热、头痛、咳嗽、口干、咽喉疼痛。

制法：以上十三味，连翘、荆芥、山银花提取挥发油，药渣与淡竹叶、淡豆豉、芦根、桔梗、甘草加水煎煮二次，每次2h，滤过，合并滤液；牛蒡子用60%乙醇加热回流提取二次，每次4h，滤过，合并滤液，回收乙醇，加入石蜡使溶解，冷却至石蜡浮于液面，除去石蜡层。合并上述药液，浓缩至适量，干燥成干膏粉，与适量的辅料制成颗粒，加入上述挥发油及薄荷素油混匀；对乙酰氨基酚、马来酸氯苯那敏和维生素C与适量的辅料混匀，制成颗粒，与上述颗粒压制成1000片（双层片），包薄膜衣。或合并上述药液，浓缩成稠膏，加入适量的辅料，干燥，粉碎，干浸膏粉与对乙酰氨基酚和马来酸氯苯那敏混匀，制成颗粒，加入上述挥发油及薄荷素油，混匀，与维生素C压制成1000片（夹心片或多层片），包糖衣或薄膜衣；或干浸膏粉与对乙酰氨基酚和用辅料包膜制成的维生素C微粒混匀，制成颗粒，干燥，加入马来酸氯苯那敏，混匀，加入上述挥发油及薄荷素油，压制成1000片，包糖衣或薄膜衣，即得。

用法与用量：口服。一次2片，一日3次。

注解：（1）从压片类型来看：维C银翘片（普通糖衣片）采用混合制粒压片，中西药成分相互影响，维生素C易被氧化，生产、贮藏过程中含量降低，治疗效果差；而维C银翘片（薄膜衣双层片），中药、西药分别压制成双层片，维生素C含量稳定。

（2）从包衣类型来看：维C银翘片（普通糖衣片），辅料用量大，体内崩解迟缓，吸收慢，药物发挥疗效慢；而维C银翘片（薄膜衣双层片），辅料用量小，体内崩解快速，吸收、起效快。

（3）从制粒工艺来看：维C银翘片（普通糖衣片）采用湿法制粒工艺，药品稳定性较差，质量可控性较差；维C银翘片（薄膜衣双层片）采用干法制粒工艺，药品稳定性较好。

三、中药片剂的类型

按其原料特性分为四种类型，即提纯片、全粉片、浸膏片和半浸膏片。

1. 提纯片 系指将处方饮片经过提取获得有效成分或有效部位的细粉，加适宜辅料制成的片剂。如银杏叶片、北豆根片、益心酮片等。

2. 全粉片 系指将处方中全部饮片粉碎成细粉作为原料，加适宜辅料制成的片剂。如安胃片、参茸片等。

3. 浸膏片 系指将全部饮片用适宜的溶剂和方法提取制得浸膏，以全量浸膏制成的片剂。如降脂灵片、穿心莲片等。

4. 半浸膏片 系指将部分饮片细粉与其余药料制得的稠膏混合制成的片剂。如通窍鼻炎片、银翘解毒片等。

第二节 片剂的辅料

片剂辅料为片剂中除主药外一切附加物料的总称，亦称赋形剂。制片时加入辅料的目的在于确保压片物料的流动性、润滑性、可压性及其成品的崩解性等。辅料品种或用量选用不当，不但可能影响制片过程，且对片剂的质量、稳定性及其疗效的发挥均有一定程度影响。片剂辅料必须具有较好的物理和化学稳定性，能与主药及其他辅料相互配伍应用，不影响主药的溶出、吸收和含量测定，对人体无害，且价廉易得。

按其用途，片剂辅料可分为稀释剂、吸收剂、润湿剂、黏合剂、崩解剂及润滑剂。

一、稀释剂与吸收剂

稀释剂与吸收剂（diluents and absorbents）统称为填充剂。前者适用于主药剂量小于0.1g，或浸膏黏性太大，或含浸膏量多而制片困难者；后者适用于原料药（含中间体）中含有较多挥发油、脂肪油或其他液体而需制片者。以下常用品种，有些还兼有黏合和崩解作用。

1. 淀粉（starch） 本品为白色细腻的粉末，属多糖类，由支链淀粉和直链淀粉组成。淀粉性质稳定，可与大多数药物配伍应用；不溶于冷水及乙醇，但在水中加热到 $62 \sim 72℃$ 可糊化；遇水膨胀，但遇酸或碱在潮湿或加热情况下可逐渐水解而失去膨胀作用；一般含 $12\% \sim 15\%$ 的水分。

淀粉为最常用的稀释剂、吸收剂及崩解剂。淀粉的可压性较差，用作稀释剂时，使用量不宜过多，以免压成的药片松散，必要时可与适量黏合力较强的糊精、糖粉合用，以改善其可压性。中药天花粉、淮山药、浙贝母等含淀粉较多的中药材，可直接粉碎成细粉加入，兼有稀释剂、吸收剂和崩解剂的作用。

2. 糊精（dextrin） 本品为白色（白糊精）或微黄色（黄糊精）细粉，为淀粉水解的中间产物。不溶于醇，微溶于水，能溶于热水，水溶液煮沸呈胶浆状，放冷后黏度增加。糊精常与淀粉配合用作片剂或胶囊剂的稀释剂。此外，糊精浆可作为片剂黏合剂，因其主要使粉粒表面黏合，故纤维性大及弹性强的中药制片不适用。糊精用量较多时宜选用乙醇为润湿剂，以免颗粒过硬。糊精也可用作液体药剂的增稠剂或固体制剂的干燥黏合剂。应注意糊精对某些药物的含量测定有干扰。

3. 糖粉（powdered suger） 本品为蔗糖粉碎而成的白色细粉，味甜，易溶于水，易吸潮结块。糖粉为片剂优良稀释剂，兼有矫味和黏合作用。多用于含片、咀嚼片及纤维性较强或质地疏松的中药制片。糖粉常与淀粉、糊精配合使用。糖粉具有引湿性，用量过多会使制粒、压片困难，久贮使片剂硬度增加；酸性或强碱性药物能促使蔗糖转化而增加其引湿性，故不宜配伍使用。同时在制片中糖粉用量不宜过多，否则片剂在贮存过程中易逐渐变硬，影响片剂中药物的溶出速率。

4. 乳糖（lactose） 本品为白色结晶性粉末，略带甜味，易溶于水，无引湿性，具有良好的流动性、可压性，性质稳定，可与大多数药物配伍。乳糖是优良的填充剂，制成的片剂光洁、美观，硬度适宜，释放药物较快，较少影响主药的含量测定，久贮不延长片剂的崩解时限，尤其适用于引湿性药物。喷雾干燥乳糖可选作粉末直接压片辅料。

5. 甘露醇（mannitol）和山梨醇（sorbitol） 甘露醇为白色结晶性粉末，清凉味甜。甘露醇易溶于水，无引湿性，且可压性好，是含片的主要稀释剂和矫味剂，亦可作为咀嚼片的填充剂和黏合剂。山梨醇为白色吸湿性粉末、晶状粉末或颗粒，无臭，可压性好，亦可作为咀嚼片的填充剂和黏合剂。

6. 预胶化淀粉（pregelatinized starch） 也称可压性淀粉，本品为白色或类白色粉末，为淀粉经物理或化学改性（有水存在下，淀粉粒全部或部分破坏）的产物。预胶化淀粉微溶于冷水，不溶于有机溶剂；有良好的可压性、流动性和自身润滑性，并兼有黏合和崩解性能。制成的片剂硬度适度、崩解性较好，尤适于粉末直接压片，但应控制硬脂酸镁的用量在 0.5% 以内，以免产生软化效应。

7. 硫酸钙（calciumsulfate）　本品为白色粉末，不溶于水，无引湿性，性质稳定，可与多数药物配伍，对药物无吸附作用，防潮性能好，制成的片剂外观光洁，硬度适宜、崩解度较好。硫酸钙对油类有较强的吸收能力，常作为稀释剂和挥发油的吸收剂。

8. 磷酸氢钙（calcium phosphate dibasic）　本品为白色细微粉末或晶体，呈微碱性，具有水不溶性、无吸湿性的特点，且稳定性、流动性较好。磷酸钙与其性状相似，两者均为中药浸出物、油类及含油浸膏的良好吸收剂，并有减轻药物引湿性的作用。

9. 其他　微粉硅胶、氧化镁、碳酸镁、碳酸钙及活性炭等，均可作为吸收剂，尤适用于含挥发油和脂肪油较多的中药制片。其用量应视药料中含油量而定，一般为 10% 左右。其中由微粉硅胶制成的颗粒具很好的流动性和可压性，可用作粉末直接压片的助流剂和崩解剂。

二、润湿剂与黏合剂

润湿剂与黏合剂（moistening agents and binders）在制片中具有使固体粉末黏结成型的作用。本身无黏性，但能润湿并诱发药粉黏性的辅料，称为润湿剂。适用于具有一定黏性的药料制粒压片。本身具有黏性，能增加药粉间的黏合作用，以利于制粒和压片的辅料，称为黏合剂。适用于没有黏性或黏性不足的药料制粒压片。黏合剂有固体和液体两种类型，一般液体黏合剂的黏性较大，固体黏合剂（也称"干燥黏合剂"）往往兼有稀释剂作用。黏合剂的用量要恰当，如果其黏性不足或用量太少，则压成的片剂疏松易碎；如果黏性过强或用量太多，则片剂过于坚硬，不易崩解。常用的润湿剂和黏合剂有以下几种。

1. 水（water）　凡药料本身具有一定黏性，如中药半浸膏粉或其他黏性物质，用水润湿即能粘结成粒，可选用水为润湿剂。一般应使用制药纯水（蒸馏水、去离子水等），采用喷雾法加入，使其均匀分散。不耐热、易溶于水或易水解的药物则不宜采用。

2. 乙醇（alcohol）　凡具有较强黏性的药物，如某些中药浸膏粉等遇水或淀粉浆后，易结成块，不易制成颗粒；或在加热干燥时受热易分解的药物；或药物易溶于水难以制粒；或颗粒干燥后过硬，影响片剂质量者，均可选用不同浓度的乙醇作润湿剂。此外，用大量淀粉、糊精和糖粉作辅料时亦常用乙醇作润湿剂。

乙醇浓度应视药物和辅料的性质、气温高低而定，常用浓度为 30%～70% 或更高。乙醇浓度愈高，粉料被润湿后黏性越小。药料水溶性大、黏性大、气温高，乙醇浓度应高些，反之，则浓度可稍低。用乙醇作润湿剂时应迅速混合，均匀分散，立即制粒，迅速干燥，以免乙醇挥发而使软材结团或使已制得的颗粒变形。

3. 淀粉浆（糊）（starch paste）　为最常用的黏合剂。系由淀粉加水在 70℃ 左右糊化而成的稠厚胶体，放冷后呈胶冻状。一般浓度为 8%～15%，以 10% 最常用，可根据主药和辅料的性质及颗粒的松紧要求等适当选用。淀粉浆的制法有两种：①冲浆法，系将淀粉加少量冷水混悬后，冲入一定量沸水，并不断搅拌使糊化而成。②煮浆法，系将淀粉加全量冷水搅匀，置夹层容器内加热，并不断搅拌使之糊化而成。其黏性较强。

4. 糖浆（syrup） 本品为蔗糖的水溶液，其黏合力强，适用于纤维性强、弹性大以及质地疏松的中药制片。使用浓度多为50%～70%，常与淀粉浆或胶浆混合使用。不宜用于酸、碱性较强的药物，以免产生转化糖而增加吸湿性，不利于制片。液状葡萄糖、饴糖、炼蜜都具有较强的黏性，适用药物范围与糖浆类似，但均具有一定引湿性，应控制用量。

5. 阿拉伯胶浆、明胶浆（cacacia mucilago，gelatin thick liquid） 两者的黏合力均大，压成的片剂硬度大，适用于易松散药物或硬度要求大的片剂，如含片。常用浓度为10%～20%，使用时必须注意浓度与用量，若浓度太大，用量过多，将影响片剂的崩解度。

6. 微晶纤维素（microcrystalline cellulose） 本品为纤维素部分水解而成的聚合度较小的白色或稍带黄色针状微晶，市售品型号多，其中 PH101 型较为常用。微晶纤维素不溶于水、稀酸及有机溶剂中；具快速崩解性、较好流动性；可压性好，受压时粒子间借氢键而结合；有较大的容纳量。可作黏合剂、崩解剂、助流剂和稀释剂，可用于粉末直接压片。具吸湿性，故不宜用于某些遇水不稳定的药物。

7. 纤维素衍生物（cellulose derivatives） 羧甲基纤维素钠（CMC - Na）、低取代羟丙纤维素（L - HPC）、羟丙甲纤维素（HPMC）等均可用作黏合剂，且都兼有崩解作用。这类化合物的聚合度和取代度不同，其黏度等性质亦不同，应恰当选择。其中乙基纤维素（EC）广泛用于缓释制剂的辅料，其醇液可作为水敏感药物的黏合剂。

8. 其他 聚维酮（PVP）溶于乙醇或水，可用其10%左右水溶液作为某些片剂的黏合剂，或用3%～15%的乙醇溶液，作为对水敏感药物的黏合剂。海藻酸钠、聚乙二醇及硅酸铝镁等也可用作黏合剂。

三、崩解剂

崩解剂（disintegants）系指促使片剂在胃肠液中迅速崩解成小粒子而更利于药物溶出的辅料。除含片、舌下片、长效片、咀嚼片等外，一般片剂均需加崩解剂。中药半浸膏片因含有中药饮片细粉，其本身遇水后能缓缓崩解，故一般不另加崩解剂。

（一）常用的崩解剂

1. 干燥淀粉（dry starch） 本品为常用的传统崩解剂，是由约20%直链淀粉和80%支链淀粉组成的葡萄糖聚合物。崩解机理主要因其具有毛细管作用及吸水膨胀性。本品适用于不溶性或微溶性药物的片剂，而对易溶性药物片剂的崩解作用较差。用前应100℃干燥，使含水量低于8%，用量一般为干颗粒的5%～20%。因淀粉的可压性较差，遇湿受热易糊化，若用量过多、湿颗粒干燥温度过高，将影响成品的硬度和崩解度。

2. 羧甲淀粉钠（CMS - Na） 本品为优良的崩解剂，能分散于水中，形成凝胶；醇中溶解度约为2%，不溶于其他有机溶剂；在水中的体积能膨胀200～300倍；具有良好的流动性和可压性，可作为直接压片的干燥黏合剂和崩解剂。本品适用于可溶性和不溶性药物。一般采用外加法，用量一般为片重的2%～6%。

3. 低取代羟丙纤维素（L - HPC） 本品为白色或类白色结晶性粉末。比表面积和孔隙率大，吸水性强且速度快，吸水膨胀度达500%～700%，崩解作用好。因其与药料粉粒间有较大的镶嵌作用，故同时具有一定的黏结性，有利成型和提高片剂的硬度。

4. 泡腾崩解剂（effervescent disintegants） 为碳酸氢钠（或碳酸钠）与有机酸（枸橼酸或酒石酸等）组成的崩解剂，遇水产生二氧化碳气体而使片剂崩解。本品可用于泡腾片、阴道泡腾片等需快速崩解或溶解的片剂。

5. 表面活性剂（surfactants）　为崩解辅助剂，能增加药物的润湿性，促进水分向片内渗透，使片剂容易崩解。常用品种有聚山梨酯80、月桂醇硫酸钠等，宜与淀粉混合使用。用量一般为2%。

（二）崩解剂的加入方法

崩解剂的加入方法有外加法、内加法和内外加法。①外加法是将崩解剂加入压片前的干颗粒中，崩解作用起自颗粒之间；②内加法是将崩解剂加入制粒过程中，崩解作用起自颗粒内部；③内外加法即将用量约50%～70%的崩解剂内加制粒，其余外加在干颗粒中，当片剂遇水时首先崩解成颗粒，颗粒继续崩解成细粉，药物成分溶出较快。

（三）片剂的崩解机理

片剂的崩解机制因制片所用原、辅料的性质不同而异，主要有以下几种。

1. 毛细管作用　崩解剂在片剂中能保持压制片的孔隙结构，形成易于润湿的毛细管通道，并在水性介质中呈现较低的界面张力，当片剂置于水中时，水能迅速地随毛细管进入片剂内部，使整个片剂润湿而促进崩解。如淀粉及其衍生物、纤维素衍生物的崩解作用多与此相关。

2. 膨胀作用　崩解剂吸水后，因其自身充分膨胀而体积显著增大，促使片剂的结合力瓦解而崩散。崩解剂膨胀能力大小以其膨胀率为评价指标，膨胀率越大崩解效果越好。羧甲淀粉钠吸水后的膨胀率达原体积的200～300倍，其崩解作用十分显著。

3. 产气作用　泡腾崩解剂遇水产生气体，借助气体的膨胀而使片剂崩解。

4. 其他作用　可溶性原、辅料遇水溶解使片剂崩解或蚀解；表面活性剂因能改善颗粒的润湿性，而促进崩解；辅料中加用相应的酶（如淀粉与淀粉酶，纤维素与纤维素酶等），因酶解作用也有利于崩解。

四、润滑剂

压片时为了能顺利加料和出片，并减少黏冲及降低颗粒与颗粒、药片与模孔壁之间的摩擦力，使片剂光滑美观，在压片前一般均需在颗粒中加入适宜的润滑剂（lubricants）。按其作用不同，润滑剂可分为三类：①主要用于增加颗粒流动性，改善颗粒的填充状态者，称为助流剂（glidants）；②主要用于减轻原料对冲模的黏附性者，称为抗黏着剂（anti-adherent）；③主要用于降低颗粒间以及颗粒与冲头和模孔壁间的摩擦力，可改善力的传递和分布者，称为（狭义）润滑剂（lubricants）。一般将具有上述任何一种作用的辅料都称为润滑剂。目前常用的润滑剂有以下几种。

1. 硬脂酸镁（magnesium stearate）　本品为白色细腻粉末，润滑性强，附着性好，但助流性差；具疏水性，用量大会影响片剂崩解，或产生裂片。用量一般为干颗粒的0.3%～1%。硬脂酸镁呈弱碱性，某些维生素及有机碱盐等遇碱不稳定的药物不宜使用。

此外，硬脂酸、硬脂酸锌和硬脂酸钙也可用作润滑剂，其中硬脂酸锌多用于粉末直接压片。

2. 滑石粉（talc powder）　本品为白色结晶性粉末，其成分为含水硅酸镁。不溶于水，但具亲水性；助流性、抗黏着性良好，但附着性较差。多与硬脂酸镁等联合应用，用量一般为2%～3%。

3. 聚乙二醇（PEG） 常用 PEG4000 或 PEG6000，为水溶性润滑剂，适用于可溶片或泡腾片，用量为 1% ~4%。

4. 月桂醇硫酸镁（钠） 水溶性表面活性剂，具良好的润滑作用。可改善片剂的崩解性和药物的溶出度，并能增强片剂的机械强度，用量约为 1% ~3%。

5. 微粉硅胶（colloidal silicon dioxide） 本品为轻质白色无定形粉末。不溶于水，但亲水性强；比表面积大，有良好的流动性、可压性、附着性。微粉硅胶为粉末直接压片的优良助流剂、润滑剂、抗黏附剂、吸收剂，用量约为 0.15% ~3%。

扫码"学一学"

第三节　中药片剂的制法

中药片剂的制法可分为制粒压片法和粉末直接压片法，目前以制粒压片法应用最多。制粒压片法又可分为湿法制粒压片法和干法制粒压片法，目前生产上以湿法制粒压片法更为普遍。

一、湿法制粒压片法

（一）工艺流程

本法适用于药物不能直接压片，且遇湿、热稳定的片剂的制备。一般生产流程如图 16 -1。

（二）中药原料处理

1. 中药原料处理的目的

（1）保留有效成分的同时，除去无效成分，缩小体积，减少服用剂量。

（2）提高产品稳定性。

（3）方便操作，利于成型。

（4）选取处方中部分药料作为辅料。

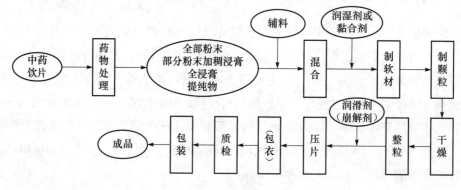

图 16 -1　湿法制粒压片工艺流程

2. 中药原料处理的一般原则

（1）含水溶性有效成分，或含纤维较多、黏性较大、质地泡松或坚硬的饮片，以水煎煮，浓缩成稠膏。必要时采用高速离心或加乙醇处理等纯化方法去除杂质，再制成稠膏或干浸膏，或经喷雾干燥制成细粉。

（2）含淀粉较多的饮片、贵重药、毒性药、树脂类药及受热有效成分易破坏的饮片等，一般粉碎成 100 目左右细粉，用适当方法灭菌后备用。

（3）含挥发性成分较多的饮片宜用双提法，先提取挥发性成分备用，药渣再与余药加水煎煮，并与蒸馏后药液共制成稠膏或干浸膏粉。

（4）含脂溶性有效部位的饮片，可用适宜浓度的乙醇或其他溶剂以适当的方法提取，再浓缩成稠膏。

（5）有效成分明确的饮片采用特定的溶剂和方法提取后制片。

（三）制软材、制颗粒

1. 制颗粒的目的 片剂原辅料绝大多数都需要先制成颗粒后才能进行压片。制粒是湿法制粒压片的关键操作，关系到压片能否顺利进行和片剂质量的好坏。其制粒目的如下。

（1）增加物料的流动性 物料的流动性与其休止角有关，休止角小，流动性好。药物粉末的休止角一般为65°左右，而颗粒的休止角一般为45°左右，制粒后可增加物料的流动性，使片重和含量准确。

（2）减少细粉吸附和容存的空气以减少药片的松裂 细粉比表面积大，吸附和容存的空气多，当冲头加压时，粉末中部分空气不能及时逸出而被压在片剂内；当压力移去后，片剂内部空气膨胀，以致产生松片、顶裂等现象。

（3）避免粉末分层 处方中有多种原、辅料粉末，密度不一。在压片过程中，由于压片机的振动，使重者下沉，轻者上浮，产生分层现象，以致含量不准。

（4）避免细粉飞扬 压片时细粉黏附于冲头表面或模壁易造成黏冲、拉模等现象。

2. 制颗粒的方法 湿法制粒首先要制软材，掌握好软材的黏度和干湿度，才能制得松紧适度、大小均匀的颗粒。应根据药料的性质和要求选用辅料，润湿剂或黏合剂的用量应以能制成适宜软材的最少量为好。

不同操作的制粒方法主要有流化喷雾制粒法、挤出制粒法、滚转制粒法、喷雾干燥制粒法等，这些制粒方法参见第四章第四节制粒相关内容。

不同类别药料的制粒主要分为全粉制粒法、半浸膏制粒法、浸膏制粒法及提纯物制粒法。

（1）全粉制粒法 将全部药料粉碎成细粉，与适宜适量的黏合剂或润湿剂混匀制软材，制颗粒。应根据药料的性质选用赋形剂，若处方中含有较多矿物性、纤维性药料应选用黏性较强的黏合剂；若处方中含有较多黏性药料，则应选用不同浓度的乙醇或水为润湿剂。此法适用于剂量小的细料药、毒性药及几乎不具有纤维性的药材细粉制片。

案例导入

案例16 – 2　新清宁片

处方：熟大黄300g

功能与主治：清热解毒，泻火通便。用于内结实热所致的喉肿、牙痛、目赤、便秘、下痢、发热；感染性炎症见上述证候者。

制法：取熟大黄粉碎成细粉，加乙醇适量，制成颗粒，干燥，加淀粉及硬脂酸镁适量，混匀，压制成1000片，包糖衣，即得。

用法与用量：口服。一次3～5片，一日3次；必要时可适当增量；学龄前儿童酌减或遵医嘱；用于便秘，临睡前服5片。

注解：（1）本品为单味制剂，系将熟大黄粉碎为细粉，加适量辅料混匀制软材，制颗粒，压片而成。

（2）硬脂酸镁起润滑作用，为润滑剂，其润滑性强，附着性好；具疏水性，用量大会影响片剂崩解，或产生裂片。用量一般为干颗粒的0.3%~1%。

思考题：熟地黄黏性较强，选用乙醇作其润湿剂，浓度应该如何控制？

（2）**半浸膏制粒法**　将处方中部分药料粉碎成细粉，其余药料制成稠膏，将膏、粉（及辅料）混匀后制软材，制颗粒。若混合后黏性适中可直接制软材制颗粒，如妇炎康片；若混合后黏性不足，则加适量黏合剂制粒（较少见）；若混合后黏性过大，可将膏、粉混合后干燥，粉碎成细粉，再加润湿剂制软材制颗粒（较常见），如正心降脂片。此法中稠膏兼具黏合剂作用，细粉多有崩解作用，体现了中药制剂"药辅合一"的原则。应根据药材性质及其出膏率和稠膏黏度等确定膏、粉比例，粉碎药料大多为处方量的10%~30%。此类型应用较广，适用于大多数中药片剂的制备。

案例导入

案例16-3　妇炎康片

处方：
赤芍60g	土茯苓100g	醋三棱60g	炒川楝子60g
醋莪术60g	醋延胡索60g	炒芡实100g	当归100g
苦参60g	醋香附40g	黄柏60g	丹参100g
山药120g			

功能与主治：清热利湿，理气活血，散结消肿。用于湿热下注、毒瘀互阻所致带下病，症见带下量多、色黄、气臭，少腹痛，腰骶痛，口苦咽干；阴道炎、慢性盆腔炎见上述证候者。

制法：以上十三味，醋莪术、山药粉碎成细粉，过筛，其余醋三棱等十一味，加水煎煮三次，第一次2h，第二、三次各1h，煎液滤过，合并滤液，浓缩至适量，与上述粉末混匀，干燥，粉碎成细粉，加蔗糖、淀粉适量，制颗粒，干燥，压制成1000片（小片），包糖衣或薄膜衣；或压制成500片（大片），包薄膜衣，即得。

用法与用量：口服。小片一次6片，大片一次3片，一日3次。

注解：（1）莪术和山药富含淀粉，粉碎成细粉可起崩解的作用。

（2）由于含有淀粉类物质，故干燥处理时，温度不宜过高，防止淀粉糊化，影响成品的崩解度。

思考题：为缩短崩解时限，能否将其制备工艺进行改进？该如何改进？

（3）**浸膏制粒法**　系指处方中全部饮片提取制成干浸膏后，粉碎成干浸膏粉，以适宜浓度的乙醇为润湿剂制软材制颗粒（浸膏粉黏性越大乙醇浓度越高，以喷雾法加入为好），如障眼明片；或将干浸膏粉干法制粒，如消炎利胆片；或将干浸膏（黏性适中，吸湿性不强的干浸膏）直接粉碎成40目左右的颗粒；或将处方药料提取制成适宜浓度药液后以喷雾干燥法制粒，如三金片。

案例导入

案例16-4　消炎利胆片

处方：穿心莲868g　　　溪黄草868g　　　苦木868g

功能与主治：清热，祛湿，利胆。用于肝胆湿热所致的胁痛、口苦；急性胆囊炎、胆管炎见上述症候者。

制法：以上三味，穿心莲、苦木用80%~85%乙醇加热提取二次，每次2h，提取液滤过，滤液合并，回收乙醇并浓缩成稠膏；溪黄草加水煎煮二次，煎液滤过，滤液合并，浓缩至相对密度为1.20~1.25（55~60℃），加五倍量70%乙醇，搅匀，静置24h，滤过，滤液回收乙醇并浓缩至适量，与上述稠膏合并，混匀，干燥，加适量辅料，混匀，制成颗粒，干燥，压制成1000片或500片，包糖衣或薄膜衣，即得。

用法与用量：口服。小片一次6片，大片一次3片，一日3次。

注解：根据药材中有效成分的性质，穿心莲、苦木采用回流提取法，溪黄草采用水提醇沉法，分别制得稠膏，合并，干燥得干浸膏粉，加辅料，制粒。

思考题：穿心莲、苦木为何用80%~85%乙醇提取？

（4）**提纯物制粒法** 将提纯物细粉（有效成分或有效部位）与适量稀释剂、崩解剂等辅料混匀后，加入黏合剂或润湿剂，制软材，制颗粒，如北豆根片、银杏叶片、益心酮片等。

案例导入

案例16-5 益心酮片

处方：山楂叶提取物32g

功能与主治：活血化瘀，宣通血脉。用于瘀血阻脉所致的胸痹，症见胸闷憋气、心前区刺痛、心悸健忘、眩晕耳鸣；冠心病心绞痛、高脂血症、脑动脉供血不足见上述证候者。

制法：取山楂叶提取物，与淀粉32g、糊精25g、蔗糖5g混匀，制成颗粒，在60℃以下干燥，加入适量滑石粉、硬脂酸镁，混匀，压制成1000片，包糖衣或薄膜衣，即得。

用法与用量：口服。一次2~3片，一日3次。

注解：（1）淀粉的可压性差，作稀释剂时用量不宜过多，必要时与糊精、蔗糖等混合使用，改善其可压性。

（2）滑石粉不溶于水，但具亲水性；助流性、抗黏着性良好，但附着性较差。多与硬脂酸镁等联合应用，用量一般为2%~3%。

思考题：山楂叶提取物应该采用何种方法制得？

（四）湿颗粒的干燥

湿颗粒应及时干燥，干燥温度一般为60~80℃。温度过高可使颗粒中含有的淀粉粒糊化，影响片剂的崩解度，并可使含浸膏的颗粒软化结块。含挥发性或遇热不稳定成分的药物，干燥温度应控制在60℃以下。对热稳定的药物，干燥温度可提高到80~100℃，以缩短干燥的时间。颗粒干燥的程度可以用含水量控制，以3%~5%为宜。含水量过高会产生黏冲现象，含水量过低则易出现顶裂现象。

（五）干颗粒的质量要求

颗粒除必须具有适宜的流动性和可压性外，尚须符合以下要求。

（1）**主药含量** 按该片剂含量测定方法测定，有效（或指标）成分含量应符合规定。

（2）含水量　压片用干颗粒的含水量，不同品种多有差异，应通过试验确定其最佳含水量标准。中药干颗粒的含水量一般为3%～5%，化学药干颗粒的含水量多为1%～3%。

（3）松紧度　干颗粒松紧以手指轻捻能粉碎成有粗糙感的细粒为宜。颗粒过硬压片易产生麻面；疏松颗粒易碎成细粉，压片时易产生顶裂或松片现象。

（4）大小　颗粒大小应根据片重及药片直径选用，大片可用较大的颗粒或小颗粒进行压片；但对小片来说，必须用小颗粒压片，若小片用大颗粒压片，则片重差异较大。

（5）粒度　干颗粒中应含有一定比例的不同粒度的颗粒，一般干颗粒中通过二号筛者占20%～40%为宜，且无通过六号筛的细粉。若粒度差异过大或粗粒过多则易造成片重差异超限，细粉过多则可能产生松片、裂片及黏冲现象。

（六）压片前干颗粒的处理

（1）整粒　系指将干颗粒再次过筛，使其中条、块状物分散成均匀干颗粒的操作。整粒所用筛网的规格一般与制湿粒时相同，常用二号筛。

（2）加挥发油或挥发性药物　处方中含有的或制备时提取的挥发油，必要时先加少量乙醇溶解稀释后，喷雾加于整粒时从干颗粒中筛出的部分细粉上，混匀后再与其余颗粒混匀。薄荷脑、冰片等挥发性固体药物，应先用适量乙醇溶解后，同上法喷雾加于颗粒上并混匀。已加挥发性成分的干颗粒应立即置于有盖容器内，密闭贮放数小时，使挥发性成分在颗粒中渗透均匀，以免由于挥发油吸附于颗粒表面，压片时产生裂片。若挥发油含量较多（一般超过0.6%），常加适量吸收剂将油吸收后，再混匀压片；将挥发油微囊化或制成 β - 环糊精包合物加入，即便于制粒压片又减少挥发性成分的损失。

（3）加润滑剂与崩解剂　润滑剂常在整粒后筛入干颗粒中混匀。如需加崩解剂，应先干燥过筛，在整粒时加入干颗粒中充分混匀，且压片前应密闭防潮。

（七）压片

1. 片重的计算　若药料的片数与片重未定时，可先称出与若干单服重量相当的颗粒总重量，再根据单服重量的颗粒重来决定每服的片数，求得每片重量。

$$单服颗粒重(g) = \frac{干颗粒总重量(g)}{单服次数}$$

$$片重(g) = \frac{单服颗粒重(g)}{单服片数}$$

若处方中规定应制得的片数及每片重量时，则所得的干颗粒重应等于片数与片重之积，即干颗粒总重量（主药加辅料）等于片数乘以片重。

$$片重 = \frac{干颗粒重 + 压片前加入的辅料重量}{理论片数}$$

$$片重 = \frac{(成膏固体重 + 原粉重) + 压片前加入的辅料重量}{原药材总重量 / 每片原药材量}$$

$$片重 = \frac{(药材重量 \times 收膏\% \times 膏中含总固体\% + 原粉重) + 压片前加入的辅料重量}{原药材总重量 / 每片原药材量}$$

若已知每片主药含量时，可通过测定颗粒中主药含量，再确定片重。

$$片重 = \frac{每片含药量(标示量)}{干颗粒测得的主药百分含量}$$

2. 压片机　按其结构压片机分为单冲压片机和旋转式压片机两类。

（1）单冲压片机　图16-2为单冲压片机的主要结构示意图，其主要结构为：①加料器：加料斗、饲粉器。②压缩部件：一副上、下冲和模圈。③调节器：压力调节器、片重调节器、出片调节器。压力调节器连在上冲杆上，用以调节上冲下降的深度，下降越深，上、下冲间的距离越近，压力越大，反之则小；片重调节器连在下冲杆上，通过调节下冲下降的深度，来调节模孔的容积而控制片重；出片调节器连在下冲杆上，用以调节下冲推片时抬起的高度，恰使与模圈的上缘相平，被下冲推上的片剂由饲粉器推开。

单冲压片机的压片过程见图 16-3：①上冲抬起，饲粉器移动到模孔之上；②下冲下降到适宜深度，饲粉器在模上摆动，颗粒填满模孔；③饲粉器由模孔上移开，使模孔中的颗粒与模孔的上缘相平；④上冲下降并将颗粒压缩成片，此时下冲不移动；⑤上冲抬起，下冲随之上升到与模孔上缘相平，将药片由模孔中推出；⑥饲粉器再次移到模孔之上，将模孔中推出的片剂推开，同时进行第二次饲粉，如此反复进行操作。

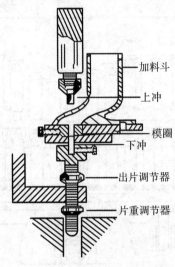

图 16-2　单冲压片机主要构造

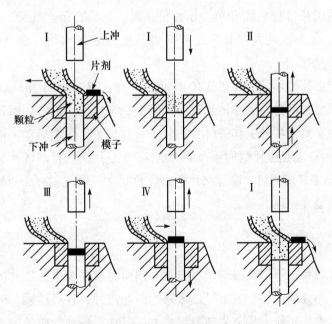

图 16-3　单冲压片机的压片过程

单冲压片机的产量大约在 80～100 片/min，最大压片直径为 12mm，最大填充深度

11mm，最大压片厚度6mm，最大压力15kN，多用于新产品的试制。

（2）旋转压片机　结构示意图与工作原理如图16-4所示，其主要工作部件有：机台、压轮、片重调节器、压力调节器、加料斗、饲粉器、吸尘器、保护装置等。机台分为三层，机台的上层装有若干上冲，在中层的对应位置上装着模圈，在下层的对应位置装着下冲。上冲与下冲各自随机台转动并沿着固定的轨道有规律地上、下运动，当上冲与下冲随机台转动，分别经过上、下压轮时，上冲向下、下冲向上运动，并对模孔中的物料加压；机台中层的固定位置上装有刮粉器，片重调节器装于下冲轨道的刮粉器所对应的位置，用以调节下冲经过刮粉器时的高度，以调节模孔的容积，即片重；用上下压轮的上下移动位置调节压缩压力。

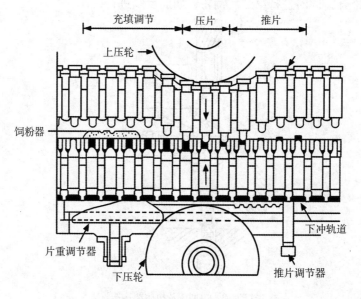

图16-4　旋转压片机的结构与工作原理

旋转压片机的压片过程大体和单冲压片机相同，但具有很多优势：①饲料方式合理，片剂重量差异小；②上下冲同时加压，片剂内部压力分布均匀，避免松片、裂片现象；③生产效率高，产量高。

旋转压片机有多种型号，按冲数分有16冲、19冲、27冲、33冲、55冲、75冲等。按流程分单流程和双流程两种：①单流程仅有一套上、下压轮，旋转一圈每个模孔仅压出一个药片；②双流程有两套各种工作部件，均装于对称位置，中盘转动一圈，每副冲压制两个药片，如55冲的双流程压片机的生产能力高达50万片/h。目前压片机的最大产量可达80万片/h。全自动旋转压片机，除能将片重差异控制在一定范围外，对缺角、松裂片等不良片剂也能自动鉴别并剔除。

二、干法制粒压片法

干法制粒压片法系指不用润湿剂或液态黏合剂而制成颗粒进行压片的方法。其优点在于：药料未经湿、热处理，适于对湿、热敏感的药物制片，且可缩短工时；不用或仅用少量干燥黏合剂，较湿法制粒压片节省辅料和成本。但并非各种性质的中药药料均能采用干法制粒压片。

干法制粒压片的主要方法有滚压法、直接筛选法、融合法。

（1）**滚压法** 将粉状药料与干燥黏合剂等辅料混合均匀后，通过滚压机压成所需硬度的薄片，再通过制粒机碎成所需大小的颗粒，加润滑剂即可压片。

（2）**直接筛选法** 将干浸膏直接粉碎成适宜大小的颗粒，或将某些具有良好流动性和可压性的结晶性药物，筛选成适宜大小的颗粒，必要时进行干燥，酌加润滑剂或崩解剂，即可进行压片。

（3）**融合法** 将药物与低熔点融合剂（如聚乙二醇、硬脂酸等）及其他辅料一同加热、搅拌，融合剂熔融使粉料粘结，趁热制粒，冷却，即得。

三、粉末直接压片法

粉末直接压片法系指将药物的粉末与适宜的辅料混匀后，不经过制粒而直接压片的方法。粉末直接压片缩短了工艺过程，省时节能，尤其适用于对湿、热不稳定的药物，也有利于难溶性药物的溶出，提高其生物利用度。但存在粉末流动性差，片重差异大，可压性差，易裂片等问题。目前主要从改善压片药粉性能和改进压片机械两方面入手解决上述问题。

（一）改善压片药粉性能

一般当药物粉末具有良好的流动性和可压性，且占处方中比例较大时，才可直接压片，但中药粉末一般较少具备以上条件，多数情况下需要添加辅料，当与大量流动性和可压性好的辅料混合后，即可直接压片。由上可知，粉末直接压片的重要条件之一是加入具有良好流动性和可压性的辅料。

粉末直接压片的辅料除具上述要求外，还需要有较大的药品容纳量，即与较多的药粉配合也不影响其流动性和可压性，且能均匀混合，不影响主药的溶出度和生物利用度。粉末直接压片常选用的辅料有：微晶纤维素、喷雾干燥乳糖、微粉硅胶、预胶化淀粉等。

（二）改进压片机械性能

粉末直接压片时，因粉末流动性差，加料斗内粉末易出现空洞或流动时快时慢的现象，以致片重差异超限，生产上可在加料斗上加装电磁振荡器等装置。粉末中的空气较颗粒多，压片时易产生裂片，可通过适当加大压力，或减慢车速，使受压时间延长，或在压片机上增装预压装置，经预压后再压成片（分次加压的压片机）等方法，以利于粉末中空气的排出，减少裂片。为防止药粉飞扬和漏粉，宜采用自动密闭加料装置，并可安装吸粉器加以回收。

四、片剂成型机制与影响因素

（一）片剂成型机制

1. 粉末结合成颗粒的机制 粉末间结合成颗粒与黏附和内聚有关，黏附是指不同种粉末或粉末对固体表面的结合，而内聚是指两种粉末的结合。在湿法制粒时，粉末间存在的水分可引起粉末的黏附，如果粉末间只有部分空隙中充满液体，则所形成的液桥便以表面张力和毛细管吸力作用而使粉末相结合；如果粉末间的空隙都充满液体，并延伸至空隙的边缘时，则颗粒表面的表面张力及整个液体空间的毛细管吸力可使粉末结合；当粉末表面完全被液体包围时，虽然没有颗粒内部的引力存在，但粉末仍可凭借液滴表面张力而彼此结合。

颗粒干燥后，虽然尚剩余少量的水分，但由于粉末之间接触点因干燥受热而熔融，或由于黏合剂的固化，或由于被溶物料（药物或辅料）的重结晶等作用在粉末间形成固体桥，而加强了粉末间的结合。

对于无水的药物粉末，粒子间的作用力则主要是分子间力（范德华力）和静电力，即使粒子间表面距离在 $10\mu m$ 时，分子间力仍有明显作用。颗粒中粉末之间静电力较弱，对颗粒的形成作用不大，而分子间力的作用则很强，可使颗粒保持必要的强度。

2. 颗粒压制成型 压片是在压力作用下把颗粒（或粉末）状药物压实的过程。压片时，由于压力的作用，药物颗粒发生移动或滑动而排列得更紧密，同时颗粒受压变形或破碎，压力越大破碎越多，致使粒间的距离缩短，接触面积增大，使粒子间的范德华力等发挥作用，同时因粒子破碎而产生了大量的新表面，有较大的表面自由能，使粒子结合力增强。在压力继续作用下，颗粒粘结，比表面积减少，颗粒产生了不可逆的塑性变形，变形的颗粒则借助于分子间力、静电力等结合成较坚实的片剂。

在片剂的空隙结构中，毛细管中也充满了水，压力解除后，被挤压的毛细管力图复原而（或）弹性变形等作用可产生热量，由于制片物料的比热较低且导热性能很差，所以局部温度可能较高，致使颗粒间接触支撑点部分可因高温而产生熔融或由于两种以上组成成分形成了低共熔混合物，当压力解除后又重结晶，并在颗粒间形成固体桥，将相邻粒子联系起来而有利于颗粒的固体成型。实验证明，在相同压力条件下，同系物中熔点低者片剂的硬度大。

此外，原、辅料中的氢键结合作用等对片剂的成型也产生了一定的作用。

（二）片剂成型的影响因素

1. 物料的压缩成形性 多数药物在受到外加压力时产生塑性变形和弹性变形，塑性变形产生结合力利于变形；弹性变形趋向于恢复到原来的形状，从而减弱片剂的结合力，甚至发生裂片或松片等现象。纤维性成分易产生弹性变形，故预处理时应尽量将其除去或选用糖浆等黏合剂。

2. 药物的熔点及晶型 压片时，物料瞬间受压产生的热量致局部温度升高而使某些低熔点成分发生熔融，当压力解除后又重结晶，在粒间形成"固体桥"，将相邻粒子联接成型。药物的熔点低有利于"固体桥"的形成，但熔点过低，压片时容易黏冲。

药物的晶型对成型也有一定影响：鳞片状或针状结晶易形成层状排列，所以压缩后的药片容易裂片；树枝状结晶压缩变形时可相互嵌接，所以可压性较好，易于成型。但加料时流动性较差。立方晶系的结晶对称性好，表面积大，压缩时也易于成型。

3. 辅料 凡对药物颗粒（或粉末）黏结力产生影响的辅料，对片剂成型及其质量均有影响。黏合剂能增强颗粒间的结合力，使易于压缩成型。黏合剂的品种、浓度不同，其黏度和结合力不同。疏水性润滑剂硬脂酸镁等对片剂成型也有一定影响，应控制其在常用范围内。颗粒中适量的水分在压缩时被挤到颗粒的表面形成薄膜，使颗粒易于互相靠近，有利成型。另外水分可使颗粒表面的可溶性成分溶解，当药片失水时其又析出而在相邻颗粒间架起"固定桥"，也有利于加强成型和增大硬度。但水分过量易导致黏冲。辅料微晶纤维素则因氢键作用而增加结合力，有利于成型。此外静电力对结合成型也起一定作用。

4. 压力 一般情况下，压力愈大，颗粒间的距离愈近，结合力愈强，愈有利成型，可导致裂片，片剂过硬，会影响片剂的崩解和药物的溶出。

五、压片时可能发生的问题与解决的办法

在压片过程中有时会产生松片、黏冲、崩解超限、裂片、叠片、片重差异超限、变色、表面有斑点或微生物污染等情况，必须及时找出问题，并针对原因进行解决，才能继续压片，保证质量。这些问题产生的原因，归纳起来主要可从三个方面去考虑，即：①颗粒的质量：是否过硬，过松，过湿，过干，大小悬殊，细粉过多等；②压片前处理：润滑剂、崩解剂加入种类及用量，挥发油加入的方法等；③空气湿度：是否太高；④压片机是否正常：如压力大小，车速是否过快，冲模是否磨损等。实际工作中应根据具体情况进行具体分析和解决。

（一）松片

片剂硬度不够，将片剂置中指和食指间，用拇指轻压即碎裂的现象称松片。其产生原因及解决的办法为：

（1）含纤维、角质类、动物类、矿石类药量多，缺乏黏性或具弹性，致使颗粒松散不易压片。可加入干燥黏合剂，或选用黏性较强的黏合剂或适当增加其用量重新制粒。

（2）片剂药料中含挥发油、脂肪油等成分较多，易引起松片。若为无效成分，可用压榨法或脱脂法去油；若为有效成分，可加适宜的吸收剂吸收，也可制成微囊或包合物备用。

（3）颗粒中含水量不当，颗粒过干，压片时弹性变形大，压成的药片硬度差，可采用相应方法，调控颗粒最适宜的含水量。

（4）制剂工艺不当，如制粒时乙醇浓度过高；润湿剂、黏合剂品种不当或用量不足；药液浓缩时温度过高，致使部分浸膏炭化，降低了黏性；或浸膏粉碎细度不够，黏性小等均易造成颗粒松散。解决方法除针对原因解决外，也可采用新技术改进制剂工艺。

（5）压片时压力过小或车速过快，受压时间太短易引起松片，可适当增大压力，减慢车速。如因磨损冲头长短不齐，冲头短则模孔中颗粒所受压力变小，或下冲下降不灵活致模孔中颗粒填充不足，也会产生松片，应更换冲头。

（6）片剂露置空气过久，吸湿膨胀而松片，应在干燥、密闭条件下保存。

（二）黏冲

压片时，冲头和模圈上常有细粉黏着，使片剂表面不光、不平或有凹痕，称为黏冲。其产生原因及解决方法如下。

（1）颗粒含水量过高，或药物易吸湿，室内温度、湿度过高均易产生黏冲。应重新干燥颗粒，车间保持一定温度和湿度。

（2）润滑剂用量不足或分布不均匀，应增加用量，并充分混匀。

（3）冲模表面粗糙或有缺损；或冲头刻字太深；或冲头表面不洁净。应更换冲模，并擦净冲头表面。

（三）裂片

片剂受到振动或经放置后，从腰间开裂或顶部脱落一层，称裂片。其产生原因及解决方法如下。

（1）压片药料细粉过多，或颗粒过粗、过细；原料为针、片状结晶，且结晶过大，黏合剂未进入晶体内部引起裂片。可采用与松片相同的处理方法。

（2）颗粒中含油类或纤维成分较多时易引起裂片，可加吸收剂或糖粉克服。

（3）颗粒过干或药物失去结晶水过多引起裂片，可喷洒适量稀乙醇湿润，或与适量含

水量较高的颗粒掺匀后压片。

（4）压片时压力过大或车速过快，颗粒中空气未逸出造成裂片，可调整压力、减慢车速。

（5）冲模不合要求，如冲头磨损向内卷边，或上冲与模圈不吻合，压力不均匀，使片剂部分受压过大而造成顶裂。可更换冲模。

（四）崩解时间超限

崩解时间超限即崩解延缓，指片剂崩解时间超过《中国药典》规定的时限。崩解迟缓的原因及解决方法如下。

（1）崩解剂的品种、用量及加入方法不当，或干燥不够，均可影响片剂的崩解和溶出。应调整崩解剂品种或适当增加用量，临用前干燥，并采用内外加法加入崩解剂。

（2）黏合剂黏性太强，用量过多；或疏水性润滑剂用量过大。应选用适宜的黏合剂或润滑剂，并调整其用量。

（3）压片颗粒粗硬或压力过大，致片剂坚硬，崩解超限，溶出变慢。应将颗粒适当粉碎或适当减少压力。

（4）贮存温度较高或引湿后，含胶、糖或浸膏的药片崩解时间可能会延长。应注意贮存条件。

（五）片重差异超限

片重差异超限系指片剂重量差异超过《中国药典》规定的限度。产生的原因及解决办法如下。

（1）压片颗粒粗细相差过大，或颗粒流动性差等使片重差异较大。宜筛去过多的细粉，减少粗细差异，或重新制粒。

（2）润滑剂用量不足或混合不匀，致压片加料时颗粒的流速不一，使填充量不等，片重差异变大。应适量加润滑剂，并充分混匀。

（3）两侧加料器安装高度不同，使填充颗粒的速度不一，致颗粒填充量不一。应停机检查，调整后再压片。

扫码"学一学"

第四节 片剂的包衣

片剂包衣是在压制片表面包裹适宜材料的衣层或衣料的操作。用于包衣的压制片称为"片芯"或"素片"，包衣的材料称为"衣料"，包成的片剂称"包衣片"。

一、片剂包衣的目的、种类与要求

（一）包衣的目的

1. 增加药物的稳定性 有些药物如硫酸亚铁、对氨基水杨酸钠等制成片剂后，由于与空气中的氧气、二氧化碳、湿气等长期接触，特别是在有光线照射时容易起变化；中药浸膏片在空气中极易吸潮，而包衣后可防潮、避光、隔绝空气，增加了药物的稳定性。

2. 掩盖药物的不良气味 如紫河车有腥气，吞服时易引起恶心、呕吐；盐酸黄连素片味极苦，服药时口中长时间感到不适。

3. 控制药物的释放部位 如对胃有刺激作用的药物、能被胃液中酸或酶破坏的药物，或者必须在肠道中吸收的药物都应包肠溶衣。

4. 控制药物的释放速度　如为达到控释目的或防止药物产生配伍禁忌，把需在肠内起作用的成分制成片芯，在胃内起效的成分作为衣层压包于片芯外面，制成多层片，当口服后，外面一层先在胃内崩解，而片芯则到达肠内后崩解。

5. 改善片剂的美观、便于识别　很多片剂，特别是中药片剂，往往包有一定的颜色，不仅使片剂美观，患者乐于服用，而且便于识别片剂的种类。

（二）包衣的种类

包衣的种类主要有糖衣片、（半）薄膜衣片以及肠溶衣片。

（三）包衣片的片芯和衣层的质量要求

1. 片芯的质量要求　除符合一般片剂质量要求外，应为呈弧形而棱角小的双凸片或拱形片，以利包衣完整严密；硬度较大、脆性较小，且应干燥，保证包衣过程反复滚动时不破碎。包衣前应筛去片粉及碎片。

2. 衣层的质量要求　应均匀牢固；与片芯成分不起作用；崩解度应符合规定；在有效贮藏期限内保持光亮美观，颜色一致，无裂片、脱壳现象；不影响药物的溶出和吸收。

二、片剂包衣的方法与设备

（一）滚转包衣法

滚转包衣法又称包衣锅法，是常用的包衣方法，设备有普通包衣锅和高效包衣机。

1. 普通包衣锅　如图16-5所示，包括包衣锅、动力部分、加热器及鼓风装置组成。包衣锅是用紫铜或不锈钢等化学活性较低、导热性能良好的金属材料制成。包衣锅的转轴一般与水平的夹角成30°~45°，使物料既能随锅的转动方向滚动，又能沿轴的方向运动，有利于充分翻转。包衣锅的转速根据锅的大小与包衣物的性质而定，调节转速的目的在于使片剂在锅内转动时能被带至高处，成弧线运动而落下，作均匀而有效的翻转。在包衣锅下面装一电炉作加热器。包衣锅的鼓风装置向锅内吹冷风和热风，冷热吹风可加速衣层的干燥，温度与风量需要调节。包衣锅上方装有除尘设备，可防粉尘飞扬。

近年来，包衣锅设备有很多改进，如Freund式包衣锅，如图16-6所示，锅内装有特殊挡板，增加片剂在锅内的翻动；有孔包衣锅，在锅壁上开有数千个直径数毫米的小孔，使热量充分利用，缩短包衣时间；埋管式包衣锅，如图16-7所示，锅内采用埋管装置，埋管内配有气流式喷头，插入包衣锅中翻动的片床内，包衣液受压缩空气作用由喷头直接喷在药片上，同时热空气从埋管吹出穿透整个片床，提高干燥速率。

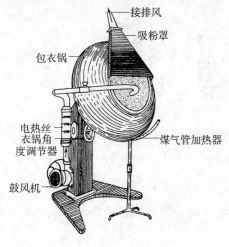

图16-5　倾斜包衣锅

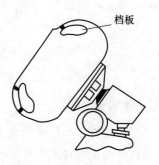

图16-6　Freund式包衣锅

2. 高效包衣机 是目前常用的包衣设备，如图16-8，按包衣机滚筒结构分为有孔和无孔两种，且内含交叉挡板。其工作原理是将片芯在包衣机的滚筒内通过电脑可编程序控制系统控制，使之不断地、连续地、重复地做出复杂的轨迹运动，在运动过程中，按工艺程序及参数的要求，将包衣液经喷枪自动地以雾状喷洒在片芯的表面，同时在负压状态下供给经10万级滤过的洁净热风，穿透片芯间空隙层，片芯表面已喷洒的包衣液和热风充分接触得到快速、均匀的干燥，废气由滚筒底部经风道由排风机经除尘后排放，从而使片芯快速形成坚固光滑的表面薄膜。

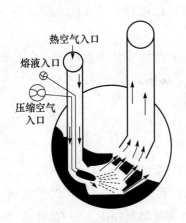

图16-7 埋管包衣锅

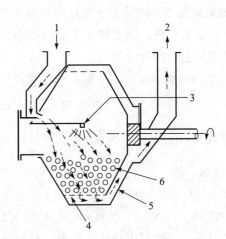

图16-8 高效包衣锅

1. 给气；2. 排气；3. 自动喷雾器；4. 多孔板；5. 空气夹套；6. 片芯

（二）流化包衣法

流化包衣法也称沸腾包衣法或悬浮包衣法，如图16-9所示，其原理与流化喷雾制粒相似，系指借急速上升的空气气流使片剂悬浮于空中，上下翻动，同时将包衣液输入流化床并雾化，使片芯的表面黏附一层包衣材料，继续通入热空气使之干燥，如法包若干层，直到达到规定要求。

流化包衣法具有包衣速率高、工序少、自动化程度高，包衣容器密闭，无粉尘等优点，但设备构造较复杂、价格高，包衣过程中药片悬浮运动易相互碰撞造成破损。

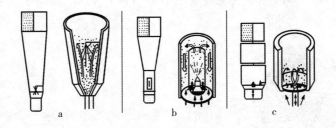

图16-9 流化包衣装置

a. 流化型包衣装置；b. 喷流型包衣装置；c. 流化转动型包衣装置

（三）压制包衣法

压制包衣法也称干压包衣法或干法包衣，系指将包衣材料制成干颗粒，利用特殊压片机，把包衣材料的干颗粒压在片芯的外层。

压制包衣设备：一般采用两台压片机联合实施压制包衣，其中一台专门用于压制片芯的压片机是普通压片机，压制的片芯由传动器输送至另一台专门用于压制包衣的特殊压片机的转台模孔中（此模孔内已填入包衣材料的干颗粒作为底层），随着转台的转动，片芯的上面又被加入约等量的包衣材料干颗粒，然后加压，使片芯压入包衣材料中间而形成压制包衣片剂。

压制包衣法可避免水分、温度对药物的不良影响；生产流程短，自动化程度高，劳动条件好。包衣材料亦可以是药物，适用于有配伍禁忌的药物或需延效的药物压制成多层片。但对压片机械的精度要求较高，目前国内尚未广泛使用，如图 16 - 10 所示。

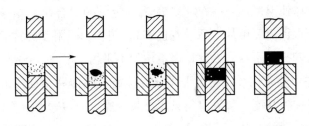

图 16 - 10　干法包衣示意图

三、片剂包衣物料与工序

（一）糖衣

糖衣（sugar coating）系指在片芯之外以蔗糖为主要包衣材料的衣层。

1. 糖衣的包衣物料　有糖浆、胶浆、滑石粉、白蜡等。

（1）糖浆　采用含转化糖较少的干燥粒状蔗糖制成，浓度为 65% ~ 75%（g/g），用于粉衣层与糖衣层。因其浓度高，衣层能很快地析出蔗糖的结晶，致密地黏附在片剂表面。本品宜新鲜配制，保温使用。需要包有色糖衣时，则在糖浆中加入可溶性食用色素，配成有色糖浆。食用色素的用量一般为 0.03% 左右。目前我国允许使用的食用合成色素有胭脂红、苋菜红、柠檬黄、日落黄、亮蓝和靛蓝等。

（2）胶浆　常用作黏结剂，可增加黏性和塑性，提高衣层的牢固性，多用于包隔离层，对含有酸性、易溶或吸潮成分的片芯起到保护作用，但防潮性能较差。常用品种有 15% 明胶浆、35% 阿拉伯胶浆、1% 西黄蓍胶浆、4% 白及胶浆及 35% 桃胶浆等。

（3）滑石粉　包衣用的滑石粉应为白色细粉，用前过六号筛，用于包粉衣层。为了增白和对吸收油类成分，可在滑石粉中加入 10% ~ 20% 碳酸钙（或碳酸镁）（酸性药物不能用）或适量淀粉。

（4）川蜡（虫蜡）　作为糖衣片打光剂，用前应精制处理，即以 80 ~ 100℃ 加热使熔化后过 100 目筛，去除悬浮杂质，并兑加 2% 硅油混匀，冷却后制成 80 目细粉备用。

2. 包衣工序　用包衣机包糖衣的工序一般分五步，依次为：隔离层→粉衣层→糖衣层→有色糖衣层→打光。根据不同需要，有的工序可省。

（1）隔离层　系指包在片芯外起隔离作用的胶状物衣层。但凡含吸湿性、易溶性或酸性药物的片剂，包隔离层将片芯与糖衣隔离，可防止药物吸潮变质或糖衣被破坏。

操作时将片芯置包衣锅中滚转，加入适量胶浆或胶糖浆，使均匀黏附于片芯上。为防止片芯相互粘连或黏附于锅壁，可加入适量滑石粉。吹热风（30 ~ 50℃），使衣层充分干燥。一般包4～5层。酸性药物的片剂从第一层开始即应包隔离层，若只为防潮或增加片剂硬度而包隔离层，可先包4～5层粉衣层后再包隔离层。

（2）粉衣层　又称粉底层。其目的是消除片芯原有棱角，使片面平整，为包糖衣层打基础。包衣材料为糖浆和滑石粉。无需包隔离层的片剂可直接包粉衣层。

操作时药片在包衣锅中滚转，加入适量糖浆使表面均匀润湿后，再加入适量滑石粉，使之均匀黏着在片剂表面，继续滚转加热并吹风至干燥。重复操作，至片芯的棱角全部消失，至圆整、平滑为止，一般包15～18层。

采用混浆包衣新工艺，可缩短工时，减少粉尘飞扬，使衣层牢固。操作时将片芯投入包衣锅内滚动，吹热风使温度达40～50℃，加入一定量的混合浆（由单糖浆、滑石粉、胶浆等制成的混悬液，根据需要可加入适量着色剂），使均匀吸附于药片表面，吹热风使充分干燥后再包第二层。若操作不当，易致片面不均匀不平衡。

（3）糖衣层　是由糖浆在片面缓缓干燥形成蔗糖结晶体联结而成的衣层。其目的是增加衣层牢固性、甜味和美观度。包衣材料只用糖浆，操作与包粉衣层相似。

操作时在包完粉衣层的药片上，每次加入糖浆后，待药片表面略干后再加热吹风，吹风温度在40℃左右，一般包10～15层。

（4）有色糖衣层　亦称色层或色衣，包衣材料是有色糖浆。其目的是使片衣具有一定的颜色，以便于区别不同品种。见光易分解破坏的片芯应包上深色糖衣层，有保护作用。

包有色糖衣层，要配制不同浓度的有色热糖浆。操作与包糖衣层相似，应先用浅色糖浆，并由浅渐深，有利于色泽均匀。有色糖衣层一般包8～15层。

（5）打光　是在片衣表面擦上极薄的一层虫蜡的操作。其目的是使片衣表面光亮美观，兼有防潮作用。操作在室温下进行，将所需蜡粉的2/3量撒入片中，转动摩擦即产生光滑表面，再慢慢加入剩余的蜡粉，锅转动直至衣面极为光亮，将药片取出，移至石灰干燥橱内放置12～24h或硅胶干燥器内放置10h吸湿干燥，以除去剩余水分，即可包装。蜡粉的用量一般每1万片不超过3～5g为宜。

3. 包糖衣操作要点　①必须层层充分干燥。②浆粉用量适当。如包粉衣层时，糖浆和滑石粉的用量，开始时逐渐增加，片芯原有棱角基本包圆滑后，糖浆量相对稳定，滑石粉量逐渐减少。③干燥温度符合各工序要求。如包粉衣层温度一般控制在35～55℃，且应逐渐升高，片芯基本包平时，温度升至最高，以后开始下降。而包糖衣层，锅温一般控制在40℃左右，以免糖浆中水分蒸发过快使片面粗糙；且每次加入糖浆后，应待片面略干后再吹风（约35℃）至干。包有色糖衣层，温度应逐渐下降至室温，以免温度过高水分蒸发过快，致片面粗糙，产生花斑且不易打光。④浆、粉加入时间掌握得当。如包粉衣层前3层时，糖浆加入拌匀后，滑石粉应立即加入搅匀，以免水分渗入片芯，而后续层数滑石粉的加入时间可适当推迟。

4. 糖衣的混合浆包衣方法　混合浆包衣是片剂生产的第二代新工艺，目前我国有些药厂生产的中药片剂采用混合浆包衣。混合浆包衣系指将单糖浆、胶浆和滑石粉等包衣材料混合，形成一种白色的液状物，并可根据需要加入着色剂，应用SKT－801型数控喷雾包衣机包衣，该工艺的特点是：①能程序控制，实现自动化生产；②全密闭包衣，减少对环境的污染，符合GMP要求；③工艺简单易掌握，可缩短操作时间，减轻工人劳动强度，使衣层牢固，提高片剂质量。

混合浆包衣操作方法：将片芯投入包衣锅内滚动，吹热风使温度达 40~45℃，加入一定量的混合浆，使均匀吸附于药片表面，吹热风使充分干燥后再包第二层。

案例导入

案例 16-6　银杏叶片（提纯片）

处方：银杏叶提取物

功能与主治：活血化瘀通络。用于瘀血阻络引起的胸痹心痛、中风、半身不遂、舌强语謇；冠心病稳定型心绞痛、脑梗死见上述证候者。

制法：取银杏叶提取物 40g 或 80g，加辅料适量，制成颗粒，压制成 1000 片，包糖衣或薄膜衣，即得。

用法与用量：口服。规格（1）一次 2 片，规格（2）一次 1 片，一日 3 次；或遵医嘱。

注解：银杏叶提取物是以银杏科植物银杏 *Ginkgo biloba* L. 的叶为原料，大多数采取乙醇提取和树脂吸附处理、纯化而得有效成分富集的一类产品。

思考题：《中国药典》收载有银杏叶片、银杏叶胶囊、银杏叶滴丸三种剂型，如何应用？

（二）薄膜衣

薄膜衣（film coating）系指在片芯之外包一层比较稳定的高分子聚合物衣膜。片剂包薄膜衣的目的在于保护片剂不受空气中湿气、氧气等作用，增加稳定性，掩盖不良气味。与糖衣相比其优点：节省物料，操作简单，工时短而成本低；衣层牢固光滑，衣层薄重量增加不大（薄膜衣片重仅增加 2%~4%，而糖衣可使片重增大 50%~100%）；对片剂崩解的不良影响小；片剂表面的标记，包衣后仍可显出，不用另作标记等。但薄膜衣存在有机溶剂残留的缺点，目前采用不溶性聚合物的水分散体作为包衣材料，已逐步取代了有机溶剂薄膜包衣。

1. 薄膜衣物料　主要由高分子成膜材料及增塑剂、增光剂、着色剂等附加材料组成。高分子包衣材料为成膜材料，按衣层的作用可分为普通型、缓释型和肠溶型。高分子成膜材料必须具备的性能：①能充分溶解于适当的溶剂或均匀混悬于介质中，易于包衣操作；②必须在要求的 pH 条件下溶解或崩裂；③能形成坚韧连续的薄膜，且美观光洁，对光线、热、湿均稳定；④无毒，无不良气味；⑤能与色素及其他材料混合使用等。

（1）成膜材料　普通型薄膜包衣材料可避免或降低片芯吸湿和防止粉尘污染等，缓释型薄膜包衣材料能调控释药速度，肠溶型薄膜包衣材料有耐酸性，仅在肠液中溶解。常用品种多属于纤维素类及丙烯酸树脂类。

① 羟丙甲纤维素（HPMC）：应用广泛的薄膜包衣材料，成膜性优良，膜坚韧透明，不易粘连与破碎，对片剂崩解度影响小。本品有多种黏度等级，浓度在 2%~10% 不等。低黏度级用作水性薄膜包衣溶液，高黏度级用有机溶剂溶液。

② 羟丙纤维素（HPC）：可溶于胃肠液中，黏性较大，多与其他薄膜衣料混合使用。常用为 5% 乙醇溶液。

③ 丙烯酸树脂Ⅳ号：国产胃溶型薄膜衣材料，其成膜性、防水性优异；无需加增塑剂，不易粘连。与适量玉米朊合用可提高抗湿性，与羟丙甲纤维素合用可改进外观并降低

成本。商品名为"Eudragit"薄膜衣材料有胃溶型、肠溶型、不溶型等多种型号，其中 Eudragit E 属于胃溶型薄膜衣材料。

④ 苯乙烯－乙烯吡啶共聚物：为良好的薄膜衣料，成膜性与防潮性好，衣膜高温时不黏，低温时不裂。此膜不溶于水，但在胃液中迅速溶解，尤其适用于引湿性强的中药片。

其他如 70% 乙醇配成的 5% 聚维酮溶液等也可选作薄膜包衣材料。

（2）增塑剂　系指能增加成膜材料的可塑性材料。增塑剂与高分子成膜材料需具有化学相似性，水溶性增塑剂如甘油、聚乙二醇、丙二醇等带有羟基，可作为某些纤维素衣料的增塑剂；水不溶性增塑剂如甘油三乙酸酯、蓖麻油、邻苯二甲酸酯等可作为脂肪族非极性聚合物衣料的增塑剂。

（3）着色剂和避光剂　为掩盖片芯色泽，便于识别或增加避光稳定性，常加入食用色素及二氧化钛等，但应严格控制用量。

2. 薄膜衣的包衣操作　薄膜包衣，可采用滚装包衣法或流化床包衣法（悬浮包衣法）。其操作与包糖衣基本相同。当片剂在锅内转动或在包衣室悬浮运动时，使包衣溶液均匀分散于片芯（或已先包几层粉衣层的片剂）表面，溶剂挥发干燥后再包第二层，直至需要的厚度，加蜡打光即成。

为安全使用和回收有机溶剂，包衣机应有良好的排气和回收装置。

案例导入

案例 16 – 7　穿心莲片（浸膏片）

处方：穿心莲 1000g

功能与主治：清热解毒，凉血消肿。用于邪毒内盛，感冒发热，咽喉肿痛，口舌生疮，顿咳劳嗽，泄泻痢疾，热淋涩痛，痈肿疮疡，毒蛇咬伤。

制法：取穿心莲，用 85% 乙醇热浸提取 2 次，每次 2h，合并提取液，滤过，滤液回收乙醇，浓缩至适量，干燥，加辅料适量，制成颗粒，干燥，压制成 1000 片（小片）或 500 片（大片），包糖衣或薄膜衣，即得。

用法与用量：口服。一次 2~3 片（小片），一日 3~4 次；或一次 1~2 片（大片），一日 3 次。

注解：穿心莲采用热浸回流法得到浸膏，再浓缩、干燥得干浸膏。

思考题：包糖衣、包薄膜衣的操作要点有哪些？

（三）肠溶衣

肠溶衣（intestinal coating）系指包裹在片芯之外可控制片剂在肠道中崩解或溶解的一类衣膜。肠溶衣片在 37℃ 的人工胃液中 2h 以内不崩解或溶解，洗净后在人工肠液中 1h 内崩解或溶解，并释放出药物。

1. 包肠溶衣的目的　片剂是否包肠溶衣是由药物性质和使用目的决定的。凡属遇胃液变质的药物，如胰酶片；对胃刺激性太强的药物，如口服锑剂；作用于肠道发挥特定疗效的驱虫药、肠道消毒药，或需在肠道保持较久的时间以延长作用的药物，如痢速宁片等均宜包肠溶衣，使片剂安全通过胃到肠内崩解或溶解而发挥疗效。

2. 肠溶衣的物料　肠溶衣物料具有在不同 pH 的溶液中溶解度不同的特性。人的胃液呈较强酸性，小肠液不同肠段，pH不同，小肠上段呈弱酸性，小肠下段呈弱碱性，所以肠溶衣物料必须能抵抗胃液的酸性侵蚀，而到达小肠时能迅速崩解或溶解。常用的肠溶衣物料如下。

（1）纤维醋法酯（CAP） 又称醋酸纤维素酯，为白色易流动有潮解性的粉末，不溶于水和乙醇，可溶于丙酮或乙醇与丙酮的混合液。包衣时一般用8%~12%的乙醇丙酮混合液。成膜性能好，性质稳定，是一种较好的肠溶衣料和防水隔离层衣料。该衣膜在pH≥6时溶解，胰酶能促进其消化。此外，羟丙甲纤维素酞酸酯（HPMCP）也是良好的肠溶衣物料，其衣膜在pH5~6之间（十二指肠上端）即能溶解，性质稳定，贮藏期不会游离出醋酸而引起药物变质。其他可选用的还有聚乙烯醇酞酸酯（PVAP）、醋酸纤维素苯三酸酯（CAT）等。

（2）丙烯酸树脂Ⅰ号、Ⅱ号、Ⅲ号 丙烯酸树脂Ⅱ号、Ⅲ号溶于乙醇、甲醇，不溶于水和酸，Ⅱ号在pH6以上、Ⅲ号在pH7以上成盐溶解。生产上常用Ⅱ号和Ⅲ号混合液包衣，调整二者用量比例，可得到不同溶解性能的衣料。本品成膜致密有韧性，具耐酶性，渗透性低，在肠中溶解速度快于CAP。

丙烯酸树脂Ⅰ号为乳胶液，在pH6.5以上时溶解，可用水作为分散介质，多作肠溶外层薄膜衣而内层包丙烯酸树脂Ⅱ号使片芯不接触水。

3. 肠溶衣的包衣操作 包肠溶衣可用流化包衣法、滚转包衣法或压制包衣法。滚转包衣法包肠溶衣，可在片芯上直接包肠溶性全薄膜衣。也可在片芯包粉衣层至无棱角时，再用肠溶衣液包肠溶衣到适宜厚度，或最后再包数层粉衣层及糖衣层。流化包衣法系指将肠溶衣液喷包于悬浮的片剂表面，成品光滑，包衣速度快。压制包衣法系指利用压制包衣机将肠溶衣物料的干颗粒压在片芯外而成干燥衣层。

第五节 片剂的质量检查

扫码"学一学"

片剂在压片过程中应定时抽查片剂的外观、重量差异、硬度和碎脆度及崩解时限等，以便随时发现问题及时解决。包装完毕后，还必须按《中国药典》（2015年版）逐项系统地进行片剂质量检查，并留样定期复查，以供考察片剂的稳定性。片剂的质量检查主要分以下几部分。

（一）性状

一般取样品100片平铺于白底板上，置于75W光源下60cm处，在距离片剂30cm处肉眼观察30s，检查结果应符合下列规定：完整光洁；色泽均匀；染色点80~100目应<5%；麻片<5%；中药粉末片除个别外<10%，并不得有严重花斑及特殊异物；包衣片有畸形者不得>0.3%。

（二）重量差异

取供试品20片，精密称定总重量，求得平均片重后，再分别精密称定每片的重量，每片重量与标示片重（无标示片重时，用平均片重）相比较（片重0.30g以下重量差异限度±7.5%，片重0.30g或0.30g以上重量限度差异±5.0%），应符合规定。

（三）崩解时限

除另有规定外，取药材粉末片（或浸膏、半浸膏片）供试品6片，以水（37℃±1℃）

为介质，分别置已调试好的片剂崩解仪吊篮的玻璃管中（每管各加1片），加挡板，启动崩解仪进行检查，应符合规定。如果供试品黏附挡板，应另取6片，不加挡板按法检查，应符合上述规定。

薄膜衣片，按上述装置与方法检查，改在盐酸溶液（9→1000）中进行检查，应在1h内全部崩解，如有1片不能完全崩解，则另取6片复试，均应符合规定。

肠溶衣片，按上述装置与方法不加挡板，先在盐酸溶液（9→1000）中检查2h，应符合上述规定，继将吊篮取出，用少量水洗涤后，每管加入挡板，再按上述方法在磷酸盐缓冲液（pH6.8）中进行检查，1h内应全部崩解。如有1片不能完全崩解，应另取6片复试，均应符合规定。

泡腾片，取供试品6片，分别置250ml烧杯中，烧杯内盛有200ml水，水温为15~25℃，应符合上述要求与规定。如有1片不能完全崩解，应另取6片复试，均应符合规定。

凡含有药材浸膏、树脂、油脂或大量糊化淀粉的片剂，如有小部分颗粒状物未通过筛网，但已软化无硬芯者可作合格论。

（四）硬度和脆碎度

1. 硬度　一般用硬度测定器或片剂四用仪测定。将药片立于两个压板之间，沿片剂直径的方向徐徐加压，直至破碎，测得使其破碎所需之力。

2. 脆碎度　将片剂（至少20片）刷去表面吸附的细粉，称重，放入脆碎度测定仪鼓内，以25r/min的速度转动10min，取出观察，如无碎裂、缺角、松片等现象，精密称定，将损失重量与原重量相比，其百分比即为脆碎度。

（五）溶出度检查

溶出度系指药物在规定介质中从片剂里溶出的速度和程度。溶出度检查是测定固体制剂中有效成分溶出的一种体外理化测定方法。片剂服用后，有效成分被胃肠道所吸收，才能达到治疗疾病的目的。其疗效虽然可以通过临床观察，或测定体内血药浓度、尿内药物及其代谢物浓度、生物利用度来评定，但以此作为产品的质量控制是有实际困难的。一般片剂需测定崩解时限，但崩解度合格并不保证药物可以快速且完全地从崩解形成的细粒中溶出，也就不能保证具有可靠的疗效。因此，一般的片剂规定测定崩解时限，对于有下列情况的片剂，《中国药典》规定检查其溶出度以控制或评定质量：①含有在消化液中难溶出的药物；②与其他成分容易相互作用的药物；③在久贮后溶解度降低的药物；④剂量小、药效强、副作用大的药物。凡检查溶出度的片剂，不再进行崩解时限的检查。

《中国药典》（2015年版）所收载的溶出度检查法有篮法（第一法）、桨法（第二法）、小杯式（第三法）。

（六）融变时限

阴道片融变时限照《中国药典》（2015年版）融变时限检查法检查。如有1片不符合规定，应另取3片复试，均应符合规定。

（七）发泡量

取25ml具塞刻度试管（内径1.5cm）10支，各精密加水2ml，置37℃±1℃水浴5min后，向各管中分别投入阴道泡腾片供试品1片，密塞20min内观察最大发泡量的体积，应符合规定。

（八）含量测定

抽取 10~20 片样品合并研细，选择处方中君药（主药）、贵重药、毒性药依法测定每片的平均含量，即代表片剂内主要药物的含量，其含量应在规定限度内。

（九）含量均匀度检查

含量均匀度系指小剂量片剂中每片含量偏离标示量的程度。主药含量较小的片剂，因加入的辅料相对较多，药物与辅料未易混合均匀，而含量测定方法是测定若干片的平均含量，易掩盖小剂量片剂由于原、辅料未混合均匀而造成的含量差异。对此可进行含量均匀度的检查。含量均匀度的检查方法及标准，详见《中国药典》（2015 年版）。凡检查含量均匀度的制剂，不再检查重量差异。

（十）微生物限度

照《中国药典》（2015 年版）微生物限度检查法检查，应符合规定。

第六节　片剂的包装与贮存

扫码"学一学"

一、片剂的包装

片剂的包装不仅直接关系到成品的外观，对成品的内在质量也有重要影响，而且与其应用和贮藏密切相关。优质的包装材料和包装容器，往往可以提高片剂的物理和化学稳定性。

常用的片剂包装容器多由塑料、纸塑、铝塑、铝箔或玻璃等材料制成，应根据药物的性质，结合给药剂量、途径和方法选择与应用。片剂包装按剂量可分为单剂量（每片单个密封包装）和多剂量（数片乃至几百片合装于一个容器内）包装；而按容器有玻璃（塑料）瓶（管）包装、泡罩式包装（以无毒铝箔为底层材料，无毒聚氯乙烯为泡罩，中间放入片剂经热压而成）或窄条式带状包装（由两层膜片（铝塑或纸塑复合膜等）经黏合或热压而成）等。片剂包装生产上多采用机械片机或自动铝塑包装机等。

片剂的包装应有标签，详细记载成分、性状、功能主治、规格、用法与用量、不良反应、贮藏、有效期、批准文号、生产企业等。对于毒剧药片剂须特别标记，以策安全。

二、片剂的贮存

除另有规定外，片剂应密封贮存，并置于干燥、通风处。对光敏感的片剂应避光贮存，受潮易变质的片剂，包装容器内可放入干燥剂。

重点小结

重点难点	药师考点
1. 片剂的特点与分类；片剂的辅料	☆☆☆片剂的常用辅料及其应用；片剂中制颗粒的目的
2. 片剂的制法；片剂的包衣	☆☆压片过程中可能发生的问题及解决办法；片剂的质量检查
3. 片剂的质量检查	☆片剂的分类；包糖衣的工序

扫码"练一练"

（肖学凤）

第十七章　气体药剂

要点导航

1. **掌握**　气雾剂和喷雾剂的含义、特点与制法。
2. **熟悉**　气雾剂和喷雾剂的质量检查；气雾剂的组成、影响吸入气雾剂吸收的因素。
3. **了解**　粉雾剂的含义、分类和制法。

第一节　气　雾　剂

扫码"学一学"

一、概述

（一）气雾剂的含义

气雾剂（aerosols）系指原料药物或原料药物和附加剂与适宜抛射剂共同封装于具有特制阀门系统的耐压容器中，使用时借助抛射剂的压力将内容物喷出的剂型。抛射剂一般为多种混合使用，通过调整抛射剂、药物及附加剂的比例，可以使内容物呈雾状、泡沫状或其他形态喷出，用于呼吸道吸入、黏膜、皮肤或腔道给药等。其中以泡沫形态喷出的制剂称为泡沫剂。

我国古人将胡荽加水煮沸后，用其气雾治疗痘疹；欧洲人通过吸入氯乙烷气雾用于麻醉等，都属于气雾剂的雏形。现代气雾剂20世纪50年代才被用于皮肤病、创伤、烧伤和局部感染等的治疗，用于呼吸道给药始于1955年。近几十年来，随着气雾剂及其技术的快速发展，中药气雾剂产品也逐渐增加。由于气雾剂使用方便，起效迅速，病人易于接受，已成为中医急诊常备剂型之一。

（二）气雾剂的特点

1. 具有速效和定位作用　药物呈细小雾滴直达作用部位或吸收部位，分散均匀，局部药物浓度高，奏效迅速，尤其在呼吸道给药方面具有不可替代的优势。

2. 制剂的稳定性高　药物密封于容器中，可保持清洁状态，减少了受微生物污染的机会，并可避免光、空气中的氧和水分的影响，故制剂的稳定性提高。

3. 给药方便，剂量准确　使用方便，一揿即可，有助于提高病人的依从性，装有定量阀门的气雾剂，给药剂量准确。

4. 刺激性与副作用小　喷雾给药较局部涂药减少了疼痛与感染，并可避免肝脏首过效应，减少药物对胃肠道的刺激，副作用小。

气雾剂也存在一定的缺陷，如制备时需要耐压容器、阀门系统和特殊的生产设备，产品成本较高；具有一定的内压，若储存、使用不当易发生爆炸，抛射剂挥发时具有制冷作用，多次使用刺激皮肤。

（三）气雾剂的分类

气雾剂按不同分类方法分为以下几种。

1. 按分散系统 可分为溶液型、乳剂型、混悬型三种类型气雾剂。

2. 按给药途径 可分为呼吸道吸入用气雾剂、皮肤和腔道黏膜用气雾剂、空间消毒用气雾剂。

3. 按相的组成 可分为，①二相气雾剂：如溶液型气雾剂由药物与抛射剂形成的均匀液相与部分抛射剂挥发形成的气相两相所组成。②三相气雾剂：如混悬型气雾剂内容物由抛射剂形成的液相、部分抛射剂挥发形成的气相、药物微粒形成的固相三相组成，而乳剂型气雾剂则分别由乳剂的内相、外相两种液相和部分抛射剂挥发形成的气相三相组成。

（四）影响吸入气雾剂吸收的因素

呼吸系统的生理因素、气雾剂的性能、药物的性质以及患者使用气雾剂的方式等多种因素均会影响到药物的吸收。

影响吸入气雾剂药物吸收的主要因素有①药物的脂溶性与分子量大小：脂溶性药物主要经脂质双分子膜扩散吸收，故吸收速率快；分子量小的药物易通过肺泡表面细胞壁的小孔，故较分子量大的高分子化合物吸收快。②喷出微粒的大小：药物能否深入肺泡主要取决于喷出微粒的大小。较粗的微粒大部分沉降在上呼吸道黏膜上，吸收慢，但如果微粒太细，则进入肺泡后大部分由呼气排出，而在肺部的沉积率也很低。通常起局部作用的粒径在 $3 \sim 10 \mu m$ 之间，发挥全身作用的粒径在 $0.5 \sim 5 \mu m$ 之间较为适宜。

二、气雾剂的组成

气雾剂由药物与附加剂、抛射剂、耐压容器和阀门系统四部分组成。

（一）药物与附加剂

1. 药物 中药气雾剂中药物一般为药材经提取、纯化、分离后得到的提取物、有效成分或有效部位，也可以是饮片微粉，但较少使用。

2. 附加剂 根据药物的理化性质及气雾剂的类型选择相应的附加剂。常用的有：①潜溶剂，如乙醇、丙二醇、聚乙二醇等。②乳化剂，如聚山梨酯类、磷脂等。③助悬剂，如司盘类、月桂醇类等。④抗氧剂，如维生素 E、亚硫酸钠等。⑤防腐剂，如尼泊金乙酯等。注意所选的附加剂应对用药部位无刺激，所有辅料均应符合相关规定。

（二）抛射剂

抛射剂一般是一些低沸点的液化气体，是喷射药物的动力物质，也可兼作药物的溶剂或稀释剂，由于这些液化气体在常温下蒸气压大于大气压，因此，一旦阀门打开，压力突然降低，抛射剂急剧气化产生压力，将容器内的药液分散成极细的微粒，通过阀门系统喷射出来，到达作用或吸收部位。

理想的抛射剂应具备以下特点：①要有适当的低沸点，在常温下其蒸气压应适当大于 1 个大气压。②无毒、无致敏性和刺激性。③不易燃易爆。④理化性质稳定，不与药物或容器反应，无色、无臭、无味。⑤价廉易得。

气雾剂的抛射剂有丙烷、异丁烷、正丁烷等碳氢化合物。早期使用的氟氯烷烃类由于破坏大气臭氧层已被禁止使用。目前被认为最合适的氟氯烷烃类替代品为氢氟烷烃，它不含氯，不破坏大气臭氧层，对全球气候变暖的影响明显低于氟氯烷烃，可作为抛射剂使用。

抛射剂的蒸气压大小与喷雾效果直接相关，一般单一的抛射剂较难达到制剂要求，可以使用混合抛射剂。混合抛射剂的蒸气压符合拉乌尔定律，即在一定温度下，溶质的加入可以导致溶剂的蒸气压下降，蒸气压下降大小与溶质的摩尔分数成正比；再根据道尔顿分压定律，即系统的总蒸气压等于各组分的分压之和，可以计算出混合抛射剂的蒸气压。

混合抛射剂总蒸气压 = 各抛射剂分压之和

$$p_{混} = p_a + p_b = N_a \cdot p_a^0 + N_b \cdot p_b^0$$

$$= \frac{n_a}{n_a + n_b} \cdot p_a^0 + \frac{n_b}{n_a + n_b} \cdot p_b^0$$

$$(17-1)$$

式中，$P_{混}$ 为混合抛射剂总蒸气压；P_a、P_b 分别为抛射剂 A、B 的分压；P_a^0、P_b^0 分别为纯抛射剂 A、B 的蒸气压；N_a、N_b 分别为抛射剂 A、B 的摩尔分数；n_a、n_b 分别为抛射剂 A、B 的摩尔数。

（三）耐压容器

理想的气雾剂容器应对内容物稳定，耐压、轻便、价廉、美观。

常用的有三种①玻璃容器，特点是化学性质比较稳定，但耐压性和抗撞击性较差，故需在玻璃瓶的外面搪以塑料层。②金属容器，如铝、马口铁和不锈钢材料等，特点是耐压性强，但金属离子影响药物稳定性，故容器内常用环氧树脂、聚氯乙烯或聚乙烯等进行表面处理。③塑料容器，特点是质轻、美观，但易引起药液发生变化，故应选用化学稳定性好、耐腐蚀、耐压的塑料，多选用热塑性聚丁烯对苯二甲酸酯树脂和缩乙醛共聚树脂等为材料。

（四）阀门系统

阀门系统用来控制药物和抛射剂从容器中流出量及速度。阀门系统可以使用塑料、橡胶、铝或不锈钢等材料，但必须不与内容物发生反应，具有一定的强度，其溶胀性波动需保持在一定的范围内，这样才能保证喷药剂量的准确性。阀门系统一般由以下部件组成，铝制封帽将其固定在耐压容器上（图 17-1，图 17-2）。

1. 封帽 将阀门在容器上固定的部件，一般用铝材制成，可涂以环氧树脂薄膜以增加其稳定性。

2. 阀门杆 一般用尼龙或不锈钢材料制成，有内孔和膨胀室两部分。若为定量阀门，还应有一引液槽在其下端供药液进入定量室。内孔是一极细小孔，用于阀门沟通容器内外，当揿下推动钮时，内孔与内容物相通，药液立即通过阀门喷射出来，否则被弹性橡胶封圈封住，内容物则被密封在容器内。膨胀室位于阀门杆之内、内孔之上。内容物通过内孔进入此室，压力骤然减小，抛射剂迅速沸腾汽化，使药物快速分散，喷出细小的粒子。

3. 橡胶封圈 是控制阀门内孔封闭或打开的部件，具有适宜的弹性，一般为丁腈橡胶材料制成，有出液、进液两个弹体封圈。

4. 弹簧 给推动钮提供上升的弹力，一般需用质量稳定的不锈钢制成，否则会影响药液稳定性。

5. 浸入管 将内容物输送至阀门系统中的部件，用聚丙烯或聚乙烯材料制成。如没有浸入管而仅有引液槽，则按压推动钮时必需将容器倒置。

6. 定量室 可以使药液定量喷雾，亦称定量小杯。它的容量大小决定气雾剂一次喷出的准确剂量,一般为 0.05 ~ 0.2ml。

7. 推动钮 控制阀门系统打开或关闭的部件,具有各种形状,通过适当的小孔与喷嘴相连并通过其限制内容物喷出的方向,常用塑料制成。

三、气雾剂的处方设计

气雾剂的处方设计,应根据药物的理化性质、临床用药的需求,选择适宜的抛射剂、附加剂。

(一)溶液型气雾剂

如果药物易溶于抛射剂中,就可直接制成溶液型气雾剂,但一般来说,只有较少的药物符合此条件,因此相当一部分药物需加入适量丙二醇或乙醇作潜溶剂,使成均相溶液。

在制备溶液型气雾剂时潜溶剂的选择至关重要,除了考察潜溶剂的配比和药物在其中的溶解度外还需注意其毒性和刺激性。常用的潜溶剂有乙醇、聚乙二醇、丙二醇、甘油、乙酸乙酯、丙酮等。

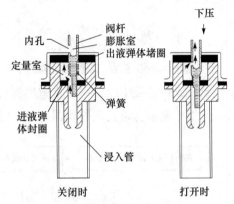

图 17-1 具有浸入管的定量阀门系统构造示意图

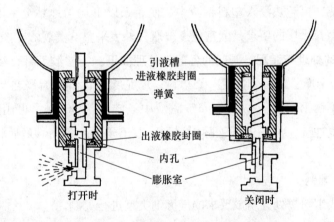

图 17-2 无浸入管的定量阀门系统构造示意图

在研发溶液型气雾剂时需注意:①潜溶剂对药物稳定性的影响。②喷出液滴的大小。若制备局部用气雾剂,抛射剂用量一般在 50% ~ 90% 之间,液滴较大;若为吸入用气雾剂,抛射剂用量可达 99.5%,液滴为 5 ~ 10μm 或更小。③各种附加剂的刺激性。④供吸入用的气雾剂中各种附加剂是否能被代谢。

(二)乳剂型气雾剂

乳化剂能降低药物表面张力,有利于其均匀分散,因此要选择适宜的乳化剂。一般吸入型气雾剂常用吐温、卵磷脂衍生物等局部用气雾剂,可选肉豆蔻异丙酯或吐温类等。此类气雾剂中 O/W 型乳剂气雾剂比较常用。

(三)混悬型气雾剂

如药物不溶于抛射剂且没有适宜的潜溶剂时,可考虑将药物粉碎后分散在抛射剂中,制成混悬型气雾剂。

混悬型气雾剂的制备存在的主要问题包括：药物微粒聚集、结块、变大导致阀门系统堵塞等。混悬型气雾剂的处方设计，除需注意药物的高度分散性和稳定性外，还应注意：①吸入用气雾剂，粒径大多数应控制在 1~5μm，不能超过 10μm，一般不使用药材细粉。局部用气雾剂，粒径控制在 40~50μm 以下并保持干燥状态（整个制剂的含水量必须保持在 200~300ppm 以下）以免遇水使药物微粒聚结。②调节抛射剂与悬浮微粒的密度，尽量使二者密度相等。③添加适宜的表面活性剂、助悬剂以增加制剂的稳定性。

四、气雾剂的制法

气雾剂应在清洁、避菌环境下制备。各种用具、容器等须用适宜的方法清洁、灭菌。在整个操作过程中应注意防止微生物的污染。

气雾剂制备工艺流程如图 17-3 所示。

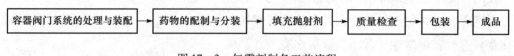

容器阀门系统的处理与装配 → 药物的配制与分装 → 填充抛射剂 → 质量检查 → 包装 → 成品

图 17-3 气雾剂制备工艺流程

（一）容器与阀门系统的处理与装配

1. 耐压容器的处理 耐压容器若为玻璃材料，应先搪塑，以保证安全使用。将玻瓶洗净烘干后，先预热，再趁热浸入塑料粘液中，使瓶颈以下均匀地粘上一层塑料液，倒置后干燥，备用。对塑料涂层的要求是紧密包裹玻瓶，外表平整、美观。

2. 阀门系统的处理与装配 阀门的各部件处理如下：①橡胶零件，清洗后在 75% 乙醇中浸泡 24h，取出干燥、灭菌、备用。②塑料、尼龙零件，清洁后浸在 95% 乙醇中，取出干燥、备用。③不锈钢弹簧，在 1%~3% 碱液中煮沸 10~30min，再用水清洗至无油腻，然后用蒸馏水反复冲洗，再在 95% 乙醇中浸泡，取出干燥、备用。最后将各部分处理好的零件装配。

（二）药物的配制

饮片提取物或细粉按处方组成要求的气雾剂类型进行配制。

1. 溶液型气雾剂 如药物为亲脂性，能溶于抛射剂中时，可直接制成溶液型气雾剂；若药物为水溶性，需加入适宜的潜溶剂，使之溶于混合溶液中制成澄清药液，备用。

2. 乳剂型气雾剂 如果是局部用药，采用乳剂型气雾剂较好，因为其均匀、细腻、柔软。制备时，将药物借助适宜的乳化剂制成均匀、合格、稳定的药物乳剂，备用。

3. 混悬型气雾剂 应将药物粉碎成适宜粒径的微粉，并保持干燥状态，以防结块堵塞阀门，加入表面活性剂、助悬剂与抛射剂充分混匀制成稳定的混悬液，备用。

（三）药物的分装与抛射剂的填充

1. 压灌法 先将配好的药液在室温下灌入容器，安装阀门并轧紧，再抽去容器内的空气，然后使用压装机将滤过后的抛射剂通过阀门定量压入。

压灌法的设备简单,不需低温操作,抛射剂损耗较少。但生产速度较慢,因受阀门形式的影响,空气排出不完全,故在使用过程中压力的变化幅度较大。装置示意图见图 17-4。

2. 冷灌法 可以先将冷却至 -20℃左右的药液灌入容器,再加入冷却至沸点以下至少5℃的抛射剂,也可将冷却至符合规定的药液和抛射剂两者同时灌入容器并立即安装阀门、扎紧,此过程必须操作迅速,以减少抛射剂损失。

冷灌法生产速度快,对阀门无影响,成品压力较稳定。但需制冷设备和低温操作,抛射剂易损失且含水产品不宜用此法。

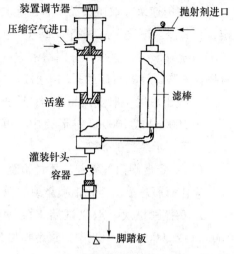

图 17-4 脚踏式抛射剂压灌装置示意图

案例导入

案例 17-1 麝香祛痛气雾剂

处方: 人工麝香 0.33g　　红花 1g　　樟脑 30g　　独活 1g
　　　　冰片 20g　　　　龙血竭 0.33g　薄荷脑 10g　地黄 20g
　　　　三七 0.33g　　　乙醇适量　　抛射剂适量　制成 1000ml

功能与主治: 活血祛瘀,舒经活络,消肿止痛。用于跌打损伤,瘀血肿痛,风湿瘀阻,关节疼痛。

制法: 以上九味,取人工麝香、红花、三七分别用50%乙醇10ml分三次浸渍,每次7天,合并浸渍液,滤过,滤液备用;地黄用50%乙醇100ml分三次浸渍,每次7天,合并浸渍液,滤过,滤液备用;龙血竭、独活分别用乙醇10ml分三次浸渍,每次7天,合并浸渍液,滤过,滤液备用;冰片、樟脑加乙醇100ml,搅拌使溶解,再加入50%乙醇700ml,混匀;加入上述各浸渍液,混匀;将薄荷脑用适量50%乙醇溶解,加入上述药液中,加50%乙醇至总量为1000ml,混匀,静置,滤过,灌装,封口,充入抛射剂适量,即得。

用法与用量: 外用。喷涂患处,按摩5~10min至患处发热,一日2~3次;软组织扭伤严重或有出血者,将药液喷湿的棉垫敷于患处。

注解: 提取工艺采用乙醇长时间连续、多次浸泡,既保证了有效成分充分浸出,又保证了有效成分不因高温被破坏、损失;挥发性药材和溶剂乙醇还兼有促透剂的作用,有利于药物迅速作用于患处。

思考题: 麝香祛痛气雾剂与麝香祛痛搽剂相比,各有哪些优缺点?

五、气雾剂的质量检查

气雾剂的质量检查主要包括性状、理化鉴别、含量测定和卫生学检查等项目,有些在《中国药典》(2015年版)制剂通则项下有规定,有些则应通过试验和研究,根据具体品种制订相应的标准。

(一)非定量阀门气雾剂的质量检查

应作喷射速率和喷出总量检查。

1. 喷射速率 取供试品 4 瓶，除去帽盖，分别揿压阀门喷射数秒钟后，擦净，精密称定，将其浸入恒温水浴（25℃ ±1℃）中 30min，取出，擦干，除另有规定外，揿压阀门持续准确喷射 5.0s，擦净，分别精密称重，然后再放入恒温水浴（25℃ ±1℃）中，按上法重复操作 3 次，计算每瓶的平均喷射速率（g/s），均应符合该品种项下的规定。

2. 喷出总量 取供试品 4 瓶，除去帽盖，精密称定，在通风橱内，分别揿压阀门连续喷射于 1000ml 或 2000ml 锥形瓶中，直至喷尽为止，擦净，分别精密称定。每瓶喷出量均不得少于标示装量的 85% 。

（二）定量阀门气雾剂的质量检查

应作每瓶总揿次、每揿喷量或每揿主药含量检查。

1. 每瓶总揿次 取供试品 4 瓶，除去帽盖，在通风橱内，分别揿压阀门连续喷射于 1000ml 或 2000ml 锥形瓶中，直至喷尽为止，分别计算喷射次数，每瓶的揿次均不得少于其标示揿次。

2. 每揿喷量 取供试品 4 瓶，除去帽盖，分别揿压阀门试喷数次。擦净，精密称定，揿压阀门喷射 1 次，擦净，再精密称定。前后两次重量之差为 1 个喷量。按上法连续测出 3 个喷量；不计重量揿压阀门连续喷射 10 次；再按上法连续测出 3 个喷量；再不计重量揿压阀门连续喷射 10 次；最后再按上法测出 4 个喷量。计算每瓶 10 个喷量的平均值。除另有规定外，应为标示喷量的 80% ~120% 。

凡进行每揿主药含量检查的气雾剂，不再进行每揿喷量检查。

（三）吸入用混悬型气雾剂的质量检查

吸入用混悬气雾剂应作粒度检查。取供试品 1 瓶，充分振摇，除去帽盖，试喷数次，擦干，取清洁干燥的载玻片一块，置距喷嘴垂直方向 5cm 处喷射一次，用约 2ml 四氯化碳小心冲洗载玻片上的喷射物，吸干多余的四氯化碳，待干燥，盖上盖玻片，移置具有测微尺的 400 倍显微镜下检视，上下左右移动，检查 25 个视野，计数，药物粒径大多数应在 5μm 左右，粒径大于 10μm 的粒子不得超过 10 粒。

（四）无菌

用于烧伤或严重创伤的气雾剂，按《中国药典》（2015 年版）无菌检查法检查，应符合规定。

（五）微生物限度

除另有规定外，按《中国药典》（2015 年版）微生物限度检查法检查，应符合规定。

六、气雾剂的贮藏

除另有规定外，气雾剂应置凉暗处贮存，并避免曝晒、受热、敲打、撞击。

第二节 喷雾剂与粉雾剂

扫码"学一学"

一、喷雾剂

（一）喷雾剂的含义

喷雾剂（sprays）系指含药溶液、乳状液或混悬液与适宜的辅料填充于特制容器中，使用时借助手动泵的压力、压缩气体或其他方法将内容物以雾状等形态喷出的剂型。

喷雾剂不含抛射剂，是通过未液化的压缩气体的压力或机械作用将药液喷成雾状。压缩空气作动力，其喷出的微粒大小约在 $20 \sim 60 \mu m$，当人体吸入后能达到支气管末端；惰性气体作动力，喷出的微粒大小为 $10 \mu m$ 以下，吸入后可达到肺部深处。

由于气雾剂原有抛射剂氟氯烷烃类的禁用，中药喷雾剂展现出较好的发展势头。而且随着植物化学研究的发展，人们提取分离得到更多活性成分和有效部位，可以利用中药喷雾剂的雾化给药特点，使其发挥较好的疗效。近年来，中药喷雾剂发展迅速，取得了一定的经济效益和社会效益。

（二）喷雾剂的特点

（1）喷雾剂可以采用压缩的惰性气体为喷雾动力，提高了药物的稳定性。

（2）与气雾剂相比，喷雾剂设备较简单、制备方便，成本低。

（3）以手动泵为喷雾动力的喷雾剂，雾滴较气雾剂粗，以局部应用为主，多用于舌下、鼻腔黏膜给药。

（4）若采用压缩气体为动力，一旦使用后，容器内的压力随之下降，不能保持恒定的压力，使喷射雾滴与喷射量无法维持恒定。

（三）喷雾剂的分类

1. 按使用方法 分为单剂量喷雾剂和多剂量喷雾剂。

2. 按用药途径 分为吸入喷雾剂和外用喷雾剂。

3. 按分散系统 分为溶液型、乳剂型和混悬型喷雾剂。

4. 按给药定量与否 分为定量和非定量喷雾剂。

（四）喷雾剂的制法

1. 原料药的准备 中药喷雾剂不直接使用药材细粉，而是根据药材有效成分或有效部位的理化性质选择适宜的提取溶剂经提取、纯化后得到的有效成分单体或有效部位为原料进行配制。

2. 压缩气体的选择 以压缩气体为动力的喷雾剂常用的气体有空气、二氧化碳、氮气、一氧化二氮，压缩气体在使用前必须经过净化处理。

其中吸入喷雾剂常选用 N_2 和 CO_2。N_2 为惰性气体，无臭，化学性质稳定，溶解度小，以它为喷雾动力药物稳定性好；CO_2 成本较低，但溶解度大，可改变药液 pH，故对 pH 敏感的药物，使用受到一定的限制。

3. 附加剂 溶液型的喷雾剂可适量加入增溶剂或潜溶剂使内容物呈澄清、均匀的药液；乳剂型的喷雾剂可加入适宜的乳化剂使乳滴分散均匀；混悬型的喷雾剂可加入适宜的助悬剂使药物颗粒分散均匀，稳定。除此之外，还可根据需要加入防腐剂、pH 调节剂、润湿剂等附加剂，凡使用的附加剂必须符合《中国药典》要求。

4. 容器与阀门系统或喷雾装置

（1）金属容器与阀门系统 以压缩气体为动力的喷雾剂，容器内压力较高（一般在 $61.8 \sim 686.5 kPa$），只有这样，才能保证所有内容物都可喷出，因此，对容器的耐压性要求很高，必须能耐受 $1029.7 kPa$ 的压力，一般选用不锈钢或内壁涂有聚乙烯树脂、环氧树脂双层复合防护膜的马口铁等金属容器。

喷雾制剂的阀门系统与气雾剂相似，但阀杆的内孔一般较大有三个，以便于物质的流动（图 17-5）。

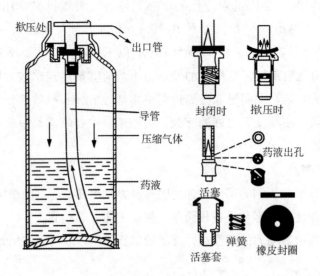

封闭时 揿压时

药液出孔

活塞

弹簧 橡皮封圈

活塞套

揿压处

出口管

导管

压缩气体

药液

图 17-5 喷雾剂及阀门系统示意图

（2）容器与喷雾装置 需要喷雾装置作为雾化动力的喷雾剂，容器可以是以下两种：
①塑料瓶：特点为不透明、白色、质轻、强度高、易携带。② 玻璃瓶：特点为透明、棕色、强度低。

目前常用的喷雾装置是以电子或机械装置制备的手动泵。

临床常常利用超声雾化器或蒸汽雾化器等装置将药液雾化后，供患者吸入治疗。

5. 药液的配制与灌装 喷雾剂应在要求的洁净度的环境中配制，及时灌封于灭菌的洁净、干燥容器中。

应按处方要求的喷雾剂类型配制。一般采用超声雾化吸入给药的喷雾剂多为溶液型，溶液型喷雾剂的药液应澄清；乳状液型喷雾剂的液滴在液体介质中应分散均匀；混悬型喷雾剂应将药物细粉和附加剂充分混匀、研细，制成稳定的混悬液。在制备过程中，必要时应严格控制水分，防止水分混入，以免影响成品的稳定性。吸入用喷雾剂的药粉粒度应控制在 $10\mu m$ 以下，大多数应在 $5\mu m$ 以下，一般不使用药材细粉。可根据需要添加适宜的溶剂、增溶剂、抗氧剂、表面活性剂或防腐剂等附加剂。

配制完成后，将符合规定要求的药液分装在适宜的合格容器内，装上手动泵即得。采用压缩气体为喷雾动力的喷雾剂药液分装后还应安装阀门，扎紧封帽，压入压缩气体。

案例导入

案例 17-2 烧伤喷雾剂

处方： 黄连 5g   黄柏 5g   大黄 2g   紫草 5g

         川芎 5g   白芷 5g   细辛 5g   红花 2g

         地榆 5g   酸枣树皮 10g   冰片适量

功能与主治： 泻火解毒，消肿止痛，祛瘀生新。用于 Ⅰ、Ⅱ 度烧伤。

制法： 以上十二味，除冰片外，其余十一味适当粉碎、过筛，按浸渍法用 75% 乙醇浸渍 2 次，每次 48h 以上，收集浸渍液 130ml，滤过，按每公斤药液加冰片 5g 加入冰片，搅拌均匀后，密闭，静置 24h，灌装，即得。

用法与用量：外用，每 2~3h 喷药 1 次，一日 6~8 次。

注解：（1）本品临床用于 Ⅰ、Ⅱ 度烧伤，为避免用药时对患者烧伤部位造成机械刺激而加重疼痛，并使药物能均匀地分散于创面，故设计成溶液型喷雾剂。

（2）处方中饮片所含主要有效成分，在乙醇中均有良好的溶解性，故采用 75% 乙醇为提取溶剂。另外，醇提可避免大量高分子水溶性杂质的浸出，有助于提高制剂的稳定性。

（3）紫草中的紫草素类成分遇热极易破坏，采用冷浸法提取可避免其损失。另外，由于浸提过程在室温下进行，其浸出液加冰片直接配制的药液在正常贮存条件下具有良好的稳定性，可避免如加热回流提取得到的浸出液在放置中因温度降低出现沉淀问题。

（4）本品质量标准有待提高，可考虑采用 TLC 法对处方中各药进行定性鉴别，采用色谱法对大黄中的大黄素等成分进行含量测定。

二、粉雾剂

（一）粉雾剂的含义与分类

粉雾剂（powder aerosols）系指微粉化的药物与附加剂及载体采用特制的干粉给药装置，由患者主动吸入雾化药物至肺部或喷至腔道黏膜的剂型。粉雾剂由粉末给药装置和供吸入或喷入用的干粉组成，可分为吸入型粉雾剂和非吸入型粉雾剂。

粉雾剂作为新型药物制剂，随着肺部给药系统和全身作用机制的不断深入研究已逐渐成为制剂研发的热点。

（二）粉雾剂的特点

（1）粉雾剂用药时不需同步吸气与揿压阀门，病人顺应性更好。

（2）粉雾剂载药量高且不受定量阀门的限制，可有效地用于低剂量和高剂量药物的吸入给药。

（3）患者吸入的是微粉化药物或微粉化药物与载体的均匀混合物，药物较其他剂型吸收迅速、起效快。

（4）对药物的微粉化技术和给药装置要求较高。

（三）粉雾剂的制法

1. 粉雾剂的制备工艺流程 粉雾剂制备工艺流程如图 17-6 所示。

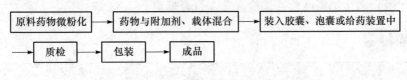

原料药物微粉化 → 药物与附加剂、载体混合 → 装入胶囊、泡囊或给药装置中 → 质检 → 包装 → 成品

图 17-6 粉雾剂制备工艺流程

2. 粉雾剂的处方设计

（1）药物 药物必须制备成微粉，传统和新的方法均可应用于药物的微粉化，如采用流能磨法、喷雾干燥法、超临界流体沉淀法等。

（2）载体物质 在粉雾剂处方设计中，常加入较大比例的载体物质，目的是阻止药粉聚集，改善粉末的流动性，还起着稀释剂的作用。粉雾剂中的载体要求是无毒、惰性、对人体无害的可溶性物质，如乳糖、阿拉伯胶、木糖醇、葡聚糖、甘露醇等。

（3）附加剂　还可根据需要添加少量附加剂，如润滑剂、稳定剂等。

（四）吸入粉雾剂的给药装置

吸入粉雾剂的给药装置直接影响粉雾剂给药剂量的准确和临床有效性，理想的给药装置结构应是较低的压力差即可产生较高的湍流流速。粉雾剂吸入装置的种类有①胶囊型：刺破硬胶囊，吸气时药粉从胶囊壁上的孔中释放出来，或从分开的胶囊中释出。②泡囊型：药物分装于铝箔上的水泡眼中，使用时针刺破铝箔，吸气时药粉即可释出。③贮库型：将多个剂量药物分别装入同一装置中，用时只需旋转装置，单剂量的药物即可释出。

吸入装置的选择，应考虑主药性质及临床治疗需要，如长期给药的需选用多剂量贮库型装置，主药性质不稳定的需选择单剂量给药装置。粉末药物吸入装置的开发也是开发新型吸入粉雾剂的重要组成部分。

下面介绍一种胶囊型吸入粉雾剂给药装置（图 17 - 7），主要有雾化器的主体、扇叶推进器和口吸器三部分组成。使用时不锈钢针将胶囊两端刺破，吸入时胶囊随扇叶自由转动像螺旋桨一样在一小腔中旋转，粉末则通过小孔释出以供患者吸入。

三、喷雾剂与粉雾剂的质量检查

喷雾剂、粉雾剂除外观、装量等检查外，还应根据不同品种要求进行以下项目检查。

1. 粒度检查　吸入用喷雾剂、粉雾剂应作粒度检查，检查方法同气雾剂检查法。

2. 喷射试验　喷雾剂需作喷射试验检查，取供试品 4 瓶，除去帽盖，分别揿压试喷数次后，擦净，精密称定，除另有规定外，揿压喷射 5 次，擦净，分别精密称重，按上法重复操作 3 次，计算每瓶每揿平均喷射量，均应符合该品种项下的规定。

3. 无菌　用于烧伤或严重创伤的喷雾剂、粉雾剂，按《中国药典》（2015 年版）无菌检查法检查，应符合规定。

4. 微生物限度　除另有规定外，按《中国药典》（2015 年版）微生物限度检查法检查，应符合规定。

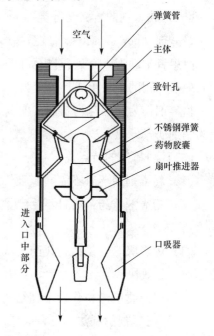

图 17 - 7　一种胶囊型吸入给药装置示意图

（弹簧管、空气、主体、致针孔、不锈钢弹簧、药物胶囊、扇叶推进器、口吸器、进入口中部分）

![重点小结]

重点难点	药师考点
1. 气雾剂、喷雾剂、粉雾剂的含义、特点	☆☆☆气雾剂的处方设计；气雾剂、粉雾剂的制法；气雾剂的组成；抛射剂的选择与填充
2. 气雾剂的组成、处方设计	☆☆气雾剂、喷雾剂、粉雾剂的含义、特点及分类
3. 气雾剂、粉雾剂的制备工艺流程	
4. 喷雾剂的制法	

（余　琰）

第十八章　其他剂型

要点导航

1. 掌握　膜剂的含义、特点、处方组成及制法。

2. 熟悉　海绵剂的含义、特点与制法。

3. 了解　丹药的含义、特点、制备及防护措施；烟剂、烟熏剂、香囊（袋）剂、离子导入剂与沐浴剂的含义、特点及应用；锭剂、糕剂、钉剂、线剂、条剂、灸剂、熨剂与棒剂的含义与用法。

第一节　膜　剂

扫码"学一学"

一、概述

（一）膜剂的含义

膜剂（**films**）系指将原料药物与适宜的成膜材料制成的膜状剂型。

膜剂适于多种给药途径，如口服、舌下、眼结膜囊、口腔、阴道、体内植入、皮肤和黏膜创伤、烧伤或炎症表面等，可以发挥局部或全身作用。

（二）膜剂的特点

（1）生产工艺简单，易于自动化和无菌生产。

（2）药物含量准确，质量稳定。

（3）使用方便，适于多种给药途径。

（4）可制成不同释药速度的制剂。

（5）多层膜剂可避免配伍禁忌和各成分间的相互干扰。

（6）体积小，重量轻，便于携带、运输和贮存。

但膜剂载药量小，不适用于药物剂量较大的制剂。

（三）膜剂的分类

膜剂通常厚度为 0.2mm 左右，不超过 1mm，外观有透明的和不透明的，面积按临床应用部位不同而有差别，膜剂常用分类方法有以下两种。

1. 按组成结构　可分为，①单层膜剂：药物分散在可溶性或水不溶性成膜材料中所形成的单层膜剂，临床应用较多。②多层膜剂：又称复合膜，将多层含药膜叠合而成，可解决药物之间配伍禁忌问题，也可制备成缓释和控释膜剂。如复方养阴生肌双层膜，底层为缓释层，外层为速释层。③夹心膜剂：即在两层不溶性的高分子膜中间，夹着含有药物的药膜，通过不同材料的膜来控制药物释放速度，这种膜剂属于控释膜剂。

2. 按给药途径　可分为，①口服膜剂：如丹参膜、万年青苷口服膜，经口服后通过胃肠道吸收，起全身作用。②口腔用膜剂：包括口含膜、舌下膜、口腔贴膜等，如白及地榆膜贴于口腔溃疡处或脓肿处，起消炎和愈合溃疡创面的作用。③眼用膜剂：用于眼结膜囊内，起杀菌、消炎、缩瞳、麻醉等作用，可以克服滴眼剂药液流失严重，维持时间短的缺陷，如毛果芸香碱眼用膜剂。④耳鼻喉用膜剂：如白及、麻黄膜用于治疗干性鼻炎出血；复方辛夷花药膜可用于治疗急慢性鼻炎、鼻窦炎。⑤阴道用膜剂：如用于宫颈糜烂的复方黄连膜、复方蛇床子膜；终止妊娠的芫花萜引产药膜等。⑥皮肤用膜剂：外用既可覆盖皮肤和黏膜创伤、烧伤或炎症表面，又可起到杀菌、消炎和促进创面愈合的作用，如灼创贴膜剂。除以上给药途径的膜剂外，还有应用较少的无菌植入膜剂等。

二、膜剂常用的成膜材料与辅料

（一）成膜材料的要求

成膜材料既是药物的载体，又可以控制药物的释放速度，是膜剂的重要组成部分。理想的成膜材料应符合以下要求：①生理惰性，无毒、无刺激，不与药物发生作用，能被机体代谢或排泄，外用应不妨碍组织的愈合过程，不过敏，长期使用应无致畸、致癌等不良反应。②无不适臭味，性能稳定，不降低主药药效，不干扰含量测定。③成膜、脱膜性能好，成膜后有足够的机械强度和柔韧性。④用于口服、腔道、眼用膜剂的成膜材料应具有良好的水溶性，能逐渐降解、吸收及排泄；外用膜剂应能按照设计要求完全释放药物。⑤价格低廉，来源丰富。

（二）常用的成膜材料

常用的成膜材料有天然的和合成的高分子化合物。

1. 天然的高分子成膜材料　常用的天然成膜材料有明胶、虫胶、阿拉伯胶、琼脂、白及胶、海藻酸、玉米朊、纤维素等，特点是无毒、无刺激性，可降解或溶解，但相对合成材料，易滋生微生物，成膜性能较差，故需加入适量防腐剂并常与其他成膜材料合用。这里具体介绍两种。

（1）白及胶（hyacinth bletilla）　是天然药物白及根茎内所含的大量黏液质，本身具有止血、消炎、收敛的药理作用，用它作防治口腔、鼻腔溃疡的成膜材料具有较好的效果。制成的膜剂具有较好的柔韧性，有一定机械强度，遇水可以迅速膨胀形成保护膜层。

（2）胶原（collagen）　胶原可从动物皮中大量制得，目前已有把药物加在胶原中制成膜剂的报道。由于胶原具有被生物降解的特性，有缓释作用，且无残留，使用方便，因而胶原作为成膜材料，是有一定发展前景的。

2. 合成的高分子成膜材料　常用的合成高分子成膜材料有聚乙烯醇、纤维素衍生物类、聚乙烯氨基缩醛衍生物、聚乙烯胺类、聚乙烯吡咯烷酮、丙烯酸共聚物等。均成膜性能优良，成膜后的抗拉强度和柔韧性较好。

（1）聚乙烯醇（poly vinyl alcohol，PVA）　聚乙烯醇在成膜性、膜的抗拉强度、柔软性、吸湿性和水溶性等方面都优于其他材料，在膜剂中最为常用。PVA是由醋酸乙烯酯聚合后，再经氢氧化钾醇溶液降解后制得的高分子物质，其降解的程度称为醇解度。药用规格PVA可用工业用的PVA精制而得。精制方法是将工业用的PVA以85%乙醇浸泡过夜，滤过，压干，再浸泡1次，再压干，最后烘干备用。

不同规格的PVA性质主要取决于分子量和醇解度。分子量越大，水溶性越差，水溶液的黏度越大，成膜性能好。

目前国内使用的聚乙烯醇，以 PVA05 – 88 和 PVA17 – 88 两种规格较多，前者聚合度为 500 ~ 600；后者聚合度为 1700 ~ 1800，醇解度均为 88% ± 2%。PVA05 – 88 聚合度小，水溶性大，柔韧性差；PVA17 – 88 聚合度大，水溶性小，柔韧性好，一般两者以 1∶3 混合使用成膜效果好。本品刺激性小，成膜性好，不易滋长霉菌。作为眼用成膜材料时，其溶液对眼组织不但无刺激性，还是良好的眼球润湿剂，能形成一层保护膜，不阻碍角膜上皮的再生。PVA 口服后，在消化道中很少吸收，80% 的 PVA 在 48h 内可由大便排出。

（2）乙烯 – 醋酸乙烯酯共聚物（ethylene vinyl acetate copolymer，EVA） 是乙烯和醋酸乙烯共聚而成的水不溶性高分子聚合物。EVA 为透明，无色粉末或颗粒，无毒，无臭，无刺激，与人体组织有良好的相容性，不溶于水，能溶于二氯甲烷、三氯甲烷等有机溶剂。本品成膜性能良好，膜强度大，EVA 为膜材可通过调节药膜厚度，改变膜致孔剂含量及接触面，制成释放速度不同的延效药膜，控制药物释放速度。常用于制备眼、阴道、子宫等控释膜剂。

（3）羟丙基甲基纤维素（hydroxypropyl methyl cellulose，HPMC） HPMC 为白色粉末，在 60℃ 以下的水中膨胀溶解，能溶于乙醇；无化学活性，与主药无反应，能形成强度大且柔软的薄膜。

（三）其他辅料

1. 增塑剂 使膜剂柔韧性增强，并有一定的抗拉强度。常用的增塑剂有甘油、三醋酸甘油酯、乙二醇、山梨醇等。

2. 着色剂、遮光剂和填充剂 常用着色剂为食用色素；遮光剂常用二氧化钛（TiO_2）。制不透明膜剂时常需加入碳酸钙（$CaCO_3$）、二氧化硅（SiO_2）、淀粉、糊精、滑石粉等作为填充剂。

3. 矫味剂 蔗糖、甘露醇、甜蜜素等常用作口服型膜剂的矫味剂。

4. 表面活性剂 常用聚山梨酯 80、十二烷基硫酸钠、豆磷脂等。

5. 填充剂 有碳酸钙、淀粉等。

三、膜剂的制备

（一）膜剂的处方组成

主药	0% ~ 70%
成膜材料（PVA 等）	30% ~ 100%
着色剂（色素或二氧化钛）	0% ~ 2%
增塑剂（甘油等）	0% ~ 2%
表面活性剂（聚山梨酯 80、豆磷脂等）	1% ~ 2%
填充剂（$CaCO_3$、SiO_2 等）	0% ~ 20%
脱膜剂（液体石蜡、甘油、硬脂酸）	适量

（二）膜剂的制法

膜剂的制备方法主要有：涂膜法、挤压法、延压法等，目前国内制备中药膜剂多采用涂膜法。涂膜法制备工艺流程如图 18 – 1 所示。

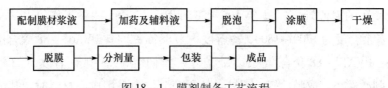

图 18-1 膜剂制备工艺流程

1. 配制膜材浆液 取成膜材料加适宜的溶剂浸泡，使其充分溶胀，可于水浴上加热，溶解、滤过，即得均匀的浆液。

2. 加药及辅料 可分为：①药物如为亲水性者，可直接与辅料加入浆液中，搅拌使溶解。②药物如为疏水性者，需研成极细粉末与甘油、聚山梨酯 80 等润湿剂研匀，再混悬于浆液中。③对于含药的乳浊液，应在其他药物、附加剂与胶浆混匀后，再加入胶浆中，以免分散不均匀。④挥发性药物应待胶浆温度降至 50~60℃时加入，以免受热损失。

3. 消泡 消泡的目的是提高膜剂的外观质量，否则制得的药膜会带有许多空洞而影响成品外观，可采取保温法、热匀法、减压法三种方法消泡。

4. 涂膜与干燥 将加入药液的膜浆，倾倒在涂有脱膜剂的平板上，用固定厚度的推杆涂铺成膜，经自然干燥或低温加热除去溶剂，脱膜即得。大量生产可用涂膜机进行。(图 18-2)

5. 脱膜 直接影响到药膜的外观质量。膜脱得好，可得到一张完整的药膜；反之，则膜容易被撕裂或外观不规则。

6. 分剂量与包装 干燥、脱膜后的膜剂，经含量测定计算出单剂量的分格长度，热烫划痕或剪切，包装于纸盒中。

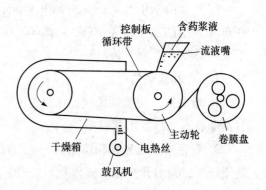

图 18-2 涂膜机示意图

案例导入

案例 18-1 中药复合口腔溃疡膜

处方：（1）药物膜

口腔溃疡散 3.2g	聚乙烯醇 17-88 16g	甘油 1.2ml
聚山梨酯 80 0.4ml	蒸馏水 80~120ml	

（2）疏水膜

丙烯酸树脂Ⅱ号 80g	聚山梨酯 80 8ml	
邻苯二甲酸二乙酯 8ml	蓖麻油 16ml	95% 乙醇 800ml
制成 1000 片		

功能与主治： 消溃止痛。用于治疗口腔溃疡。

制法：（1）药物膜制备 将已处理好的聚乙烯醇 17-88 加入蒸馏水中使充分溶胀，再加入聚山梨酯 80、甘油，水浴加热，搅拌使混合均匀。称取口腔溃疡散置乳钵中研细，缓缓加入已配好的 PVA 浆液中，轻轻搅拌，放置脱泡。涂膜干燥，备用。

（2）疏水膜制备 称取丙烯酸树脂Ⅱ号，用乙醇浸泡过夜。加入聚山梨酯 80 1ml，邻苯二甲酸二乙酯、蓖麻油搅拌溶解，放置脱泡，在制得的药物膜上涂膜，放置干燥脱膜，光滑面即为药膜。

用法与用量： 每次取 1 片贴与患处，每日 2 ~ 3 次。

注解： 制得的中药复合口腔溃疡膜为双层膜，单面释放药物，丙烯酸树脂Ⅱ号为疏水膜材料，不影响膜剂的柔软性，且无毒、无味，在唾液中不溶解。聚乙烯醇 17 - 88 为含药膜成膜材料，甘油为增塑剂，聚山梨酯 80 为表面活性剂，起润湿作用，邻苯二甲酸二乙酯为防腐剂。

思考题： 多层膜剂与单层膜剂相比有何特点？

四、膜剂的质量检查

膜剂的质量检查有些在《中国药典》（2015 年版）具体膜剂项下有规定，有些则应通过试验和研究，根据具体品种制订相应的标准。每一种药膜均应有具体质量要求，如含药均匀度、含量、厚度差异、溶化时限等，对于长效膜剂，尚有释放量和维持有效时限的规定，眼膜、植入膜以及用于溃疡面的膜还应符合无菌要求。

1. 外观 膜剂的外观应完整光洁，厚度一致，色泽均匀，无明显气泡。

2. 重量差异 除另有规定外，每片重量与平均重量相比较，超出重量差异限度的膜片不得多于 2 片，并不得有 1 片超出限度的 1 倍。

3. 含量测定 取规定量的药膜，剪碎，按《中国药典》（2015 年版）规定的方法进行含量测定，应符合规定。

4. 定性检查 取规定量的药膜，剪碎，按《中国药典》（2015 年版）规定方法对有关药物进行定性鉴别，应符合规定。

5. 稳定性实验 经光照、高温、高湿加速实验或在室温下留样观察一段时间，其含量、外观、微生物检查等均应符合规定。

第二节 海 绵 剂

扫码"学一学"

一、海绵剂的含义

海绵剂（spongia）系由亲水性胶体溶液经发泡、固化、冷冻干燥后灭菌而制成的一种海绵状固体剂型，常用作创面或外科手术辅助止血剂。

海绵剂具吸水膨胀性，如明胶海绵应用于手术中，不仅止血作用维持时间长，吸收水分后不会变硬，而且能被组织吸收而无明显的不良反应。含药海绵剂可以直接放置于出血部位，药物可以定向浓集地发挥药效，释放迅速，还可以减少用药剂量，减少副作用，提高疗效。

二、海绵剂的分类

海绵剂根据原料的不同可以分为明胶海绵、淀粉海绵、血浆海绵、纤维蛋白海绵、海藻酸钠和聚乙烯醇复合海绵等。

三、海绵剂的制法

由于海绵剂所用高分子材料的不同，制备过程略有差异。一般制备工艺流程如图 18-3 所示。

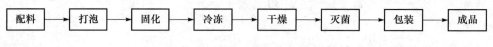

配料 → 打泡 → 固化 → 冷冻 → 干燥 → 灭菌 → 包装 → 成品

图 18-3　海绵剂制备工艺流程

案例导入

案例 18-2　吸收性明胶海绵

处方：明胶 60g　　37%（g·g⁻¹）甲醛溶液 6ml　　蒸馏水 550ml

功能与主治：用于创伤性出血的创面止血。

适应症：取粒状明胶，加蒸馏水浸泡至软化溶胀，水浴加热使溶解完全，倒入打泡桶内，强力搅拌，搅拌过程中缓缓加入稀甲醛液，使之产生大量均匀细腻的泡沫后迅速分装于衬有麻布垫的金属盒中，冷冻。取出冷冻后的海绵体室温自然解冻，轻轻挤去水分后，置于鼓风烘箱内 36℃ 干燥，再移入石灰干燥箱中继续干燥。取出干燥明胶海绵，分割成小块或制成颗粒，按规定灭菌，包装，即得。

用法与用量：将渗血拭净，立即用干燥本品贴敷创面，再用干纱布加以压迫，即可止血。使用产品时，应在严密无菌情况下打开包装，切成需要的形状，轻轻揉搓后应用，也可浸入生理盐水中，轻揉使之湿透后，挤尽液体，敷于出血处，按压待血液凝固为止。

注解：（1）打泡是保证海绵剂质量的关键操作，这一过程直接影响着成品外观、疏松性、吸水性和柔软性等。

（2）甲醛溶液为固化剂，制备时除其用量应严格控制外，还应注意在高速搅拌时缓缓加入稀甲醛溶液，可使明胶交联固化均匀。海绵剂的止血作用，一般认为：出血时血液凝固的过程是由于在血管破损处组织分泌出一种胶原物质，血小板遇胶原物即加速破裂而析出凝血质素，形成血小板血栓，使之形成纤维蛋白凝块，堵住伤口，而起止血作用。海绵剂亦属胶原物质，能促进血栓形成，使局部血液加速凝固。此外，海绵剂的止血作用还由于它大量吸收水分后体积膨胀，对出血创面起相当大的均匀的机械压迫作用，使出血停止。

（3）搅拌速度对发泡性能有影响，应优化搅拌速度、搅拌时间等工艺参数，使所得气泡均匀，细腻。

（4）冷却速度、温度、时间对固化有一定的影响，一般需迅速冷却固化泡沫，温度需在 -18℃ 左右，目的是确保明胶网状结构固定而不致在干燥过程中变形，冷冻一定要彻底，至少在 24h 以上。

（5）灭菌前必须干燥完全，否则蛋白质遇水在高温条件下水解，影响成品吸水性能。

思考题：不同原料制备的海绵剂各有什么优缺点？

四、海绵剂的质量检查

1. 吸水力　取本品约 1cm×1cm ×0.5cm，精密称定，浸入 20℃ 的水中，用手指轻揉，注意不使破损，待吸足水分，用小镊子轻轻夹住一角，提出水面停留1min后，精密称定，吸收的水分不得少于供试品重量的35倍。

2. 炽灼残渣 按《中国药典》（2015年版）炽灼残渣检查法检查，遗留残渣不得超过各类海绵剂的炽灼残渣限量。

3. 无菌 按《中国药典》（2015年版）无菌检查法检查，应符合规定。

第三节 丹 药

扫码"学一学"

一、丹药的含义

丹药（pill and powder made of melted or sublimated minerals）系指用汞及某些矿物类药物，在高温条件下经过烧炼而制成的不同形状的含汞无机化合物。一般用于外科及皮肤科。

目前临床常用的有红升丹、白降丹等。它们的毒性都很强，只能外用，使用不当会导致中毒或死亡。

中医古籍中也有将疗效显著或颜色红的制剂冠以"丹"字的记载，如大活络丹（丸剂）、玉枢丹（锭剂）及化癣丹（液体制剂）等。

二、丹药的特点

（1）药效剧烈，用量少。

（2）药效确切，用法多样化。

（3）可制作多种剂型使用。

（4）毒性强，丹药为汞盐，毒性较大，使用不当易导致重金属中毒，且炼制过程产生大量有毒或刺激性气体、易污染环境，故现在品种越来越少，许多制法与经验已失传或近将失传。

三、丹药的分类

丹药可根据制备方法及色泽进行分类。按制备方法可分为升丹和降丹，按色泽可分为红丹与白丹。升丹及红丹的典型代表是红升丹（HgO），降丹及白丹的典型代表是白降丹（$HgCl_2$）。

四、丹药的制备

丹药的制法有升法、降法和半升半降法等。

1. 升法 系指药料经高温反应，生成物凝结在上覆盖物内侧面而得到结晶状化合物的炼制法。

2. 降法 系指药料经高温反应，生成物降至下罐中，冷却析出结晶状化合物的炼制法。

3. 半升半降法 系指药料经高温反应，生成的气态化合物，一部分上升凝结在覆盖物内，另一部分散落在锅内的炼制法。

案例导入

案例18-3 红升丹

处方： 水银30g   火硝30g   白矾30g

功能与主治： 拔毒，除脓，去腐，生肌。用于痈疽疔疮，梅毒下疳，一切恶疮，肉暗紫黑，腐肉不去，窦道瘘管，脓水淋漓，久不收口。

制法： 采用升法制备，分如下几个过程。

（1）备料　准确称取水银30g、白矾30g、火硝30g。尤其注意水银的称取，务求称取准确。

（2）坐胎　可根据需要，选用冷胎法或热胎法。冷胎法：即先将白矾和火硝置于乳钵内研细，加入水银研匀，此过程大约需要1h。然后将药料移入铁锅内平铺在锅底中央，用瓷碗覆盖严密；或将白矾和火硝研磨混匀，平铺于锅底，再于上方均匀地撒布水银，然后用瓷碗覆盖严密。热胎法：即先将白矾和火硝研细混匀，平铺于锅底，小火加热使其熔化，至水分逸出呈蜂窝状时离火，放冷，再把水银均匀地撒布于蜂窝状药料表面，最后覆盖瓷碗。

（3）封口　取约2cm宽的牛皮纸条，先用食盐水浸泡一定时间；将铁锅和瓷碗接触处的缝隙密封严密；接着用稠盐泥涂于纸上大约6cm厚；再用干沙壅至瓷碗高度的2/3部位；碗底上放数十粒白米便于观察火候，碗上放重物，以免移动。

（4）烧炼　先用文火加热约30min，并密切观察封口处，确保不漏气。然后逐渐加大火力，用武火烧炼不少于5~10h。

（5）收丹　待锅完全冷却后，轻轻除去河沙，再铲去泥块和纸条，将瓷碗快速取下，收集瓷碗内的红色升华物，即得红升丹。

（6）去火毒　为了去除丹药的杂质，减小毒副作用可用沸水煮4h或蒸笼蒸6h或置潮湿地上露放72h，即可除去火毒。然后将除去火毒的丹药低温干燥，研细、备用。

用法与用量： 外用适量，研极细粉单用或与其他药味配成散剂或制成药捻。

注解：（1）本品有毒，只可外用，不可内服，外用亦不宜久用。

（2）对于水中微溶的丹药，宜采用露置法去除火毒。

（3）红升丹除上述传统的炭火烧炼法外，还可以采用电炉炼制法和合成法制备。

思考题： 丹药有哪些应用特点？

案例导入

案例18-4　白降丹

处方： 水银30g　　火硝45g　　皂矾45g　　硼砂15g

　　　　食盐45g　　雄黄6g　　　朱砂6g

功能与主治： 化腐拔毒。用于痈疽发背，无名肿毒，以及赘瘤、息肉、瘘管、恶疮等。

制法： 采用降法制备，分配料、坐胎、封口及烧炼等过程。

（1）配料　准确称取以上各味药料，除水银外，分别粉碎成细粉，将火硝、皂矾、食盐混合与水银共研至不见水银星为度，再采用打底套色法将朱砂、雄黄、硼砂细粉加入上述混合粉中混匀。

（2）坐胎　将配好的药物放入瓦罐内，用文火加热使药物溶化，将罐身略呈倾斜转动，使溶化的药液沿罐下部1/3的壁上均匀凝附，继续用小火缓缓干燥，待药的表面有蜂窝状，变为红黄色时离火，这是炼降丹的关键。

（3）封口　将坐好胎的瓦罐倒置于另一瓦罐上，用盐水打湿牛皮纸条，塞于两罐相交缝口，用泥封固，卡在带孔的火盆中间，壅砂至上罐口约4cm处，将下罐置于水碗中，水淹至下罐的2/3。

（4）烧炼　在上罐四周架燃木炭，逐渐架至上罐底，烧炼。炼毕，待完全冷却后，下罐中即有白色结晶体，即白降丹，再去火毒，用瓷瓶贮存待用。

用法与用量：外用适量，研极细粉单用或与其他药味配成散剂或制成药捻。

思考题：制备白降丹需注意哪些操作要点？

五、丹药生产过程中的防护

丹药在炼制过程之中会产生大量有毒气体，若此气体不经过净化直接排出，会污染环境，气体泄漏还会使操作人员中毒，因此应注意以下防护措施。

（1）生产丹药的厂房应远离居民区，生产车间应有高效的排风设施及毒气净化回收装置，对车间内空气要进行监测。

（2）烧炼丹药的容器不得有砂眼、裂缝，烧炼全过程应密闭，以防毒气逸出，否则会引起中毒而且导致丹药收率降低。

（3）操作者必须戴上防护眼镜和防护口罩，操作完毕后及时洗手，操作者还应进行定期体检。

第四节　烟剂、烟熏剂、香囊（袋）剂

扫码"学一学"

一、烟剂

烟剂（smoke formula）系指将饮片经适宜方法加工后单独或掺入烟丝中，卷制成供点燃吸入用的香烟型固体剂型，也称作药烟，制备时可加入助燃剂，如碳酸钾、氯酸钾、硝酸钾等。

烟剂分为全中药烟剂和含中药烟剂两类。

全中药烟剂可将饮片切成细丝，加入助燃剂混合均匀，低温干燥后，卷成香烟状，包装，即可。若饮片细丝可燃性较好，也可不加助燃剂，如洋金花药烟也有不加助燃剂制备的。

含中药烟剂一般是将饮片用适宜方法提取后所得提取物经含量测定后按一定比例喷入烟丝中，若所得提取物量较多，也可部分喷洒使烟丝吸收，其余低温干燥后与烟丝混合均匀，按卷烟工艺制备成卷烟，最后分剂量包装，即得。

二、烟熏剂

（一）烟熏剂的含义

烟熏剂（smoke fumigant）系指利用饮片借助助燃剂燃烧后产生的烟雾起到杀虫、杀菌和预防、治疗疾病的剂型；也有利用艾叶、艾柱等灸燃产生的烟雾和温热作用治疗疾病的。

（二）烟熏剂的制法

1. 灭菌消毒、杀虫烟熏剂的制法　本类烟熏剂除选用具有灭菌杀虫功效的中药外，可酌情添加木屑、纸屑等燃料及氯酸盐、硝酸盐、过氯酸盐等助燃剂，为了制成能低温燃烧、不冒火焰的烟熏剂还需加入硅藻土、硅胶、氧化镁等稀释剂及氯化铵、碳酸盐等冷却剂，混合均匀后插入导火索制成，现已少用。

2. 燃香烟熏剂的制法　制作燃香烟熏剂需要的原料如下。①木粉：如松木粉、杉木粉、

柏木粉等。②中药：常用含有挥发性成分的药物，如艾叶、桂枝、香薷等。③黏合剂：常用桃胶、羧甲基纤维素等。④助燃剂：常用氯酸盐、硝酸盐等。⑤其他附加剂：香料色素等。

燃香的制备一般是先将药材粉碎成细粉与其他物料混合均匀后加入一定比例的黏合剂制成软材，再用制药设备压制成直条状或盘卷状，干燥包装，即得。

三、香囊（袋）剂

香囊（袋）剂（aromatic bag formula）系指将含有挥发性成分的饮片分装在布制的囊（袋）中或制成荷包状，用于预防、治疗疾病。目前，临床使用的许多含药枕垫、护膝、护背、护腰、护肩等都属于香囊（袋）剂。

中药香囊（袋）剂制法简单，将饮片粉碎成适宜粒度，分装在布制的囊（袋）中即可。制备时应注意，一般药枕中的中药填充物粉碎成粗粉，香袋中的中药填充物粉碎成细粉，目的是使所含挥发性成分易于挥发。制备囊（袋）的棉布或棉绸要求透气性好、细密、柔软且不漏药粉。

扫码"学一学"

第五节　离子导入剂与沐浴剂

一、离子导入剂

（一）含义

离子导入技术是利用直流电将药物经电极导入皮肤，进入组织或体循环的一种方法。

离子导入剂（penetration of ions）系指将饮片用适宜方法提取、浓缩、纯化后制成专供离子导入用的药物形式与离子导入系统共同组成的经皮给药制剂。离子导入系统一般由电池、控制线路、电极和贮库四部分组成。

（二）特点

1. 局部给药疗效好　对于离体表较浅的病变部位，将药物直接导入病患组织，药物离子容易到达，药物浓度高，疗效好。

2. 药物作用时间长　经直流电导入的药物在局部蓄积，然后逐渐进入体内，故在体内维持作用时间较长。

3. 出现不良反应少　离子导入法经体外给药，可有效避免肝脏首过效应及口服、注射等带来的不良反应，患者易于接受。

4. 兼有局部与全身作用　采用离子导入治疗时，直流电场和药物除了作用于局部组织外，还可吸收后作用于全身组织，具有局部治疗和全身治疗相结合的特点。

但在使用过程中应注意：导入时间过长、电流强度过大、电极使用不当等都有可能导致皮肤灼伤。其次，一些恶性血液疾病、皮肤湿疹、重要脏器病变等患者严禁使用，以免病情恶化。

（三）影响离子导入效率的药物因素

1. 药物所带的电荷　一般认为，离子导入给药速率与药物所带的电荷成正比。

2. 药物的分子量　一般而言，渗透速率随着药物分子量的增大而减小。

3. 药物浓度　药物浓度高，导入剂量大，反之则小。但通常情况下，临床采用的制剂中药物含量也不宜过高，一般以 1% ~10% 为宜。

4. 贮库溶液的组成 溶液中的其他离子、溶液的 pH 均会显著地影响离子导入效果；渗透促进剂与离子导入剂联合使用，也可以有效提高大分子多肽类药物经皮转运效率。

二、沐浴剂

沐浴剂（bath formula）是指饮片提取物单独或加入适宜的表面活性剂制成的液体或固体中药剂型。如用于治疗皮肤病的黄芩沐浴剂以及用于杀菌、止痒的美肤沐浴袋等都属于沐浴剂，使用时加入热水中用来沐浴或涂在需要部位用于保健或治疗。

液体沐浴剂一般是将饮片提取物制成每次用量为 10～20ml 的水性或醇性液体制剂，部分沐浴剂还可以添加表面活性剂发挥洁肤作用。

固体沐浴剂的制备方法如下：部分药材粉碎成粗粉，其余药材提取浓缩成稠膏，混合后烘干，其中处方中含有的芳香性药物可以直接粉碎成粗粉，也可提取挥发油喷洒在粗粉中，最后将混合物分装在特制纱布包或滤纸袋中，密封后再加一层外包装，即得。

第六节 锭剂、糕剂、钉剂、线剂、条剂、灸剂、熨剂与棒剂

扫码"学一学"

一、锭剂

（一）锭剂的含义
锭剂（pastille）系指饮片细粉与适合的黏合剂（或利用药材本身的黏性）制成纺锤形、方形、长方形、圆柱形或块状等不同形状的固体剂型。可供内服或外用。

（二）锭剂的制法
锭剂的制备方法有捏搓法和模制法两种，具体如下。

1. 捏搓法 先将处方中饮片粉碎成细粉，与糯米糊、蜂蜜或处方规定的其他黏合剂混合均匀，搓条、分割、按规定重量及形状搓捏成型，干燥即得。

2. 模制法 将处方中药物饮片粉碎成细粉，加入处方规定的黏合剂，混合均匀。先压制成大块薄片，再分切成适当大小，置入锭模中，加模盖压制成一定形状的药锭，剪齐边缘，干燥，即得。也可用压锭机按规定形状及重量压制成锭。

部分需包衣或打光的锭剂，还应用制法项下规定的包衣材料进行包衣或打光。

案例导入

案例 18－5 紫金锭

处方： 山慈姑 200g　　　红大戟 150g　　　千金子霜 100g

　　　　　五倍子 100g　　　麝香 30g　　　　朱砂 40g

　　　　　雄黄 20g　　　　糯米粉 320g　　　制成 1000g

功能与主治： 辟瘟解毒，消肿止痛。用于中暑，脘腹胀痛，恶心呕吐，痢疾泄泻，小儿痰厥；外治疔疮疖肿，痄腮，丹毒，喉风。

制法： 以上七味，朱砂、雄黄分别水飞成极细粉；山慈姑、五倍子、红大戟粉碎成细粉；将麝香研细，与上述粉末及千金子霜配研，过筛，混匀。另取糯米粉

320g，加水做成团块，蒸熟，与上述粉末混匀，压制成锭，低温干燥，即得。

用法与用量： 口服。一次 0.6~1.5g，一日 2 次。外用，醋磨调敷患处。

二、糕剂

糕剂（cake formula）系指饮片细粉与米粉、蔗糖加水混匀后蒸制而成的块状剂型。糕剂常用于治疗脾胃虚弱、慢性消化不良等疾病。常用的有万应神曲糕、八珍糕等。由于糕剂口感香甜，很受儿童喜爱。

三、钉剂

钉剂（nail formula）系指饮片细粉与糯米粉混匀后加水加热制成软材，按剂量大小分割，搓成细长且一端或两端尖锐的外用固体剂型。钉剂多含有毒性药物或腐蚀性药物，其赋形剂的选择类似于糊丸，故具缓释作用。一般供外科插入给药，用于治疗痔疮、瘘管及溃疡等。

四、线剂

线剂（thread formula）系指将丝线或棉线置药液中先浸后煮，经干燥制成的一种外用剂型。线剂制备简单，应用方便。利用所含药物的轻微腐蚀作用和药线的机械扎紧作用，切断痔核的血液供应，使痔枯落，或置瘘管中，引流畅通，以利疮核愈合。也可以线剂结扎，辅以药物治疗肿瘤。有止血抗炎等作用。

五、条剂

条剂（stripe formula）系指用桑皮纸黏药膏后搓捻成细条，或用桑皮纸搓捻成条，黏一层面糊，再黏药粉而制成的外用制剂，又称纸捻。条剂有韧性，可用于弯曲分岔的瘘管，制备简单，使用方便。所用药物多有毒性或腐蚀性，主要用于中医外科插入疮口或瘘管，以引流脓液，拔毒去腐，生肌敛口。

六、灸剂

灸剂（moxibustion formula）系指将艾叶经捣、碾成绒状后，或另加其他药料捻制成卷烟状或其他形状，供熏灼穴位及患部的外用药剂。灸剂按形状可分为 3 种；按加药与否可分为艾条与含药艾。灸剂借助燃烧产生的温热性刺激及药物的局部透皮吸收，达到预防或治疗疾病的目的。

七、熨剂

熨剂（compression formula）系指将饮片细粉、饮片提取液与经煅制的铁砂混合制成的外用剂型。用时拌醋生热，利用热刺激及药物蒸气透入熨贴的部位达到活血通络、发散风寒的治疗目的。

八、棒剂

棒剂（club formula）系指将饮片用适宜方法加工后，加入适宜辅料制成的小棒状外用

子的立体结构大小合适，两者之间的空隙最小，可以产生足够大的范德华力时，包合物才稳定。

（二）特点

药物分子经 β - 环糊精（β - CYD）包合后，可以产生以下作用特点。

1. 增加药物的稳定性　β - CYD 独特的中空结构能将易氧化、水解、挥发的药物包合起来，与外界环境隔绝，大大增加了药物的稳定性。如冰片 - β - CYD 包合物可以有效防止冰片的挥发，丹皮酚经 β - CYD 包合后可长期保存。

2. 增加药物的溶解度　难溶性药物被 β - CYD 包合后可形成水溶性包合物，从而改变药物的溶解特性。如薄荷油、桉叶油、齐墩果酸制成 β - CYD 包合物后溶解度大大提高，前两种药物溶解度增加了约 50 倍，齐墩果酸 β - CYD 包合物的溶解度增加了约 12 倍。

3. 掩盖不良气味，减少药物的刺激性　一些药物用 β - CYD 制成包合物后，经临床证明消化道吸收较好，血药浓度维持时间长，刺激性小，基本上消除了食欲不振、恶心呕吐等不良反应。大蒜精油，臭味大，易引起胃肠道刺激，制成包合物后不但能够掩盖大蒜的臭味，还降低了刺激性。

4. 调节药物的释药速率　β - CYD 包合物能有效控制药物的释药速率，如樟脑、薄荷脑释药速率不稳定，挥发速度先快后慢，制成 β - CYD 化合物后药物可以比较均匀地释放出来。疏水性 β - CYD 衍生物将水溶性药物包合后，能降低其溶解度，可用作水溶性药物的缓释载体。

5. 使液体药物粉末化　液体药物如挥发油包合后可呈固态粉末状，不仅增加了液体药物的稳定性，还便于加工成其他剂型，如制成片剂、胶囊剂、栓剂等，同时，还可以与复方中其他药物混合。

6. 提高药物的生物利用度　药物在包合物中，失去了原有的结晶性而以分子状态进入到 β - CYD 的筒状空隙中，由于 β - CYD 含有多个亲水醇羟基，故能增加药物的溶解度，使药物分子易通过生物细胞膜和血脑屏障，改善了吸收，提高了生物利用度。

（三）分类

1. 按包合物的结构和性质分类

（1）单分子包合物　系指由单一的主分子和单一的客分子经包合而成的包合物，如以具有管状空穴的包合辅料环糊精形成的包合物。

（2）多分子包合物　系指由若干主分子以氢键连接，按一定方向松散地排列形成晶格空穴，客分子嵌入其中而形成的包合物。如以硫脲、尿素、去氧胆酸、对苯二酚、苯酚等为辅料的包合物。

（3）大分子包合物　系指由大分子化合物经包合而成的具多孔结合的包合物。如以葡萄糖凝胶、蛋白质、糊精、硅胶等大分子化合物为辅料的包合物。

2. 按主分子形成空穴的几何形状分类

（1）笼状包合物　系指由客分子进入几个主分子构成的笼状晶格中而成的包合物。其空间完全闭合。如对苯二酚包合物等。

（2）管状包合物　系指由一种分子构成管型或筒型空洞骨架，另一种分子填充其中而成的包合物。如尿素、脲硫、环糊精、去氧胆酸等均能与客分子形成管状包合物。

（3）层状包合物　其主体可以是界面活性剂，它与某些药物形成胶团，这些胶团的结构就属于层状包合物。如以月桂酸钾为辅料形成的层状包合物。

知识拓展

包合材料有很多种，如环糊精（cyclodextrin，简称 CYD）及其衍生物、胆酸、淀粉、纤维素、蛋白质、尿素、对苯二酚等。目前，药物制剂中最常见的包合材料是环糊精，其中对 β-CYD（β-环糊精）的研究和应用最多。

1. 环糊精

（1）环糊精的结构　CYD 系淀粉经酶解环合后得到的由 6～12 个葡萄糖分子连接而成的环状低聚糖化合物。常见的 CYD 由 6、7、8 个葡萄糖分子通过 α-1,4-糖苷键连接而成，分别称为 α-CYD、β-CYD、γ-CYD，相应的分子量和分子空洞内径分别为 973、1135、1297 和 0.45～0.6nm、0.7～0.8nm、0.85～1.0nm，三种 CYD 的空穴深度均为 0.7～0.8nm。经 X-射线衍射和核磁共振证实，CYD 分子构型呈上宽下窄两端开口的环状中空圆筒状，外侧上端由 C2 和 C3 的仲羟基构成，下端由 C6 的伯羟基构成，具有亲水性，而空腔内由于 C3 和 C5 位上的氢原子对 C4 位上的配糖氧原子具有屏蔽作用，使环糊精内腔形成了疏水区，由于 CYD 分子存在这种特殊的结构，使其能包合某些难溶性小分子物质，并产生一定的水溶性。

（2）环糊精的性质

①结晶性　CYD 具有良好的结晶性，在 α-CYD、β-CYD、γ-CYD 中，β-CYD 的结晶性最好。环糊精与客体发生包合后，其水溶性下降，更容易从溶液中析出结晶，而且晶型随 CYD 种类、溶液浓度及结晶温度等不同而不同。

②溶解性　CYD 在水中的溶解性随着温度的升高而升高，同一温度下，β-CYD 的溶解度最小，γ-CYD 的溶解度最大。β-CYD 不溶于一般有机溶剂，但在吡啶、二甲基甲酰胺、二甲基亚砜和乙二醇中能够微溶。

③稳定性　CYD 稳定性较好，在常温下可长期保存。CYD 在碱性、甚至强碱性溶液中也比较稳定。CYD 可被无机酸水解，生成葡萄糖和系列非环状麦芽糖；可被 α-淀粉酶降解，生成直链低聚糖；可被大多数结肠细菌生物降解，但不被葡萄糖淀粉酶降解。

④安全性　CYD 毒性很低，口服相当安全，可作为糖类来源参与机体代谢，无蓄积作用，多以原形从粪便中排出，血中浓度很低。

2. 环糊精衍生物　由于 α-CYD 分子内径小，只能包合较小的客体药物，γ-CYD 分子内径较大，但生产成本过高，而目前工业上大量生产的 β-CYD 虽然分子内径适中，应用范围广，但在水中溶解度较低，使其在应用上受到一定限制。近年来，通过对 β-CYD 进行结构改造，形成了一系列 β-CYD 衍生物。

（1）水溶性的 β-CYD　将甲基、羟丙基、羟乙基等基团与 β-CYD 分子中的羟基进行烷基化反应，这些基团的引入，可阻止 β-CYD 分子内氢键的形成，显著改变其水溶性，增加溶解度，降低毒性和刺激性，此类衍生物包括甲基 β-CYD、羟丙基 β-CYD、糖基 β-CYD。

（2）疏水性的 β-CYD　目前主要有乙基化 β-CYD，乙基化 β-CYD 包合水溶性药物可降低药物溶解度，经它包合的药物压制成片口服给药后，可以产生几乎恒定的血药浓度，是水溶性药物的优良缓释载体。

（3）离子型的 β – CYD　主要包括羧甲基 β – CYD（CM – β – CYD）、硫代 β – CYD（S – β – CYD）等，其溶解度随 pH 的变化而变化。

（四）包合物的制备方法

1. 饱和水溶液法　亦称为重结晶法或共沉淀法。方法为先将 β – CYD 制成饱和水溶液，再以一定比例加入客分子药物，并在适宜温度下搅拌一定时间，直到包合物形成为止，经静置或冷藏、浓缩、加沉淀剂等使包合物充分析出，滤过、洗涤、干燥，即得 β – CYD 包合物。

> **案例导入**

案例 19 – 1　冰片 – β – CYD 包合物

处方：冰片 0.66g　β – CYD 4g

制法：取 β – CYD 4g，溶于 100ml 55℃的水中，保温。另取冰片 0.66g，用乙醇 20ml 溶解，在搅拌下缓慢滴加冰片溶液于 β – CYD 溶液中，滴完后继续搅拌 30min，冰箱放置 24h，抽滤，蒸馏水洗涤，40℃干燥，即得。

注解：（1）冰片具有挥发性，制备成 β – CYD 可以防止其挥发散失，β – CYD 常作为中间产品与复方中其他药物混合。

（2）药物的加入方法依据药物的性质，有 3 种操作：水溶性药物，直接加至 CYD 的饱和溶液中，搅拌，制成包合物；水难溶性固体药物，可先溶于少量丙酮或异丙醇等有机溶剂中，再加至 CYD 的饱和溶液中；水难溶性液体药物（如挥发油等），直接加至 CYD 的饱和溶液中，经搅拌至包合物完全形成。

（3）在饱和水溶液法包合过程中，影响包合工艺的主要因素有主客分子投料比例、包合温度、包合时间、搅拌方式等。其中投料比和包合温度最为重要，投料比例一般在 1：3 ～ 1：10（油：β – CYD）的范围内，CYD 在水中的溶解度见表 19 – 1。

表 19 – 1　不同温度下 CYD 在水中的溶解度（mg/g）

$t/℃$	α – CYD	β – CYD	γ – CYD	$t/℃$	α – CYD	β – CYD	γ – CYD
20	90	16.4	185	45	285	44.0	—
25	127	18.8	256	50	347	52.7	—
30	165	22.8	320	60	—	72.9	—
35	204	28.3	390	70	—	120.3	—
40	242	34.9	460	80	—	196.6	—

（4）包合温度一般定在 30 ～ 60℃较适宜，增加包合温度可提高包合率，但包合温度过高也会影响药物的稳定性，如果客分子是挥发油，会使挥发速度加快。

思考题：（1）包合物不完全析出或有部分包合物仍然溶解在水中，应如何处理？

（2）如何测定药物的包合率？

2. 研磨法　取 β – CYD 加入 2 ～ 5 倍量的水混合研匀，加入药物（难溶性药物应先溶于有机溶剂中），充分研磨成糊状物，滤过，低温干燥，即得。

研磨法分为手工研磨和机械研磨，手工研磨可在研钵中进行，工业大生产时就要用机械研磨，可采用胶体磨、研磨机等研磨设备。影响胶体磨制备包合物的因素主要有包合时间、溶媒含醇量、客分子化合物与 β - CYD 的比例等。

3. 冷冻干燥法 将药物和 β - CYD 混合于水中，搅拌，溶解或混悬，通过冷冻干燥除去溶剂（水），得粉末状包合物。该法适用于遇热易分解、变色的药物，所得到的成品疏松、溶解性能好。

4. 喷雾干燥法 将药物分散于环糊精的饱和水溶液中，搅拌，喷雾干燥，即得。该法适用于难溶于水、疏水性药物包合物的制备。

饱和水溶液法和研磨法包合效率较低，在实验室较为常用，冷冻干燥法适用于注射用包合物，喷雾干燥法适用于工业大生产。

（五）包合物的质量评价

对 CYD 包合的质量评价主要是验证其包合效果，通常可根据包合物的性质和结构状态，采用以下方法进行验证。

1. 相溶解度法 一般情况下，包合物形成后，难溶性药物的溶解度增大，通过测定药物在一系列不同浓度的环糊精溶液中的溶解度，绘制相应的溶解度曲线，就可以判断是否形成了包合物。

2. X - 射线衍射法 不同晶体物质在相同的角度具有不同的晶面间距，从而显示不同的衍射峰。如果客分子是晶体，形成包合物后，它自己的特征峰会消失，取而代之的是包合物的晶体特征衍射峰；反之，如果主、客分子没有形成包合物后，仅仅是简单的物理混合，则在衍射图上依然显示这两者的特征峰。

3. 热分析法 包括差示热分析法（DTA）和差示扫描量热法（DSC）。根据 DTA 和 DSC 曲线上吸收峰和温度的变化，可以区别样品是混合物还是包合物，以及样品中的客分子处于包合状态或游离状态的百分数。

4. 红外光谱法 通过比较包合前后红外特征吸收峰的变化，如吸收峰的峰形、强弱、位移或消失来判断包合前后主要成分有无变化。

5. 核磁共振法 药物被包合后，CYD 内侧氢原子因受到客分子的作用，其化学位移值会产生变化，利用这一原理，可以采用核磁共振法确定药物是否被包合。

6. 荧光光谱法 对于有荧光的物质，从荧光物质的荧光光谱曲线与吸收峰的位置、高度，判断是否形成包合物。

7. 薄层色谱法 选择适合的溶剂系统，进行药物、β - CYD 和药物 - β - CYD 包合物薄层层析，此法可观察色谱展开后有无斑点、斑点数和 R_f 值的变化来判断是否形成了包合物。

8. 紫外分光光度法 从紫外吸收曲线吸收峰的位置和峰高可以推断是否形成包合物。如大蒜精油 β - CYD 包合物，包合后纯大蒜精油的紫外吸收峰在其 β - CYD 中消失，说明包合物已形成。

此外，还可以采用气相色谱法、化学试剂反应法、显微镜法和电镜扫描法等对包合物进行鉴定。

二、固体分散技术

（一）含义

固体分散体（solid dispersion）是指药物与适宜的载体材料混合，制成的高度分散的固体分散物。将药物制成固体分散体所采用的制剂技术称为固体分散技术。不同的药物与不同的载体形成的固体分散体，其溶出速率和程度相差较大。根据需要可以将固体分散体进一步制备成片剂、胶囊剂、软膏剂、栓剂等剂型，也可直接制成滴丸。

（二）特点

将难溶性药物制成固体分散体的主要特点是药物在载体中处于高度分散状态，利用载体的性质可以达到不同的用药目的，增加药效。以水溶性材料为载体，可改善难溶性药物的溶解性能，加快溶出速率，提高口服制剂的生物利用度；以水不溶性材料为载体，使药物在体内释放速率变缓，可制成缓释或控释制剂；以肠溶性材料为载体，药物在胃的酸性环境中几乎不溶，而在小肠中定位释放。所以，同一种药物用不同载体材料制备成固体分散体，其溶出度不相同。另外，将易挥发、易分解、稳定性差的药物和具有不良气味、刺激性强的药物制成固体分散体，可以增加药物的稳定性，减少用药剂量，减轻药物的不良反应。

固体分散体的主要缺点是药物的分散状态稳定性不高，久贮过程中往往发生老化、溶出速率变慢等现象。

（三）固体分散体的分类

1. 按释药特性分类　固体分散体按药剂学释药特性分为速释型固体分散体，缓释、控释型固体分散体和肠溶型固体分散体。

（1）速释型固体分散体　指用亲水性载体制备的固体分散体。其速释机理为：①增大溶出面积和减少聚集。在固体分散体中，药物可能以分子状态、胶体状态、亚稳定态、微晶态以及无定形态存在于载体材料中，载体材料可以阻止已分散的药物再聚集粗化，增大了药物的表面积和分散程度，有利于药物的溶出和吸收。②载体材料可提高药物的润湿性，阻止或延缓药物析出结晶。该类固体分散体的药物溶解度高，溶出快，吸收好，生物利用度高。

（2）缓释、控释型固体分散体　指用水不溶性或脂溶性载体制备的固体分散体。其缓释、控释机制为：当药物以分子或微晶状态分散于上述载体时，药物的溶出必须首先通过载体材料的网状骨架，载体材料降低了药物与溶出介质接触的机会，增加了药物扩散的难度，或延缓药物溶出的时间，从而表现出缓释作用，其释药机制可分为一级过程、Higuchi过程和零级过程。

（3）肠溶型固体分散体　指用肠溶性材料为载体，制备的定位于肠道溶解释放药物的固体分散体。该类固体分散体由于药物高度分散在肠溶材料中，能提高药物在肠道的吸收率，具有肠道定位释药性能。

2. 按分散状态分类　固体分散体按分散状态主要分为四大类：低共熔混合物、固体溶液、玻璃溶液或玻璃混悬液和共沉淀物。

（1）低共熔混合物　药物与载体以适当的比例，在较低温度下熔融，骤冷固化形成固体分散体。药物以微晶状态分散于载体中，为物理混合物。

（2）固体溶液　固体药物以分子状态分散于熔融的载体中，形成均相体系。类似于真溶液的分散性质，因此称为固体溶液。

（3）玻璃溶液或玻璃混悬液　药物溶于熔融的透明状的无定形载体中，骤然冷却，得到质脆透明状态的固体溶液。

（4）共沉淀物　也称之为共蒸发物，是固体药物与载体以适当比例形成的非结晶性无定形物。常用载体为多羟基化合物，如PVP、枸橼酸、蔗糖等。

（四）固体分散体常用的载体材料

载体材料应符合以下条件：无毒，无致癌性；不与药物发生化学反应；不影响主药的化学稳定性；不影响药物的药效和含量测定；能使药物得到最佳分散；价廉易得。常见的载体材料可分为水溶性、水不溶性和肠溶性三大类。载体材料可单一应用，也可联合应用，联合应用对难溶性药物的分散作用和缓控释作用常优于单一应用。

1. 水溶性载体材料　高分子聚合物（如聚乙二醇类、聚乙烯吡咯烷酮类）、表面活性剂、有机酸及糖类（如山梨醇、蔗糖）等。

2. 难溶性载体材料　纤维素类（如乙基纤维素）、聚丙烯酸树脂类等。

3. 肠溶性载体材料　纤维素类（如醋酸纤维素酞酸酯）、聚丙烯酸树脂类（如Ⅱ号、Ⅲ号）等。

（五）固体分散体的制法

制备固体分散体的方法有熔融法、溶剂法、溶剂-熔融法、溶剂喷雾干燥法、冷冻干燥法和研磨法，制备时可根据药物性质和载体材料的特性，选择不同的制备方法。

1. 熔融法　系将药物与载体混匀，加热熔融后，在剧烈搅拌下迅速冷却成固体的方法。制备时必须迅速冷却，以达到较高的过饱和状态，使多个胶态晶核迅速形成，而不至于形成粗晶。该法简便、经济，适用于对热稳定的药物。

案例导入

案例19-2　穿心莲内酯固体分散体

处方：穿心莲内酯适量　PEG 6000适量　穿心莲内酯/PEG 6000（质量比1∶10）

制法：称取PEG 6000适量装入1000 ml烧杯中，置于水浴上加热使融化成澄清溶液，将药物细粉加入其中，搅拌使分散溶解，迅速放入-20℃的冰箱中固化，粉碎过60目筛，即得。

注解：（1）穿心莲内酯是穿心莲中提取得到的二萜内酯类化合物，是中药穿心莲的主要成分之一，具有清热解毒、凉血消肿等功效。现代药理学研究证明，穿心莲内酯具有消炎抗菌、抗病毒感染、抗肿瘤等作用。由于穿心莲内酯难溶于水，口服生物利用度特别低，为了提高其体内生物利用度，有必要制备穿心莲内酯的固体分散体。

（2）穿心莲内酯、穿心莲内酯/PEG的物理混合物、穿心莲内酯/PEG的固体分散体在体外释放效果差异较大，穿心莲内酯在0.5h时仅释放20.4%，物理混合物释药24.9%，固体分散体则释药61.8%；1h时，穿心莲内酯原料药只释放28.9%，物理混合物释放32.8%，固体分散体的累积释药百分数为87.8%，可见固体分散体能显著提高穿心莲内酯的体外溶出度。

（3）穿心莲内酯/PEG 6000固体分散体的体外释放随着PEG比例的增加，药物的释放速度明显增大，当质量比1∶10时，1h时药物累积释放接近90%。

思考题：（1）以PEG为载体制备的穿心莲内酯/PEG固体分散体，能显著提高穿心莲内酯体外累积释放率，其机制是什么？

（2）为什么在制备过程中要"迅速放入-20℃的冰箱中固化"？

2. 溶剂法　也称共沉淀法，系将药物与载体共同溶解于有机溶剂中，蒸去溶剂后，得到药物在载体中混合而成的共沉淀固体分散体。当固体分散体内含有少量溶剂时，易引起药物的重结晶而降低主药的分散度。本法适用于对热不稳定或易挥发的药物。

3. 溶剂-熔融法　将药物溶于少量溶剂中，再与熔融了的载体混合均匀，蒸去有机溶剂，冷却固化，干燥即得。凡适用于熔融法的载体材料皆可采用此法。本法适用于某些液体药物，如鱼肝油、维生素 A、维生素 D、维生素 E 等，也可用于剂量小于 50mg 的固体药物。

4. 溶剂-喷雾（冷冻）干燥法　将药物与载体材料共溶于溶剂中，然后经喷雾干燥或冷冻干燥，除尽溶剂即得。常用载体材料有 PVP、PEG、纤维素及其衍生物，聚丙烯酸树脂、β-CYD、水解明胶、乳糖及甘露醇等。

5. 研磨法　将药物与载体材料混合后，强力持久地研磨一定时间，使药物与载体材料以氢键结合形成固体分散体。本法不需要溶剂，而是借助机械力减小药物的粒度，研磨时间因药物而异。常用的载体材料有微晶纤维素、乳糖、PEG 或 PVP 等。由于需用载体材料的比例大，故适用于小剂量药物的制备。

（六）固体分散体的质量评价

固体分散体中药物分散状态的鉴别是质量检查的首要项目，同时因固体分散体在贮存过程中易老化等问题，其稳定性的检查以及与分散状态密切相关的溶出速率的体外试验和体内的生物利用度试验均是评价固体分散体的必要项目。

1. 固体分散体的鉴别

（1）**热分析法**　主要有差示热分析法、差示扫描量热法两种。差示热分析法，以固体分散体为测试物，主要测试其是否有药物晶体的吸热峰，或测量其吸热峰面积的大小并与物理混合物比较，可考察其药物在载体中的分散程度。差示扫描量热法，是使试样和参比物在程序升温或降温的相同环境中，用补偿器测量使两者的温度差保持为零所必须的热量对温度（或时间）的依赖关系，固体分散体中若有药物晶体存在，则有吸热峰存在，药物晶体存在越多吸热峰总面积越大。

（2）**X-射线衍射法**　当 X-射线射入晶体后，迫使原子周围的电子作周期振动，产生相应新的电磁辐射，发生 X-射线散射现象，由于 X-射线的互相干涉和互相叠加，因而在某个方向得到加强，出现衍射现象。在固体分散体中，药物中如果有晶体存在，则在衍射图上就有这种药物晶体的衍射特征峰存在，能定性地鉴别固体分散体中药物的分布情况。

（3）**红外光谱法**　红外光照射到物质分子只能激发分子内原子核之间的振动和转动能级的跃迁。在固体分散体的红外光谱中，由于药物与高分子载体间发生某种反应而使药物吸收峰发生位移或强度改变等现象。如发生氢键效应，常常使正常的共价键长伸长，键能降低，特征频率随之降低，谱线变宽。

（4）**溶出速率法**　药物制成固体分散体后，溶出速率会改变，由此可以判断是否形成固体分散物。

（5）**核磁共振法**　根据核磁共振图谱中的峰进行判断。

2. 体外溶出试验　采用溶出度测定法考察固体分散体的性质最常见。选择药物、药物与载体材料机械混合物及固体分散体进行溶出试验。《中国药典》（2015 年版）收载了三种方法：第一法（篮法）、第二法（桨法）、第三法（小杯法）。

3. 固体分散体的稳定性　固体分散体的稳定性问题主要是老化，即在贮存过程中，出现硬度变大，结晶析出或粗大，药物的溶出度降低等现象。提高固体分散体稳定性的方法包括：①有针对性地对其贮存环境进行改善，如降低贮存温度，降低空气湿度等；②加入一定的稳定剂延缓化学反应；③改变载体或采用联合载体，调整载体的理化性质；④降低药物浓度；⑤改变制备方法等。

三、微囊与微球的制备技术

（一）含义

微囊（microcapsules）是指固态或液态药物被辅料包封成的微小胶囊，制备微囊的技术称为微型包囊技术，简称微囊化。微球（microspheres）是指药物溶解或分散在辅料中形成的微小球状实体。微囊与微球通常粒径在 $1 \sim 250\mu m$ 之间，二者均属于微米级。根据临床不同给药途径和用途，还可将微囊、微球进一步制成片剂、胶囊剂、注射剂、缓控释制剂等剂型。

（二）特点

药物微囊化后可提高稳定性，掩盖不良嗅味，降低胃肠道不良反应，减少复方配伍禁忌，延缓或控制药物释放，改进某些药物的物理特性，如流动性、可压性以及可将液体药物制成固体制剂。

（三）微囊与微球的组成

微囊由囊心物及囊材组成，微囊是典型的药库膜壳型结构（"囊心 – 囊材"结构），囊心物包括被包封的药物和附加剂（稳定剂、稀释剂等），药物可以是固态的，也可以是液态的，囊材即膜壳，有一定的强度及可塑性，能完全包封囊心物。微球是实心的球体，具有典型的基质骨架型结构，药物在微球中的分散状态通常为 3 种情况：溶解在微球内，以结晶状态镶嵌在微球内，被吸附或镶嵌在微球表面。

常见的微囊囊材和微球骨架材料有以下几种。

1. 天然高分子材料 这类材料使用最广泛，其特点是稳定、无毒、成膜性及成球性较好，可在体内生物降解，安全性好。常用的有明胶、阿拉伯胶、海藻酸盐、壳聚糖、蛋白类、淀粉等。

2. 半合成高分子材料 这类材料毒性小、黏度大，成盐后溶解度增大，易水解，不宜高温处理，需临用时现配。常用的有纤维素衍生物，如羧甲基纤维素、纤维醋法酯、甲基纤维素、乙基纤维素、羟丙甲纤维素、丁酸醋酸纤维素、琥珀酸醋酸纤维素等。

3. 合成高分子材料 这类材料无毒，成膜性及成球性好，化学稳定性高，可用于注射。常用的有聚酯、聚合酸酐、聚氨基酸、聚乳酸 – 聚乙二醇嵌段共聚物及羧甲基葡聚糖等。

（四）制法

1. 微囊的制法 微囊的制备方法按其制备原理可分为三大类：物理化学法、化学法、物理机械法，见表 19 – 2。

扫码"看一看"

表 19 – 2 微囊的制法

分　类	常见制备方法
物理化学法	凝聚法（单凝聚法、复凝聚法）、溶剂 – 非溶剂法、液中干燥法
化学法	界面聚合法、辐射法
物理机械法	喷雾干燥法、空气悬浮法

（1）单凝聚法　将囊心物分散于囊材的水溶液中，加入凝聚剂，如电解质［Na$_2$SO$_4$，(NH$_4$)$_2$SO$_4$等］或强亲水性非电解质（乙醇、丙醇等），使囊材凝聚并包封药物形成微囊。单凝聚法的制备包括囊材液的配制，药物的混悬或乳化，凝聚成囊，胶凝固化，洗涤、干燥等工艺过程。以明胶为囊材的单凝聚法制备工艺流程见图 19－1。

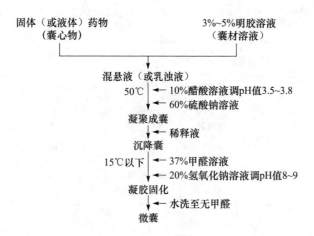

图 19－1　单凝聚法制备微囊工艺流程

① 囊材液的配制：称取适量的囊材，加水配成适宜浓度的溶液，单凝聚法常见囊材有明胶、纤维醋法酯（CAP）、甲基纤维素、聚乙烯醇等。

② 药物的混悬或乳化：单凝聚法的药物一般要求难溶于水，如果药物是固体，则将其微粉化，分散于囊材溶液中形成混悬液；如果为液体，则将其加入囊材液中制成乳浊液。

③ 凝聚成囊：在混悬液（或乳浊液）中加入凝聚剂，使囊材包裹囊心物凝聚成微囊。常用凝聚剂包括：强亲水性非电解质如乙醇、丙酮、丙醇等，强亲水性电解质如硫酸钠、硫酸铵、硫酸铝等。电解质中的阴离子对高分子的胶凝起主要作用，常见的阴离子中 SO$_4^{2-}$最强，Cl$^-$ 次之，而 SCN$^-$ 则可阻止胶凝，阴离子胶凝作用次序为：

$$SO_4^{2-} > C_6H_5O_7^{3-} > C_4H_4O_6^{2-} > CH_3COO^- > Cl^-$$

高分子物质的凝聚往往是可逆的，在某些条件下出现凝聚，当这些条件改变或消失，已凝聚的微囊也会很快消失，即解凝聚现象，利用这一"可逆"性质，在制备过程中，可以多次重复凝聚，直至包制的微囊满意为止，最后通过固化作用使凝聚的囊膜硬化，成为不可逆的微囊。

影响高分子囊材胶凝的主要因素有浓度、温度和电解质等。浓度越高越易胶凝，浓度越低越不易胶凝，温度越低越易胶凝，同时，浓度越高，可胶凝的温度上限越高。

④ 胶凝固化：凝聚囊的固化应根据囊材性质而定，如采用 CAP 做囊材可加酸固化（CAP 不溶于强酸介质），海藻酸盐加氯化钙固化，蛋白质加热或用醛固化；明胶常用醛类固化，明胶与甲醛发生胺缩醛反应，反应式如下：

$$R—NH_2 + NH_2—R + HCHO \xrightarrow{pH8~9} R—NH—CH_2—HN—R + H_2O$$

⑤ 洗涤、干燥：微囊经过固化处理后，滤过，用水洗至微囊表面无甲醛，60℃ 干燥，即得。

（2）复凝聚法　复凝聚法系指利用两种具有相反电荷的高分子材料作囊材，将囊心物分散在囊材的水溶液中，在一定条件下，相反电荷的高分子材料互相交联后，溶解度降低，自溶液中凝聚析出成囊，这种凝聚也是可逆的。复凝聚法的制备也包括囊材液的配制，药物的混悬或乳化，凝聚成囊，胶凝固化，洗涤、干燥等工艺过程。以明胶－阿拉伯胶为囊材的复凝聚法工艺流程见图19－2。

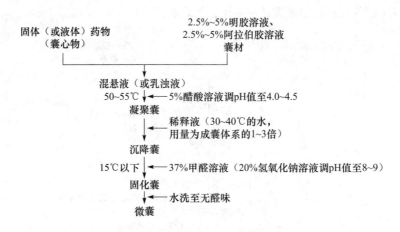

图19－2 复凝聚法制备工艺流程

① 囊材液的配制：复凝聚法常用的囊材为明胶和阿拉伯胶，两者与水组成囊材液，囊材液的凝聚条件可用图19－3示意，其中K代表复凝聚的区域，也就是能形成微囊的低浓度明胶和阿拉伯胶混合溶液，P代表曲线以下明胶和阿拉伯胶溶液既不能混溶也不能形成微囊的区域，H代表曲线以上明胶和阿拉伯胶溶液可以混溶成均相的区域，A点代表10%明胶、10%阿拉伯胶和80%水的混合溶液。必须加水稀释，沿着A→B方向到K区域才能产生凝聚。

② 药物的混悬或乳化：难溶性药物分散或乳化于囊材液中，并保持温度在50～55℃。

③ 凝聚成囊：由于明胶为两性蛋白，在水溶液中分子里有—NH_2、—COOH及相应的解离基团—NH_3^+、—COO^-。所含正负离子的多少受介质pH的影响。pH低时—NH_3^+多于—COO^-，反之则—COO^-多于—NH_3^+，两种电荷相等时的pH为等电点。当pH大于等电点时明胶带负电荷，当pH小于等电点时带正电荷。阿拉伯胶在水溶液中分子里只有—COOH和—COO^-，仅具负电荷，故两种高分子材料混合后，调pH4.0～4.5，明胶正电荷达最高值，与带负电荷的阿拉伯胶结合成不溶性复合物凝聚成微囊。

④ 胶凝固化：将微囊溶液在搅拌下放冷，然后在不断搅拌下急速降温至15℃以下，加入37%甲醛溶液，并用20%氢氧化钠溶液调pH8～9，固化。

⑤ 洗涤、干燥：同单凝聚法。

（3）溶剂－非溶剂法 系指在某种聚合物（囊材）的溶液中，加入一种对该聚合物不可溶的液体（作为非溶剂），使囊材溶解度降低，引起相分离而将囊心物包成微囊的方法。

溶剂－非溶剂法制备微囊主要有三要素。①囊心物：可以是水溶性物质、亲水性物质、固体粉末、液体药物、油状物等，但必须对体系中囊材的溶剂和非溶剂均不溶解，也不起反应；②囊材：常见的有乙基纤维素（EC）、聚乙二醇（PEG 6000）、聚乙烯（PE）、聚乳酸等；③非溶剂：如石油醚、丙醇、乙二醇、正己烷等。常用囊材的溶剂、非溶剂见表19－3。

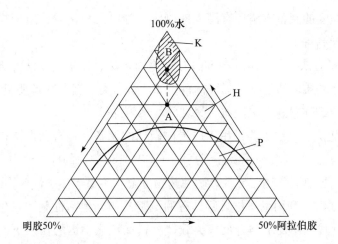

图 19 - 3　明胶、阿拉伯胶在 pH4.5 用水稀释时的复凝聚三元相图

表 19 - 3　常用囊材的溶剂、非溶剂

囊 材	溶 剂	非溶剂
乙基纤维素	四氯化碳（或苯）	石油醚
醋酸纤维素丁酯	二氯乙烯	丙醇
聚氯乙烯	四氢呋喃（或环己烷）	水（或乙二醇）
聚醋酸乙烯酯	三氯甲烷	乙醇
聚乙烯	二甲苯	正己烷
聚乙二醇 6000	液体石蜡	石油醚
聚乳酸	二氯甲烷	正庚烷
橡胶	苯	丙醇

（4）液中干燥法　指用挥发油或水作包囊介质，将囊心物和囊材以液滴形式分散在此介质中，然后挥发除去分散液滴的溶媒即成微囊，本法又称复乳法，溶媒可用加热、减压、搅拌、溶剂抽提或冷冻干燥等方法除去。

此法不需要较高的加热条件，不需要特定的 pH，不需要加入特殊的反应剂，特别适合于容易失活或变质的药物。

（5）界面缩聚法　又称界面聚合法，系指将两种单体分别溶解在水及与水不相混溶的有机溶剂中，于常温常压下，在引发剂和表面活性剂的作用下瞬间在水和有机溶剂的界面进行缩聚反应，生成的聚合物将药物包裹成囊的方法。

（6）辐射化学法　系采用明胶或 PVA 作为囊材，用 γ 射线照射使囊材在乳剂状态下发生交联固化而形成微囊的方法。此法工艺简单、成型容易，但一般仅适用于水溶性药物，并需要辐射条件。

（7）喷雾干燥法　系将囊心物分散在囊材溶液中并包裹囊心物，在惰性热气流中喷雾，溶剂迅速蒸发，囊材收缩成膜将囊心物包裹成微囊的方法。喷雾干燥法制备微囊包括流化床喷雾干燥法（又称空气悬浮法）与液滴喷雾干燥法。前者适合于固态药物的微囊化，后者适用于液态药物的微囊化。

（8）空气悬浮法　应用流化床的强气流将芯材微粒（滴）悬浮于空气中，通过喷嘴将调成适当黏度的壁材溶液喷涂于微粒（滴）表面，提高气流温度使壁材溶液中的溶剂挥发，壁材析出而成囊。

除此之外，微囊的制备方法还有滴入冻凝法、静电沉积法等，应根据药物的性质，设计制剂处方，选择制备工艺。

2. 微球的制备方法 制备微球的方法有加热固化法、化学交联法、溶剂挥发法、喷雾干燥法等，其载体基质多为生物可降解材料，如：蛋白类、糖类（琼脂糖、淀粉、葡聚糖、壳聚糖）等，合成载体材料有聚酰胺、聚乳酸、聚丙烯等。

（1）加热固化法 该法主要是用于白蛋白微球的制备，将含药白蛋白水溶液食用油乳化成 W/O 型乳浊液，将此乳浊液滴注到高温（130～180℃）的棉子油中，搅拌，固化，分离，洗涤得微球。加热固化法会导致热敏性药物分解，不适于热敏性药物微球的制备。

（2）化学交联法 利用载体材料所具有的氨基易与其他活性基团发生反应的特点，与交联剂所具有的活性基团发生缩合反应，载体材料在该化学键的作用下，形成网状或者体形结构，最终固化形成微球的一种方法。该制备方法主要选用明胶、淀粉和壳聚糖等作为载体材料，微球成品具有良好的圆整度和包合率，稳定性好、刺激性小，且在水中具有较好的分散性。

案例导入

案例 19 – 3　绞股蓝总皂苷缓释微球

处方：绞股蓝总皂苷适量　　　壳聚糖适量

制法：将 2.5%～3.0% 的壳聚糖溶解于醋酸溶液中，加入绞股蓝总皂苷，搅拌均匀。将粟米油加入上述混合物中，搅拌，形成油包水微球。用戊二醛对微球进行交联，洗净，烘干，即得。

注解：（1）绞股蓝的主要成分为绞股蓝总皂苷，具有显著降血脂作用。壳聚糖是较好的缓释基质，它具有与绞股蓝相似的药理作用，能降血脂和抗癌，利用交联壳聚糖为载体，制备绞股蓝总皂苷缓释微球，既能提高绞股蓝的生物利用度，还能发挥壳聚糖本身的药用价值。

（2）交联时间对微球的制备和药物溶出度都有影响，交联时间越短，交联反应未完成，收率低，缓释机制未形成，溶出度也越大，反之，交联时间长，溶出度小，本制剂的交联时间以 2h 为宜。

（3）壳聚糖浓度对微球的制备有较大影响，当壳聚糖浓度较高，达到 4% 时，壳聚糖的黏度较大，操作较困难，较难形成匀称的微球，同时壳聚糖易粘在容器底部，难以形成微球，收率降低；当壳聚糖浓度较低，降到 1% 时，黏度较小，在制备过程中易形成胶状物。一般情况下，壳聚糖浓度以 2.5%～3.0% 为宜，微球的收率达 90% 以上。

思考题：（1）如何对微球的稳定性进行评价？

（2）壳聚糖除了作缓释微球的载体外，还有哪些应用？

（3）溶剂挥发法 溶剂挥发法主要是利用分散相易挥发的性质进行固化并制备微球，该方法主要用于以聚乳酸和聚乳酸－羟基乙酸共聚物为载体材料的微球制剂的制备。该方法首先通过超声和搅拌等不同的方式将两相制成乳剂，分散相由于具有一定的溶解性和挥发性，其从连续相中逐渐向空气中扩散并最终完成挥发，分散相中的载体材料在分散相挥发后逐渐凝固并形成囊膜，固化完成后即得微球制剂。

（4）**喷雾干燥法**　将药物与载体材料的混悬液或溶液，经蠕动泵输入喷雾干燥器，物料同干燥热气流进入的方向是一致的，溶剂蒸发，液滴迅速收缩凝固得到微球，该法可以避免使用化学交联剂或有机溶媒。喷雾干燥具有操作简便、一步成球、包封率高、粒径均匀等优点。

（五）影响微囊与微球的释药因素

1. 影响微囊的释药因素　在囊壁材料和厚度相同的条件下，微囊的粒径愈小，比表面积愈大，释药速率愈快；囊膜厚度越大，释药速度越慢；囊材的种类不同，囊膜的通透性及释放药物的速度也不相同，常用的囊材释药速度顺序如下：明胶＞聚乳酸＞乙基纤维素＞乙烯－马来酐共聚物＞聚酰胺＞硅橡胶；可溶性囊心药物释药速率比难溶性的快；加入疏水性的物质做附加剂能延缓药物的释放；制备工艺条件不同，释药也有差异，如单凝聚法中电解质用量、复凝聚法中 pH、干燥温度等均对微囊中药物的释放有影响。此外，溶出介质不同，对微囊的释药也有影响。

2. 影响微球的释药因素　水合速度和程度影响微球的释药速率，水合速度快和程度高，基质呈海绵状、通透性好，药物释放快，反之则慢；微球越小，比表面积越大，药物扩散越快；药物扩散速度随着交联度的增加而降低，交联度大，空隙率低，水合程度低，扩散系数降低，交联方法也与释放有关，一般复合交联形成的微球释药慢；固化温度和时间对释药也有影响，加热固化蛋白微球，温度越高，固化时间越长，药物释放越慢；微球中基质所占比例大且密度大，释药较慢，反之药物所占比例高，释放则快；药物镶嵌或吸附在基质中比药物与基质共价或其他键结合释放快，如果结合为不可逆化学键，则被结合的药物不能脱离基质，即不能发挥药效；另外，药物的性质也会影响微球的释药速率，药物在释放介质中的溶解度高，释放快，药物分子小有利于扩散。

（六）微囊与微球的质量评价

1. 形态、粒径及粒径分布　可采用光学显微镜观察形态，粒径小于 $2\mu m$ 的需要用扫描或透射电子显微镜观察，并提供照片；同时提供粒径的平均值及其分布的数据或图形。

2. 药物的含量　微囊中主药含量的测定，一般采用溶剂提取法，溶剂的选择应使主药最大限度地溶出，而不溶解囊材，溶剂也不干扰测定。微球中药物的含量可采用消解法和溶解法进行，消解法适用于白蛋白微球和明胶微球，溶解法适用于聚乳酸微球和乙基纤维素微球。

3. 包封率和载药量　对于粉末状微囊（球），可以仅测量载药量；对于混悬于液体介质中的微囊（球），可将其分离后进行测定，并计算其载药量和包封率。

$$载药量 = \frac{微囊（球）中所含药物量}{微囊（球）的总重量} \times 100\% \qquad (19-1)$$

$$包封率 = \frac{系统中包封的药量}{系统中包封与未包封的总药量} \times 100\% \qquad (19-2)$$

4. 药物的释放速率　微囊（球）中药物的释放速率可采用《中国药典》（2015 年版）中规定的桨法测定，亦可采用试样置薄膜透析管内按转篮法进行测定，或采用流池法测定。

5. 有害有机溶剂的限度检查　在生产过程中引入有害溶剂时，应按《中国药典》（2015 年版）相关规定检测。凡未规定限度者，可参考人用药品注册的国际技术要求（ICH），否则应制定有害有机溶剂残留量的测定方法与限度。

6. 突释效应或渗漏率检查 在体外释放试验时，表面吸附的药物会快速释放，称为突释效应。开始 0.5h 内的释放量要求低于 40%。若微囊与微球产品分散在液体介质中贮藏，应检查渗漏率，可由下式计算：

$$渗漏率 = \frac{产品贮藏一定时间后渗漏到介质中的药量}{产品在贮藏前包封的药量} \times 100\% \qquad (19-3)$$

7. 符合有关制剂通则的规定 微囊与微球进一步制成片剂、胶囊剂、注射剂等其他剂型时，应分别符合有关制剂通则的规定；若制成缓释、控释、迟释制剂，应符合相应的指导原则；若制成靶向制剂，应提供靶向性数据。

四、纳米乳与亚微乳的制备技术

（一）含义

纳米乳（nanoemulsion）是由水相、油相、乳化剂和助乳化剂按适当比例形成粒径为 50~100nm，具低黏度、各向同性的热力学和动力学稳定的透明或半透明体系。粒径 100~600nm 的为亚微乳（submicroemulison）。纳米乳和亚微乳统称为微乳（microemulsion），这里重点介绍纳米乳。

普通乳状液是热力学不稳定体系，分散相质点大，不均匀，外观不透明，由表面活性剂或其他乳化剂维持动态稳定。纳米乳是热力学稳定体系，分散相质点很小，外观透明或近似透明，经高速离心分离不发生分层现象。

（二）特点

（1）粒径小且均匀，可提高难溶性药物的溶解度，显著提高包封于其中的药物分散度，促进药物的吸收。

（2）可经口服、注射或皮肤实现多种途径给药。

（3）可促进大分子水溶性药物在人体的吸收，提高这些药物在体内的生物利用度。

（4）稳定性好，易于制备和保存，属热力学稳定体系，可以滤过、热压灭菌，离心后不分层；对于易水解的药物制成 W/O 型纳米乳可起到保护作用，可同时包容不同脂溶性的药物。

（5）黏度低，注射时不会引起疼痛，不会引起变态反应和脂肪栓塞。

（6）有缓释和靶向作用，如油包水型纳米乳可延长水溶性药物的释放时间，起到缓释作用；纳米乳可改变某些药物的体内分布，具有一定的组织、器官靶向性，能降低药物在某些组织、器官的毒副作用和过敏反应。

（三）纳米乳的制法

1. 自发乳化法 采用本法制备纳米乳的第一步是确定处方，即油、水、乳化剂和助乳化剂，体系各成分确定后，可通过伪三元相图找出纳米乳相形成区域，从而确定纳米乳中各成分的用量，将各成分按比例混合即可制得纳米乳。

伪三元相图的制作是制备纳米乳的关键，其方法之一是先把乳化剂的量固定，将水、油、助乳化剂三个组分占正三角形的三个顶点，将一定组成的油、乳化剂、助乳化剂混合溶液用水滴定，

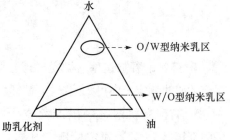

图 19-4 纳米乳伪三元相图

每次加水后达到平衡时，用肉眼观察是否是透明的或是浑浊，或是半固态凝胶。图 19 - 4 中，有两个纳米乳区，一个靠近水的顶点，为 O/W 型纳米乳区，范围较小，另一个靠近助乳化剂与油的连线，为 W/O 型纳米乳区，范围较大，故制备 W/O 型纳米乳较为容易。温度对纳米乳的制备影响较大，通常需要在恒温下测定绘制相图的数据，并在该温度下应用相图，即可初步求得纳米乳所需的组成范围。

案例导入

案例 19 - 4　人参皂苷纳米乳

处方：人参皂苷适量　　　肉豆蔻酸异丙酯（IPM）适量

氢化蓖麻油聚烃氧酯 40（Cremophor RH40）适量

甘油适量　　　水适量

以上质量比为 2∶4∶17.8∶17.8∶58.4

制法：按照处方比例称取各成分，室温下将人参皂苷溶于氢化蓖麻油聚烃氧酯 40 和甘油的混合物中，加入 IPM 混匀后，在搅拌的条件下缓慢滴入处方量的水，即得。

注解：（1）处方中人参皂苷是主药，IPM 作为油相，CremophorRH 40 作为乳化剂，甘油是助表面活性剂。

（2）一般认为 HLB 值在 3 ~ 8 内的乳化剂可制备 W/O 型纳米乳，在 8 ~ 16 时形成 O/W 型纳米乳；在 7 ~ 14 时根据工艺条件形成可转相的纳米乳。

（3）纳米乳中乳化剂的用量较大，一般可占到纳米乳的 20% ~ 30%，这是因为纳米乳乳滴比普通乳界面大，因而需要更多的乳化剂包被乳滴。

思考题：（1）除利用伪三元相图外，还可通过哪些方法制备纳米乳？

（2）纳米乳可作为哪些给药途径的药物载体？

2. 转相乳化法　先将 O/W 型表面活性剂在油相中溶解或熔化，在缓慢搅拌条件下以细射流方式将预热的水相加入热的油相中，随着水相体积的增加，连续相从油相转变为水相，从而制得 O/W 型纳米乳，此法称为转相乳化法。如果将油相加入水相且选用 W/O 型表面活性剂时，则是 O/W 型纳米乳转变成 W/O 型纳米乳。

3. 相转变温度乳化法　聚氧乙烯型非离子表面活性剂的 HLB 值在温度的影响下可发生改变，当温度升高时，聚氧乙烯链与水分子之间的氢键被破坏，溶解度下降，原有的乳化性质发生变化而使 O/W 型转变成 W/O 型或使 W/O 型转变成 O/W 型，利用此特点，在转相温度时制备，可得到比较理想的纳米乳。

4. 机械法　即利用机械设备进行乳化，目前比较常用的乳化设备是高压均化器和微射流乳化器。制备时首先用高速混合器制得初乳，再用高压乳匀机乳化，由于高压均化器的使用，表面活性剂的用量大幅减少。

（四）质量评价

1. 乳滴粒径及其分布　粒径及分布直接影响纳米乳制剂的质量，是纳米乳最重要的特征之一。测定乳滴粒径的方法有电镜法、激光衍射测定法等。可用带有计算机软件的粒度分析测定仪测定乳滴粒径及分布。

2. 药物的含量　载药量是微粒给药系统重要的质量评价指标之一。载药量的多少直接影响药物的临床应用剂量，载药量愈大，愈易满足临床需要。其计算公式为：

$$载药量 = \frac{纳米乳中药物量}{药物总量 + 载体总量} \times 100\% \qquad (19-4)$$

纳米乳中药物含量的测定一般采用溶剂提取法。所选溶剂应使药物最大限度地溶解于其中，而最少溶解其他材料，且不干扰测定。

3. 稳定性 稳定性的考察方法通常包括强光照射试验、高湿度试验、高温试验、加速试验、常温留样考察，常以处理后纳米乳是否澄清透明、有无药物析出和油水分层为判定依据检测其稳定性。

4. 黏度和折光率 黏度和折光率可以区别或检查纳米乳的纯杂程度。纳米乳的折光率一般使用阿贝折光仪测定，黏度用旋转式黏度计测定。纳米乳的黏度对其应用特别是注射方式给药的乳剂有一定影响，黏度过大不利于制备和使用。

五、纳米粒的制备技术

（一）含义

纳米粒（nanoparticles，NP）是以高分子材料为载体，将药物溶解、吸附或包裹于材料中制成的粒径小于500nm范围内的固态胶体载药微粒。纳米粒包括纳米囊和纳米球，纳米囊属于药库膜壳型结构，纳米球属于基质骨架型结构。

20世纪90年代，又出现了一种新型纳米粒给药系统——固体脂质纳米粒（solid lipid nanoparticles，SLN），它以高熔点脂质材料为载体制成，其粒径在50～1000nm之间。SLN既具有纳米粒物理稳定性高、药物泄漏少、缓释性好的特点，同时毒性低、易于大规模生产，而且对亲脂性药物载药量比较高，不使用有机溶剂，因此是极有发展前途的新型给药系统的载体。

（二）特点

1. 靶向性 纳米粒的靶向性可分为被动靶向和主动靶向两种。纳米粒的被动靶向性是指它容易被位于肝、脾、肺及骨髓的单核－巨噬细胞系统摄取。主动靶向性是指对纳米粒进行表面修饰，通过靶向分子与细胞表面特异性受体结合，实现主动靶向。

2. 缓释长效性 由于纳米粒包裹或吸附着药物，所以纳米粒具有减小药物在体内的清除速度、延长作用时间等作用，其缓释的程度可通过调整载体材料的种类与配比来进行调节。

3. 增加被载物的溶解度 根据固体剂型的溶出方程，可知难溶性药物的溶解与比表面积有关，粒子越小，比表面积越大，溶解性能越好，疗效越高。

4. 改善药物的吸收，提高生物利用度 肽类、蛋白质类、抗原类等大分子物质及许多不良反应较大的药物，通过制成口服纳米粒载药系统，可以防止药物被胃肠道的酸和酶破坏。

5. 增加生物膜的通透性 与一般药物的跨膜转运机制不同，纳米粒通过内吞等机制进入细胞，可以增加药物对生物膜的透过性，有利于药物透皮吸收与细胞内药效发挥。

（三）制备方法

1. 乳化－溶剂挥发法 将药物及高分子材料溶解于有机溶剂中，在搅拌下加入含乳化剂的水溶液中进行乳化，蒸发有机溶剂即可得到所需的纳米囊。溶剂蒸发法常用于聚乳酸

（PLA）、乳酸、羟基乙酸共聚物（PLGA）等纳米粒的制备。

2. 乳化聚合法 系将两种互不相溶的溶剂在表面活性剂的作用下形成微乳液，在微乳滴中单体经成核、聚结、团聚、热处理后得纳米粒子。

案例导入

案例 19 – 5 紫杉醇聚氰基丙烯酸正丁酯纳米粒

处方： 紫杉醇（PTX）16.5mg　　　　　氰基丙烯酸正丁酯（BCA）0.1ml

大豆卵磷脂100mg　　　　　　　　右旋糖酐100mg

制法： 称取100mg右旋糖酐和100mg大豆卵磷脂，加入10ml蒸馏水，超声溶解，然后用稀盐酸（0.1mol/L）调 pH 为3.0，加入紫杉醇溶液，然后在室温下搅拌（600r/min），滴加入0.1ml BCA（加入一定量丙酮稀释，稀释比例为1:4），搅拌4h，然后用 NaOH 溶液（0.1mol/L）调 pH 为7.0，继续搅拌30min，减压抽滤后用0.45μm滤膜滤过，得到乳白色的混悬液，滤过，洗涤，干燥，即得。

注解：（1）以聚氰基丙烯酸正丁酯（PBCA）为载体，其最大的优点在于聚合过程简单，所生成的聚合物在生物体内可降解，对人体组织基本无毒。

（2）介质 pH，表面活性剂和空间稳定剂（常用右旋糖酐70）的种类、用量、BCA 用量、滴加速度、药物性质和浓度等都对粒径、包封率、表面电位等有影响。

（3）将单体分散于含乳化剂水相的胶束内或乳滴中，可避免使用有机溶剂。单体遇 OH⁻ 或其他引发剂分子或经高能辐射发生聚合，单体快速扩散使聚合物链进一步增长，胶束及乳滴作为提供单体的仓库，而乳化剂对相分离以后的纳米粒也起防止聚集的稳定作用。

思考题：（1）影响乳化聚合法的因素有哪些？

（2）乳化聚合的优缺点有哪些？

（四）质量评价

1. 形态和粒径分布 通常采用电镜观察形态，并提供照片。外观应为球形或类球形，无粘连。粒径分布可采用激光散射粒度分析仪测定，或电镜照片经软件分析，亦可用跨距表示。粒径分布范围应窄，并符合其使用要求。

2. 包封率与渗漏率 液体介质中纳米粒的药物包封率直接测定。冻干品应分散在液体介质后再测定。液体介质中纳米粒的分离方法包括透析、凝胶柱、低温超速离心等，分别测定系统中的总药量和液体介质中未包封的药量，从而计算出包封率。若纳米粒分散在液体介质中贮藏，应检查渗漏率。

3. 再分散性 冻干品的外观应为细腻疏松块状物，色泽均匀，加一定量液体介质振摇，应立即分散成几乎澄清的均匀胶体溶液。再分散性可以用分散有不同量纳米粒的介质的浊度变化表示，如浊度与一定量介质中分散的纳米粒的量基本上呈直线关系，表示能再分散，直线回归的相关系数愈接近1，表示再分散性愈好。

4. 突释效应 纳米粒在开始0.5h内的释放量应低于40%。

5. 有机溶剂残留量 在制备纳米囊和纳米球过程中采用了有机溶剂的，须检查其残留量，残留溶剂及限度应符合《中国药典》（2015年版）的要求。

六、脂质体

（一）含义

脂质体（liposomes）系指药物被类脂质双分子层包封形成的微小囊泡。尽管脂质体的制备方法不同，结构也不尽相同，粒径可从几十纳米到几微米，但脂质体制剂已经在许多疾病尤其是癌症的治疗中显示出明显的优越性，作为药物载体的相关技术已经基本成熟。

（二）特点

1. 淋巴系统靶向性 抗癌药物包封于脂质体中，能使药物选择性地杀伤癌细胞或抑制癌细胞的繁殖，增加药物对淋巴的定向性，使抗癌药物对正常细胞和组织无损害或抑制作用，改变药物在组织中的分布。

2. 细胞亲和性与组织相容性 脂质体与细胞膜的构造相似，对正常细胞和组织无损害和抑制作用。由于融合作用，脂质体与细胞膜有较强的亲和性，可增强被包裹药物透过细胞膜的能力，从而起到增强疗效的作用。

3. 缓释和长效性 将药物包封于脂质体内，可减少肾代谢和排泄，延长了药物在血液中的滞留时间，使药物在体内缓慢释放，从而更好地发挥作用，提高治疗指数。

4. 降低药物毒性 脂质体具有类细胞结构，毒性低，对人体无害，药物被脂质体包封后，主要被单核巨噬细胞系统的巨噬细胞所吞噬而摄取，且在肝、脾和骨髓等单核巨噬细胞较丰富的器官中浓集，而在心、肾中含量较低，降低了药物对心、肾的毒性。

5. 保护药物提高稳定性 将某些易氧化或对酶不稳定的药物包封于脂质体中，因其受到脂质体双分子层膜的保护，故提高了药物的稳定性。

（三）脂质体的结构

脂质体的组成与结构是以类脂质（卵磷脂、胆固醇）构成的双分子层为膜材料包合而成的微粒，磷脂类都含有一个磷酸基团和一个含氮的碱基（季铵盐），均为亲水基团，还有两个较长的烃链为亲油基团。胆固醇的亲油性强于亲水性，用磷脂与胆固醇作脂质体膜材料，需先将类脂质溶于有机溶液中，蒸发除去有机溶液，在器壁上使成均匀类脂质薄膜，该薄膜由磷脂与胆固醇混合分子相互间隔定向排列的双分子层组成（图19-5）。磷脂分子的亲水基团呈弯曲的弧形，形似"手杖"，与胆固醇分子的亲水基团相结合，在其上边的两侧上端各连接一个亲油基团，当膜形成后，加入磷酸盐缓冲液（PBS）振荡或搅拌时，平面双分子层膜充分吸水膨胀，最终弯曲形成单室或多室的脂质体，在不断搅拌中，水膜中容纳大量的水溶性药物，而脂溶性药物则容纳在双分子层的亲油基部分。

脂质体有单室和多室之分。小单室脂质体又称纳米脂质体，粒径在 20～80nm 之间；大单室脂质体，粒径在 100～1000nm 之间。前者粒度分布均匀，在循环系统停留时间较长，穿透力和靶

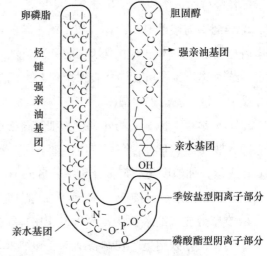

图19-5 卵磷脂与胆固醇在脂质体中的排列形式

向性强，但包封体积小，包封率低；后者包封容积大，包封率高，但稳定性不够。多室脂质体的粒径在 1~5μm，药物溶液被几层脂质分子层隔开，形成不均匀的聚集体（图19-6），其包封率较高，稳定性较好，容易制备。

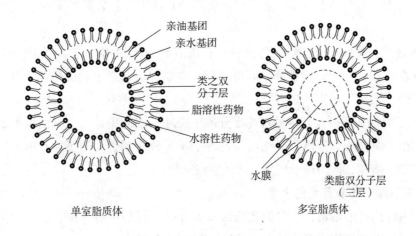

图19-6　脂质体结构示意图

（四）制备方法

1. 薄膜超声法　将磷脂、胆固醇等脂质及脂溶性药物溶于氯仿或其他有机溶剂中，然后将溶液置于玻璃瓶中旋转减压蒸发，脂质在玻璃瓶内壁形成一层薄膜。加入含药物的缓冲溶液并进行振摇，则形成多层脂质体，经超声波处理，制成均匀单层脂质体。再经葡萄糖凝胶滤过，除去未包入的药物，即得脂质体混悬液。

案例导入

案例 19-6　羟基喜树碱脂质体

处方：羟基喜树碱（HCPT）适量　　　　大豆卵磷脂适量
　　　　胆固醇适量　　　　　　　　　　维生素 E 适量

制法：精密称取处方量的羟基喜树碱、大豆卵磷脂、胆固醇、维生素 E，溶于适量的甲醇：三氯甲烷（1:5）混合有机溶剂，将该含药混合溶液加入至 500ml 茄型瓶中，38℃水浴减压蒸发，除去有机溶剂，在瓶壁上形成均匀透明的薄膜，通氮气，取出，置于真空干燥器中过夜。往干燥的薄膜中加入适量的 PBS，室温常压下水化约 1.5h，即得淡黄色的 HCPT 脂质体混悬液，将混悬液用超声细胞粉碎仪超声细化，再通过 0.22μm 的微孔滤膜，即得到粒径较小的脂质体。

注解：（1）羟基喜树碱具有抗癌作用，临床上主要用于腹水型肝癌、头颈部肿瘤、胃癌、消化道肿瘤等。

（2）药脂比、类脂质膜材料的投料比对于药物的包封率与载药量都有重要影响，对外观、粒径分布、稳定性也有影响，是工艺优化的重要内容。

（3）脂质体是热力学不稳定体系，脂质体粒子之间很容易发生聚集、融合等现象，尤其是灭菌时，脂质体采用加热灭菌法易出现聚集、水解等不稳定现象，同时它还对各种辐射及各种化学灭菌剂都较敏感。解决途径是选择合理的处方组成，有效控制脂质体的粒度，灭菌时，脂质体只能通过滤过除菌，此外，还可以控制整个生产过程在无菌条件下完成，实现无菌操作。

思考题：（1）磷脂中包含一定数量的不饱和脂肪烃链，易发生氧化反应，它的某些基团在制备过程中可能发生水解，这些问题如何解决？

（2）中药复方脂质体的制备还存在哪些问题？推广中药复方脂质体还有哪些瓶颈？

2. 注入法 将类脂质和脂溶性药物溶于有机溶剂中（油相），然后把油相匀速注射到水相（含水溶性药物）中，搅拌挥尽有机溶剂，再摇匀或超声得到脂质体，其脂质体粒径较大，不宜静脉注射。

3. 冷冻干燥法 将磷脂超声处理高度分散于缓冲盐溶液中，加入冻结保护剂（如：甘露醇、葡萄糖、海藻酸等）冷冻干燥后，再将干燥物分散到含药的缓冲盐溶液或其他水性介质中，即得脂质体，该法适于包封对热敏感的药物。

（五）影响脂质体载药量的因素

脂质体内含药物的重量百分率为载药量，也可用包封药物溶液体积的相对量表示，称为体积包封率，影响脂质体载药量或体积包封率的因素如下。

1. 药物溶解度 极性药物在水中溶解度越大，在脂质体水层中的浓度就越高，水层空间越大能包封极性药物越多，多室脂质体的体积包封率远比单室的大。非极性药物的脂溶性越大，体积包封率越高，水溶性与脂溶性都小的药物体积包封率低。

2. 脂质体粒径大小 当类脂质的量不变时，类脂质双分子层的空间体积越大，则载药量越多。

3. 脂质体的电荷 当相同电荷的药物包封于脂质体双层膜中，同电荷相斥致使双层膜之间的距离增大，可包封更多亲水性药物。

4. 类脂质膜材的投料比 由于类脂质膜材料自身理化性质的不同，在制备脂质体时，类脂质膜材料之间的比例影响脂质体的包封率，如增加胆固醇含量，可提高水溶性药物的载药量。

5. 药脂比 药物与类脂之间也可能因为比例不同或自身的性质而引起的相互作用，影响脂质体的包封率和载药量，降低药物的疗效。

除以上几种因素外，制备方法、温度、浓度、pH 等也能影响脂质体的载药量和包封率。

（六）质量评价

1. 脂质体的形态、粒径及其分布的检查 测定不少于 500 个脂质体的粒径，对粒径的描述应提供粒径平均值及其分布数据或图形（如直方图或分布曲线图），或测定跨距。

2. 包封率 测定包封率的关键是把未包封的游离药物从脂质体上分离出来，常用的分离方法有柱层析法、透析法、超速离心法、超滤膜滤过法等。测定脂质体中的总药量后，经色谱柱或离心分离，再测定介质中未包入的药量，并按下式进行计算。其包封率不得低于 80%。

$$包封率 = \frac{药物总量 - 介质中未包封的药物量}{药物总量} \times 100\% \tag{19-5}$$

3. 渗漏率 表示脂质体在贮存期间包封率的变化情况，也就是贮存期间包封量的减少与刚制备脂质体的包封量之比，是衡量脂质体是否稳定的主要指标。在膜材中加一定量胆固醇以加固脂质双层膜，减少膜流动，可降低渗漏率。

$$渗漏率 = \frac{贮存后渗漏到介质中的药量}{贮存前包封的药量} \times 100\% \tag{19-6}$$

4. 主药含量 测定脂质体中主药的含量可采用适当的方法提取、分离后测定。如以柱层析分离结合分光光度法测定含量，也有用表面活性剂破坏脂质体双分子层，使药物释放后，再以分光光度法与标准品对照计算含量，或使用高效液相色谱法测定含量。

5. 体外释放度的测定　目前采用的有透析管法及试管振荡法。前者是将样品装入透析管中，于37℃水浴中进行，管外用循环液或搅拌，每隔一定时间取样测定含量。试管振荡法用试管振荡，每隔一定时间取样测定含量。脂质体中药物的释放速率与脂质体的通透性有关，体外释药速率的测定可初步了解其通透性的大小。

6. 脂质体氧化程度的检查　脂质体含有的磷脂容易被氧化，这是脂质体最大的缺点。在含有不饱和脂肪酸的脂质混合物中，磷脂的氧化分3个阶段：单个双键的偶合；氧化产物的形成；乙醛的形成及键断裂。因为各阶段产物不同，氧化程度很难用一种试验方法评价，《中国药典》（2015年版）采用氧化指数为评价指标。

氧化指数的测定：氧化偶合后的磷脂在波长230nm左右具有紫外线吸收峰而有别于未氧化的磷脂。测定脂质体的磷脂，其氧化指数应控制在0.2以下。测定方法：将磷脂溶于无水乙醇配成一定浓度的澄明溶液，分别测定在波长233nm及215nm的吸收度，由下式计算氧化指数：

$$氧化指数 = A_{233nm}/A_{215nm} \qquad (19-7)$$

7. 有害有机溶剂的限度检查　在生产过程中引入有害有机溶剂时，应按《中国药典》（2015年版）中残留溶剂测定法测定，凡未规定限度者，可参考ICH，否则应制定有害有机溶剂残留量的测定方法和限度。

第三节　药物制剂新剂型

一、缓释、控释制剂

（一）含义

1. 缓释制剂（sustained release preparation）　系指在规定释放介质中，按要求缓慢地非恒速释放药物，其与相应普通制剂比较，给药频率比普通制剂减少一半或有所减少，且能显著增加患者依从性的制剂。

2. 控释制剂（controlled release preparation）　系指在规定释放介质中，按要求缓慢地恒速释放药物，其与相应普通制剂比较，给药频率比普通制剂减少一半或有所减少，血药浓度比缓释制剂更加平稳，且能显著增加患者依从性的制剂。

（二）特点

普通常规制剂，不论口服还是注射，常常需要1天给药几次，使用不便，且血药浓度起伏很大，有"峰谷"现象（图19-7），而缓释、控释制剂则可克服上述缺点，与普通制剂相比，缓控释制剂主要具有以下特点：

（1）药物治疗作用持久、毒副作用小、用药次数显著减少。

（2）药物可缓慢地释放进入体内，血药浓度的"峰谷"波动小，可避免超过治疗血药浓度范围的毒副作用，又能使药物保持在有效浓度治疗范围（治疗窗）之内以维持疗效。

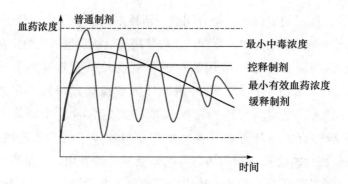

图 19 – 7　缓释、控释制剂与普通常规制剂比较（血药浓度 – 时间图）

以下药物均不宜制成缓释制剂：①一般生物半衰期（$t_{1/2}$）很短（小于 1h）或很长（大于 24h）；②单次服用剂量很大（大于 1g）；③药效剧烈、溶解度小、吸收无规律或吸收易受影响的药物；④在肠中需在特定部位主动吸收的药物。

（三）缓释、控释制剂的组成

1. 缓释制剂的组成　理想的缓释制剂，应包含速释与缓释两部分药物，速释部分是指释放速度快，能迅速建立起治疗所需的最佳血药浓度的那部分药物，缓释部分是指释放速度较慢或恒速，能较长时间维持由速释部分已建立起的最佳血药浓度的那部分药物。

2. 控释制剂的组成　控释制剂通常包括以下 4 个部分。

（1）药物贮库　是贮存药物的部位，将药物溶解或混悬分散于聚合物中，药物剂量应符合治疗要求，满足预期恒速释药的需要，贮库中药量总是大于释药总量，超过部分的药物作为化学位能，为药物向外恒速释放提供动力。

（2）控释部分　使药物以预定的速度恒速释放，如包衣控释片上的微孔膜。

（3）能源部分　供给药物能量，推动药物由贮库中释放出来。

（4）传递孔道　药物分子通过孔道释出，同时兼具控释作用，如不溶性骨架片。

（四）缓释、控释制剂的释药原理

缓释、控释制剂的释药原理主要有控制溶出、扩散、溶蚀或扩散与溶出相结合，也可以利用渗透压或离子交换机制。

1. 溶出原理　由于药物的释放受溶出度的限制，溶出度慢的药物显示出缓释作用，各种口服缓释、控释制剂口服后，都要经过溶出过程，根据 Noyes – Whitney 溶出速率公式：$dc/dt = KS（Cs – C）$，通过减小药物的溶出度，增大药物粒径，以降低药物的溶出速率，可使药物缓慢释放，达到缓释作用，具体有以下几种方法：① 将药物制成溶解度小的盐或酯，延长药效；② 与高分子化合物生成难溶性盐；③ 将药物包藏于以脂肪、蜡质类等疏水性阻滞剂材料为主的溶蚀性骨架中；④ 将药物包藏于亲水性高分子材料中，通过高分子材料形成的凝胶屏障层，减小药物释放速度；⑤ 控制粒子大小，增加难溶性药物的颗粒直径，减慢其释放速度。

2. 扩散原理　减小药物的扩散速率，可控制药物从制剂向胃肠液的转移速度，延缓药物的吸收，达到缓释、控释目的，可以通过以下几种方法来实现：① 以水不溶性材料包衣，通过减小扩散系数，增加扩散膜的厚度等方法，延缓药物的释放；② 将水不溶性材料与水溶性聚合物混合组成膜，在体液中水溶性聚合物溶解形成膜孔，缓慢释放药物；③ 制成水不溶性骨架片，通过改变骨架结构（骨架空隙率、孔径和孔的弯曲程度）延缓药物的释放。

3. 溶蚀与扩散、溶出相结合 对于溶蚀型骨架材料制备的缓控释制剂来说，药物自系统中的释放并不只是单一的扩散或溶蚀，药物从骨架中释放的同时，骨架本身也处于溶蚀过程，当骨架溶蚀时，药物扩散的路径长度改变，形成移动界面扩散系统，影响因素较多，采取以下方法可以实现溶蚀与扩散、溶出的有机结合：① 通过改变骨架材料的用量或采用混合骨架材料，以调节制剂的释药速率；② 通过化学键将药物与聚合物直接结合，在体内，药物通过水解或酶解从聚合物中释放出来；③ 采用膨胀型骨架材料，将药物溶于聚合物中，由于聚合物具有膨胀性，水进入骨架，药物溶解后从骨架中扩散出来，释药速度取决于聚合物的膨胀速度、药物的溶解度和骨架中可溶部分的量。

4. 渗透压原理 以单室口服渗透泵片为例，渗透泵片由片芯和衣膜两部分组成，片芯由水溶性药物、具高渗透压的渗透促进剂及其他辅料压制而成，衣膜为不溶性聚合物形成的半透性膜，水可以渗透进入膜内，但药物不能渗出此膜，然后用激光或适宜的方法在包衣膜一端壳顶开一个或者一个以上细孔。其释药过程为：片剂口服后胃肠道的水分通过半透膜进入片芯，片芯中的药物和促渗剂溶解形成饱和溶液，使膜内渗透压增高，由于膜内外渗透压差较大，药物由细孔持续流出，其流出量与渗透进入膜内的水量相等，直到片芯药物溶解完为止。由于胃肠液中离子不会进入半透膜，故渗透泵片的释药速率与 pH 无关，在胃中与肠中的释药速率相等。半透膜的厚度、渗透性、片芯的处方、以及释药孔的直径，是制备渗透泵型片剂的关键。如果由于某些难溶性药物不适用于上述单室渗透泵片来达到控释作用，片芯中可加入具有渗透驱动作用的水溶性聚合物（如聚氧乙烯），利用其溶解吸水后的体积膨胀产生推动力，可使药物最大限度释放出来。

5. 离子交换作用 离子交换树脂是由水不溶性交联聚合物组成，在其侧链上包含有可供交换的阴离子和阳离子基团，当离子交换树脂遇到带电荷的药物时即可吸附药物，形成药树脂，载药树脂制成口服制剂，在胃肠液中药物与胃肠液中的离子交换后释放出来，其交换及扩散过程如下：

树脂$^+$ – 药物$^-$ + X$^-$ → 树脂$^+$ – X$^-$ + 药物$^-$ 树脂$^-$ – 药物$^+$ + Y$^+$ → 树脂$^-$ – Y$^+$ + 药物$^+$

上式中，X$^-$ 和 Y$^+$ 为消化道内的离子，离子交换树脂的组成、交联度、酸碱度、孔隙率和溶胀度对药物释放速率有显著影响。

载药树脂可通过以下两种方法制备：①将药物溶液通过含有树脂的色谱柱；②将树脂和药物混合，保持相当长的时间，制成胶囊或片剂。

释放过程可以用不同方程进行曲线拟合，如一级方程、Higuchi 方程、零级方程等。缓释制剂的释药过程是按照时间变化先多后少地非恒速释放药物；控释制剂是按照零级释放规律释放药物，即其释药是不受时间影响的恒速释放，可以得到更为平稳的血药浓度，"峰谷"波动更小，直至吸收基本完全。

（五）缓释、控释制剂的类型及制备方法

根据给药途径的不同，缓释、控释制剂分为口服、注射、透皮、眼用、鼻腔、耳道、阴道、口腔等类型，其中以口服最为常见。根据释药原理的不同又分为骨架型、膜控型、渗透泵型等类型，下面重点介绍几种常见的缓控释制剂的制备方法。

1. 骨架型缓释、控释制剂 骨架型制剂是指药物和一种或多种惰性固体材料通过压制或融合技术制成片状、小颗粒或其他形式的制剂。

（1）缓释、控释骨架片

①亲水凝胶骨架片：以亲水性高分子材料作为骨架材料，加入适量的赋形剂与药物混匀，压片即可。由于亲水性高分子材料黏度大，故不能用普通湿法制粒工艺，可采用干粉直接压片，或将各种成分干粉混合均匀后添加水或有机溶剂制粒，压片。常用的骨架材料有：羟丙甲纤维素、壳聚糖、海藻酸钠、卡波姆、甲基纤维素、羟乙基纤维素、羧甲基纤维素钠和聚羧乙烯等。亲水凝胶骨架材料遇水或消化液后骨架膨胀，形成的凝胶屏障可以控制药物的溶出和释放。

②生物溶蚀性骨架片：是指以惰性蜡质、脂肪酸及其酯类等物质为骨架材料，与药物一起混合压制成的片剂，骨架片通过孔道扩散与溶蚀控制药物的释放，除骨架材料外，常添加一些致孔剂来调节释药速度。常用骨架材料有：蜂蜡、硬脂酸、巴西棕榈蜡、氢化植物油和单硬脂酸甘油酯等。常用致孔剂有聚维酮、聚乙二醇和表面活性剂等。生物溶蚀性骨架材料在水中不溶解，释药速率与溶蚀－分散－溶出过程或骨架降解的快慢有关。

③不溶性骨架片：将不溶于水或水溶性很小的高分子聚合物与药物混合均匀后直接压片即得。常用骨架材料有：聚乙烯、聚氯乙烯、乙基纤维素、聚丙烯、聚硅氧烷等。不溶性骨架片口服后，胃肠液渗入骨架膜孔后，药物溶解并通过骨架中极细的孔径通道，缓慢向外扩散而释放，而骨架始终保持原形，最后随粪便排出体外。

（2）胃驻留缓释、控释片　根据流体动力学原理设计，由药物、赋形剂及一种或多种低密度亲水性高分子材料混合压制成片，口服后表面形成一层凝胶屏障，密度小于1，制剂漂浮于胃内容物之上，既延缓药物的释放又延长其在胃内滞留的时间，改善药物的吸收，提高生物利用度。

常用亲水高分子材料有：羟丙甲纤维素、羟丙纤维素、羟乙基纤维素、羟甲基纤维素钠、甲基纤维素、乙基纤维素等，为了提高胃内滞留时间，还需加入疏水性、相对密度小的蜡类、脂肪醇类、脂类辅料。制备工艺以直接粉末压片或干法制粒压片为宜。

案例导入

扫码"看一看"

案例19－7　戊己胃驻留缓释片

处方： 戊己（丸）干浸膏 125mg　　　　羟丙甲纤维素（HPMC）175mg

聚乙二醇（PEG）6000 25mg　　　$NaHCO_3$ 50mg

十六醇 75mg　　　　　　　　　微晶纤维素 50mg

功能与主治： 泻火，疏肝，和胃，止痛。用于肝火犯胃，脘胁疼痛，口苦嘈杂，呕吐酸水，不喜热饮。

制法： 按上述处方量称取各组分，粉碎均过100目筛，等量递增法混合均匀，加入1%的硬脂酸镁，压片，得戊己胃驻留缓释片。

用法与用量： 口服，一次4片，一日2次。

注解：（1）戊己胃驻留缓释片由戊己丸（戊己丸由黄连、吴茱萸（制）、白芍组成）改剂型而来，该制剂体外起漂时间约为3～5min，处方中有效成分盐酸小檗碱体外释放持续时间可达12h，累积释放量超过90%，释放行为符合一级动力学方程。

（2）处方中羟丙甲纤维素是亲水凝胶骨架材料，遇水能迅速膨胀，使片形体积增大而有助于制剂起漂，并能缓慢溶蚀，阻滞药物在人工胃液中的释放，同时，具有一定的黏附作用，是胃定位黏附材料；PEG6000易溶于水，在骨架片中做致孔剂，可调节药物释放速率；十六醇和碳酸氢钠是一组有助于制剂漂浮的材料，十六醇质轻，碳酸氢钠遇胃酸产气，气泡藏匿在制剂骨架中以减轻密度，有助于漂浮；微晶纤维素作为本处方中干粉末直接压片的干燥黏合剂；硬脂酸镁做润滑剂可以增加粉末的流动性。

思考题：临床上哪些疾病适合用胃驻留控释片？

（3）生物黏附片　生物黏附片由具有生物黏附性的聚合物与药物混合组成片芯，然后由此聚合物围成外周，再加覆盖层而成。生物黏附主要发生在各种腔道的黏液层、上皮细胞表面或者是皮肤表层，人体的眼睛、鼻腔、口腔、胃肠道、阴道等药物吸收部位均有黏膜，与普通制剂相比，生物黏附片可延长制剂在黏膜的停留时间，由于药物经黏膜直接被毛细血管吸收，避免了肝脏的首过效应，同时，直接将药物放置于机体靶向的特定区域，可以减少扩散途径，增加局部药物浓度，另外，药物也可以通过黏膜吸收作用于全身。

（4）骨架型小丸　采用骨架材料与药物混合，或再加入一些其他成型辅料如乳糖等，或加入调节释药速率的辅料如 PEG 类、表面活性剂等，经适当方法制成小丸，即为骨架型小丸。骨架型小丸材料与骨架片所用材料及类型相同，亲水凝胶材料制备的小丸，通过包衣可获得更好的缓控释效果，可采用挤出 - 滚圆法和热熔挤压法制备。

2. 膜控型缓释、控释制剂　是指将水溶性药物及辅料包封于具有通透性的、生物惰性的高分子聚合物膜中而形成的给药系统，药物在较长时间内通过透性膜向外扩散释放。

（1）微孔膜包衣片　微孔膜包衣片由片芯和包衣膜组成，片芯用常规方法制备，包衣膜的主要材料由胃肠道中不溶解的聚合物构成，如醋酸纤维素、乙基纤维素、乙烯 - 醋酸乙烯共聚物、聚丙烯酸树脂等，衣膜材料中可加入少量水溶性致孔剂，如 PEG 类、PVP、PVA 等，或直接将部分水溶性药物加在衣膜内，既做致孔剂又做药物的速释部分。片芯应具有一定的硬度和较快的溶出速率，药物的释放由微孔包衣膜来控制。

（2）膜控释小片　膜控释小片是将药物与辅料按常规方法制粒，压制成小片，其直径约为 3mm，用缓释膜包衣后装入硬胶囊中使用，在同一胶囊内的小片可包上不同缓释作用的衣料或由不同包衣厚度的小片组成。该类制剂体内外皆可获得恒定的释药速度，是一种较为理想的口服控释剂型。

（3）膜控释小丸　指将小丸包缓释衣或包肠溶衣制成的缓控释制剂，膜控释小丸由丸芯与控释薄膜衣两部分组成，丸芯含药物和稀释剂、黏合剂等辅料，所用辅料与普通片剂大致相同，包衣膜有亲水薄膜衣、不溶性薄膜衣、微孔薄膜衣和肠溶衣等。

3. 渗透泵型控释制剂　指利用体系与环境渗透压差产生恒速释药原理而设计的一类制剂，由药物、半透膜材料（表 19 - 4）、渗透压活性物质（表 19 - 5）、推动剂等组成。推动剂应为无生物活性、无刺激性及不触发过敏反应、室温下大多呈固体或半固体的物质，常用推进剂有：可可豆脂，聚乙二醇（PEG）600、1000、1540、4000、6000，聚山梨酯 60 等。常用的渗透泵型控释片有单室渗透泵片、双室渗透泵片之分，如图 19 - 8。

表 19 – 4　常用半透膜包膜材料

包膜材料	WVTR	包膜材料	WVTR
聚乙烯醇	100	乙烯醋酸乙烯酯	1 ~ 3
聚氯甲酸乙酯	30 ~ 50	聚酯类	2
醋酸纤维素	40 ~ 70	噻洛芬（以聚乙烯包裹）	>1.2
乙基纤维素	75	聚偏二氟乙烯	1.0
醋酸纤维丁酯	50	聚乙烯	0.5 ~ 1.2
聚氯乙烯（以灌注法制备）	10 ~ 20	乙烯 – 丙烯共聚物	0.8
聚氯乙烯（以压制法制备）	6 ~ 15	聚丙烯	0.7
聚碳酸酯	8	聚氯乙烯（硬质）	0.7
聚氟乙烯	3		

注：WVTR 为水气渗透率

表 19 – 5　一些渗透压活性物质饱和水溶液的渗透压（37℃）

渗透压活性物质	渗透压（atm）*
乳糖 – 果糖	500
葡萄糖 – 果糖	450
蔗糖 – 果糖	430
甘露醇 – 果糖	415
氯化钠	356
果糖	355
氯化钾	245
葡萄糖 – 蔗糖	190
蔗糖	150
葡萄糖	82
硫酸钾	38
甘露醇	38

1atm = 101.325Pa

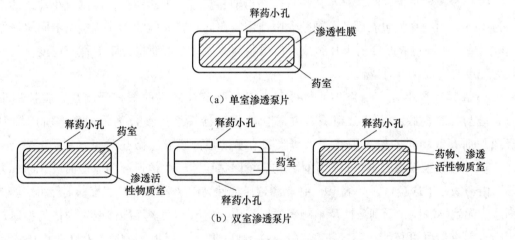

（a）单室渗透泵片

（b）双室渗透泵片

图 19 – 8　渗透泵片结构示意图

（1）单室渗透泵片　按普通片剂制法用弧形冲头压制得片芯，以半透膜材料的有机溶媒溶液包衣，干燥、打孔即得。口服后胃肠道的水分通过半透膜进入片芯，溶解药物和高渗透活性物质，膜内的溶液形成高渗液，通过小孔持续泵出药物。

（2）双室渗透泵片　多用于水难溶性药物，可分为隔膜式和内外式。单库隔膜式渗透泵片，指在由半透膜所构成的隔室内，由一层不透的可移动的隔膜将其分为两室，一室内含有液体药物或半固体药物（即药库），打一释药小孔，另一室充填渗透活性物质，水渗透进入渗透活性物质室，物料溶解膨胀产生压力，推动隔膜将药库室药液挤出；含双药库的隔膜式渗透泵片是运用隔膜将泵体分为两室，每室都含有药物和渗透活性物质，似两个渗透泵，每个室具有一个释药孔，最适合用于配伍有禁忌的难溶性药物。内外两室渗透泵，系将药物与渗透活性物质分别置于内外室中，外膜与内膜均为半透膜，但水从外膜进入的速度大于从内膜进入的速度，结果外室形成较稀的渗透压活性物质溶液，而内室溶液较浓，形成浓度差，于是内室形成的药液流经内室微孔进入外室被稀释后再经外室微孔而释放出去。

（六）体内外评价方法

1. 体外释放度试验 本试验在模拟体内消化道条件下（如温度、介质 pH、搅拌速率等），对制剂进行药物释放速率试验，最后制订出合理的体外药物释放度，以监测产品的生产过程并对产品进行质量控制。

（1）仪器 溶出度测定仪。

（2）温度 $37 \pm 0.5℃$。

（3）释放介质 以脱气的新鲜纯化水为常用释放介质，或根据药物的溶解特性、处方要求、吸收部位，使用稀盐酸（$0.001 \sim 0.1mol/L$）或 pH 值 $3 \sim 8$ 的磷酸盐缓冲液，难溶性药物不宜采用有机溶剂，可加少量表面活性剂（如十二烷基硫酸钠等）。

释放介质的体积应符合漏槽条件。

（4）释放度取样时间点 释药全过程的时间不应低于给药的间隔时间，且累积释放百分率要求达到90%以上。除另有规定外，通常将释药全过程的数据作累积释放百分率－时间的释药曲线图，制订出合理的释放度检查方法和限度。

缓释制剂从释药曲线图中至少选出 3 个取样时间点，第一点为开始 $0.5 \sim 2h$ 的取样时间点，用于考察药物是否有突释，第二点为中间的取样时间点，用于确定释药特性，最后取样时间点，用于考察释药是否基本完全。此 3 点可用于表征体外缓释制剂药物释放度。

控释制剂除以上 3 点外，还应增加 2 个取样时间点，此 5 点可用于表征体外控释制剂药物释放度，释放百分率的范围应小于缓释制剂，可按需增加取样时间点。

多于一个活性成分的产品，要求对每一个活性成分均按以上要求进行释放度测定。

（5）工艺的重现性与均一性试验 应考察 3 批以上、每批 6 片（粒）产品批与批之间体外药物释放度的重现性，并考察同批产品 6 片（粒）体外药物释放度的均一性。

（6）释药模型的拟合 缓释制剂的释药数据常用一级方程和 Higuchi 方程等拟合，即：

$$\ln(1 - M_t/M_\infty) = -kt \quad \text{（一级方程）} \tag{19-8}$$

$$M_t/M_\infty = kt^{1/2} \quad \text{（Higuchi 方程）} \tag{19-9}$$

控释制剂的释药数据可用零级方程拟合，即：

$$M_t/M_\infty = kt \tag{19-10}$$

上式中，M_t 为 t 时间的累积释放量，M_∞ 为 ∞ 时累积释放量，M_t/M_∞ 为 t 时间的累积释放百分率，拟合时以相关系数（r）最大而均方差（MSE）最小的拟合效果最好。

2. 体内生物利用度与生物等效性研究 缓释、控释制剂进行生物利用度与生物等效性试验，按照《中国药典》（2015 年版）要求进行研究。

3. 体内－体外相关性 指由制剂产生的生物学性质或由生物学性质衍生的参数（如 t_{max}、C_{max} 或 AUC）与同一制剂的物理化学性质（如体外释放行为）之间，建立了合理的定量关系。

缓释、控释制剂要求进行体内外相关性的试验，它应反映整个体外释放曲线与血药浓度－时间曲线之间的关系。只有当体内外具有相关性，才能通过体外释放曲线预测体内情况。

体内外相关性可归纳为三种：①体外释放曲线与体内吸收曲线上对应的各个时间点分别相关，这种相关简称点对点相关，表明两条曲线可以重合；②应用统计矩分析原理建立体外释放的平均时间与体内平均滞留时间之间的相关。由于能产生相似的平均滞留时间可有很多不同的体内曲线，因此体内平均滞留时间不能代表体内完整的血药浓度－时间曲线；③将一个释放时间点（$t_{0.5}$、$t_{0.9}$ 等）与一个药物动力学参数（AUC、C_{max} 或 t_{max}）之间单点相关，它只说明部分相关。

缓释、控释制剂体内外相关性，系指体内吸收相的吸收曲线与体外释放曲线之间对应的各个时间点回归，得到直线回归方程的相关系数符合要求，即可认为具有相关性。

二、迟释制剂

迟释制剂系指在给药后不立即释放药物的制剂，包括肠溶制剂、结肠定位制剂和脉冲制剂等。

（一）肠溶制剂

肠溶制剂是指在规定的酸性介质中不释放或几乎不释放药物，而在要求的时间内，于 pH6.8 的磷酸缓冲液中大部分或全部释放药物的制剂。

（二）结肠定位制剂

结肠定位制剂系指在胃肠道上部基本不释放，在结肠内大部分或全部释放的制剂，即一定时间内在规定的酸性介质与 pH6.8 的磷酸盐缓冲液中不释放或几乎不释放，而在要求的时间内，于 pH7.5～8.0 的磷酸盐缓冲液中大部分或全部释放的制剂。

> **案例导入**

案例 19－8　白头翁（汤）结肠定位缓释片

处方： 白头翁汤干浸膏 421.31mg

　　　　丙烯酸乙酯－甲基丙烯酸酯共聚物 26.892mg

　　　　聚丙烯酸树脂 Eudragit S100 41.25mg

　　　　邻苯二甲酸二乙酯（DEP）2.5mg

　　　　微晶纤维素 0.9mg　　　　滑石粉 7.15mg

功能与主治： 清热解毒，凉血止痢。用于热毒痢疾，热痢下重，腹痛里急，脓血杂下，肛门灼热。

制法： 一部分白头翁汤干膏粉用适量的 95% 乙醇制粒，过 16 目筛，低温（60℃）干燥，用 14 目筛整粒制成速释颗粒，另一部分白头翁汤干膏粉，用聚丙烯酸树脂（加 95% 乙醇溶解）胶体液混合制粒，过 16 目筛，低温（60℃）干燥，用 14 目筛整粒制成缓释颗粒，将速释颗粒和缓释颗粒混合，加入 0.2% 的滑石粉和微晶纤维素，混匀，压片，包结肠衣

（Eudragit S100、DEP、滑石粉），使包衣增重 10%，即得。

用法与用量：口服，每次 4 片，每日 2 次。

注解：（1）白头翁（汤）结肠定位缓释片由白头翁汤改型而来，以方中的有效成分白头翁皂苷 B_4 和盐酸小檗碱为评价指标，采用《中国药典》（2015 年版）溶出度测定法中第二法，即浆法测定 2 个指标成分的累积溶出率，结果表明，药物在胃液及小肠液中基本不释放，完全达到结肠定位的要求，且在结肠持续释药 12h，累积释放量超过 90%，性能稳定。

（2）方中丙烯酸乙酯 - 甲基丙烯酸酯共聚物为制备缓释颗粒的缓释辅料，聚丙烯酸树脂 Eudragit S100 作为包衣材料，当 pH > 7.0 时，包衣层开始溶解，释药部位在结肠，微晶纤维素在颗粒的制备中作为黏合剂，邻苯二甲酸二乙酯 DEP 在包衣工艺中作为增塑剂，滑石粉作为润滑剂。

思考题：查阅相关资料，说明包衣增重是怎么计算的？

（三）脉冲制剂

脉冲制剂系指用药后不立即释放药物，而在某种条件下（如在体液中经过一定时间或一定 pH 或某些酶作用下）一次或多次突然释放药物的制剂。一般分为外调式和自调式脉冲，又可分为单次脉冲、多次脉冲和自调式脉冲。

三、前体药物

（一）含义

将一种具有药理活性的母体药物进行化学修饰（如导入另一种载体基团或与另一种作用相似的母体药物相结合），形成一种新的化合物，这种化合物进入机体后，经生物转化成母体药物呈现疗效，这种可逆的母体衍生物称为前体药物，前体药物目前多用在抗癌药、脑部位和结肠部位给药中。

以下药物适合制成前体药物：稳定性差或吸收不理想的药物；溶解度小而达不到有效浓度的药物；刺激性强、具有不适嗅味、毒副作用大而无法用于临床的药物；需延长药物作用或延缓耐药性产生的药物；需要制成靶向制剂的药物。

（二）特点

（1）产生协同作用，扩大临床应用范围。将两个母体药物结合成前体药物，给药后在体内分解成原来的两个母体药物，由于合并应用所出现的协同作用，往往使疗效增强，临床应用范围也扩大。

（2）改善药物的溶解度和吸收，提高血药浓度，延长药物的作用时间，或使药物达到靶向性，降低药物的毒副作用。

（3）降低药物的刺激性，改善药物的不良嗅味，增加药物的稳定性。

（三）制备方法

1. 酸碱反应法　将游离的碱盐和酸盐分别溶于某溶剂中，产生中和反应制成。

2. 复分解反应法　将要结合成复盐的两种盐，在溶剂（水）中，使产生复分解反应结合成复盐，然后加某种有机溶剂，使复盐析出而成固体制剂。

3. 钡盐沉淀法　先将有机酸制成钡盐，后与碱性药物的硫酸盐反应，析出硫酸钡沉淀，而酸性药物与碱性药物结合成复盐，滤除硫酸钡沉淀，滤液浓缩，加有机溶剂析出复盐，或冷冻干燥法制备成固体，即得。

除此之外，离子交换法及直接络合法均可制备符合要求的前体药物。

四、靶向制剂

（一）含义

靶向制剂亦称靶向给药系统（targeting drug delivery system，TDDS）系指运用载体将药物有目的地浓集于某特定的组织或部位的给药系统。

（二）特点

与普通制剂相比，靶向制剂可使药物浓集于靶组织、靶器官和靶细胞，提高药物对"靶"的指向性；提高疗效，降低药物对于正常细胞的毒性、减少剂量；提高药物的生物利用度；增加药物的稳定性等。

（三）分类

药物的靶向按到达的部位可以分为三级：一级靶向制剂，系指进入靶部位的毛细血管床释药；二级靶向制剂，系指进入靶部位的特殊细胞（如肿瘤细胞）释药，而不作用于正常细胞；三级靶向制剂，系指作用于细胞内的一定部位释药。按靶向器官分类，靶向制剂可分为肝靶向制剂、脑靶向制剂、肺靶向制剂、肾靶向制剂、骨靶向制剂等。按靶向方法分类，靶向制剂大体可分为主动靶向、被动靶向、物理化学靶向三类制剂。被动靶向制剂，即自然靶向，是指载药微粒通过正常生理过程选择性地积集、运送至肝、脾、肺等器官，而达到靶向作用的制剂；主动靶向制剂是指用修饰的药物载体将药物定向地运送到靶区浓集而发挥药效的制剂；物理化学靶向制剂是应用某些物理化学方法，如磁性、温度、电场、pH 等使制剂在特定部位发挥药效的靶向制剂。

（四）靶向制剂的药物载体类型

1. 被动靶向药物载体　被动靶向制剂的常见载体有脂质体、微球与微囊、纳米粒（纳米囊与纳米球）、乳剂等，它们进入人体后的靶向性特点如下。

（1）脂质体　脂质体是一种定向药物载体，具有类脂质双分子层结构，进入血液循环后，可选择性地分布于富有吞噬细胞的网状内皮组织，并改变被包封药物的体内分布。根据其大小不同，在循环系统内停留的时间也不同，脂质体的粒径愈小，体内停留时间长。除脂质体的大小外，脂质体的表面电荷、脂质体的组成、药物的包封方式和给药途径均能影响脂质体在体内的分布。将脂质体表面进行修饰，可延长脂质体在体内的循环时间，回避吞噬系统或具有主动寻靶的功能。

（2）微囊与微球　微囊与微球在体内的分布与粒径大小和给药方式有密切关系。大于 $7\mu m$ 的微球可被肺的最小毛细血管床以机械滤过方式截留，小于 $7\mu m$ 的微粒被肝、脾中的巨噬细胞摄取。将微球或微囊选择性地注入动脉，栓塞某些组织的动脉血管末梢可使这些组织的病灶缺氧、坏死或释放药物起化疗作用。

（3）纳米粒　纳米粒的靶向性主要与其粒径大小及表面的化学性质密切相关。纳米粒注射给药后主要分布于肝 $60\% \sim 90\%$、脾 $2\% \sim 10\%$、骨髓 $3\% \sim 10\%$、肺 $3\% \sim 10\%$，粒径小于 50nm 的纳米粒容易进入骨髓。增加纳米粒表面的亲水性可以延长纳米粒在体内的循环时间，从而增加在靶部位的分布。有些纳米粒具有在肿瘤中集中的倾向，可以作为抗癌药物的载体。

（4）乳剂　乳剂对淋巴系统有亲和性。水溶性药物制成 W/O、W/O/W 型乳剂注射后主要聚集于邻近的淋巴器官。油状药物或亲脂性药物制成 O/W 型、O/W/O 型乳剂静脉注射后，主要指向网状内皮细胞丰富的脏器。此外，乳剂在体内的靶向性还与乳滴粒径及其表面性质、油相的种类及性质、乳化剂的种类和用量密切相关。

2. 主动靶向药物载体

（1）表面修饰的载药微粒　载药微粒经修饰后可将疏水表面由亲水表面代替，减少或避免单核－吞噬细胞系统的吞噬作用，有利于靶向除肝脾以外的缺少单核－吞噬细胞系统的组织；利用抗体修饰，可制成定向于细胞表面抗原的免疫靶向制剂；载体表面结合细胞特异性配体，如糖、半抗体、抗体，可使微粒导向具有特异受体的细胞。

① 修饰的脂质体

长循环脂质体：如脂质体用聚乙二醇（PEG）修饰，其表面被柔顺而亲水的 PEG 链部分覆盖，极性的 PEG 增强了脂质体的亲水性，也增加了脂质体表面的空间位阻，从而减少了血浆蛋白与脂质体膜的相互作用，降低了脂质体被巨噬细胞吞噬的可能性，延长了在循环系统的滞留时间，有利于除肝脾以外组织或器官的靶向作用。

抗体修饰的脂质体：在脂质体表面接上某种抗体，具有对靶细胞分子水平上的识别能力，可提高脂质体的专一靶向性，也称免疫脂质体，其优点是载药量大，体内滞留时间长，靶向性专一。

配体修饰的脂质体：利用某些器官和组织上特殊的受体可与其特异性的配体发生专一性结合的特点，将脂质体与配体结合，从而将药物导向特定的靶组织。常用配体包括糖蛋白、脂蛋白、转铁蛋白、多肽类、激素和叶酸等。将脂质体分别与上述配体连接，可靶向作用于肝实质细胞、巨噬细胞和胃肠黏膜细胞等。

② 修饰的微球　用聚合物将抗原或抗体吸附或交联形成的免疫微球。可因制备材料和工艺的不同使微球表面具有疏水－亲水、非极性－极性、带正电荷－带负电荷等不同物理性质，除用于抗癌药物的靶向治疗，还可以用于标记、分离细胞作诊断及治疗。亦可使免疫微球带上磁性提高靶向性和专一性，或用免疫微球蛋白处理红细胞得免疫红细胞，其在体内免疫反应很小，可靶向作用于肝脾的免疫载体。

③ 修饰的微乳　微乳乳滴经过化学修饰增加亲水性后，可增加其在循环系统中的滞留时间，降低在血中的清除率，延长清除半衰期，减少肝、脾、肺中的分布，增加在炎症部位的聚集。

④ 修饰的纳米粒

聚乙二醇修饰的纳米粒：用 PEG 对纳米粒进行表面修饰后，使纳米粒在肝中的浓度减小，提高血药浓度，延长在血液中的循环时间，有利于顺利到达靶向部位。

免疫纳米粒：将单克隆抗体与药物纳米粒结合，通过静脉注射，可实现主动靶向，与药物直接同抗体结合相比，单克隆抗体较少失活，且具有载药量大等优点。

配体修饰的纳米粒　将纳米粒与配体结合，也可以达到主动靶向的作用。

（2）前体药物靶向制剂　前体药物靶向制剂是前体制剂与靶向制剂的有机结合，通过前体药物产生靶向性，必需具备以下条件：前体药物转化成母体药物的反应物或酶均存在于靶部位，且有足够的量表现出活性；前体药物能够与药物作用的受体充分接触；产生的活性物质能够在靶部位停留。

3. 物理化学靶向制剂

（1）磁性靶向制剂　采用体外磁响应导向靶部位的制剂称为磁性靶向制剂，主要用作抗癌药物的载体。

磁靶向制剂由磁性物质、骨架材料、药物三部分组成，常用的磁性材料有纯铁粉、羟基铁、磁铁矿、正铁酸盐、铁钴合金等，其中以 Fe_3O_4 磁流体为磁性材料居多，磁性材料直径应在 $100\mu m$ 以下（一般 $10 \sim 20\mu m$，注射用在 $1 \sim 3\mu m$ 以下），在体外磁场作用下，不在血管中滞留，而在靶区毛细管中均匀分布，产生疗效，而磁性材料的超微粒子可以定期排出体外。磁性制剂包括磁性微球、磁性微囊、磁性纳米粒、磁性脂质体、磁性片剂、磁性胶囊等，制备方法与各自对应的未加磁性材料相同。

（2）栓塞靶向制剂　动脉栓塞是通过插入动脉的导管将栓塞物输送到靶组织或靶器官的医疗技术，主要目的是阻断靶区的毛细血管血流，致肿瘤细胞坏死，同时，栓内制剂含有的抗肿瘤药释放产生治疗作用，起到栓塞和靶向化疗的双重作用。

（3）热敏靶向制剂　脂质体在由凝胶态转变到液晶结构的相变温度（T_m）时，其磷脂的脂酰链紊乱度及活动度增加，膜的流动性也增大，这种结构的变化导致脂质体膜的通透性发生改变，脂质体内部包封的药物借助于跨膜浓度梯度而大量扩散到靶器官中，在靶部位形成较高的药物浓度，利用这一原理制备的脂质体，称为热敏脂质体，利用相变温度低的类脂制备脂质体，当机体全身或局部温度升高到 $41 \sim 42℃$ 时，就可以引起脂质体迅速释放内含药物，发挥药效。

（4）pH 敏感靶向制剂　利用肿瘤间质液的 pH 比正常组织低的特点而设计 pH 敏感脂质体，在 pH 低时可导致脂肪酸羧基的质子化形成六方晶相的非相层结构使膜融合而加速释放药物。

（五）靶向性评价

药物的靶向性可以由以下三个参数衡量。

1. 相对摄取率

$$r_e = (AUC_i)_p / (AUC_i)_s \tag{19 - 11}$$

式中，AUC_i 是由浓度 – 时间曲线求得的第 i 个器官或组织的药物浓度 – 时间曲线下面积，下标 p 和 s 分别表示试验药物制剂浓度和药物浓度。r_e 大于 1 表示药物制剂在该器官或组织具有靶向性，等于或小于 1 表示无靶向性。

2. 靶向效率

$$t_e = (AUC)_靶 / (AUC)_非 \tag{19 - 12}$$

式中，t_e 值表示药物制剂或药物浓度对靶器官的选择性。t_e 值大于 1 表示药物对靶器官比非靶器官有选择性，t_e 值越大，选择性越强。

3. 峰浓度比

$$C_e = (C_{max})_p / (C_{max})_s \tag{19 - 13}$$

式中，C_{max} 为峰浓度，每个组织或器官中的 C_e 值表示药物制剂改变药物分布的效果，C_e 值越大，表明改变分布的效果越明显。

▶ 重点小结

重点难点	药师考点
1. 包合技术（包合物）的含义、特点；β – CYD 包合物的制法；β – CYD 包合物的质量评价	☆☆☆β – CYD 的作用；β – CYD 的制备
2. 固体分散技术的含义、特点；固体分散体的分类与常用载体；固体分散体的制备方法和质量评价	☆☆固体分散技术的含义、特点与常用载体；固体分散技术的应用

续表

重点难点	药师考点
3. 微囊（球）的含义、特点；微囊（球）的成囊材料；微囊（球）的制法：单凝聚法和复凝聚法；微囊（球）的质量评价	☆微囊（球）的特点与应用；常用的包囊材料；单凝聚法和复凝聚法制备微囊的原理及操作要点；微囊中药物的释放
4. 纳米乳及亚微乳的含义和特点	☆☆☆普通乳剂、纳米乳、亚微乳的联系与区别
5. 纳米粒的含义和作用特点	☆☆☆纳米粒的特点
6. 脂质体的组成结构、特点、制备方法及质量评价	☆☆☆脂质体的制法及质量评价；脂质体的组成、结构与特点；脂质体的分类，作用机制和应用
7. 缓控释制剂的含义、特点、类型与制备方法；迟释制剂的含义、类型；前体药物制剂的含义、特点与制备方法；靶向制剂的含义、特点与药物载体类型	☆☆☆缓控释制剂与靶向制剂的含义、特点与类型；不宜制成缓控释制剂的药物；靶向性评价指标和参数解释

（刘 文）

扫码"练一练"

第二十章　中药制剂的稳定性

扫码"学一学"

第一节　概　　述

一、中药制剂稳定性的研究意义

安全有效、稳定可控是对药物制剂的基本要求，而稳定性则是安全性和有效性的基本保障。中药制剂的稳定性是指中药制剂从制备到使用的过程中化学、物理及生物学特性发生变化的速度和程度。

在不同环境下（如温度、湿度、光照、包装材料等）对中药制剂进行稳定性研究，探讨环境因素对中药制剂稳定性的影响及其变化规律，以认识和预测制剂的稳定趋势，为生产、包装、贮存、运输条件的确定和有效期的制定提供科学依据，对保障药品临床应用的安全和有效是非常重要的。因此，我国《药品注册管理办法》规定，新药申请必须呈报有关稳定性研究的资料。

随着科技的进步，中药新制剂、新剂型不断出现，社会和公众对药品质量的要求越来越高。为了提高中药制剂的质量，保证其疗效与安全，提高中药新药研究、制剂生产、质量控制和临床应用的科学性和先进性，获得更好的社会效益和经济效益，必须重视中药制剂的稳定性研究。

二、中药制剂稳定性的研究内容

中药制剂稳定性变化的主要内容包括化学稳定性、物理稳定性和生物学稳定性。化学稳定性变化是指由于水解、氧化、聚合、分解等化学降解反应，引起药物的含量（或药效）、色泽产生变化等。物理稳定性变化主要指制剂的物理性状发生变化，如固体制剂的吸湿，乳剂的分层、破裂，液体制剂的浑浊、沉淀，片剂的崩解度、溶出度的改变等。生物学稳定性变化一般是指制剂由于受微生物的污染，而导致的腐败、变质。各种变化可单独发生，也可同时发生，一种变化可以成为诱因，导致另一种变化的发生。

稳定性研究具有阶段性特点，不同阶段有不同的目的。一般始于制剂的临床前研究，贯穿制剂研究与开发的全过程，在制剂上市后还要继续进行稳定性研究。

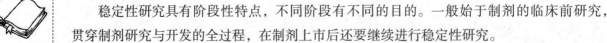

三、中药制剂稳定性的研究现状

中药制剂的稳定性研究是从液体制剂开始的，国内最先报道的是 1981 年对威灵仙注射液中原白头翁素稳定性的研究。随后这方面的研究得到重视，发展较快。

近年来，有关中药制剂稳定性的研究报道很多，内容包括中药制剂或有效成分的稳定性因素研究，产品有效期的综合考察等。涉及的剂型有注射剂、口服液、滴眼剂、片剂、胶囊剂、颗粒剂、丸剂、气雾剂、乳剂、贴剂等，还有制剂中间体微型胶囊和 β – 环糊精包合物等。

扫码"学一学"

第二节　影响中药制剂稳定性的因素及提高稳定性的方法

一、影响中药制剂稳定性的因素

1. 药物化学降解及其影响因素　药物的化学降解反应级数有零级、一级、二级及分数级等。多数制剂的分解可按零级、一级和伪一级反应处理。零级、一级反应药物浓度随时间变化的方程分别为：

$$C = -kt + C_0 \qquad （零级反应） \qquad (20-1)$$

$$\lg C = \frac{-kt}{2.303} + \lg C_0 \qquad （一级反应） \qquad (20-2)$$

式中，C_0 为起始浓度，t 为时间，C 为经过 t 时间后反应物的浓度，k 为反应速度常数。影响药物化学降解反应速度的因素有药物浓度、温度、pH、水分、光线等。

在制剂稳定性研究中，将药物含量降低 50% 所需的时间称为半衰期，用 $t_{1/2}$ 表示；药物含量降低 10% 所需的时间称为有效期，用 $t_{0.9}$ 表示。一级反应的有效期和半衰期按以下公式计算。

$$t_{0.9} = -\frac{0.1054}{k} \qquad (20-3)$$

$$t_{1/2} = -\frac{0.693}{k} \qquad (20-4)$$

由式（20-3）和式（20-4）可知，一级反应的有效期和半衰期与制剂中药物的初始浓度无关，而与速度常数 k 值成反比。

2. 药物的化学降解类型　药物的化学降解反应有水解、氧化、异构化、聚合、脱羧等途径，其中水解、氧化是主要的降解途径。

（1）易水解的药物结构类型　①酯类反应：具有酯键结构的药物较易水解，相对分子质量小的脂肪族酯类极易水解，几乎无法制成稳定的液体制剂，如亚硝酸乙酯。有些酯类药物则比较稳定，如阿托品，可以制成水溶液注射剂。酯类药物制成水溶液时要特别注意 pH 的调节。一般而言，溶液碱性愈强，水解愈快，如穿心莲内酯在 pH 为 7 时内酯环水解极缓慢，在偏碱性溶液中则水解加快；当 pH 接近 10 时，不仅内酯开环转变成穿心莲酸，而且二萜双环可能发生双键移位、脱水、异构化、树脂化等反应，抗炎解热的疗效降低。②酰胺类药物：一般较酯类药物难水解，如青霉素等。③苷类药物：苷类药物在酶或酸碱的作用下水解。水解的难易程度与构成苷类药物的糖、苷元的种类以及苷元和糖连接的方式有关。如强心苷易水解，故常以浓度较高的乙醇为溶剂，其注射液多采用水与乙醇、丙二醇或甘油等为混合溶剂。洋地黄酊多采用70%乙醇浸出。

（2）易氧化的药物结构类型 ①具有酚羟基或潜在酚羟基的有效成分，如黄芩苷等；②含有不饱和碳链的油脂、挥发油等，在光线、氧气、水分、金属离子以及微生物等影响下，都能产生氧化反应。

此外，两个或多个分子的聚合、旋光性药物变旋、同质多晶型药物的晶型转变以及酶类、蛋白质类药物的变性，亦是药物变质的原因。

3. 影响中药制剂稳定性的因素

（1）处方因素 ①pH影响：液体制剂通常在某一特定的pH范围内比较稳定。酸或碱是催化剂，可使溶液中不同反应的速度增大。以H^+或OH^-为催化剂的反应，称为专属酸、碱催化反应。在酸、碱催化反应中，pH通过对反应速度常数k的影响而影响制剂的稳定性。反应速度常数k随着介质pH变化而变化，其数值可通过动力学实验加以测定。通过不同条件下化学反应的$\lg k$值，可以计算药物最稳定的pH。②溶剂、基质及其他辅料的影响：对于易水解的药物，有时采用非水溶剂如乙醇、丙二醇、甘油等使其稳定，有时要加入表面活性剂，利用所形成胶束的屏障作用而延缓水解。

案例导入

案例20-1 银黄口服液

处方： 金银花提取物（以绿原酸计）12g　　黄芩提取物（以黄芩苷计）24g

单糖浆适量　　　　　　　　　　　　水适量

功能与主治： 清热解毒，消炎。用于上呼吸道感染，急性扁桃体炎，咽炎。

制法： 以上二味，分别加水适量使溶解，黄芩提取物再用8%氢氧化钠溶液调节pH至8，滤过，滤液与金银花提取物溶液合并，用8%氢氧化钠溶液调节pH至7.2，煮沸1h，滤过，加入单糖浆适量，加水至近全量，搅匀，用8%氢氧化钠溶液调节pH至7.2，加水至1000ml，滤过，灌封，灭菌，即得。

用法与用量： 口服，一次10~20ml，一日3次，小儿酌减。

注解： 银黄口服液中的主要有效成分为绿原酸和黄芩苷，绿原酸在碱性溶液中易水解，黄芩苷在酸性溶液中易沉淀析出。因此，应对制剂的pH进行调整，使溶液中pH既保证绿原酸不水解，又不使黄芩苷产生沉淀。研究表明，当6.0<pH<7.5时，绿原酸含量较稳定。当pH>8时，绿原酸含量随着加热时间的延长急剧下降；当pH>7.0时，药液澄清度较好；pH<6.5时，随着加热时间的延长药液澄清度变差，且有沉淀析出。综合以上因素，应选择pH在7.0~7.5为最佳，在该条件下，既能保证药液的澄清度，又能防止绿原酸的水解。

思考题： 制备银黄口服液的关键技术点包括哪些方面？

（2）制剂工艺 同种药物的不同剂型，乃至同种剂型的不同工艺，其稳定性差异较大。应根据药物性质，结合临床需要，设计合理的剂型和制剂工艺，以提高制剂的稳定性。

（3）贮藏条件 ①温度：反应速度常数k值通常随温度升高而增大，但对不同药物的影响程度可能不同。根据Van't Hoff经验规律，温度每升高10℃，反应速度则增加2~4倍。因此，在中药制剂提取、浓缩、干燥、灭菌过程中，都必须考虑温度对药物稳定性的影响。

②光线：药物暴露在日光下，可引起光化反应。如因光线照射酚类药物可产生氧化反应，酯类药物可产生水解反应，挥发油可产生聚合反应等。对光敏感的制剂，应选用适宜的遮光容器包装。③氧气和金属离子：氧是引起中药制剂自氧化反应的根本原因；微量的铜、铁、锌等金属离子对自氧化反应有显著的催化作用。④湿度和水分：固体药物暴露于湿空气中，表面吸附水分，也可产生化学反应。这种反应是在固体吸水后表面形成的液膜中进行的，而吸水的程度与药物的性质和空气的相对湿度有关。⑤包装材料：要注意玻璃、塑料、橡胶和金属等包装材料与药物制剂相互作用而引起的稳定性变化。

知识拓展

　　光是一种辐射能，其能量大小与波长成反比，光线波长越短，其能量越大，因此紫外线更易激发化学反应。药物由于受光辐射作用，分子活化而产生分解，这种反应称为光化降解（photodegradation），其降解速度与体系的温度无关。药物的化学结构决定了其自身是否对光敏感，具有酚类结构或者不饱和的双键化合物等，容易发生光化降解反应，很多药物的自氧化反应可由光照引发，如挥发油的自氧化。光照引起牛黄中胆红素的颜色改变、莪术油静脉注射液浓度降低、一些染料的褪色等，这些反应均为光化降解反应。但是，目前很多药物的光化反应机制，至今尚未完全知晓。

　　4. 制剂的包装与贮藏要求　制剂的包装与贮藏是制剂稳定性的重要保障，包装与贮藏条件应根据制剂稳定性试验的影响因素及其考察结果，参照下列相关规定，选用不同包装和贮藏条件。

　　遮光：用不透光的容器包装，例如棕色容器或黑色包装材料包裹的无色透明、半透明容器。

　　避光：避免日光直射。

　　密闭：将容器密闭，以防止尘土及异物进入。

　　密封：将容器密封，以防止风化、吸潮、挥发或异物进入。

　　熔封或严封：将容器熔封或用适宜的材料严封，以防止空气与水分的侵入并防止污染。

　　阴凉处：贮藏温度不超过20℃。

　　凉暗处：在避光条件下贮藏且温度不超过20℃。

　　冷处：贮藏温度为2～10℃。

　　常温：贮藏温度为10～30℃。

二、提高中药制剂稳定性的方法

　　1. 延缓药物水解的方法

　　（1）调节 pH　可通过实验找出药物最稳定的 pH，然后用酸、碱或适当的缓冲剂调节，使溶液维持在最稳定的 pH 范围内。实验时可测定数个 pH 时药物水解的情况，用反应速度常数 k 的对数对 pH 作图，从曲线的最低点（转折点）求出该药物最稳定的 pH。实验可在较高的恒温条件下进行，以便在较短的时间内得出结果。

　　（2）降低温度　降低温度可使水解反应减慢。在提取、浓缩、干燥、灭菌、贮存过程中，可以适当降低温度，以减少水解的发生。特别是某些热敏性药物。

　　（3）改变溶剂　在水溶液中很不稳定的药物，可用乙醇、丙二醇、甘油等极性较小的溶剂，以减少药物水解。

　　（4）制成干燥固体　对于极易水解的药物，可制成干燥的固体，如注射用无菌粉末等。并尽量避免与水分的接触。

案例导入

案例 20-2 穿心莲片

处方：穿心莲 1000g　　　辅料适量

功能与主治：清热解毒，凉血消肿。用于感冒发热，咽喉肿痛，口舌生疮，顿咳劳嗽，泄泻痢疾，热淋涩痛，痈肿疮疡，毒蛇咬伤。

制法：取穿心莲，用 85% 乙醇热浸提取 2 次，每次 2h，合并提取液，滤过，滤液回收乙醇，浓缩至适量，干燥，加辅料适量，制成颗粒，干燥，压制成 1000 片（小片）或 500 片（大片），包糖衣或薄膜衣，即得。

用法与用量：口服，一次 2~3 片（小片），一日 3~4 次；或一次 1~2 片（大片），一日 3 次。

注解：制法中包衣对提高制剂稳定性十分重要。如未包衣，穿心莲片在贮存过程中吸湿之后，易发生水解，降低药效，穿心莲内酯的水解反应如图 20-1 所示。

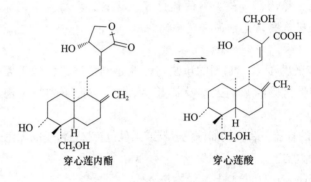

穿心莲内酯　　　　　　　穿心莲酸

图 20-1　穿心莲内酯水解图

2. 防止药物氧化的方法

（1）**降低温度**　在制备和贮存过程中，应适当降低温度，以减少药物的氧化。

（2）**避光**　在制备的全部过程中，应严格避免日光的照射，成品用棕色玻璃容器包装，避光贮藏。

（3）**驱逐氧气**　可采取加热煮沸法驱逐溶液中的氧气或通入惰性气体（N_2、CO_2 等）驱逐溶液上部空气中的氧气。

（4）**添加抗氧剂**　药物的氧化降解通常为自动氧化降解，因此，在驱逐氧气的同时，还应加入抗氧剂。

（5）**控制微量金属离子**　制备过程中应尽可能减少金属离子的带入，必要时在制剂成品中可加入金属离子络合剂。

（6）**调节 pH**　适宜的药液 pH，可延缓药物的氧化。因此，对于容易氧化变质的药物，须调节药液的 pH 在最稳定的范围内。

扫码"学一学"

第三节　中药制剂的稳定性考察方法

中药制剂稳定性试验的目的是考察影响中药制剂稳定性的因素在不同环境下随时间变

化的规律，为药品的生产、包装、贮存、运输条件提供科学依据，同时通过试验建立药品的有效期。

一、中药制剂稳定性考察要求

（1）稳定性试验包括影响因素试验、加速试验和长期试验。影响因素试验用 1 批制剂进行，加速试验与长期试验要求用 3 批制剂进行。

（2）制剂应为放大工艺产品，其处方与工艺应与大生产一致。药物制剂如片剂、胶囊剂，每批放大试验规模，片剂至少应为 10000 片，胶囊剂至少应为 10000 粒。大体积包装的制剂如静脉输液，每批放大规模的数量至少应为各项试验所需总量的 10 倍。特殊品种、特殊剂型所需数量，根据情况另定。

（3）制剂质量标准应与临床前研究、临床试验和规模生产所使用的制剂质量标准一致。

（4）加速试验与长期试验所用制剂的包装应与上市产品一致。

（5）药物稳定性试验应采用专属性强、准确、精密、灵敏的药物分析方法。

（6）对最初通过验证的 3 批规模生产产品仍需进行加速试验和长期试验。

二、中药制剂稳定性考察项目

稳定性试验的考察项目因剂型不同而不同，常用剂型的考察项目见表 20 - 1。

表 20 - 1 制剂稳定性考察项目

剂 型	稳定性试验主要考核项目
片剂	性状、鉴别、含量、崩解时限、溶出度、释放度
胶囊剂	外观、鉴别、含量、崩解时限、溶出度、释放度、水分，软胶囊检查内容物有无沉淀
注射剂	性状、鉴别、含量、pH、可见异物、无菌
栓剂	性状、鉴别、含量、溶散时限
软膏剂	性状、均匀性、鉴别、含量、粒度
乳膏剂	性状、均匀性、鉴别、含量、粒度、分层现象
糊剂	性状、均匀性、鉴别、含量、粒度
凝胶剂	性状、均匀性、鉴别、含量、粒度、乳剂检查分层现象
眼用制剂	若为溶液，应考察性状、可见异物、含量、pH；若为混悬剂，应考察粒度、再分散性；洗眼剂应考察无菌；眼用丸剂应考察粒度与无菌
丸剂	性状、鉴别、含量、溶散时限
糖浆剂	性状、鉴别、含量、澄清度、相对密度、pH
口服溶液剂	性状、鉴别、含量、澄清度
口服乳剂	性状、鉴别、含量、分层现象
口服混悬剂	性状、鉴别、含量、沉降体积比、再分散性
散剂	性状、鉴别、含量、粒度、外观均匀度
气雾剂	泄露率、每瓶主药含量、每瓶总掀次、每掀主药总含量、雾滴分布
喷雾剂	每瓶总吸次数、每吸喷量、每吸主药含量、雾滴分布
颗粒剂	性状、鉴别、含量、粒度、溶化性、溶出度、释放度
贴剂	性状、鉴别、含量、释放度、黏附力

续表

剂　型	稳定性试验主要考核项目
冲洗剂、洗剂、灌肠剂	性状、鉴别、含量、分层现象（乳状型）、分散性（混悬型），冲洗剂考察无菌
搽剂、涂剂、涂膜剂	性状、鉴别、含量、分层现象（乳状型）、分散性（混悬型），涂膜剂应考察成膜性
耳用制剂	性状、鉴别、含量，耳用散剂、喷雾剂与半固体制剂分别按相关剂型要求检查
鼻用制剂	性状、pH、鉴别、含量，鼻用散剂、喷雾剂与半固体制剂分别按相关剂型要求检查

三、中药制剂稳定性考察方法

（一）影响因素试验

影响因素试验是在剧烈条件下进行的试验，其目的是探讨药物的稳定性、了解影响其稳定性的因素及所含成分的变化情况。为制剂处方设计、工艺筛选、包装材料和容器的选择、贮存条件的确定、有关物质的控制提供依据，并为加速试验和长期试验应采用的温度和湿度等条件提供参考。

1. 高温试验　将供试品开口置于适宜的洁净容器中（一般样品摊成≤5mm 厚的薄层，疏松样品摊成≤10mm 厚的薄层），60℃下放置 10 天，分别于第 5 天、第 10 天取样，按照稳定性试验重点考察项目进行检测。若供试品标示成分含量低于规定限度，则在 40℃下同法进行试验。如 60℃下无明显变化，则不必进行 40℃试验。

2. 吸湿试验

（1）高湿度试验　供试品开口置于恒湿设备中（一般样品摊成≤5mm 厚的薄层，疏松样品摊成≤10mm 厚的薄层），在温度 25℃、相对湿度 92.5% ±5% 条件下（KNO₃ 饱和溶液，相对湿度 92.5%，25℃，）放置 10 天，于第 5 天、第 10 天取样，按照稳定性试验重点考察项目进行检测，同时准确称量试验前后供试品的重量，以考察供试品的吸湿潮解性能。若吸湿增重在 5% 以上，则应在 25℃、相对湿度 75% ±5% 下同法进行试验；若吸湿增重在 5% 以下，且其他考察项目符合要求，则不再进行此项试验。

（2）药物的引湿性试验　取干燥的具塞玻璃称量瓶（外径 50mm，高 15mm）于前一天置于适宜的 25℃ ±1℃ 恒温干燥器（下部放置氯化铵或硫酸铵饱和溶液）或人工气候箱（设定温度为 5℃ ±1℃，相对湿度为 80% ±2%）内，精密称重（m_1）。取供试品适量，置上述称量瓶中并平铺于称量瓶内，供试品厚度一般约为 1mm，精密称重（m_2）。将称量瓶敞口，并与瓶盖同置于上述恒温恒湿条件下 24h。盖好称量瓶，精密称重（m_3），计算增重百分率：

$$增重百分率（\%） = \frac{m_3 - m_2}{m_2 - m_1} \times 100\% \qquad (20-5)$$

引湿性特征描述与引湿增重的界定如下。

潮解：吸收足量水分形成液体。

极具引湿性：引湿增重不小于 15%。

有引湿性：引湿增重小于 15% 且不小于 2%。

略有引湿性：引湿增重小于 2% 且不小于 0.2%。

无或几乎无引湿性：引湿增重小于0.2%。

（3）湿度加速试验　为探讨固体制剂的吸湿性，可在各种湿度条件下测定其吸湿速度和平衡吸湿量，进一步获得供试样品的临界相对湿度（CRH）。

平衡吸湿量是样品于一定相对湿度下，达到平衡状态以后的吸湿量。经不同时间连续测定，样品吸湿量如不再变化，即达吸湿平衡。在一定温度下，变更不同的相对湿度，测定各湿度下的平衡吸湿量。以平衡吸湿量对相对湿度作图，即为吸湿平衡图。从吸湿平衡图上可求得药物的CRH。不同的药物有其相应的CRH值，可用CRH值作为吸湿性大小的指标。即CRH值越大，越不易吸湿；CRH值越小，越易吸湿。

案例导入

案例20-3　淡豆豉煮散颗粒的吸湿平衡曲线

某地区生产8种可溶性颗粒剂，于37℃分别测定其平衡吸湿量，绘制吸湿平衡图，如图20-2所示。

如图20-2所示，每一种颗粒剂的吸湿平衡曲线，均由下端平缓部分及上端几乎与纵坐标平行的陡直部分组成，当提高相对湿度至某一值时，吸湿量迅速增加，此时的相对湿度即为CRH。吸湿是含干浸膏中药固体制剂的特性。应针对具体制剂，选择适宜的防潮措施。以下几种防潮措施可供参考：①减少制剂原料，特别是中药干浸膏中水溶性杂质。例如采用水醇法除去胶质、黏液质、蛋白质、淀粉等，常可降低吸湿性。②加入适宜的辅料（如吸收剂），对降低吸湿有一定效果。此前可通过湿度加速试验筛选辅料，例如乳糖可降低丹参颗粒剂的吸湿百分率，将生脉成骨胶囊原料用微晶纤维素制成颗粒也可降低吸湿性。③采用防潮包衣和防湿包装。如鸢都感冒颗粒上喷Ⅳ号胃溶聚丙烯酸树脂，其吸湿性明显降低。

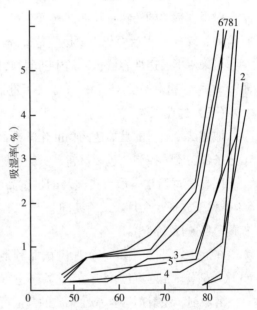

图20-2　8种颗粒吸湿平衡图

1. 小儿化痰止咳颗粒剂　　　2. 复合维生素B颗粒剂
3. 伤风止咳颗粒剂　　　　　4. 止咳枇杷颗粒剂
5. 脾舒宁颗粒剂　　　　　　6. 感冒灵颗粒剂
7. 复方感冒灵颗粒剂　　　　8. 板蓝根颗粒剂

3. 强光照射试验　供试品置装有日光灯的光照箱或其他适宜的光照容器内，于照度为4500lx±500lx条件下放置10天，于第5天、第10天取样检测。试验中应注意控制温度，与室温保持一致，并注意观察供试品的外观变化。

光照稳定性变化的指标，液体制剂可测定其有效成分的含量变化，也可以利用其吸收度的变化，反映其变色程度；固体制剂表面层的变化，可应用漫反射光谱法测定其反射率的改变。

对光敏感的制剂，应选用适宜的遮光容器包装，使其免受光线照射。无色玻璃无遮光性能，而棕色玻璃对于波长290~450nm的光线，具有良好的遮光性能，并且随着玻璃厚度的增加，透光率降低。橙色和褐色软胶囊囊壳也有较好的遮光性能，可增加对光敏感药物的稳定性。

4. 其他试验 根据药物的性质必要时应设计其他试验，探讨 pH、氧及其他条件（如冷冻等）对药物稳定性的影响。

（二）长期试验

长期试验在接近药品的实际储存条件下进行，其目的是为制定药品的有效期提供依据。

试验方法：取市售包装的供试品制剂 3 批，在温度 25℃ ±2℃、相对湿度 60% ±10% 或在温度 30℃ ±2℃，相对湿度 65% ±10% 的条件下放置 12 个月。分别于第 0、3、6、9、12 个月取样，按稳定性考察项目进行检测。12 个月后仍需要观察的，分别于 18 个月、24 个月、36 个月取样进行检测。将结果与 0 月药品比较以确定药品的有效期。申报生产时，应继续考察其稳定性，据此确定有效期。由于实测数据的分散性，一般应按 95% 可信限进行统计分析，得到合理的有效期。如 3 批统计分析结果差别较小，则取其平均值为有效期。若差别较大，则取其最短的为有效期。数据分析结果很稳定的药品，不做统计分析。

对温度敏感的药物，长期试验可在 6℃ ±2℃ 条件下放置 12 个月，按照上述时间要求进行检测，12 个月以后，仍需要按规定继续考察，制定在低温贮存条件下的有效期。

对采用半通透性容器包装的中药制剂，长期试验应在 25℃ ±2℃、相对湿度 40% ±5 或 30℃ ±2℃，相对湿度 35% ±5% 条件下进行。

（三）加速试验

加速试验的目的是加速药物的化学或物理变化，考察制剂的稳定性，为制剂处方设计、工艺条件、质量控制、包装材料、运输和储存提供必要的参考依据。

1. 加速试验法 取市售包装的供试品制剂 3 批，在温度 40℃ ±2℃、相对湿度 75% ±5% 条件下放置 6 个月。试验期间第 1、2、3、6 个月末分别取样一次，按该剂型的稳定性考察项目进行检测。

在上述条件下，如 6 个月供试品检测不符合质量标准相关规定，则应在中间条件（30℃ ±2℃、相对湿度 65% ±5%）下进行加速试验，试验时间为 6 个月。

溶液剂、注射剂等含水性介质的制剂可以不要求相对湿度，其他条件同上。

对温度敏感的药物（预计只能在 4~8℃ 内保存使用），其加速试验可在 25℃ ±2℃、相对湿度 60% ±5% 条件下进行，试验时间为 6 个月。

乳剂、混悬剂、软膏剂、乳膏剂、糊剂、凝胶剂、眼膏剂、栓剂、气雾剂、泡腾片及泡腾颗粒的加速试验条件为温度 30℃ ±2℃，相对湿度 65% ±5%，时间为 6 个月。

对于包装在半透明容器中的药物制剂，如低密度聚乙烯制备的输液袋、眼用制剂容器，则应在温度 40℃ ±2℃，相对湿度 25% ±5% 条件下进行试验。

需要冷冻保存的药品可不进行加速试验。

2. 经典恒温法 经典恒温法的理论依据是 Arrhenius 指数规律，其对数形式为：

$$\lg K = -\frac{E}{2.303RT} + \lg A \tag{20-6}$$

以 $\lg K$ 对 $1/T$ 作图，称作 Arrhenius 图，如图 20-3 所示，直线的斜率 $k = -E/(2.303R)$，由斜率得出室温时的速度常数 $K_{25℃}$，由 $K_{25℃}$ 可求出分解 10% 所需的时间 $t_{0.9}$ 或室温储存若干时间以后残留的浓度。

具体试验内容包括以下步骤：①预实验确立反应制剂稳定性的指标成分及含量测定方法；②选定4~5个试验加速温度和间隔取样时间，测定不同温度加速试验条件下，不同取样中指标成分的含量，经 $\lg C - t$ 图解确定为一级反应后，再经线性回归，求出各温度下的反应速度常数；③经 $\lg K - 1/T$ 图解法，得出 25℃ 时 K 值；④计算 25℃ 时药物分解10% 所需的时间。

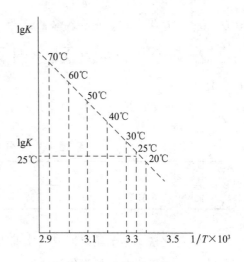

图 20 - 3　Arrhenius 图

案例导入

案例 20 - 4　加速试验测定制剂稳定性

某药物制剂在 40℃、50℃、60℃、70℃ 四个温度下进行加速试验，测得加速温度下不同时间的药物浓度，确定为一级反应，用线性回归法求出反应速度常数，结果如表 20 - 2 所示。

表 20 - 2　温度与速度常数

$t(℃)$	$1/T \times 10^3$	$K \times 10^3 (h^{-1})$	$\lg K$
40	3.193	2.66	-4.575
50	3.094	7.94	-4.100
60	3.001	22.38	-3.650
70	2.9114	56.50	-3.248

将上述数据（$\lg K$ 对 $1/T$）进行一元线性回归，得回归方程：

$$\lg K = -4765.98/T + 10.64$$
$$E = 91302.69 J/mol$$
$$K_{25℃} = 4.6 \times 10^{-6} (h^{-1})$$
$$t_{0.9} = 0.1054/K_{25℃} = 22193h = 2.65 \text{ 年}$$

知识拓展

在稳定性考察中，为了预测产品的有效期，除了精心设计和试验外，对试验数据进行正确处理，也是关键步骤。化学动力学参数的求算，有统计学法和图解法，前一种较为准确，在近年的稳定性研究中广泛采用。下面就线性回归法做介绍。

在实际工作中回归方程可以用于预测，但是数理统计原理指出：回归方程的适用范围，一般只限于原来观测数据变动范围内，回归预测不能用于任意外推。所以在实际问题中仅知道预测值是不够的，还需要知道预测值的变动范围，用统计分析的方法做出一个区间估计，在核定有效期时更有参考价值。

根据 $\lg K$ 对 $1/T$ 进行线性回归，按回归方程求出 $\lg K_{25℃}$ 的 95% 单侧可信限置信区间：$\lg K_{25℃} \pm z$。其中：

$$z = t_{N-2} \cdot s \cdot \sqrt{\frac{1}{N} + \frac{(X_0 - \bar{X})^2}{\sum (X_i - \bar{X})^2}} \qquad (20 - 7)$$

式中，t_{N-2} 是概率为 0.05，自由度 $N - 2$ 的 t 单侧分布值，N 为组数。$s = \sqrt{\dfrac{Q}{N-2}}$；

$Q = L_{yy} - bL_{xy}$；b 为直线的斜率；L_{yy} 为 y 的离差平方和；L_{xy} 为 xy 的离差平方和；$L_{YY} = \sum Y^2 - \frac{1}{N}(\sum Y)^2$；$L_{XY} = \sum XY - \frac{1}{N}(\sum X)(\sum Y)$；$X_0$ 为给定自变量；$\bar{X}$ 为自变量 X 的平均值。

为了方便计算，列出 t 分布的单侧临界值，见表 20-3。

表 20-3 t 分布单侧临界值表（$P = 0.05$）

$N-2$	1	2	3	4	5	6	7	8
t 值	6.31	2.92	2.35	2.13	2.02	1.94	1.89	1.86

3. 简化法 鉴于经典恒温法实验及数据处理工作量大、费时等缺点，出现了一些简化的方法。其理论是基于化学动力学原理和 Arrhenius 指数定律。如减少加速试验温度数的方法（温度系数法、温度指数法），或减少抽样次数（初匀速法、单测点法），或简化数据处理的方法（$t_{0.9}$ 法，活化能估算法）等。尽管简化法的准确性可能有不同程度的降低，但对结果预测仍有一定的参考价值。下面对几种主要方法进行介绍：

（1）$t_{0.9}$ 法 经典恒温试验所得数据，也可以用 $t_{0.9}$ 法处理。由于不同温度下的 K 值和 $t_{0.9}$ 成反比关系，根据 Arrhenius 指数定律，若测得各温度下药物分解 10% 所需时间，由 $\lg t_{0.9}$ 代替 $\lg K$ 对 $1/T$ 作图或进行线性回归得一直线，直线外推至室温，即可求出室温下的 $t_{0.9}$。用图解法则不用求出 K 值，可在加速试验温度的 $\lg C$ 对 t 所作直线上，在 $\lg 90 = 1.9542$ 处作 t 轴的平行线，该平行线与各温度下的 $\lg C - t$ 直线交点所对应的 t 值就分别为各温度下的 $t_{0.9}$ 值。用回归法要通过各加速温度下的 K 值，进而求算出各温度下的 $t_{0.9}$，仍需要对每个加速温度下做一系列不同时间的取样分析，从中找出相应的 $t_{0.9}$。实际工作量也并未减少，只是数据处理简单化。若药物分解在 10% 以内时，用 $\lg C - t$ 直线规律或 $C - t$ 直线规律处理差别不大，这种情况下，不知反应级数也可采用 $t_{0.9}$ 法。

（2）温度指数法 选用两个较高温度的 T_1 和 T_2 进行加速试验，分别求出各试验温度下药物的储存期，进一步计算室温 T_0 时的有效期 t_0。

$$t_0 = t_1 \left(\frac{t_1}{t_2} \right)^{\alpha} \qquad (20-8)$$

其中 t_1 和 t_2 分别为温度为 T_1、T_2 时的储存期，α 为温度指数。

$$\alpha = \frac{T_2(T_1 - T_0)}{T_0(T_2 - T_1)} \qquad (20-9)$$

为了使 α 等于整数，可以按照表 20-4 选择 T_1、T_2。

表 20-4 温度指数法的选用温度（$T_0 = 25℃$）

$T_1(℃)$	$T_2(℃)$	α
82.1	100	4
71.2	90	3
59.5	80	2
45.9	70	1
41.5	60	1

案例导入

案例 20 – 5　毛果芸香碱滴眼剂的有效期计算

毛果芸香碱滴眼剂分别在 100℃ 和 82.1℃ 进行加速试验，测得不同药物浓度，以 $\lg C$ 对 t 作线性回归，算出 $t_2 = 2.29$ 小时，$t_1 = 7.16$ 小时，求室温 25℃ 时的有效期。

查表 20 – 4 得 $\alpha = 4$ 带入式 20 – 9 得 $t_{0.9}^{25℃} = t_1 (t_1/t_2)^4 = 7.16 \times (7.16/2.29)^4 = 684h = 28d$

求 4℃ 下的有效期。将 T_0、T_1、T_2 带入公式：

$$\alpha = \frac{T_2(T_1 - T_0)}{T_0(T_2 - T_1)} = \frac{373(373 - 277)}{277(373 - 355)} = 5.85$$

$$\therefore t_{0.9}^{4℃} = 7.16(7.16/2.29)^{5.85} = 5768h = 240d$$

由此可见，毛果芸香碱滴眼剂应在低温条件下保存。

（3）初均速法　该法是以反应试验初速度 V_0 代替反应速度常数 k，按 Arrhenius 定律外推得室温有效期，其表达式为：

$$\lg V_{0i} = -\frac{E}{2.303RT_i} + \lg A'\qquad(20-10)$$

式中，V_{0i} 为温度 T_i 时药物分解的初均速度：

$$V_{0i} = \frac{C_0 - C_1}{t_i}\qquad(20-11)$$

C_0 为药物的初始浓度；C_i 为药物在 T_i 时，经历时间 t_i 后剩余浓度；$i = 1, 2, \cdots n$。

试验选取数个加速温度 T_i，在各温度下加热样品至一定时间 t 后测定药物浓度 C_i，将浓度和时间数据带入式（20 – 11）中，求出各温度下药物分解的初均速度 V_{0i}。然后以 $\lg V_{0i}$ 对 $1/T_i$ 做线性回归的直线方程。由直线方程可计算出反应活化能和室温下的有效期。

案例导入

案例 20 – 6　初均速法预测人参茎叶皂苷的有效期

利用初均速法预测人参皂苷的有效期（表 20 – 4）。

表 20 – 5　初均速法预测人参皂苷的有效期相关数据

温度（℃）	$1/T \times 10^{-3}$	T（h）	含量%	V_{0i}	$\lg V_{0i}$
60	3.003	10	96.3	0.370	– 0.4318
65	2.959	9	93.7	0.700	– 0.1549
70	2.915	8	91.2	1.100	0.0414
75	2.847	7	88.8	1.600	0.2041
80	2.833	6	86.1	2.317	0.3649
85	2.793	5	83.5	3.280	0.5159
90	2.755	4	81.9	4.525	0.6556

回归分析计算，以 $\lg V_{0i}$ 对 $1/(T \times 10^{-3})$ 得回归方程：$\lg V_{0i} = 12.4327 - 4.2633 \times 1/(T \times 10^{-3})$，$R = 0.996$，$t_{0.9}^{25℃} = 11058.7h = 460.78d$。

四、中药制剂稳定性试验应注意的问题

（1）正确选择稳定性考核指标。中药制剂稳定性考察应选择能反映一定治疗活性的，特别是其中不稳定的成分作为考察指标，如蛇胆川贝液中的胆酸和贝母碱、养血止痛丸中的丹参酮、咽喉清水蜜丸中的橙皮苷和冰片等。在复方制剂中测定两种或两种以上成分的，应选择其中较不稳定的有效成分作为制定有效期的依据，如银黄微型灌肠剂按绿原酸和黄芩苷计，有效期分别为1.99年和3.82年，因此确定其有效期为2年。

（2）选择专属性强、灵敏度高的测定方法。若质量标准规定的含量测定方法，由于降解产物的干扰不能准确测定有效成分的含量变化时，应考虑选择灵敏度高、专属性强的含量分析方法。如何首乌中二苯乙烯苷在310nm波长处有最大吸收，但其降解产物在该波长处的吸收不仅不降，反而随着加热时间成线性增加，因此，以分光光度法难以考察二苯乙烯苷的降解情况，宜采用高效液相色谱法。

（3）注意适用范围。以Arrhenius指数定律为基础的加速试验法，只适用于活化能在41.84~125.52kJ/mol的热分解反应。由于光化反应的活化能只有8.37~12.55kJ/mol，温度对反应速度影响不大，不宜采用热加速反应。某些多羟基药物，活化能高至209~292.6kJ/mol，温度升高，反应速度急剧增加，用热加速试验预测室温的稳定性没有实际意义。

（4）稳定性加速试验，要求加速过程中反应级数和反应机理均不改变。Arrhenius指数定律是假设活化能不随着温度变化而提出的，试验中只考虑温度对反应速度的影响，因此其他条件应保持恒定。同时，加速试验预测只能用于所研究的制剂，不能任意推广到同一药物的其他制剂。

（5）加速试验预测有效期，应与留样观察结果对照，才能确定产品实际有效期。

（6）上述加速试验方法用于均相系统，一般能得出一个满意的结果。而对于非均相系统，如乳状液、混悬液等，在升温后可能改变物理状态，不适运用Arrhenius定律。

中药复方制剂的质量难以用一两个成分的含量来代表制剂的全部质量含义，所测定的某一成分在许多情况下并不意味着该成分是在临床治疗上起主要作用，只是配合原料、工艺等质量管理起着质量指标的作用，因此运用质量标准中的含量测定内容作为稳定性研究手段，在一些情况下不一定能够全面反映出产品的稳定性真实情况，在制定有效期时仅作为参考。也有用加速试验后考察制剂药效学指标变化判断中药制剂稳定性的报道。

第四节　包装材料对制剂稳定性的影响

扫码"学一学"

药品包装材料是指药品生产企业生产的药品和医疗机构配制的制剂所使用的直接接触药品的包装材料和容器。药品通常储存于室温环境下，受各种环境的影响，如光、热、水分、空气等，选择适宜的包装材料可减小这些环境因素对制剂稳定性的影响。因此，药品的包装设计既要考虑外界环境因素对制剂稳定性的影响，又要注意包装材料与药物制剂相互作用而引起的稳定性变化。

理想的药物包装材料应该满足以下几点：①自身性质稳定，不产生毒副作用；②良好的阻隔性，能隔绝药物免受周围环境的影响；③与药物不相溶，不影响其质量，气味，颜

色等；④能适应碰撞、加热等特殊要求；⑤便于运输、储存和使用。

中药制剂的包装材料通常有玻璃、塑料、橡胶和金属等，下面简要介绍几种主要包装材料。

一、玻璃

药用玻璃包装材料具有化学性质较为稳定，空气和水分阻隔性好，价廉易得等优点，广泛使用于注射液、口服液及外用制剂等剂型中。其对制剂稳定性的影响主要有四个方面：①释放碱性离子，影响药液的 pH；②容易脱落产生不溶性玻璃碎片；③透光；④含有氧化物，易使药物氧化、分解。

玻璃主要成分是二氧化硅，辅以钠、钾、钙、镁、铝、硼、铁等元素的氧化物改变其理化性能。低硼硅酸盐玻璃（中性玻璃）有较好的化学性质，可以用作近中性或弱酸性的注射液的容器；含锆元素的玻璃则具有更稳定的化学性质，抗酸碱，适用于酸性或碱性的药物制剂；而普通的钠钙玻璃，其中 Na^+ 含量较高，容易与药物水溶液中的 OH^- 结合，生成 NaOH，从而影响药物的 pH；同时，NaOH 会与玻璃表面的 SiO_4 作用产生 SiO_2 微粒，因此这种材质的玻璃不能用于注射液，只能包装一般的口服液等剂型。普通钠钙玻璃的"脱片"现象需要引起高度的重视。

棕色玻璃能阻挡小于 170nm 的光线透过，常用于对光敏感的药物制剂，但是应该关注其中的氧化铁容易脱落进入制剂的现象。

另外，玻璃易碎、笨重、冻干炸裂等问题也需要给予考虑。

二、塑料

塑料具有材质轻、可塑性强、有韧性、不易破碎、便于运输、在输液过程中不需补充空气而避免空气污染药液等优点，广泛用于输液、注射液、胶囊剂、丸剂等剂型。其对制剂稳定性的影响主要有两个方面。①透过性：外界的空气、水分等能透过塑料进入包装内部，容易引起药物的氧化、水解、吸潮等反应，而内部的水分、气体等也能透过包装，造成挥发油逸散，乳剂脱水甚至破裂变质等物理学和化学变化。②泄露与吸附：塑料中的物质可以泄露到溶液中，高分子材料会吸附药物，降低药物主要成分的含量。

常用的塑料有聚乙烯、聚丙烯、聚氯乙烯、聚碳酸酯及聚酰胺等高分子聚合物。塑料中常常加入添加剂，如稳定剂、增塑剂、抗氧剂等。有些添加剂具有毒性，在较长时间之后浸出，严重影响药物的质量。因此，塑料材料不宜用于需要长期保存的药物，特别是化学性质不稳定的药物，且使用前有必要对塑料材料进行物理、化学、生物毒性等试验，以确保使用安全。

三、橡胶

橡胶具有弹性好，遇外力变形后能迅速恢复，易于清洗等优点，广泛应用于制作垫圈、瓶塞、滴头等。但同样存在漏液和吸附的问题，同时，天然橡胶含有异性蛋白和乳胶过敏原，容易引起过敏。

橡胶成型过程中加入的硫化剂、填充剂、防老剂等附加剂，与药液长时间接触之后，容易浸出，污染药液，增加毒性，也对药物成分的化学测定造成干扰。

橡胶可吸附药液中的主药和抑菌剂，使药物的抑菌能力大大降低。若使用环氧树脂涂层，可明显减少上述现象，但是不能消除吸附现象，因此，预先使用抑菌剂浸泡饱和橡胶，能有效地防止橡胶对抑菌剂的吸附，也能防止橡胶成分溶于水中。

四、金属

金属包装材料遮光性能好，空气及水分阻隔性好，氧化物无毒，加工性能好，耐热耐寒，密闭性好，对药物有良好的保护作用，尤其适用于化学稳定性差的药物。但其抗腐蚀能力差，遇金属离子易发生反应，且成本较高。

锡管和铝管常用于眼用制剂或者软膏剂的包装材料。为了保证制剂的稳定性，要求镀层金属且不与药物发生化学反应，并牢固覆盖，不得有微孔、裂隙等。

锡的化学性质稳定，但氯化物和酸性物质能腐蚀锡，在锡的表面涂纤维漆薄层，增加其抗腐蚀性能。汞化物对铝管的腐蚀作用非常强。铝管如包装 pH 为 5.6～8.0 的药物制剂，要在铝管表面涂环氧树脂增加其抗腐蚀性。

目前铝箔的使用越来越广泛，但是其价格成本较高，且铝箔的气孔多，热密封强度差，所以多常用铝塑复合材料。

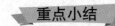**重点小结**

重点难点	药师考点
1. 中药制剂稳定性的定义及其研究范围 2. 影响中药制剂稳定性的因素及提高稳定性的方法 3. 中药制剂的稳定性的考察方法及有效期的求解 4. 固体制剂吸湿原理及防潮措施	☆☆☆易水解、氧化的药物类型；影响中药制剂稳定性的主要因素；中药制剂稳定性常用的试验方法；半衰期和有效期的计算方法 ☆☆延缓药物水解和防治药物氧化的方法；CRH 值的含义

扫码"练一练"

（邹　亮）

第二十一章　中药制剂的配伍变化

要点导航

1. 掌握　药物制剂配伍变化的概念；药剂学配伍变化的内容；预测制剂配伍变化的实验方法。

2. 熟悉　药理学配伍变化中制剂在体内发生的相互作用；注射剂配伍变化的分类及其发生原因。

3. 了解　发生配伍变化后的处理方法。

第一节　概　　述

扫码"学一学"

一、药物配伍的概念

在药剂生产或临床用药中，有目的、有规则地将两种或两种以上的药物、辅料等配合在一起使用的过程，称为药物配伍（compatibility）。药物配伍应用后在理化性质或生理效应方面产生的变化，称为药物配伍变化。在一定条件下产生的不利于生产、应用和治疗的药物配伍变化，称为药物配伍禁忌（incompatibility）。配伍禁忌为不合理的配伍体现，应当避免产生。

二、药物配伍应用的目的

复方配伍用药是中医用药的特点和精髓，其目的概括为以下几点。

（1）满足临床预防或治疗合并症（兼病或兼证）的需要。

（2）发挥协同作用，增强疗效。如"相须"、"相使"配伍。

（3）减少药物不良反应。如用吗啡镇痛时配伍阿托品，可消除吗啡对呼吸中枢的抑制作用及对胆道、输尿管及支气管平滑肌的兴奋作用。中药"相畏"、"相杀"配伍可抑制毒副作用或克服药物的偏性。

（4）减少或延缓耐药性的发生。如磺胺类药物与甲氧苄氨嘧啶（TMP）、阿莫西林与克拉维酸配伍使用。

三、药物配伍变化的类型

根据配伍变化性质，结合药物的特点，药物配伍变化类型主要有以下几种。

1. 中药学配伍变化　中药学配伍系指根据病情需要和药物性能，在中医药理论指导下，有选择地将两种或两种以上的药物配合在一起运用的配伍方法，其药物配伍会出现一定的相互作用关系，称为中药学配伍变化。中药的"君、臣、佐、使"组方原则和"七情配伍"理论（包括单行、相须、相使、相畏、相杀、相恶和相反）是中医药的主要配伍理论。中药配伍禁忌包括"十八反"、"十九畏"，系指在一般情况下不宜相互配合使用的药物。相恶也是临床上一种相对的配伍禁忌。此外，尚有妊娠用药禁忌，服药时的饮食禁忌等。

2. 药剂学配伍变化 系指药物及其制剂进入机体前发生于体外的配伍变化。这种变化是在药剂生产、贮藏及用药配伍过程中发生的配伍变化。根据变化的性质不同，药剂学的配伍变化分为物理的配伍变化和化学的配伍变化。药剂学的配伍变化，有的在较短时间内即可发生，有的则需较长时间才会出现。不利于生产、贮藏，造成使用不便或对治疗有害，而又无法克服的药剂学配伍变化，称为药剂学配伍禁忌。

3. 药理学配伍变化 系指两种或两种以上的药物合并或先后使用后，受合用或前后应用的其他药物、内源性物质及食物等的影响，使其药理作用的性质、强度等发生改变的配伍变化，也称为疗效学配伍变化或体内药物相互作用。出现疗效降低或消失，产生毒性反应，甚至危及生命的药理学配伍变化称为药理学配伍禁忌。

知识拓展

扫码"学一学"

作为具有较强耳、肾毒性的药物，氨基糖苷类由于价格便宜，目前仍在基层广泛使用，由此造成的耳鸣、耳聋事件屡见不鲜，应引起医务人员的高度重视。临床上常见的氨基糖苷类抗生素有：链霉素、庆大霉素、卡那霉素、丁胺卡那霉素、妥布霉素等。氨基糖苷类药物与利尿药、万古霉素、去甲万古霉素、两性霉素B、卷曲霉素、顺铂等合用或先后局部（全身）使用，可大大增加耳、肾毒性，造成的听力损害可能在停药后仍继续发展至耳聋。

第二节　药剂学的配伍变化

一、物理的配伍变化

物理的配伍变化，系指药物配伍后在制备、贮存过程中，发生了物理性质的改变，从而影响制剂的外观或内在质量的变化。药物配伍后的物理变化主要体现在以下三个方面。

（一）溶解度的改变

1. 温度改变 温度对药物的溶解度有直接影响。例如，石膏主要成分为含水硫酸钙（$CaSO_4 \cdot 2H_2O$），42℃时溶解度最大。芒硝的主要成分为含水硫酸钠（$Na_2SO_4 \cdot 10H_2O$），在32.4℃以下时，随着温度的升高，溶解度增大，当超过32.4℃时，温度升高溶解度反而降低。再如，采用一定浓度的乙醇溶液做溶剂，经热浸法制备的药酒，若未经冷藏处理即灌装，当贮藏温度低于生产温度时易析出沉淀。

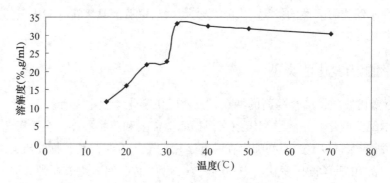

图 21-1　芒硝溶解度曲线图

2. 药渣吸附　群药合煎时，某些药物成分可被其他药渣吸附，影响其在药液中的溶解量和提取率。如甘草与黄芩或麻黄共煎时，甘草酸的含量较其单煎时约下降60%。

3. 盐析作用　在溶液中加入无机盐类可使某些成分溶解度降低而析出。例如甘草配伍芒硝，由于芒硝的盐析作用，使部分甘草酸析出与药物残渣一起被滤除。在高分子化合物溶液（如蛋白质）中加入大量氯化钠、硫酸铵等电解质，可析出沉淀。

4. 增溶作用　糊化淀粉对酚性药物会产生增溶作用。例如芦丁在1%糊化淀粉溶液中的溶解度为纯水中的3.8倍；槲皮素在1%糊化淀粉溶液中的溶解度为纯水中的6.5倍。此外，甘草与党参、茯苓、白术等配伍时，甘草皂苷的增溶作用可使这些药物的浸出物增加。

5. 改变溶剂　不同溶剂的液体配合在一起，常会析出沉淀。例如薄荷脑、尼泊金等的醇溶液，与水性制剂配伍时，可因溶剂的改变而产生沉淀。含盐类的水溶液加入乙醇时也同样可能产生沉淀。

6. 贮藏过程　药液中有效成分或杂质为高分子物质时，在放置过程中，受空气、光线等影响，可使胶体"陈化"而析出沉淀。如药酒、酊剂、流浸膏等制剂贮存一段时间后会析出沉淀。

（二）吸湿、潮解、液化与结块

1. 吸湿与潮解　某些吸湿性很强的药物，如中药的干浸膏、颗粒、某些酶、无机盐类等易发生吸湿、潮解。遇水不稳定的药物在使用吸湿性强的辅料时，易因吸收水分而分解或降低效价。

2. 液化　可形成低共熔混合物的药物配伍时，因发生液化而影响制剂的配制。但根据剂型及临床需要，在制备中也可对处方中低共熔混合物的液化现象加以利用，如樟脑、冰片与薄荷脑混合时产生的液化。

3. 结块　粉体制剂（如散剂、颗粒剂）可由于药物配伍后吸湿性增加而结块，同时也可能导致药物分解而失效。

（三）粒径或分散状态的改变

粒径或分散状态的改变可直接影响制剂的内在质量。例如乳剂、混悬剂中分散相的粒径可因与其他药物配伍而变大，分散相聚结、凝聚或分层，导致使用不便或分剂量不准，甚至影响药物在体内的吸收。胶体溶液可因加入电解质或其他脱水剂使胶体分散状态破坏而产生沉淀。某些保护胶体中加入浓度较高的亲水物质如糖、乙醇或强电解质可使保护胶失去作用。

二、化学的配伍变化

化学的配伍变化系指药物成分之间发生化学反应而导致药物成分的改变。化学的配伍变化既包括浑浊、沉淀、变色、产气和爆炸等可以观察到的现象，也包括肉眼看不到的许多变化。

（一）产生浑浊或沉淀

与因物理的配伍变化引起的浑浊、沉淀或分层不同，在配制和贮藏过程中若配伍不当，各成分间可能会由于发生化学反应而产生浑浊或沉淀。

1. 生物碱与苷类　糖基上含有羧基的苷类或其他酸性较强的苷类与生物碱结合，会产生沉淀。如甘草与含生物碱的黄连、黄柏、吴茱萸、延胡索、槟榔、马钱子共煎可发生沉淀或浑浊。葛根黄酮、黄芩苷等羟基黄酮衍生物及大黄酸、大黄素等羟基蒽醌衍生物在溶液中能与小檗碱生成沉淀。

2. 有机酸与生物碱 金银花中含有绿原酸和异绿原酸，茵陈中含有绿原酸及咖啡酸，两药与小檗碱、延胡索乙素等多种生物碱配伍使用，均可生成难溶性的生物碱有机酸盐。

3. 无机离子的影响 石膏中的 Ca^+ 可与甘草酸、绿原酸、黄芩苷等生成难溶于水的钙盐。以硬水作为提取溶剂时，硬水中含有的 Ca^{2+}、Mg^{2+} 能与一些大分子酸性成分生成沉淀。

4. 鞣质和生物碱 大多数生物碱能与鞣质反应生成难溶性的沉淀。如大黄与黄连配伍，汤液苦味消失，并形成黄褐色的胶状沉淀。含鞣质的中药较多，因此在中药复方制剂制备时，应防止生物碱的损失。

5. 鞣质和其他成分结合 ①鞣质能和皂苷结合生成沉淀。如含柴胡皂苷的中药与拳参等含鞣质的中药提取液配伍时可生成沉淀。因此，在制备感冒退热颗粒时，应防止板蓝根、大青叶中的吲哚苷被拳参中的鞣质所沉淀而滤除。②鞣质可与蛋白质、白及胶生成沉淀，使酶类制剂降低疗效或失效。③含鞣质的中药制剂与抗生素（如红霉素、灰黄霉素、氨苄青霉素等）配伍，可生成鞣酸盐沉淀物，不易被吸收，降低各自的生物利用度。④鞣质与含金属离子的药物（如钙剂、铁剂等）配伍易产生沉淀。

（二）产生有毒物质

成分间相互作用产生有毒物质的配伍属配伍禁忌。如含朱砂（主要含 HgS）的中药制剂（如朱砂安神丸、冠心苏合丸、七厘散等）不宜与还原性药物（如碘化物、硫酸亚铁等）配伍，否则会产生有很强刺激性的溴化汞或碘化汞，导致胃肠道出血或发生严重的药源性肠炎。

（三）变色

制剂配伍发生氧化、还原、聚合、分解等反应时，可引起颜色的改变。如多巴胺注射液与碳酸氢钠注射液配伍后逐渐变成粉红至紫色。某些固体药物及其制剂配伍也可发生颜色变化，如碳酸氢钠或氧化镁粉末能使大黄粉末由黄色变为粉红色，氨茶碱或异烟肼与乳糖粉末混合变成黄色，维生素 C 与烟酰胺粉末混合也会产生橙红色。液体制剂的变色反应常与药液的 pH 有关，一般光照、高温、高湿环境中反应更快。分子中有酚羟基的药物与铁盐相遇，使颜色变深。反应式如图 21 - 2。对不影响疗效的配伍变色，可通过加入微量抗氧剂、调 pH 或调整制备、服用方法等予以避免。若产生有毒物质的变色反应，则属于配伍禁忌。

（四）产气

产气现象一般由化学反应引起。如溴化铵与强碱性药物或利尿药配伍可分解产生氨气；乌洛托品与酸性药物配伍能分解产生甲醛；碳酸盐、碳酸氢盐与酸类药物配伍产生二氧化碳等。

（五）发生爆炸

发生爆炸大多由强氧化剂与强还原剂配伍而引起。如火硝与雄黄、高锰酸钾与甘油、氯酸钾与硫、强氧化剂与蔗糖或葡萄糖等药物混合研磨时，均可能发生爆炸。碘与白降汞（$HgNH_2Cl$）混合研磨能产生碘化汞，如有乙醇存在可引起爆炸。

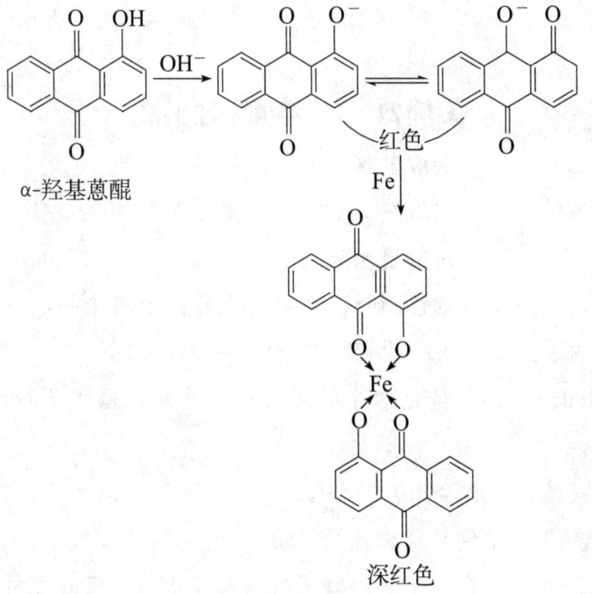

图 21 - 2 α - 羟基蒽醌变色反应

三、注射剂的配伍变化

临床上将几种药物注射液配伍使用时，特别在输液中添加药物进行静脉滴注的情况是很普遍的。因注射给药的特殊性，为确保临床安全合理用药，掌握注射剂配伍应用的相关理论与知识，对注射剂，特别是中药注射液的合理应用及其安全性、有效性再评价尤为重要。

（一）注射剂配伍变化的分类

注射剂的配伍变化同样可分为药理的配伍变化和药剂的配伍变化。药剂的配伍变化，分为可见的和不可见的配伍变化。可见的配伍变化，指注射剂由于生产中药物与辅料等的配伍，或将一种注射剂与其他注射剂混合，或加入输液中后出现了浑浊、沉淀、结晶、变色或产气等可见的变化。不可见的配伍变化，则指肉眼观察不到的配伍变化，如某些药物的水解、抗生素的分解和效价下降等。

（二）注射剂产生配伍变化的因素

1. 溶剂组成的改变 当某些含非水溶剂的注射剂与输液配伍时，溶剂组成的改变会使药物析出。如安定注射液含 40% 丙二醇、10% 乙醇，当与 5% 葡萄糖或 0.9% 氯化钠注射液配伍时易析出沉淀。

2. pH 的改变 注射剂都有各自最稳定的 pH。pH 的改变可能会导致某些药物产生沉淀或加速分解。一般含碱性有效成分的制剂不宜与酸性注射剂配伍，含酸性有效成分的制剂不宜与碱性注射剂配伍。一般而言，两者的 pH 差距越大，发生配伍变化的可能性也越大。

不同的输液剂均有其一定的 pH 范围，凡混合后导致该输液剂 pH 超出特定范围的注射剂，均不宜与之配伍使用。因此，不但要注意配伍药液的 pH，而且要注意输液特定的 pH 范围。

案例导入

案例21-1 穿琥宁注射液

处方：穿琥宁　　　　　碳酸氢钠　　　　　磷酸二氢钠　　　　　磷酸氢二钠

盐酸半胱氨酸　　　依地酸二钠　　　聚山梨酯80　　　　乙醇

丙二醇　　　　　注射用水

适应症：抗病毒药。用于病毒性肺炎，病毒性上呼吸道感染等。

用法与用量：肌内注射，成人一次40~80ml，一日1~2次，小儿酌减或遵医嘱。静脉滴注，一日400~800ml，用适量氯化钠注射液稀释后滴注，每次不得过400mg，小儿酌减或遵医嘱。

注意：忌与酸性或碱性药物合用，孕妇慎用。

注解：（1）本品为几乎无色至淡黄色的澄明液体。

（2）主要成分为穿琥宁，穿琥宁是由爵床科植物穿心莲叶茎提取的穿心莲内酯经酯化、脱水、成盐而制成的脱水穿心莲内酯琥珀酸半酯单钾盐，属于二萜内酯化合物，在pH6.5时最稳定，分子结构中还有共轭双键，因而化学活性高，易发生水解、氧化反应，尤其在酸性条件下不稳定，遇酸后易产生沉淀。

（3）临床上，与穿琥宁注射液发生配伍变化的药物大多数为酸性，以维生素类、喹诺酮类和氨基糖苷类为主。维生素C具有酸性和较强的还原性，易与中药注射液发生配伍变化。喹诺酮类多为盐酸盐或乳酸盐，其稳定的pH范围较窄，与中药注射液体配伍后，因pH的变化易析出游离酸而产生混浊、沉淀。喹诺酮中3，4位羧基和酮羰基极易和中药注射液中的Ca^{2+}、Fe^{3+}、Zn^{2+}，Mg^{2+}发生反应形成沉淀。氨基糖苷类均为硫酸盐，显较强的酸性，与中药注射液配伍后改变了原液的pH，使中药注射液中的某些成分因pH的改变而析出，产生混浊、沉淀。氨基糖苷类结构中的氨基与中药注射液中某些成分发生反应也可能引起配伍变化。

思考题：穿琥宁剂型包括注射液和冻干粉针两种。冻干粉针是目前穿琥宁制剂的最佳选择，与注射液相比，制成冻干粉针的优势体现在哪里？

3. 缓冲容量　缓冲剂抵抗pH变化能力的大小称缓冲容量。加入缓冲剂的注射液其pH可稳定在一定范围，从而使制剂稳定。但混合后的药液pH若超出其缓冲容量，仍可能出现沉淀。如5%硫喷妥钠注射液与氯化钠注射液配伍不发生变化，但加入含乳酸盐的葡萄糖注射液则会析出沉淀。

4. 原、辅料的纯度　原、辅料的纯度不符合要求也可引起注射液之间的配伍变化。例如氯化钠原料若含有微量的钙盐，当与含甘草酸、绿原酸等的注射液配合时，往往可与Ca^{2+}生成难溶于水的钙盐而出现浑浊。中药注射液中未除尽的高分子杂质在贮藏过程中，或与输液配伍时也会出现浑浊或沉淀。

$$2C_{39}H_{59}O_{10}(COOH)_3 + 3Ca^{2+} \rightleftharpoons Ca_3[C_{39}H_{59}O_{10}(COO)_3]_2\downarrow + 6H^+$$

甘草酸　　　　　　　　　　　甘草酸钙

$$2C_{15}H_{17}O_7COOH + Ca^{2+} \rightleftharpoons Ca(C_{15}H_{17}O_7COO)_2\downarrow + 2H^+$$

绿原酸　　　　　　　　　　　绿原酸钙

5. 成分之间的沉淀反应　某些药物可直接与输液剂或另一注射剂中的某种成分反应生成沉淀。如含黄芩苷的注射剂遇含小檗碱的注射剂会发生沉淀反应。

6. 盐析作用　某些呈胶体分散体的注射液，如两性霉素 B 注射剂，若加在含大量电解质的输液中，由于胶体分散体的水化膜受到电解质的反离子作用，使 ζ 电位降低，水化膜变薄，使胶体粒子凝聚而产生沉淀。

7. 混合顺序及混合液浓度　改变混合顺序可避免有些药物配伍时产生沉淀。如 1g 氨茶碱与 300mg 烟酸配合，应先将氨茶碱用生理盐水稀释至 1000ml，再慢慢加入烟酸可得澄明溶液。若先将两种药物配制的浓溶液混合再稀释则会析出沉淀。

药物配伍后沉淀物的产生，与其浓度和配制时间也有关。如红霉素乳糖酸盐与等渗氯化钠或复方氯化钠注射液配伍，混合浓度各为 1% 时，能保持澄明，但当后者浓度为 5% 时，则出现不同程度的浑浊。

第三节　药理学的配伍变化

扫码"学一学"

药理学的配伍变化是指药物配伍使用后，使药理作用的性质和强度发生变化，产生协同作用、拮抗作用、不良反应。

一、协同作用

协同作用系指两种以上药物合并使用后，使药物作用增加。协同作用又可分为相加作用和增强作用。相加作用为两药合用的作用等于两药作用之和。增强作用又称为相乘作用，表现为两药合用的作用大于两药作用之和。药物的协同作用在临床上具有重要意义。例如：

（1）红花与当归、川芎配伍　三者均为理气、活血、祛瘀药，临床上常相须为用。药理学研究表明，红花可降低心肌耗氧量、扩张冠脉及增加冠脉血流量。当归、川芎均可抑制血小板聚集、降低 5 - 羟色胺释放和减少前列腺素的合成。当配伍应用后可增强抗凝作用，提高对血栓性疾病的治疗效果。

（2）川芎与赤芍配伍　川芎活血祛瘀止痛，赤芍清热凉血，在血府逐瘀方中二者相使配伍为臣药，助君药活血祛瘀止痛。配伍后的活血祛瘀功效强于两味单药，以及两味单煎后的混合溶液。

（3）含钙中药与某些西药配伍　如含钙中药与红霉素联合应用，可避免红霉素被胃酸破坏，从而提高红霉素的抗菌作用。含钙中药与维生素 D 配伍应用，有利于钙的吸收。

二、拮抗作用

拮抗作用系指两种以上药物合并使用后，使作用减弱或消失，多数情况下不宜配伍使用。如藿香正气水、消炎解毒片、蛇胆川贝散与乳酶生合用，可使乳酸菌被灭活，引起药效下降。含蛋白质及其水解物的中成药珍珠丸、清热解毒丸等不宜与小檗碱同服，因其所含蛋白质等成分水解生成的多种氨基酸可拮抗小檗碱的抗菌作用。但在临床上有时将有拮抗作用的药物有意识地配伍使用，以纠正主药的副作用和突出主药的主要作用。例如，具有中枢兴奋作用的麻黄碱可对抗催眠药巴比妥类药物的作用，但巴比妥类药物可减轻麻黄碱的中枢兴奋作用，故治疗哮喘时，二者经常合用。

三、产生不良反应

某些药物配伍后，能产生毒性或副作用等不良反应，则不宜配伍使用或应慎用。例如：

（1）抗癌药石蒜含石蒜碱，与大剂量维生素 C 配合使用时，能增强石蒜碱的毒性，故不宜配伍使用。

（2）甘草主要成分为甘草酸，水解后生成甘草次酸，具有糖皮质激素样作用，如与洋地黄强心苷长期配伍使用时，因甘草具有去氧皮质酮样作用，能"保钠排钾"，使体内 K^+ 减少，异致心脏对强心苷的敏感性增强而引起中毒；与速尿及噻嗪类利尿剂合用时，因为甘草具有水钠潴留作用，可减弱利尿剂的利尿效果，引起低血钾症。

（3）中药川乌、草乌、附子及含有生物碱的中成药，如小活络丹、元胡止痛片、黄连素等与链霉素、庆大霉素及卡那霉素等氨基糖苷类药物合用时，可能会增加对听神经的毒性，产生耳鸣、耳聋等副作用。

四、制剂在体内发生的相互作用

药物制剂在体内发生的相互作用，主要表现在体内吸收及分布、代谢与排泄过程所发生的协同作用、拮抗作用或毒副作用。

（一）吸收过程的相互作用

药剂在吸收部位发生物理化学反应，包括由于温度、pH、水分、金属离子等作用引起的结构性质改变，以及由于药物的溶解度、解离度、胃肠道蠕动的变化，影响药物制剂的崩解时间、溶出速度、吸收速度和程度等。例如：

（1）四季青片含有大量鞣质，如果患者同时服用地高辛，可导致地高辛的疗效降低，原因是四季青在胃肠道中与洋地黄强心苷结合形成不溶性沉淀物，不易被胃肠道吸收。

（2）元胡止痛片中含有生物碱，与强心苷类同服时，前者可使胃排空延迟，胃肠蠕动减慢，增加了强心苷的吸收。

（3）黄连在胃肠道中具有很强的抑菌作用，可导致肠道内菌群发生改变，当同时服用强心苷时，强心苷因肠道内菌群的改变代谢减少，血中强心苷的浓度升高，从而导致强心苷中毒。

（二）分布过程的相互作用

药物吸收进入血液循环后，大多数与血浆蛋白或组织蛋白结合，而药物只有在游离状态下才具有药理活性，结合了蛋白的药物会暂时失去活性。药物与蛋白的结合是个可逆的过程，随着体内药物不断被消除，结合药物又被释放出来，发挥疗效。而药剂配伍对分布的影响最常见的正是对药物与蛋白结合的影响，我们称为置换作用，即一种药物减少了另一种药物与蛋白的结合。当两种药物在蛋白质某一结合位置上进行竞争时，亲和力强的药物将亲和力弱的药物置换出来，被置换的药物其游离型浓度显著增加。

（三）代谢过程的相互作用

药物在体内受药酶的作用发生的配伍变化，分为酶促作用或酶抑作用。当药物重复使用或与其他药物合并应用时，药物代谢被加快的现象，称为酶促作用，反之则称为酶抑作用。例如中药的醋剂、酊剂、流浸膏剂中均含有不同浓度的乙醇，乙醇具有酶促作用，当与苯巴比妥、安乃近等合用时，可使上述药物代谢速度加快，药物作用降低。酶抑作用使代谢作用减缓，因而使该药物的药理作用增强或毒性增加。如双香豆素抑制甲磺丁脲在肝脏内羟基化反应酶的作用，使甲磺丁脲的羟化反应不能顺利进行，在体内停留时间延长。

（四）排泄过程的相互作用

药物一般以原型药物或代谢物通过肾脏、肝胆系统、呼吸系统及皮肤汗腺分泌等途径排出体外，并大多以肾脏排泄为主。一些弱酸或弱碱类药物均可在肾小管分泌时产生相互竞争而发生变化。例如，山楂、乌梅等能酸化尿液，使利福平、阿司匹林等酸性药物吸收增加，加重肾脏的毒性反应；而与四环素、大环内酯类碱性药物合用时，使其排泄增加，疗效降低。

此外，药物在作用部位或作用环节也可能产生相互竞争，而使其中某一种药物的疗效增强或减弱。例如：麻黄碱与氨茶碱均是平喘药，但两者的作用环节却不同。麻黄碱能增加支气管组织细胞中的环磷酸腺苷（cAMP）含量的机制是激活细胞膜上的腺苷酸环化酶、催化三磷酸腺苷（ATP）形成；而氨茶碱则通过抑制细胞内破坏 cAMP 的磷酸二酯酶的活性，从而提高细胞内 cAMP 的含量。临床使用观察表明，两药并用后效果反而不及单独应用好，且毒性增加 2 ~ 3 倍，可出现头昏头痛、心律失常等不良反应，因此两药不宜配伍使用。

总之，药物之间相互作用的机制是非常复杂的，有些目前尚不清楚，有待进一步研究。在目前的临床应用中，中药制剂之间以及中药制剂与西药制剂之间的配伍越来越多，在应用时应根据病情需要酌情处理，并注意避免因配伍引起的不良反应及毒副作用。

第四节　预测配伍变化的实验方法

扫码"学一学"

药物制剂产生配伍变化的情况往往较为复杂，判断配伍药物之间是否产生配伍变化首先可根据配伍药物的相关知识（如药物的理化性质、药理作用；药物制剂的配方、工艺、附加剂等；临床用药的对象、剂量、浓度、医师用药的意图等）进行分析研究，必要时通过实验预测，力求解决药物配伍后相关的"变化"问题（如有无外观上的变化及其变化产物；有无观察不到的变化，有无新物质生成；药物的效价、毒性、药理学作用和动力学参数有无变化），以及产生变化的原因及影响变化的因素等。

判断两种药物之间是否产生配伍变化一般应从两方面进行：①根据药物的理化性质、药理性质及其配方、临床用药的对象、剂量、用药意图等，结合易产生配伍变化的因素进行分析；②通过实验观察作出合理的判断。

（一）可见的配伍变化实验方法

一般是将两种注射液混合均匀，在一定时间内，肉眼观察有无浑浊、沉淀、结晶、变色、产气等现象。实验中要注意：①混合比例、观察时间、浓度与 pH 等条件不同，会出现不同结果。混合比例通常是 1：1，也可采用 1：2 或 1：3。如果是大输液，应根据临床实际使用量按比例缩小。观察时间可根据给药方法确定，静脉滴注一般定为 6h 较为合适。②产生细微结晶的药液，可利用微孔滤膜滤过后用电子显微镜观察，也可用薄层层析、高效液相色谱等方法鉴别其成分。

（二）测定注射剂变化点的 pH

许多注射剂的配伍变化是由 pH 改变引起的，所以测定注射液变化点的 pH，可作为预测配伍变化的依据之一。其方法是：取 10ml 注射液，测其 pH，再分别滴加 0.1mol/L HCl（主药是有机酸盐时）或 0.1mol/L NaOH（主药是有机碱盐时）。当发现有显著变化时（如浑浊、变色等），记录所用酸碱量并测定该点的 pH，计算 pH 移动范围（ΔpH）。如果酸碱的用量达 10ml 还未出现变化，则认为酸碱不会引起该注射剂的变化；若 ΔpH 大，说明该注射液不易产生配伍变化；若 ΔpH 小，则说明该注射剂容易产生 pH 配伍变化；当加入大量酸或碱而该溶液的 ΔpH 仍很小，则说明该注射剂有较大的缓冲容量。一般具有较大缓冲容量的注射剂与其他注射剂配伍时，配伍溶液的 pH 偏近于较大缓冲容量的注射剂。如果混合后的 pH 都不在两种注射液的变化区内，一般不会发生配伍变化。如混合后的 pH 在一种注射液的变化区时，则可能发生配伍变化。

（三）稳定性试验

临床输液时间往往较长，如将稳定性差的药物添加到输液中，因受 pH、光线或其它成分的影响，其含量或效价往往下降较快，有的甚至产生毒性成分。一般认为若在规定时间内（如 6h、24h 等）药物含量或效价降低超过 10% 者，属于不稳定药物，应进行稳定性试验。其方法是：将注射液按实际使用量和浓度，加入输液中（常用量 100～500ml），或再加入第 2 种、第 3 种注射剂，混合均匀后，控制恒定温度，立即测定其中不稳定药物的含量或效价，并记录该混合液的 pH 与外观等。然后每隔一定时间取样并进行含量或效价测定（应注意选择灵敏度高、专属性好的测定方法），并记录结果，根据所得数据，可将药物配伍后含量或效价变化的情况做成图表，从而了解药物在一定条件下的稳定性情况和分解 10% 所需要的时间。

（四）成分鉴定与含量测定

药剂配伍后产生物理或（和）化学变化，可用紫外光谱、薄层色谱、高效液相色谱等方法，鉴定分解产物或产生的沉淀成分及其含量。

（五）药理学、药效学实验及药物动力学参数的测定

药剂配伍后是否产生疗效的变化常须进行药理学或药效学实验。如果药物配伍应用后药物动力学参数发生变化，则说明存在着药理学或药效学上的相互作用或配伍变化。

第五节　配伍变化的处理原则与方法

扫码"学一学"

一、处理原则

为减少或避免药物制剂之间发生配伍变化，处理原则如下。

（一）审查处方，了解用药意图

审查处方，如发现疑问，应先与医师或处方者联系，了解用药意图，明确必需的给药途径。根据具体对象与条件，结合药物的物理、化学和药理等性质，确定剂型，判定或分析可能产生的不利因素和作用，对剂量和用法等加以审查，或确定解决方法，使药剂能更好地发挥疗效。

（二）制备工艺和贮藏条件的控制

控制温度、光线、氧气、痕量重金属是延缓水解和氧化反应的基本条件。对于挥发油、酚类、醛类、醚类等易氧化的药物或酚类、酰胺类、皂苷类等易水解的药物，宜制成固体

制剂以增加其稳定性，并应注意控制水分含量，控制温度，避免湿法制粒等。如必须制备成注射剂，可设法制成粉剂针，并注意附加剂和包装材料对制剂的影响。

制备与使用药物制剂，均应注意药物之间，或药物与附加剂之间可能产生的物理、化学或药剂学、药理学的配伍变化。

二、药剂学配伍变化的处理方法

减少或避免药物制剂之间发生配伍变化，在剂型设计和制剂工艺条件等选择时就应严格控制，而调配时首先应认真审查处方，了解用药意图。药剂学的配伍变化，一般可按下列方法进行处理。

（一）改变调配次序

调配时的混合次序可能影响某些药液成品的质量，改变调配次序可克服一些不应产生的配伍禁忌。如制备碳酸镁、枸橼酸、碳酸氢钠溶液型合剂时，应将枸橼酸溶于水，并与碳酸镁混合溶解后，再将碳酸氢钠溶入。若碳酸氢钠先与枸橼酸混合耗尽酸液，则不能配成溶液剂。

（二）调整溶剂或使用附加剂

使用混合溶剂或适当增加溶剂用量，可有效地防止或延缓溶液剂析出沉淀。必要时可添加增溶剂或助溶剂。如含有树脂的乙醇浸出制剂，在贮存过程往往析出沉淀或变色，可加入10%~20%乙醇或适量聚山梨酯类处理。加入10%~20%的甘油或丙二醇也有助于苯酚、硼酸、硼砂的溶解。

（三）调节药液 pH

pH 与很多药物的溶解度和稳定性有关，因此，应调节溶液 pH 在适宜的范围内。如芳香有机酸盐、巴比妥酸盐、青霉素盐等阴离子型药物，在氢离子浓度增加到一定程度时能析出溶解度较小的游离酸。而生物碱或碱性抗生素、碱性维生素及碱性安定剂等阳离子型药物，当氢离子浓度降低到一定程度时，能析出溶解度较小的游离碱。

（四）改变剂型或改变有效成分

根据药物制剂产生配伍变化和临床用药要求，某些药物可设计制成其他适宜剂型，而调剂时征得医师同意，可改换成药效、用法与原成分类似的药物。

（五）控制贮存条件

有些药物在使用过程中，会由于贮存条件，如温度、空气、水分、光线等环境因素影响而加速沉淀、变色或分解，对于此类药物一般应在密闭、避光条件下，贮于棕色瓶中。每次发出的药量也应适宜。更应注意控制某些要求冷藏的制剂的贮存条件。

总之，在药剂的生产、贮存和使用过程中，可能发生药物制剂的配伍变化或配伍禁忌。为避免因药物制剂配伍不当而造成的内在质量问题，应制定合理的处方和制备工艺，一旦发生药物制剂的配伍变化或配伍禁忌，应认真分析原因，从制剂处方、剂型、工艺和贮存条件等环节入手，寻找解决办法。

重点小结

重点难点	药师考点
1. 药物制剂配伍变化的概念；药剂学配伍变化的内容；预测配伍变化的实验方法	☆☆☆药物配伍应用的目的与类型；物理的配伍变化的常见现象及产生原因；化学配伍变化的常见现象及产生原因
2. 药理学配伍变化的含义；注射液配伍变化的分类及其发生原因	☆☆注射剂的配伍变化的常见现象及产生原因
3. 发生配伍变化后的处理方法	☆预测配伍变化的方法及发生配伍变化后的处理方法

【思考题】

1. 药物配伍应用的目的是什么？

2. 哪些因素可能使注射剂产生配伍变化？

3. 药剂学配伍变化实验与处理方法有哪些？

（孙　琴）

扫码"练一练"

第二十二章　中药新药药学部分研究

要点导航

1. **掌握**　中药新药的含义、分类与研究内容。
2. **熟悉**　中药新药的药学评价内容。

第一节　概　述

扫码"学一学"

一、新药含义的演变

1985 年 7 月 1 日我国卫生部颁布施行《新药审批办法》，指出新药的含义是指我国未生产过的药品。已生产的药品，凡增加新的适应症、改变给药途径和改变剂型的亦属新药范围。《新药审批办法》的施行对促进我国新药研制，提高新药审批水平，加速中药工业的发展，以及用药安全、有效，起了积极的作用。为了逐步完善我国的新药审批管理工作，根据实施《新药审批办法》的实践情况，卫生部又于 1992 年 9 月 1 日颁布施行了《新药审批办法》有关中药部分的修订和补充规定。对中药新药的分类、研究内容、质量标准、审批和再次转让等问题做出了更明确的要求。1998 年我国组建国家药品监督管理局后，为了适应市场经济发展的需要，加强药品的监督管理，依据多年来新药审批管理的经验，对《新药审批办法》又进行了修订，并于 1999 年 5 月 1 日起施行，新修订的《新药审批办法》中规定："新药是指我国未生产过的药品。已生产的药品改变剂型、改变给药途径、增加新的适应症或制成新的复方制剂，亦按新药管理。"也就是说，"新药是指在我国首次生产的药品。"这次修改扩大了新药的范围，使原本早已在我国制药企业生产，并长期在中国临床应用的部分药品，仍要按新药的要求进行临床试验。

但是这一概念仍然存在弊端，为了改变"新药"概念过于宽泛的情况，让人民群众更快、更便宜地享用到世界医药技术的最新研究成果，国务院于 2001 年 12 月 1 日起施行了新的《中华人民共和国药品管理法》（以下简称《药品管理法》）。国家食品药品监督管理局于 2005 年 5 月 1 日起正式施行《药品注册管理办法》，并于 2007 年进行修订审议通过，自 2007 年 10 月 1 日起施行新的《药品注册管理办法》。《药品管理法》以及《药品注册管理办法》对新药做出了更加权威的界定："新药是指未曾在中国境内上市销售的药品。"2015 年对其定义进行更改，"新药是指未曾在中国境内外上市销售的药品"。按照这个含义，今后我国制药企业首次生产国外已经在中国上市销售过的药品，将不再按照"新药"，而是按照仿制药品的要求申报审批，这将为国家和企业节省大量新药临床试验和随机双盲试验所需的人力、物力，使我国医药卫生领域长期存在的"新药不新"问题得到一定程度的解决。

为继承和弘扬中医药，保障和促进中医药事业发展，保障人民健康，全国人民代表大会常务委员会于 2016 年 12 月 25 日发布了《中华人民共和国中医药法》（简称《中医药法》），并计划于 2017 年 7 月 1 日起施行。该法明确指出国家鼓励和支持中药新药的研制。国家保护传统中药加工技术和工艺，支持传统剂型中成药的生产，鼓励运用现代科学技术研究开发传统中药新药；来源于古代经典名方的中药复方制剂，在申请药品批准文号时，可以仅提供非临床安全性研究资料；国家支持以医院中药制剂为基础研制中药新药。《中医药法》的施行从各方面为中药新药的研发提供了直接法律依据。

二、药品的注册申请分类

为从源头上保证上市药品的安全性，净化药品市场，同时鼓励创新，国家食品药品监督管理局颁布施行《药品注册管理办法》。《药品注册管理办法》主要是以药品监督管理为中心内容，深入论述药品评审与质量检验、医疗器械监督管理、药品生产经营管理、药品使用与安全监督管理、医院药学标准化管理、药品稽查管理、药品集中招投标采购管理等内容，对医药卫生事业的发展具有科学的指导意义。

《药品注册管理办法》中将药品分为 3 类：中药、天然药物类，化学药品类，生物制品类（包括治疗用生物制品类、预防用生物制品类）。药品注册申请包括：①新药申请；②已有国家标准的药品申请；③进口药品申请；④补充申请。

新药申请，是指"未曾在中国境内上市销售的药品"的注册申请。已上市药品改变剂型、改变给药途径的，按照新药申请管理。

已有国家标准药品的申请，是指生产已经由国家食品药品监督管理总局颁布的正式标准的药品的注册申请。

进口药品申请，是指在境外生产的药品在中国上市销售的注册申请。

补充申请，是指新药申请、已有国家标准药品的申请或者进口药品申请经批准后，改变、增加或取消原批准事项或内容的注册申请；审批过程中的药品注册申请、已批准的临床研究申请需进行相应变更的，以及新药技术转让、进口药品分包装、药品试行标准转正，均按补充申请办理。

《药品注册管理办法》第四十五条规定对下列申请可以实行特殊审批：①未在国内上市销售的从植物、动物、矿物等物质中提取的有效成分及其制剂，新发现的药材及其制剂；②未在国内外获准上市的化学原料药及其制剂、生物制品；③治疗艾滋病、恶性肿瘤、罕见病等疾病且具有明显临床治疗优势的新药；④治疗尚无有效治疗手段的疾病的新药。符合前款规定的药品，申请人在药品注册过程中可以提出特殊审批的申请，由国家食品药品监督管理总局药品审评中心组织专家会议讨论确定是否实行特殊审批。特殊审批的具体办法另行制定。

三、中药、天然药物的注册申请分类及说明

中药、天然药物的注册申请中的中药是指在我国传统医药理论指导下使用的药用物质及其制剂，天然药物是指在现代医药理论指导下使用的天然药用物质及其制剂。按现行的《药品注册管理办法》附件 1 的规定，中药、天然药物的注册申请分类如下：

（1）未在国内上市销售的从植物、动物、矿物等物质中提取的有效成分及其制剂。即国家药品标准中未收载的从植物、动物、矿物等物质中提取得到的天然的单一成分及其制

剂，其单一成分的含量应当占总提取物的90%以上。

（2）新发现的药材及其制剂。即未被国家药品标准或省、自治区、直辖市地方药材规范（统称"法定标准"）收载的药材及其制剂。

（3）新的药材代用品。即替代国家药品标准中药成方制剂处方中的毒性药材或处于濒危状态药材的未被法定标准收载的药用物质。

（4）药材新的药用部位及其制剂。即指具有法定标准药材的原动、植物新的药用部位及其制剂。

（5）未在国内上市销售的从植物、动物、矿物等物质中提取的有效部位及其制剂。即国家药品标准中未收载的从单一植物、动物、矿物等物质中提取的一类或数类成分组成的有效部位及其制剂，其有效部位含量应占提取物的50%以上。

（6）未在国内上市销售的中药、天然药物复方制剂。其中包括中药复方制剂，天然药物复方制剂，中药、天然药物和化学药品组成的复方制剂。中药复方制剂应在传统医药理论指导下组方。主要包括：来源于古代经典名方的中药复方制剂、主治为证候的中药复方制剂、主治为病证结合的中药复方制剂等。天然药物复方制剂应在现代医药理论指导下组方，其适应症用现代医学术语表述。中药、天然药物和化学药品组成的复方制剂包括中药和化学药品，天然药物和化学药品，以及中药、天然药物和化学药品三者组成的复方制剂。

（7）改变国内已上市销售中药、天然药物给药途径的制剂。不同给药途径或吸收部位之间相互改变的制剂。

（8）改变国内已上市销售中药、天然药物剂型的制剂。即在给药途径不变的情况下改变剂型的制剂。

（9）仿制药。即指注册申请我国已批准上市销售的中药或天然药物。其中注册分类1~6的品种为新药，注册分类7、8按新药申请程序申报。

第二节　中药新药的研究开发

扫码"学一学"

中药是一个庞大的复杂系统，在中药新药研究中，系统的思维和方法是揭示中药治疗疾病科学内涵的关键，也是中药新药研制与开发必须遵循的思维方法和研究方法。中药新药的系统研究法主要包括选题、处方设计、剂型选择、制备工艺、质量标准、药品稳定性试验、临床前药效学、药动学和毒理学研究及临床研究，其中选题与设计是关键。有关中药、天然药物原料的前处理、提取纯化、制剂、中试、质量控制、稳定性以及药理、毒理、临床研究的技术要求等，按国家食品药品监督管理总局制订的中药、天然药物研究的相关技术指导原则执行。此外，中药新药也是一种特殊的商品，亦应符合商品的市场需求，因此，从市场需求出发，运用系统思维进行市场分析、定位、科研设计和实施，在中药新药研究中具有十分重要的意义。

一、中药新药研究开发的意义与指导思想

（一）中药新药研究开发的意义

21世纪全球进入老龄化，疾病谱和医疗模式（由单纯的生物医学模式转为生物－心理—社会—环境医学模式）逐渐发生变化，再加上合成药物带来的药害，以及中药、天然药

物等传统药物疗法在世界各地取得的明显成效，使西方医学，逐步认识到只强调外因作用，强调单一化合物对单一靶点的作用，已显得有诸多不足，从传统中医药体系中汲取新鲜血液是很重要的。中医药理论及其丰硕成果已一次又一次地震撼着西方医学界。将中药现代化工程与创新药物的开发结合起来研究是顺应国际知识产权的协调趋势，是保持我国传统医药世界领先地位的需要，是时代赋予药学工作者的迫切使命。随着"回归大自然"与"自然疗法"的掀起，从国内已经批准上市的中药中优选出一批安全、有效的制剂，尽可能按照国际要求，加紧进行二次开发，达到标准化、规范化，既是满足国内市场的需要，也是进入国际医药主流市场的前提条件。我国中药新药研究开发已走上科学化、规范化、标准化和法制化的轨道。但是反映新药研制水平的新药的数量明显偏少，忽视了发展创新、基础研究及科研水平的提高；研制整体水平不高，低水平重复现象严重。尽管如此，新药仍取得了很好的经济效益。

（二）中药新药研究开发的指导思想

中药新药的研究开发应本着"继承是基础，现代科学是手段，发扬是目的，临床是后盾，现代化是目标"的原则。不拘泥于一种模式，更不能用一种模式来统帅一切。只有认真贯彻"百家争鸣、百花齐放"的方针，才能使之向深度与广度发展，形成我国新药研究的特色。

1. 坚持以中医药理论体系为指导　20世纪中叶以来，数学和物理学掀起了惊天动地的变革。与此同时，在宏观领域里，现代医学的发展又出现了整体化的趋势。如"生物—心理—环境—社会"医学模式的提出。而且这些现代医学"新领域"的思路、概念与中医药学的传统理论非常相似。从简单到复杂，从局部到整体，从结构到状态，从无序到有序，从冲突到协调，从分析到综合，从平衡态到非平衡态，从线性区到非线性区，这些最富有革命性的理论揭示了一系列与西方传统观念绝对不同的新的本体性原理和范畴。

中医学是过程的科学，而不是结构的科学；是演化的科学，而不是存在的科学。中药及方剂的作用特点是多成分、多途径、多环节、多靶点。而西医多强调对症的、局部的治疗，强调外因的作用，强调单一化合物对单一靶点的作用。中药新药研究开发如果脱离了中医药理论体系的指导，实际上要重蹈过去"废医存药"的覆辙，生产出来的药品只可称为成药，而丝毫无"中"字的气味。中药成方制剂是经过反复临床实践，并在中医药理论体系指导下形成的。所以，它的研究开发也必须与中医理、法、方、药等理论密切联系起来。中药的理论系统包括性味归经、升降浮沉、君臣佐使、加工炮制、制剂工艺、配伍禁忌、剂量服法等理论。这样才能使新开发的中成药保持中国医药的特色。盲目搬用西药剂型来套改中药剂型的做法，不适合于中药新药的研究开发。

2. 充分利用现代科学知识和手段　中药新药的研究强调应在中医药理论体系指导下进行，并非否定运用现代科学知识和手段。为了阐明中药制剂防治疾病的机理，推动中医药理论发展，提高新药竞争能力，将制剂的方解、功效、主治与现代科学知识和技术联系起来，建立相应的客观指标，探索出一套以中医药理论为指导，但又能用一定的科学手段来测试的新理论，对指导临床合理用药及评定制剂质量是十分必要的。

3. 以制剂的安全有效稳定为核心　制剂的基本要求应该是安全、有效、稳定。药物制剂的稳定性系指药物在体外的稳定性。药物若分解变质，不仅使药效降低，而且有些变质的物质甚至可产生毒副作用，故药物制剂稳定性对保证制剂安全有效非常重要。药物制的生产已基本实现机械化规模生产，若产品不稳定而变质，则在经济上可造成巨大损失。因此，药物制剂的稳定性研究，对于保证产品质量以及安全疗效具备重要意义。我国已经规定，新药申请必须呈报有关稳定性资料。因此，为了合理地进行处方设计，提高制剂质量，保证药品安全与药效，提高经济效益，必须重视和研究药物制剂的稳定性。剂型改变后应该提高疗效，至少不低于原来的疗效，不产生毒副作用，便于大批量生产、应用、贮存和运输。

二、中药新药的选题

（一）选题原则

新药选题是新药研究的第一步，也是关系到整个项目的研究意义和成败的关键。中药新药选题应从中医药的学科特色出发，从人类健康需求及重大医学课题出发，从患者需求出发，从制药企业经济利益出发，从营销及市场拓展需求出发，进行系统的思维分析和科学合理的定位与决策。选择科研课题，确定科研主攻方向和具体目标，是科学研究的起点与关键。选题研究既涉及理论问题，也存在着方法学问题。选题前应通过权威机构进行专利、中药行政保护和保密品种的检索，以免侵权；还应密切关注新药研究公告和开发动态，以免与别人相重。选题恰当与否，还会影响甚至决定课题研究的水平及成败。对中药新药科研选题来说，与其他科研一样，必须坚持需要性、可行性、科学性、创新性、效益性的选题原则。

1. 需要性 不论研究的课题是什么，都不能离开最基本的原则，即需要。科学只有被社会所需要，科学的发展才有动力。就科学技术是第一生产力而言，科研选题不能离开社会的需要，否则，难以权衡其价值，也得不到社会和民众的支持。市场，决定产品生命力，因此，首先应进行市场调研。而市场调研主要是进行流行病学调研和同类产品调研。

（1）流行病学调研 根据我国目前临床上主治疾病的发病情况和在药物方面的研究动态，若以疾病谱分类，可以针对 10 类药物进行选题：①心脑血管病药（包括高血压、高脂血症等）；②抗肿瘤药；③肝炎防治药；④抗病毒类药（包括艾滋病等）；⑤免疫功能调节类药；⑥功能紊乱调节药（包括抗抑郁、内分泌失调、性功能障碍等）；⑦急性热病用药（包括抗感染和镇静药）；⑧延缓衰老药；⑨抗风湿病类药（包括类风湿药等）；⑩补益类、养生保健类药品等。

对中药新药的研究开发来说，在一个相当长的时期内，应将研究重点放在常见病、多发病、市场容量大的疾病上，如脑血管病、糖尿病、老年性痴呆症、病毒性疾病、恶性肿瘤、老年人尿失禁等。其次是对某些小病种有特殊疗效的药物，如带状疱疹、胰腺炎、石淋（泌尿系统结石）、瘿证、眩晕（风痰上扰型）、泄泻（肝气犯脾型）、高血压（阴阳失调型）、类风湿性关节炎等。同时，随着人民生活水平的提高和世界性人口普遍老龄化的趋势，在大力发展特效治疗药物的同时，也应注意研究开发中药滋养保健品，以适应一些素体不足、病后虚损、老年体弱、骨质疏松等患者的需要。

（2）同类产品的调查 应尽可能全面地对同类产品的资料进行搜集与比较。在对拟研制开发的制剂与已上市的制剂进行比较时，应注意以下问题：疗效是否更好；毒副作用是否更低；剂型和剂量是否更便于使用；包装是否更便于携带；价格是否更便宜等。一个新药较市售制剂必须有 2 条以上的优势，才具有研究开发价值。

2. 可行性 坚持选题的可行性或可能性原则，即考虑完成课题的条件。技术可行性决定了研究开发的难易程度、投入的大小，这是规避风险的另一个重要方面。要从研究方案，课题的组织领导、研究人员、研究试验必须的仪器和设备、拟报批投产工厂的技术设备条件、研究经费、主客观条件的相互结合与联系等方面进行综合评估。对中药新药的研究开发来说，技术性论证应主要考虑以下几个方面：

（1）原辅材料方面 有无非标准化药材，若属无标准的药材，先要建立药材标准，这样工作量大，投入也很大；有无使用毒性药材，这关系到新药的质量标准、毒理研究和临床研究的难易程度；有无受国家保护的药材，这关系到执行国家政策法规与新药能否大批量生产；原料来源是否充裕，这关系到新药能否持续生产。任何一个制剂，主药加上辅料都是一个复方，中药制剂更是一个大复方，这就有一个配伍问题。比如含紫草的制剂，若以油作溶剂，会与萘醌类成分发生反应，影响疗效。因此，所用辅料不得影响主药的稳定性；辅料之间不应相互干扰；整个处方无明显的毒副作用；辅料对处方的释放度无任何不良影响；辅料的加入应方便制剂操作；有利于制成品的贮存与使用。

（2）药学研究方面 工艺研究设计是否坚持可行性、实用性与先进性相结合的原则，这牵涉到拟投产厂的机械设备等条件，关系到课题经费的投入和企业的承受能力；质量控制指标、方法是否可行，检测仪器能否达到检测方法的要求，这也牵涉到课题经费的投入和企业的承受能力；新药所采用的剂型是否稳定，直接关系到疗效，影响市场营销和效益。

（3）药理毒理方面 药效学研究有无规范的动物模型，若没有，新建立模型难度又很大，这样的项目宜缓上；若毒理研究对动物有特殊要求（如治疗艾滋病等），不能满足，这样的项目也应慎重确定。

（4）临床研究方面 临床用药方法、剂量、疗程、周期必须明确，临床研究方案是否可行，有无现成的方案，这牵涉到研究开发时间的长短和经费的投入等问题。

（5）组织管理方面 课题负责单位有否新药研究实力；课题负责人在该领域的地位，组织管理能力，人格行为，有无新药研究开发的经验。同时要了解协作单位的实力，是否有研究资格；协作负责人在该领域的地位，有无新药研究经验。课题组成员的年龄、结构、水平、专业、素质搭配要合理，要有较坚实的中医药知识和一定的现代科学知识与技能。只有将中医药传统理论、经验与现代科学知识、技术有机结合，才有可能研制出具有时代特点的中药新药。

（6）经费预算方面 预算经费要合理，列项开支应恰当。一般包括科研业务费，实验材料费，仪器设备费，实验室改装费，协作费，项目组织实施费等内容。

3. 科学性 科学研究本身就具有科学性，科学性的核心是实事求是，违背事实和客观规律就没有科学研究的意义。对中药新药科研选题的科学性来说，除广泛地进行流行病学的市场容量调查和同类产品的调查分析外，还应对新药处方来源的可靠性，是否符合中医药理论，药源是否充足等问题进行科学分析。在反复分析研究的基础上，慎重地确定科研课题，避免简单仿制、移植及低水平重复。

4. 创新性 在科学技术发展成为人类重要活动的今天，国际上的经济竞争，归根到底是科学技术发展的速度与水平的竞争。因此课题是否具有竞争性是关系到出成果、出人才的关键问题，对中药新药科研选题来说，拟开展的新药研究是否是一种创新性的工作，研究的起点高不高，采用的工艺路线、质量控制方法及有关技术指标是否具有一定的先进性、是否具有自己的特色，这都是关系到新药竞争力的问题。因此，选题时对新药的处方设计、剂型、制备工艺、质量控制、基础实验，以及临床观察等方面都要在继承中医药传统理论和经验的基础上，结合现代科学技术加以考虑，否则就不能研发有特色的新药，就没有竞争能力。

在中医药理论的指导下，接受现代药理、化学成分和制剂等方面的研究成果，使中药新药具有时代特点，这是中药新药研究开发的正确途径。与纯植物化学的研究不同，它是符合我国国情的创新性研究。

5. 效益性　效益主要包括科学效益、社会效益和经济效益。科学效益是选题对本学科学术上、科学价值上的推动作用，科学效益是社会效益和经济效益的基础与保证。对基础研究领域来说，探索性强，消耗性大，可能完全没有经济效益，或者只有"潜在经济效益"，但科学价值很大，对这一类型的科研成果不宜评价经济效益。但对多数应用研究来说，一般多以经济效益作为指标来评价成果的价值。如果科研成果达不到提高经济效益的目的，工厂或使用部门就不愿推广应用，而无人推广应用的应用性研究成果对于国民经济的发展是毫无益处的。因此，研制的中药新药只有被药厂所采用，转化为直接的生产力，才会带来可见的、现实的经济效益，即"实在经济效益"。新药也只有投产后成为商品药，才能使广大患者得到治疗，恢复健康，获得间接的科学技术经济效益，即"社会效益"。因此，中药新药的研究，应以社会效益和经济效益作为衡量和验证选题正确的尺度与标准。片面地强调经济效益，而忽视社会效益是不对的。如果中药新药的技术含量低，产品质量不高，无论怎样宣传，也很快就会被淘汰。因此，积极采用新技术、新辅料、新工艺、新剂型是十分重要的；此外，选题过程中还必须将人力、物力和时间等合理运用，考虑经济技术的合理性，如果远离客观条件允许的范围，生产工艺复杂、投资额大、耗能高、效益低，则新药也难以推广使用。

（二）选题途径

中药新药的科研选题，首先应对当前选题的动态趋势，以及存在的问题等进行认真的调查分析，才能广开思路，找准目标。课题选择的途径归纳为以下几个方面。

1. 从国家管理机构招标项目中选题　例如向国家新药基金、自然科学基金、省市创业基金等申报课题。获得这些新药研究基金资助的项目，来源可靠。因为在立项前，有关部门已组织专家反复论证，可行性较大，开发成功率较高。但这些项目的开发成本较高，对项目承担单位的要求也较严格。

2. 从古典医籍中选题　我国古典医籍中有不少方剂，组方严谨，疗效可靠，根据其方证定出适应的证候或病种，作为新药的研究选题。例如，治疗冠心病的苏冰滴丸就是由宋代《太平惠民和剂局方》中苏合香丸改制而成的。由原方15味药减至2味药，剂量由每次服3g减为每次服0.15g，而且比原方起效更快、疗效更好。

3. 从名医经验中选题　中医各科都有相当多的名医，他们在长期的临床实践中对某种病证的治疗很有专长，有的方药成为医院协定处方。将疗效确凿的协定处方选为课题，进行新药的研究开发，风险小，成功率较高。

4. 从法定标准中选题　根据市场调查和疾病谱的预测，从《中国药典》和《局颁药品标准》中选择相应的成方制剂进行二次开发，其特点是"短"、"平"、"快"，成功率高。

5. 从单验秘方中选题　中医药具有悠久的历史和广泛的群众性，民间蕴藏着不少单方、验方和秘方，对其处方来源、药味组成和疗效进行详细地考证与审核，也是极好的选题途径。

6. 从民族药中选题 我国55个少数民族中90%以上具有本民族的医药，尤其是藏医药、维医药、蒙医药等具有悠久的历史和完整的医学体系以及极为丰富的有效药物，是较好的选题依据。

7. 从临床科研中选题 临床医师针对某病证承担的临床科研课题，将其研究中使用的方药筛选固定，按新药研究的要求进行研究。这类选题由于具备较好的临床和实验研究基础，因而也有一定的成功几率。

8. 从科研实验中选题 实验室筛选方式在经典方的基础上或根据单味药的临床、药理的作用，以动物实验的手段进行拆方、筛选、研制出来的新药，有效成分及作用机理明确，特点是科研投入大。

9. 从活性部位或成分中选题 国内外研究应用的中药及天然药新活性成分及活性部位、活性部位群具有很高的临床应用价值。

10. 从信息网络、报刊杂志、学术会议上选题 网上了解世界各国新药研究的动态是一个低成本项目来源的渠道。医药期刊中有些论文本身就是新药阶段性研究成果的报道。各种学术会、信息会可以了解专家、科研人员讨论和交流的情况，也可以获得一些新药研究的信息，从中得到启迪。

三、中药新药的制剂设计

（一）剂型选择

一个来源于化学合成、天然产物、微生物或生物技术的化合物只有制备成适宜的药物制剂或给药系统后才能用于临床试验或上市成为产品。要制备成适宜的药物制剂，必须选择一定的剂型，并要确定一定的处方和制备工艺，以确保临床用药的安全和有效。药物剂型影响药物的吸收、分布、代谢和排泄过程，且与给药途径、用药方法有关。药物剂型选择应充分发挥各类剂型的特点选用适合临床需要的剂型。但必须注意，在复方制剂药物有效成分尚不十分清楚，或提取的有效成分纯度不高的情况下，不要盲目选用新剂型。应以临床需要、药物性质、用药对象与剂量等为依据，通过文献研究和预试验，科学客观地选择确定剂型。

此外，药品上市销售后，随着产品生产与临床使用，对其安全性、有效性、稳定性、质量可控性有了进一步认识，同时随着科学技术的发展以及药品生产技术的提高，为研制、生产更具临床应用优势的药物剂型提供了可能，因此，为指导和规范已上市中药改变剂型研究，国家食品药品监督管理总局，组织制定了《中药、天然药物改变剂型研究技术指导原则》，于2014年3月7日发布，供中药研制相关机关和人员参考。

1. 选择依据 剂型的不同，可能导致药物作用效果的不同，从而关系到药物的临床疗效及不良反应。比如健脾消食片原方以汤剂应用，临床反映效果较好。但汤剂煎煮、携带、使用皆不方便，故计划做成口服液剂或口服片剂。经过一定的预试试验发现，做成片剂，可提高制剂的稳定性，便于贮藏，运输和使用。剂型选择还应根据药味组成并借鉴用药经验，以满足临床医疗需要为宗旨，在对药物理化性质、生物学特性、剂型特点等方面综合分析的基础上进行。应提供具有说服力的文献依据和（或）试验资料，充分阐述剂型选择的科学性、合理性、必要性。剂型的选择应主要考虑以下几方面：

（1）临床需要及用药对象　应考虑不同剂型可能适用于不同的临床病症需要，以及用药对象的顺应性和生理情况等。

（2）药物性质及处方剂量　中药有效成分复杂，各成分溶解性、稳定性，在体内的吸收、分布、代谢、排泄过程各不相同，应根据药物的性质选择适宜的剂型。选择剂型时应考虑处方量、半成品量及性质、临床用药剂量，以及不同剂型的载药量。

（3）药物的安全性　在选择剂型时需充分考虑药物安全性。应在比较剂型因素产生疗效增益的同时，关注可能产生的安全隐患（包括毒性和副作用），并考虑以往用药经验和研究结果。

2. 在选择剂型时需要注意的问题

（1）重视药物制剂处方设计前研究工作。在认识药物的基本性质、剂型特点以及制剂要求的基础上，进行相关研究。

（2）在剂型选择和设计中注意借鉴相关学科的新理论、新方法和新技术，鼓励新剂型的开发。

（3）在选择注射剂剂型时，应特别关注其安全性、有效性、质量可控性以及临床需要，并提供充分的选择依据。

2007 年 12 月，《中药、天然药物注射剂基本技术要求》发布，从新的中药、天然药物注射剂，改变给药途径的中药、天然药物注射剂，改剂型的中药、天然药物注射剂，仿制中药、天然药物注射剂，已有国家标准中药、天然药物注射剂的补充申请部分，中药、天然药物注射剂说明书和包装标签的撰写要求等六个部分进行了规定，可参照此开发中药注射剂。

（4）已有国家药品标准品种的剂型改变，应在对原剂型的应用进行全面、综合评价的基础上有针对性地进行，充分阐述改变剂型的必要性和所选剂型的合理性。

案例导入

案例 22 - 1　五味姜黄胶囊生产工艺研究资料之一 五味姜黄胶囊的剂型选择

处方：姜黄 470g　　小檗皮 470g　　余甘子 470g　　土鳖虫 111g　　赤芍 255g

功能与主治：清热利湿，化瘀散结。用于慢性前列腺炎湿热挟瘀症。症见尿频、尿急、尿痛、尿道灼热，阴囊潮湿，会阴少腹坠胀疼痛，小便赤涩及前列腺出现炎性硬结或压痛。

剂型选择：本品处方以汤剂形式用于临床多年，疗效确切，但汤剂口服剂量大，储存、携带不方便，不适应现代化生活的需要，故考虑改革剂型。根据本方的功能主治，其用药对象主要是中老年人，需要长期服用，为便于携带和服用，首先考虑选择制成固体制剂。鉴于本方日服剂量为原生药材 16g，根据处方中药物的理化性质及药理作用，按设计的工艺进行预试得知：醇提部分出膏约为 10%，水提出膏率约为 20%，所得一日剂量颗粒约为 3g 左右，可用 1 号胶囊填充，制成 9 粒胶囊，每日 3 次，每次 3 粒，同时，考虑本处方中土鳖虫为动物药，用水提取有效成分破坏较多，故一般不宜水煎煮，采用打粉入药的方式，但土鳖虫具有特殊的腥味，一般患者无法接受，故制成胶囊剂以掩盖不良气味，满足临床患者需要。若制成片剂，经预试，需要加入大量辅料，使得每片重达 0.5g，并且还需包衣，生产工艺复杂，生产周期加长，难以保证药品质量，成本增加，患者不易接受，故最终选择制成胶囊剂。

（二）制剂处方设计

制剂处方研究是根据制剂原料性质、剂型特点、临床用药要求等，筛选适宜的辅料，确定制剂处方的过程，是制剂研究的重要内容。

1. 制剂处方前研究　制剂处方前研究是制剂成型研究的基础，其目的是保证药物的稳定、有效，并使制剂处方和制剂工艺适应工业化生产的要求。一般在制剂处方确定之前，应针对不同药物剂型的特点及其制剂要求，进行制剂处方前研究。制剂原料的性质对制剂工艺、辅料、设备的选择有较大的影响，在很大程度上决定了制剂成型的难易。在中药、天然药物制剂处方前研究中，应了解制剂原料的性质。例如，用于制备固体制剂的原料，应主要了解其溶解性、吸湿性、流动性、稳定性、可压性、堆密度等内容；用于制备口服液体制剂的原料，应主要了解其溶解性、酸碱性、稳定性以及嗅、味等内容，并提供文献或试验研究资料。以有效成分或有效部位为制剂原料的，应加强其与辅料的相互作用的研究，必要时还应了解其生物学性质。

2. 辅料的选择　辅料除具有赋予制剂成型的作用外，还可能改变药物的理化性质，调控药物在体内的释放过程，影响甚至改变药物的临床疗效、安全性和稳定性等。新辅料的应用，为改进和提高制剂质量，研究和开发新剂型、新制剂提供了基础。在制剂成型工艺的研究中，应重视辅料的选择和新辅料的应用。所用辅料应符合药用要求。辅料选择一般应考虑以下原则：满足制剂成型、稳定、作用特点的要求，不与药物发生不良相互作用，避免影响药品的检测。考虑到中药、天然药物的特点，减少服用量，提高用药对象的顺应性，应注意辅料的用量，制剂处方应能在尽可能少的辅料用量下获得良好的制剂成型性。

3. 制剂处方筛选研究　制剂处方筛选研究，可根据药物、辅料的性质，结合剂型特点，采用科学、合理的试验方法和合理的评价指标进行。制剂处方筛选研究应考虑以下因素：临床用药的要求、制剂原辅料性质、剂型特点等。通过处方筛选研究，初步确定制剂处方组成，明确所用辅料的种类、型号、规格、用量等。在制剂处方筛选研究过程中，为减少研究中的盲目性，提高工作效率，获得预期的效果，可在预实验的基础上，应用各种数理方法安排试验。如采用单因素比较法、正交设计、均匀设计或其他适宜的方法。

四、中药新药的制备工艺研究

工艺研究是新药研究的重要阶段，其设计如何，关系到制剂的有效性、稳定性、适用性和经济技术的合理性，是新药研究成败和水平高低的关键。除少数情况可直接使用药材原粉外，通常情况下药材都需要经过提取处理，以达到减少剂量，提高疗效的目的。制剂工艺研究包括提取工艺研究，分离、纯化、浓缩、干燥工艺研究，制剂成型研究和中试研究。中药新药的研究大多数是以中药材为起始原料。为了达到疗效高、剂量小的要求，除少数情况直接使用药材粉末外，一般药材都需要经过提取。

（一）原料药的前处理

中药、天然药物的原料包括药材、中药饮片、提取物和有效成分。为保证中药、天然药物新药的安全性、有效性和质量可控性，应对原料进行必要的前处理。原料的前处理包括鉴定与检验、炮制与加工。

1. 鉴定与检验 药材品种繁多，来源复杂，即使同一品种，由于产地、生态环境、栽培技术、加工方法等不同，其质量也会有差别；中药饮片、提取物、有效成分等原料也可能存在一定的质量问题。为了保证制剂质量，应对原料进行鉴定和检验。检验合格方可投料。原料的鉴定与检验的依据为法定标准。药材和中药饮片的法定标准为国家药品标准和地方标准或炮制规范；提取物和有效成分的法定标准仅为国家药品标准。标准如有修订，应执行修订后的标准。原料质量标准若过于简单，难以满足新药研究的要求时，应自行完善标准。如药材标准未收载制剂中所测成分的含量测定项时，应建立含量测定方法，并制定含量限度，但要注意所定限度应尽量符合原料的实际情况。完善后的标准可作为企业的内控标准。无法定标准的原料，应按照自行制定的质量标准进行鉴定与检验。多来源的药材除必须符合质量标准的要求外，一般应固定品种。对品种不同而质量差异较大的药材，必须固定品种，并提供品种选用的依据。药材质量随产地不同而有较大变化时，应固定产地；药材质量随采收期不同而明显变化时，应注意采收期。对于列入国务院颁布的《医疗用毒性药品管理办法》中的 28 种药材，应提供自检报告。涉及濒危物种的药材应符合国家的有关规定，并特别注意来源的合法性。提取物和有效成分应特别注意有机溶剂残留的检查。

2. 炮制与加工 炮制和制剂的关系密切，大部分药材需经过炮制才能用于制剂的生产。在完成药材的鉴定与检验之后，应根据处方对药材的要求以及药材质地、特性的不同和提取方法的需要，对药材进行必要的炮制与加工，即净制、切制、炮炙、粉碎等。

净制即净选加工，是药材的初步加工过程。药材中有时会含有泥沙、灰屑、非药用部位等杂质，甚至会混有霉烂品、虫蛀品，必须通过净制除去，以符合药用要求。净制后的药材称为"净药材"。常用的方法有挑选、风选、水选、筛选、剪、切、刮、削、剔除、刷、擦、碾、撞、抽、压榨等。

切制是指将净药材切成适于生产的片、段、块等，其类型和规格应综合考虑药材质地、炮炙加工方法、制剂提取工艺等。除少数药材鲜切、干切外，一般需经过软化处理，使药材利于切制。软化时，需控制时间、吸水量、温度等影响因素，以避免有效成分损失或破坏。

炮炙是指将净制、切制后的药材进行火制、水制或水火共制等。常用的方法有炒、炙、煨、煅、蒸、煮、烫、炖、制、水飞等。炮炙方法应符合国家标准或各省、直辖市、自治区制定的炮制规范。如炮炙方法不为上述标准或规范所收载，应自行制定炮炙方法和炮炙品的规格标准，提供相应的研究资料。制定的炮炙方法应具有科学性和可行性。

粉碎是指将药材加工成一定粒度的粉粒，其粒度大小应根据制剂生产需求确定。对质地坚硬、不易切制的药材，一般应粉碎后提取。一些贵重药材常粉碎成细粉直接入药，以避免损失；另有一些药材粉碎成细粉后参与制剂成型，兼具赋形剂的作用。经粉碎的药材应说明粉碎粒度及依据，并注意出粉率。含挥发性成分的药材应注意粉碎温度；含糖或胶质较多且质地柔软的药材应注意粉碎方法；毒性药材应单独粉碎。

案例导入

案例 22 - 2 五味姜黄胶囊生产工艺研究资料之二
五味姜黄胶囊中原料前处理

药材鉴定：本试验所用药材均购于中药材市场，经鉴定符合《中国药典》（2015 年版）

有关各项规定。

（1）姜黄为姜科植物姜黄 *Curcuma longa* L. 的干燥根茎。冬季茎叶枯萎时采挖，煮或蒸至透心，晒干，除去须根。

（2）小檗皮为小檗科植物甘肃小檗 *Berberis kansuensis* Schneid. 的干燥树皮。5～6月采集茎枝，取皮，晾干，备用。

（3）赤芍为毛茛科植物芍药 *Paeonia lactiflora* Pall. 或川赤芍 *Paeonia veitchii* Lynch 的干燥根。春、秋二季采挖，除去根茎、须根及泥沙，晒干。

（4）土鳖虫为鳖蠊科昆虫地鳖 *Eupolyphaga sinensis* Walker 或冀地鳖 *Steleophaga plancyi* (Boleny) 的雌虫干燥体。捕捉后，置沸水中烫死，晒干或烘干。

（5）余甘子为大戟科植物余甘子 *Phyllanthus emblica* L. 的干燥成熟果实。冬季至次春果实成熟时采收，除去杂质，干燥。

药材加工炮制：（1）姜黄　除去杂质，略泡，洗净，润透，切厚片，晒干。

（2）小檗皮　迅速洗净，润后切薄片，晒干。

（3）赤芍　除去杂质，分开大小，洗净，润透，切薄片，干燥。

（4）土鳖虫　除去杂质，干燥。

（5）余甘子　除去杂质。

（二）饮片的提取纯化与浓缩干燥工艺

中药、天然药物提取纯化工艺研究是指根据临床用药和制剂要求，用适宜溶剂和方法从饮片中富集有效物质、除去杂质的过程。中药、天然药物成分复杂，为了提高疗效、减小剂量、便于制剂，饮片一般需要经过提取、纯化处理。这是中药、天然药物制剂特有的工艺步骤，提取、纯化工艺的合理性、技术的正确运用直接关系到饮片的充分利用和制剂疗效的充分发挥。在提取、纯化及其后续的制剂过程中，浓缩、干燥也是必要的工艺环节。

由于提取纯化工艺的方法与技术繁多，以及新方法与新技术不断涌现，致使应用不同方法与技术所应考虑的重点、研究的难点和技术参数，有可能不同。因此，中药、天然药物的提取、纯化、浓缩、干燥等工艺的研究，既要遵循药品研究的一般规律，注重对其个性特征的研究，又要根据用药理论与经验，在分析处方组成和复方中各药味之间的关系，参考各药味所含成分的理化性质和药理作用的研究基础上，结合制剂工艺和大生产的实际、环境保护的要求，采用合理的试验设计和评价指标，确定工艺路线，优选工艺条件，可参考《中药、天然药物提取纯化工艺研究技术指导原则》。

1. 工艺线路的确定　中药、天然药物的提取应尽可能多地提取出有效成分，或根据某一成分或某类成分的性质提取目的物。提取溶剂选择应尽量避免使用一、二类有机溶剂。纯化过程中应依据中药传统用药经验或根据提取物中已确认的一些有效成分的存在状态、极性、溶解性等特性设计科学、合理、稳定、可行的工艺，采用一系列纯化技术尽可能多地富集有效成分，除去无效成分。

不同的提取纯化方法均有其特点与使用范围，应根据与治疗作用相关的有效成分（或有效部位）的理化性质，或药效研究结果，通过试验对比，选择适宜的工艺路线与方法。其中浓缩、干燥工艺应主要依据物料的理化性质、制剂的要求，影响浓缩、干燥效果的因素，选择相应工艺路线，使所得物达到要求的相对密度或含水量，以便于制剂成型。对含有热不稳定成分、易熔化物料的浓缩与干燥，尤其需要注意方法的选择，以保障浓缩物或干燥物的质量。

2. 工艺条件的优化   工艺路线初步确定后，对采用的工艺方法应进行科学、合理的试验设计，对工艺条件进行优化。影响工艺的因素通常是多方面的，因此，工艺的优选应采用准确、简便、具有代表性、可量化的综合性评价指标与合理的方法，对多因素、多水平同时进行考察。鼓励新技术新方法的应用，但对于新建立的方法，应进行方法的可行性、安全性研究。应根据具体品种的情况选择适宜的工艺及设备。为了保证工艺的稳定、减少批间质量差异，应固定工艺流程及相应设备。

提取与纯化工艺条件的优化中采用的提取方法不同，影响提取效果的因素有别，因此应根据所采用的提取方法与设备，考虑影响因素的选择和工艺参数的确定。一般需对溶媒、工艺条件进行选择、优化。

中药、天然药物的纯化工艺，应根据纯化的目的、可采用方法的原理和影响因素进行选择。一般应考虑：拟制成的剂型与服用量、有效成分与去除成分的性质、后续制剂成型工艺的需要、生产的可行性、环保问题等。并通过有针对性的试验，考察各步骤有关指标的情况，以评价各步骤工艺的合理性，选择可行的工艺条件，确定适宜的工艺参数，从而确保生产工艺和药品质量的稳定。

3. 评价指标的选择   工艺研究过程中，对试验结果作出合理判断的评价指标应该是科学、客观、可量化的。在具体评价指标的选择上，应结合中药、天然药物的特点，从化学成分、生物学指标以及环保、工艺成本等多方面综合考虑。

有效成分提取、纯化的评价指标主要是得率、纯度。有效部位提取、纯化的评价指标除得率、含量等外，还应关注有效部位主要成分组成的基本稳定性。单方或复方提取纯化的评价指标应考虑其多成分作用的特点，既要重视传统用药经验、组方理论，充分考虑药物作用的物质基础不清楚的现状；又要尽量改善制剂状况，以满足临床用药要求。在评价指标的选择上，应结合品种的具体情况，探讨能够对其安全、有效、质量可控作出合理判断的综合评价指标，必要时可采用生物学指标等。在提取纯化研究过程中，有可能引起安全性隐患的成分应纳入评价指标。

浓缩与干燥工艺评价指标应根据具体品种的情况，结合工艺、设备等特点，选择相应的评价指标。对含有有效成分为挥发性、热敏性成分的物料在浓缩、干燥时还应考察挥发性、热敏性成分的保留情况。

案例导入

案例22-3 五味姜黄胶囊生产工艺研究资料之三
五味姜黄胶囊的提取纯化与浓缩干燥工艺研究

1. 粉碎工艺研究   取土鳖虫净药材适当干燥后打粉，过100目筛，得细粉，其收粉率考察结果见表22-1。

表 22 - 1　土鳖虫打粉收率考察结果

投料量（g）	药粉（g）	收粉率（%）
500.0	463.9	92.8
500.0	479.0	95.8
500.0	476.5	95.3

上述结果表明：土鳖虫收粉率应不低于91%。

2. 姜黄、小檗皮两味药材醇提工艺的研究

（1）试验方法　采用乙醇回流提取方法，选择乙醇浓度、乙醇用量、提取时间、提取次数四个因素，每个因素选择三个水平，按 $L_9 (3^4)$ 正交表安排试验。每份试验取姜黄、小檗皮各120g，共计9份进行回流提取试验。由于姜黄为方中主药，姜黄素是其主要有效成分，故以姜黄素含量、干膏收得率为指标进行综合评分，根据实际情况并参照常用比例将姜黄素含量和干膏收得率的权重系数分别定为0.8、0.2，从而筛选出最佳工艺，因素水平见表 22 -2。

表 22 - 2　因素水平表

水平	A 乙醇浓度（%）	B 加入乙醇量（倍*）	C 提取时间（h）	D 提取次数
1	60	6	0.5	1
2	70	8	1	2
3	80	10	1.5	3

*药材总量的倍数。

（2）指标及测定方法

①姜黄素：采用高效液相色谱法（《中国药典》（2015年版））进行含量测定。

②干膏收得率：称取姜黄、小檗皮各120g，按正交表进行试验，提取液浓缩至1000ml，取100ml于已称重的干燥蒸发皿中，水浴浓缩至干，置烘箱中干燥3h（105℃），取出，于干燥器中冷却至室温，称量，计算干膏收得率。

③试验结果：试验结果采用中国医学统计软件包（PEMS）进行处理分析，结果见表 20 - 3 和表 20 - 4。

表 20 - 3　正交试验设计及结果

序号	A	B	C	D	干膏收得率 （%）	姜黄素含量 （mg/g）	综合评分
	1	2	3	4	X	Y	Z
1	1	1	1	1	8.475	0.987	55.86817
2	1	2	2	2	9.525	1.622	75.11976
3	1	3	3	3	10.55	1.439	74.60521
4	2	1	2	2	13.755	1.315	83.77491
5	2	2	3	1	13.875	2.495	112.6066
6	2	3	1	1	12.66	1.265	78.42084
7	3	1	3	2	10.045	1.115	64.89894
8	3	2	1	3	12.66	2.565	109.6834

续表

序号	A	B	C	D	干膏收得率（%）	姜黄素含量（mg/g）	综合评分
9	3	3	2	1	10.8	1.585	79.0641
Ⅰj	205.59	204.54	243.97	247.538			
Ⅱj	274.80	297.40	237.95	218.439			
Ⅲj	253.64	232.09	252.11	268.063			
R	69.209	92.867	14.152	49.6239			

表22-4 方差分析

方差来源	离差平方和（SS）	自由度（V）	均方（MS）	F	P
A	838.5123	2	419.2562	24.9329	*
B	1516.663	2	758.3316	45.0975	*
D	414.5076	2	207.2538	12.32525	
Ss	33.63076	2	16.81538		

从以上方差分析结果可以看出：A、B因素有显著的影响，影响因素 B > A > D > C；且 A_2、B_2、C_3、D_3 为佳，但考虑到工厂大生产需要节约时间和能源，降低成本，且 C、D 因素并无显著影响，故两者均选次佳水平 C_2、D_2，所以工艺条件为 $A_2B_2C_2D_2$，即加 8 倍量的 70% 乙醇，煎煮 2 次，每次 1h，其中第 1 次加 10 倍量的乙醇，煎煮 1h；第 2 次加 6 倍量的乙醇，煎煮 1h。

（3）验证实验　为了验证上述结果的准确性，以保证提取工艺的合理可行，按上述确定的工艺条件，进行重复实验，实验结果见表 22-5。

表26-5 验证实验结果

方案	试验号	出膏率（%）	姜黄素含量（mg/g）
$A_2B_2C_2D_2$	1	12.6540	2.6416
	2	11.9846	2.6143
	3	12.2478	2.5982

结果表明：此工艺稳定，具有重现性和可操作性。根据姜黄药材含量为 4.3mg/g，可以计算出姜黄的提取转移率为 60% 左右。

3. 余甘子、赤芍水提工艺的研究

（1）吸水率的测定　称取适量药材混合后加 10 倍量水浸泡，每隔半小时观察一次浸透心情况，直至药材全部浸透，滤出全部未被吸收的水液，求得吸水率为 175%。

（2）试验方法　采用水煎煮的提取方法，选择加水量、煎煮时间、煎煮次数、空白四个因素，每个因素选择三个水平，按 $L_9(3^4)$ 正交表进行试验。每份取余甘子、赤芍共 99g 进行煎煮。由于芍药苷为方中主要有效成分，故以芍药苷含量和干膏收率为指标进行综合评分，根据实际情况并参照常用方法将芍药苷和干膏收率的权重系数分别定为 0.6 和 0.4，筛选最佳提取工艺。因素水平表见表 22-6。

表 22-6　因素水平表

水平	A 加水量（倍）	B 煎煮时间（小时）	C 空白	D 煎煮次数（次）
1	8	1		1
2	10	1.5		2
3	12	2		3

（3）指标及测定方法

① 芍药苷：按照紫外分光光度法（《中国药典》（2015 年版））进行测定。

② 干膏收得率测定方法：称取芍药、余甘子两味药材 99g 按正交表进行试验，煎液浓缩至 1000ml，定量取 100ml 于已称重的干燥蒸发皿中，水浴浓缩至干，置 105℃烘箱中干燥 3h，取出，冷却至室温，称重，计算干膏收得率。

③ 试验结果：试验结果采用中国医学统计软件包（PEMS）进行处理分析，结果见表 22-7 和表 22-8。

表 22-7　正交试验设计及结果

序号	A	B	C	D	芍药苷含量（%）X	干膏收得率（%）Y	综合评分 Z
	1	2	3	4			
1	1	1	1	1	1.77	15.18	55.3
2	1	2	2	2	2.33	19.34	71.8
3	1	3	3	3	2.61	23.92	83.7
4	2	1	2	3	2.52	22.77	80.3
5	2	2	3	1	1.88	16.44	59.0
6	2	3	1	2	2.43	22.21	77.8
7	3	1	3	2	2.58	24.01	83.3
8	3	2	1	3	3.23	27.16	100.0
9	3	3	2	2	2.07	17.91	64.9
I j	210.8	218.9	233.1	179.2			
II j	217.1	230.8	217.0	232.9			
III j	248.2	226.4	226.0	264.0			
R	18.70	5.95	8.05	42.4			

表 22-8　方差分析表

方差来源	离差平方和（SS）	自由度（V）	均方（MS）	F	P
A	267.3	2	133.6	11.87	
B	24.14	2	12.07		
C	43.41	2	21.70		
D	1226.89	2	613.45	54.48	*

从以上方差分析结果可以看出：D 因素有显著的影响，影响因素 D > A > B；且 D_3、A_3、B_2 为佳，但考虑到工厂大生产需要节约时间和能源，降低成本，且 A、B 因素并无显著影响，故选次佳水平 A_2、B_1，所以工艺条件为 $A_2B_1D_3$，即加 10 倍量的水，煎煮 3 次，每次 1.0h，其中第 1 次加 12 倍量的水，煎煮 1.5h；第 2 次加 10 倍量的水，煎煮 1.0h；第 3 次加 8 倍量的水，煎煮 0.5h。

（4）验证实验　为了验证上述结果的准确性，以保证提取工艺的合理可行，按上述已确定的工艺条件安排重复试验，试验结果见表22-9。

表22-9　验证试验结果

方　案	试验号	出膏率（%）	芍药苷含量（%）
$A_2B_1D_3$	1	21.95	2.252
	2	22.17	2.213
	3	22.56	2.956

从上述试验结果可以看出：所筛选出来的工艺合理可行，稳定可靠，具有可操作性和重现性。根据芍药药材的含量为4%，可以计算出芍药的提取转移率为60%左右。

4. 分离与纯化工艺研究　本品为固体制剂，无澄明度要求，药液仅需除去固体微粒和大分子物质，醇提部分由于药液中所含固体微粒和大分子物质较少，故只需用400目尼龙滤布进行滤过即可。而水提部分由于药液中含有较多的固体微粒和蛋白质、粘液质等大分子物质，为了除去这些固体微粒和大分子物质，而使主要有效成分在分离和纯化过程中的损失尽可能减少，以芍药苷含量、干膏收得率为考察指标，比较了一般滤过法和高速离心法（不同转速）的分离和除杂效果，结果见表22-10。

表22-10　水提物不同除杂工艺条件考察结果

药液用量（ml）	除杂方法	收膏率（%）	芍药苷含量（%）
1000ml	一般滤过（400目）	25.17	2.956
1000ml	一般离心（5000r/min）	22.85	2.224
1000ml	高速离心（10000r/min）	19.99	2.147
1000ml	高速离心（14000r/min）	19.03	2.134

结果表明：水提部分采用高速离心（10000r/min）效果较好，离心前后芍药苷的含量无明显变化。

5. 浓缩工艺研究　为了尽可能地提高浓缩效率，缩短浓缩时间，考虑采用减压回收的方式分别对醇提药液进行浓缩，其具体条件为：温度为78℃，真空度为0.08~0.1MPa，浓缩至相对密度为1.10（60℃）的浸膏。试验过程中以姜黄素含量为指标进行考察，结果见表22-11。

表22-11　醇提部分减压回收工艺考察结果

组　别	姜黄素含量（mg/g）
减压浓缩前	2.645
减压浓缩后	2.621

水提药液离心后的上清液可采用减压浓缩的方式进行浓缩，具体条件为：温度为82℃，真空度为0.08~0.1MPa，浓缩至相对密度为1.10（60℃）的浸膏。试验过程以芍药苷含量为指标进行考察，结果见表22-12。

表 22 –12　水提部分减压浓缩工艺考察结果

组　别	芍药苷含量（%）
减压浓缩前	2.224
减压浓缩后	2.205

根据上述试验结果可知：水提液和醇提液均可采用减压浓缩的方式分别浓缩成相对密度为 1.10（60℃）的浸膏，最后将两种浸膏混合。这样可以提高浓缩效率，缩短浓缩时间，减少有效成分的损失。

6. 干燥工艺研究

（1）进料温度考察　进液物料保持一定温度，有利于减少物料的粘度，使物料中的水分在进入干燥塔内后迅速蒸发，从而缩短干燥时间，提高干燥效率。但物料长时间受热对有效成分的含量是否有影响，需要进行考察。将水提浸膏与醇提浸膏合并，分别于 50℃、60℃、70℃水浴中保温 8h，测定姜黄素、芍药苷的含量变化，结果见表 22 –13。

表 22 –13　不同保温温度对浸膏中成分的影响

组　别	姜黄素含量（mg/g）	芍药苷含量（%）
室温	2.6022	2.205
50℃	2.5989	2.215
60℃	2.5174	2.210
70℃	2.3633	1.896

由表 22 –13 可知，50℃、60℃保温 8h 后，姜黄素和芍药苷的含量降低程度较小，70℃保温对姜黄素和芍药苷的含量有一定影响，故保温温度定为 50~60℃。

（2）浸膏相对密度筛选　将浸膏相对密度（60℃）分别调成 1.05、1.08、1.10、1.12 进行喷雾干燥（进风温度：165~170℃，出风温度：77~85℃），观察物料情况，结果见表 22 –14。

表 22 –14　浸膏相对密度筛选

浸膏相对密度（60℃）	物料干燥情况
1.05	干燥粉末
1.08	干燥粉末
1.10	干燥粉末
1.12	物料粘结

由表 22 –14 可得，浸膏相对密度在 1.05~1.10（60℃）范围内喷雾干燥可得质量较好的干燥浸膏粉末，相对密度过高，易堵塞管道，浸膏黏度大，雾化困难，且雾化形成的颗粒大，物料易粘结，但浸膏相对密度过低，蒸发的水量也相应增加，生长周期加长，因此将浸膏相对密度确定为 1.10（60℃）。

（3）进料速度筛选　将浸膏（相对密度 1.10，60℃）分别以不同速度喷入干燥塔内进行喷雾干燥（进风温度：165~175℃，出风温度：77~85℃），观察物料干燥情况，结果见表 22 –15。

表 22 - 15　进料速度筛选

进料速度（ml/min）	物料干燥情况
40 ~ 50	干燥粉末
50 ~ 60	干燥粉末
60 ~ 70	物料粘结

由上表可知，进液速度在 40 ~ 60ml/min 范围，均可得到干燥粉末，为了提高干燥效率，将进料速度确定为 50 ~ 60ml/min。

（4）进风温度、出风温度确定　将浸膏（1.10，60℃）保温 60℃，按 50 ~ 55ml/min 进液速度，分别在不同进风温度、出风温度下进行喷雾干燥，观察物料干燥情况。结果见表 22 - 16。

表 22 - 16　进风温度、出风温度筛选

实验号	进风温度（℃）	出风温度（℃）	物料干燥情况
1	140 ~ 150	55 ~ 60	物料粘结
2	150 ~ 160	60 ~ 65	物料粘结
3	160 ~ 170	65 ~ 75	干燥粉末
4	170 ~ 180	75 ~ 85	干燥粉末

由上表实验结果可知，为了得到干燥粉末，同时节约能源，故将进风温度定为 160 ~ 170℃，出风温度定为 65 ~ 75℃。

（5）喷雾干燥条件研究结果　进液物料温度：50 ~ 60℃；浸膏相对密度（60℃）：1.08 ~ 1.10；进液速度：50 ~ 60ml/min；进风温度：160 ~ 170℃；出风温度：65 ~ 75℃。

按所得喷雾干燥条件进行喷雾干燥，收集干燥粉末，测得姜黄素、芍药苷的含量，具体测定结果见表 22 - 17。

表 22 - 17　喷雾干燥前后比较

样　品	姜黄素含量（mg/g）	芍药苷含量（%）
喷雾干燥前	2.645	2.205
喷雾干燥后	2.479	2.014

由表可知，姜黄素、芍药苷含量与喷前基本一致，说明此喷雾干燥条件合理可行。

（三）制剂成型性研究

制剂成型工艺是将药物半成品与辅料进行加工处理，制成剂型，形成最终产品的过程。辅料品种与用量应经实验优选确定。应当明确选择的目的、试验方法、结果、结论。应注意处方量与最终制成量之间的关系。根据中药用药量大的特点，提倡应用先进的成型方法和设备，尽可能减少辅料用量，以期减少服用剂量。可参考《中药、天然药物制备工艺技术指导原则》。

1. 原辅料的配合试验　应在提取工艺技术条件稳定与半成品质量合格的前提下进行。配合试验指标依据试验目的而定。由于方剂组成不同，剂型和给药途径不同，提取方法不同，主药提取物含量和性质也不尽相同，原则上，应首先研究与制剂成型性、稳定性有关的原辅料的物理化学性质及其影响因素，然后根据在不同剂型中各辅料作用的特点，建立相应的评价指标与方法，有针对性地筛选辅料种类与用量。例如，为解决牛黄解毒片的压片黏冲问题，在其干燥颗粒中分别拌入3%滑石粉，3%淀粉、1%硬脂酸镁、1%微晶纤维素，3%三硅酸镁，各混匀后压制片剂，发现仅三硅酸镁不黏冲，且该片剂崩解仅需20min。

对固体制剂或液体制剂工艺设计中应注意克服共性的问题。例如，含生药原粉制成的制剂卫生学达标问题；以提取物制成的固体制剂的引湿问题；固体制剂的崩解或溶散时限问题；液体制剂的澄清度、防腐、防霉问题等。

制剂处方量应以1000个制剂单位（片、粒、克、毫升等）计，并写出辅料名称及用量，明确制剂分剂量与使用量确定的依据。最终应提供包括选择辅料的目的、试验方法、结果（数据）与结论等在内的研究资料。

2. 制剂成型工艺研究 制剂成型工艺是将半成品与辅料进行加工处理，制成剂型并形成最终产品的过程。一般应根据物料特性，通过试验选用先进的成型工艺路线。处理好与制剂处方设计间的关系，筛选各工序合理的物料加工方法与方式，应用相应的先进成型设备，选用适宜的成品包装材料。提供详细的成型工艺流程，各工序技术条件试验依据等资料。

案例导入

案例22-4　五味姜黄胶囊生产工艺研究资料之四
五味姜黄胶囊的成型研究

处方：姜黄470g　　小檗皮470g　　余甘子470g　　土鳖虫111g
赤芍255g

1. 处方设计 每天服用生药量为16g，提取部分出膏量为2.4g，土鳖虫粉为1g，共计3.4g。按每天服用3次，则每次服用3.4/3 = 1.133g。

根据上述计算，制剂处方为：① 提取部分药材为1665g，干膏量为266.4g；② 土鳖虫粉为111g。

共计377.4g，制成1000粒胶囊，每粒装量约为0.38g。

2. 成型性工艺研究

（1）堆密度的测定　取5g颗粒，充填于10ml量筒中，上下振摇数次，量取颗粒体积，由质量及容积求出堆密度。结果见表22-18。

表22-18　堆密度测定结果

试验号	堆密度（g/ml）
1	0.564
2	0.581
3	0.547

结果表明，该产品能够装入0号胶囊。

（2）休止角的测定　取适量颗粒，采用固定漏斗法测定休止角，结果见表22-19。

表 22-19 休止角测定结果

试验号	测定结果
1	31.7°
2	32.4°
3	32.8°

结果表明，该颗粒休止角小于 40°，流动性好，易于分装。

（3）临界相对湿度的测定 为了考察分装时药物是否受环境的影响，尤其是湿度对其的影响，进行了颗粒吸湿性试验。具体如下：分别取 7 份颗粒，每份大约 2g，精密称定，置称量瓶中，打开称量瓶盖，分别放入相对湿度为 20%、30%、40%、50%、60%、70%、80% 的环境中，在 25℃培养箱中放置 48 小时，取出称量瓶，加盖后精密称定，计算其水分百分含量，结果见表 22-20。以水分百分含量为纵坐标，相对湿度为横坐标作曲线，结果见图 22-1。

表 22-20 各种相对湿度条件颗粒的吸湿结果

H_2SO_4 : H2O （V：V）	相对湿度（%）	吸湿百分率（%）
79.6：100	20	2.95
69.4：100	30	3.53
59.2：100	40	4.62
49.1：100	50	6.33
38.9：100	60	9.49
28.7：100	70	15.43
18.5：100	80	23.21

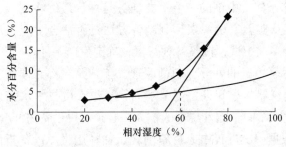

图 22-1 临界相对湿度

试验结果表明：颗粒的临界相对湿度为 52%，故本品在温度 25℃，相对湿度 52% 以下分装，不会影响产品的质量。

（4）包装材料的选择 依据吸湿性试验结果，本品具有一定的吸湿性，故选择密封性较好的塑料瓶包装，可满足包装要求。

（四）中试放大研究

中药、天然药物的中试研究是指在实验室完成系列工艺研究后，采用与生产基本相符的条件进行工艺放大研究的过程。中试研究是对实验室工艺合理性的验证与完善，是保证工艺达到生产稳定性、可操作性的必经环节，是药物研究工作的重要内容之一，直接关系到药品的安全、有效和质量可控，应参考《中药、天然药物中试研究技术指导原则》。

为保证质量标准的制订、稳定性考察、药理毒理和临床研究结果的可靠，所用样品都应经中试研究确定的工艺制备而成。通过中试研究，可发现工艺可行性、劳动保护、环保、生产成本等方面存在的问题，以减少药品研发的风险。

中试研究设备与实际生产设备的技术参数应基本相符。中试样品如用于临床研究，应当在符合《药品生产质量管理规范》条件的车间制备。由于药品剂型不同，所用生产工艺、设备、生产车间条件、辅料、包装等有很大差异，因此在中试研究中要结合剂型，特别要考虑如何适应生产的特点开展工作，注意以下问题。

1. 规模与批次 投料量、半成品率、成品率是衡量中试研究可行性、稳定性的重要指标。一般情况下，中试研究的投料量为制剂处方量（以制成 1000 个制剂单位计算）的 10 倍以上。装量大于或等于 100ml 的液体制剂应适当扩大中试规模；以有效成分、有效部位为原料或以全生药粉入药的制剂，可适当降低中试研究的投料量，但均要达到中试研究的目的。半成品率、成品率应相对稳定。

中试研究一般需经过多批次试验，以达到工艺稳定的目的。申报临床研究时，应提供至少 1 批稳定的中试研究数据，包括批号、投料量、半成品量、辅料量、成品量、成品率等。变更药品规格的补充申请一般不需提供中试研究资料，但改变辅料的除外。根据实验室提供的工艺路线和操作步骤，在药厂选择相应的器械和设备，进行放大试验，进一步对实验室工艺的合理性进行验证和完善。提供制剂通则要求的一般质量检查、微生物限度检查和含量测定结果。供主要药效学试验、毒理试验、临床研究、质量标准研究，以及稳定性研究用样品应是经中试研究的成熟工艺制备的产品。

2. 质量控制 中试研究过程中应考察各关键工序的工艺参数及相关的检测数据，注意建立中间体的内控质量标准。与样品含量测定相关的药材，应提供所用药材及中试样品含量测定数据，并计算转移率。

3. 中试研究的主要任务

（1）完善制备工艺条件 中试的一个重要任务是评价最终将用于大规模生产的实验室制备方法。因为不可能从实验室设备来预测制备方法是否适合工业生产，所以为了评价该方法是否满意，要进行多次中试，搜集各种数据，确定生产条件。

（2）设备配套 尽管中试的处方、制剂原理、工艺路线都必须和实验室的研究结果保持一致。但实验室所用仪器与车间设备完全不同，操作人员技术水平差距大。新制剂的制备工艺从实验室移至生产车间，随着规模的扩大，必须解决设备的配套问题。

（3）核算成本 根据中试过程中原材料消耗、辅料用量、设备折旧、水电消耗及劳动力费用等对产品成本进行初步核算。

（4）制备样品 中试的另一项任务是为后续研究工作提供样品。

中试研究是对实验室工艺合理性研究的验证与完善，是保证工艺具有大生产可行性的必经环节。供质量标准、稳定性研究、药效毒理研究、临床研究的样品都应当是经过中试研究的成熟工艺制备的产品。

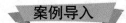

案例 22 - 5 五味姜黄胶囊生产工艺研究资料之五
五味姜黄胶囊的中试研究

1. 中试试验

根据筛选出来的工艺条件，试制四批中试样品，结果见表 22 - 21。

表 22 - 21　中试生产数据表

批　号		010310	010311	010312	010313
投料量（kg）	小檗皮（kg）	4.70	4.70	4.70	4.70
	姜黄（kg）	4.70	4.70	4.70	4.70
	赤芍（kg）	4.70	4.70	4.70	4.70
	余甘子（kg）	2.55	2.55	2.55	2.55
土鳖虫（kg）		1.11	1.11	1.11	1.11
浸膏总重量（kg）		12.54	10.95	11.56	12.03
喷雾干燥	浸膏相对密度（60℃）	1.10	1.10	1.10	1.10
	干燥浸膏粉末（kg）	2.61	2.41	2.36	2.28
理论产量（粒）		10000	10000	10000	10000
实际产量（粒）		9487	9456	9309	9354
成品率（%）		94.87	94.56	93.09	93.54

　　结果表明，该工艺连续生产的稳定性好，工艺条件合理可行，能够满足工业大生产的要求。

　　2. 中试样品质量检查　对四批中试样品进行质量检查，结果见表 22 - 22。

表 22 - 22　中试样品质量检查结果

批　号		010310	010311	010312	010313
性　状		内容物为棕褐色颗粒，味辛、微苦	内容物为棕褐色颗粒，味辛、微苦	内容物为棕褐色颗粒，味辛、微苦	内容物为棕褐色颗粒，味辛、微苦
鉴别	芍药苷的斑点	检出	检出	检出	检出
	姜黄素的斑点	检出	检出	检出	检出
	小檗碱的斑点	检出	检出	检出	检出
	没食子酸的主要特征斑点	检出	检出	检出	检出
检查	水分不得超过9.0%	5.21	5.64	5.88	5.34
	装量差异	符合规定	符合规定	符合规定	符合规定
	崩解时限不得超过30min	8	10	9	10
含量测定	每粒含姜黄素（$C_{21}H_{19}O_6$）按干燥品计不得少于8.36mg	8.62	8.73	8.80	8.78
微生物限度检查	细菌数（个/g）≤10000	20	30	20	20
	霉菌数（个/g）≤500	<10	<10	<10	<10
	不得检出大肠杆菌	未检出	未检出	未检出	未检出
	不得检出沙门菌	未检出	未检出	未检出	未检出

　　结果表明，中试样品符合胶囊剂有关的各项规定，本制剂工艺稳定性好，合理可行。

扫码"学一学"

第三节　中药制剂的评价

一、中药制剂的质量评价

中药制剂质量标准必须在处方（药味、用量）固定和原料（净药材、饮片、提取物）质量稳定，制备工艺相对固定的前提下，用"中试"产品研究制订，否则不能确实反映和控制最终产品质量。一般是在药理试验完成之后，药品送临床试验之前，就必须完成药品质量规格的研究。送临床研究的药品先要通过质量规格的检验，保证多批产品质量相同，否则很难判定实验中出现的差异和变化不是来自药品本身的不一致或不稳定。

质量标准的研究主要是定性、定量方法和标准的研究。定性研究通常是根据"性状"和"鉴别"以判断药品的真实性。定量研究是通过"含量测定"和"检查"以评价药品的优良度。

1. 性状　一种制剂的性状往往与其原辅料质量及工艺有关，原辅料质量保证，工艺恒定，则成品的性状应该是基本一致的，故制剂外观反映其质量状况。除去包装后的性状描述包括色泽、形态、嗅味等。所描述性状的样品至少必须是中试产品。

2. 鉴别　根据处方组成的实际情况，选择鉴别药味和专属、灵敏、快速、简便的鉴别方法，以判断制剂的真实性。

（1）鉴别药味的选择　复方制剂原则上处方各药味均应进行试验研究，根据试验情况，选择列入标准中。首选君药、贵重药、毒性药。如鉴别特征不明显，或处方中用量较小而不能检出，或通过试验难以排除干扰成分，也可选其他药味加以鉴别，但应在起草说明中写明理由。如为单味药制剂，成分无文献报道的，应进行植物化学研究，明确大类成分及至少一个单体成分，借以建立鉴别及含量测定项目是完全必要的。重现性好，能反映组方药味特征的特征色谱或指纹图谱鉴别也可选用。

（2）鉴别方法　包括显微鉴别、理化鉴别、光谱鉴别、色谱鉴别等，要求专属性强、灵敏度高、重现性较好。显微鉴别应突出描述易查见的特征。理化、光谱、色谱鉴别，叙述应准确，术语、计量单位应规范。色谱法鉴别应选定适宜的对照品或对照药材做实验。

中药制剂中某一味药的鉴别特征和方法，尽可能和药材一致，不同中药制剂中同一药味，也应采用相同的鉴别方法，但有些中药制剂中由于其他味药干扰，难以统一者，也可采用其他方法。

3. 检查　按《中国药典》要求对各剂型分别检查不同的项目。如散剂、颗粒剂等固体制剂要求测定水分；酊剂、药酒要求测定含醇量、总固体、相对密度、pH 等；有的制剂要求检查灰分、酸不溶性灰分及毒性有机物、砷和重金属；各种制剂均应作微生物限度检查。除按药典制剂通则中规定的有关剂型的一般检查项目外，还应结合新药制剂的特点，有针对性地规定检查项目。如易分解的制剂应增订降解产物检查，并规定其限度；小剂量的片剂、膜剂、胶囊剂及注射用无菌粉末等应增订单剂的含量均匀度检查；药物溶解性能较差、体内吸收不良、治疗量与中毒量相接近及控释（包括缓释、速释）的口服固体制剂应增订溶出度及释放度检查等。

4. 浸出物测定　浸出物测定应说明规定该项目的理由，所采用溶剂和方法的依据，列出实验数据，各种浸出条件对浸出物的影响，确定浸出物量限（幅）度的依据和试验数据。

5. 含量测定　含量测定是质量控制中最能有效地考察制剂内在质量的项目，也是药品稳定性考察最重要的依据。可尽量采用已知化学成分作有效成分的测定。若难于作有效成分的测定，也可暂将浸出物测定作为质量控制项目。

（1）含量测定基本原则　中药材含多种成分，中药制剂多为复方制剂，按君、臣、佐、使配伍为中药特色之一，故应选择其重点建立含量测定项目。复方制剂的含量测定，每一制剂可根据不同的处方组成，建立一项至多项含量测定。应说明含量测定对象和测定成分选择的依据。

新药均应研究建立含量测定项目。应首先择其君药（主药）、贵重药、毒性药制订含量测定项目，如含毒性药量微者也要规定限度试验，列入检查项中。但如君药、贵重药、毒性药同时存在，则应分别测定。尤其对于中药注射剂，要求大部分成分或组分均要研究清楚，建立多项含量测定，并对中药注射剂进行指纹图谱的研究，外用药也同样要求研究建立含量测定项，控制质量。

单味药制剂所含成分必须基本清楚，如明确为某种生物碱类、某种苷类等，并搞清其中主要成分的分子式与结构式，既能测定其总成分，又便于以主要成分计算其含量。

（2）含量测定常用方法　含量测定方法很多，常用的有经典分析法（容量法，重量法）、分光光度法（包括比色法）、气相色谱法、高效液相色谱法、薄层分光光度法、薄层扫描法、其他理化测定方法等。如果确实找不到理想的化学控制办法，也可以结合基础药理实验，以生物效价作相对质量控制。例如补肾宁片以小白鼠睾丸增重值作为内控指标之一。具体中药制剂所采用含量测定方法，可参考《中国药典》或有关文献收载的与其相同成分的测定方法，也可自行研究后建立，但均应作方法学考察试验。

（3）含量限度的表示法　阐明确定新药含量限（幅）度的意义及依据至少应有10批样品20个数据。含量表示方法有%、mg/片、mg/丸、mg/ml（液体制剂）等。

必须指出的是，当前中药的质量控制是利用西药的质量控制模式，其潜在的局限性和缺陷已逐渐显现出来。对于化学药品（包括来源于天然药物的纯化学成分药品）而言，其分子结构清楚、构效关系明确、安全性和有效性与该药品的成分直接相关，所以它的鉴别、检查、含量测定可以直接作为疗效评价的指标；而对于中医药理论指导下的中药，尤其是复方制剂，任何一种活性成分均不能反映中医用药所体现的整体疗效。也就是说分析得越细，目标越缩小，离中药整体疗效的距离越远，中药质量的控制应由终点控制向过程控制转变。

为了加强中药注射剂的质量管理，确保中药注射剂的质量稳定、可控，我国从2000年起，要求对中药注射剂进行指纹图谱研究。这说明中药研究的思维方式已开始向"中医药学传统理论"归复。

6. 其他　如功能与主治、用法与用量、禁忌、注意、规格等项目，均应根据该制剂的研究结果制订。各种中药新药还应先在无包装状态下考察光、热、湿度及暴露于空气中对其的影响，根据考察结果，提出适宜的包装与贮存条件。

质量控制主要包括原辅料、半成品、成品质量标准和包装质量标准。只有严格抓好各个工序环节，才能保证制备出优质产品。

二、中药制剂的稳定性评价

药物制剂在制备与贮存过程中，常因温度、水分、光线、微生物等因素的影响，易发生变质，导致药效降低，甚至产生毒副作用。因此，各类中药新药在申请临床试验时需报送"初步稳定性试验"资料及文献资料，在申请生产时需报送"稳定性试验"资料及文献资料。药品稳定性研究是新药研究中不可缺少的重要环节，是新药质量的重要评价指标之一，也是核定新药有效期的主要依据。

中药、天然药物的稳定性是指中药、天然药物（原料或制剂）的化学、物理及生物学特性发生变化的程度。通过稳定性试验，考察中药、天然药物（原料或制剂）在不同环境条件（如温度、湿度、光线等）下药品特性随时间变化的规律，以认识和预测药品的稳定趋势，为药品生产、包装、贮存、运输条件和有效期的确定提供科学依据。稳定性研究是评价药品质量的重要指标，在药品的研究、开发中占有重要地位。

1. 稳定性试验的设计　进行稳定性试验前，应根据试验目的、制剂品种的特点和实际测试条件，设计稳定性试验方法，并选择能够满足稳定性试验要求的测试方法。因为常规的药物分析方法，由于药物分解产物的干扰，往往不能用以指示药物的稳定性。因此，研究药物制剂的稳定性，首先要寻找一个准确、灵敏、专一的含量分析方法，即稳定性指示法，能够确切地反映药物稳定性变化。目前中药制剂稳定性试验存在诸多困难。制剂中同时存在着许多成分，测定一种成分的含量时，其他成分可能对其产生干扰；多数中药制剂中有效成分尚未明确，或者仅了解其中一种或几种活性成分，而几种活性成分往往不能体现制剂的全部药效，有时采用测定某成分分解产物量来计算原型成分的含量，无法说明该制剂在贮存期间自行分解的程度。

针对上述情况，目前设计稳定性指示法有以下几种方法。

（1）设法排除其他成分和分解产物对测定的干扰。例如，以标准品为对照，采用薄层扫描法测定丹参注射液中的丹参素；高效液相法测定抗衰灵胶囊中的大黄素、槲皮素、白藜芦醇苷。

（2）将制剂中主要有效部位分离出来进行测定。如分离出总苷、总生物碱、总黄酮、总挥发油等。常以有效部位中有代表性的一种化学纯品做标准品，测定该有效部位总量。例如，扩冠颗粒剂选用总黄酮为指标，以芦丁为标准品，于波长 500nm 处测定其吸收度。

（3）对目前没有标准品，不能进行成分分离的制剂，可根据其所含活性成分的某些理化特性测定该制剂的稳定性变化。例如，根据柴胡注射液中柴胡醇的最大吸收波长 λ_{max} = 277nm，测定制剂的吸收度，由此可以换算出稳定性试验中各时间的相对含量。

应该注意，未进行彻底分离即测定含量的作法，因为其测定干扰因素较多仅能作为参考控制项目。

2. 稳定性试验的方法　根据研究目的和条件的不同，稳定性研究内容可分为影响因素试验、加速试验和长期试验等，详见第二十章，中药制剂的稳定性。

3. 药品上市后的稳定性考察　药品注册申请单位应在药品获准生产上市后，采用实际生产规模的药品进行留样观察，以考察上市药品的稳定性。根据考察结果，对包装、贮存条件进行进一步的确认或改进，并进一步确定有效期。

（程铁峰）

扫码"练一练"

第二十三章　药物体内过程

扫码"学一学"

> **要点导航**
>
> **1. 掌握**　生物药剂学、药物动力学的概念和研究的基本内容；药物的体内过程及其影响因素，药物动力学常用术语，生物利用度和生物等效性的含义及测定方法。
>
> **2. 了解**　溶出度测定的意义、方法及药物制剂体内外相关性的含义与建立。

第一节　生物药剂学概论

一、生物药剂学的含义与研究内容

（一）生物药剂学的含义

生物药剂学（biopharmaceutics）是研究药物及其制剂在体内吸收、分布、代谢与排泄的机制及过程，阐明药物因素、剂型因素、机体生物因素与药物疗效之间相互关系的学科。

剂型因素并不是单纯指片剂、丸剂和注射剂等狭义剂型概念，而是泛指与剂型相关的因素：①药物化学结构的改变，如形成酯、盐和络合物等；②药物理化性质的改变，如颗粒大小、表面积、溶解速率和晶型等；③制剂的处方组成，如辅料的性质、用量、配伍、辅料与药物的相互作用等；④药剂的制备工艺过程和操作条件；⑤具体剂型和给药方法等。

生物因素包括：①种属差异，如各种不同的实验动物与人的差异；②种族差异，如肤色、人种的不同；③性别差异；④年龄差异；⑤生理和病理条件的差异；⑥遗传背景的差异等。

（二）生物药剂学的研究内容

1. 药品的剂型设计　生物药剂学对剂型因素与药物效应关系的研究，对适宜给药途径与剂型的选择、剂型设计、工艺优化、制剂质量评价等，都具有积极的指导意义。

如：对口服药物吸收规律和影响因素进行研究，从而指导口服药物的剂型设计与研究；通过药物体内分布规律和影响因素研究，从而指导靶向给药制剂研究与开发。

2. 药品的质量研究　对药物生物因素、剂型因素和药物效应间关系及其规律的研究，使人们认识到对药物体内过程的评价较体外评价而言，是在另外一个层次上控制药物的质量，并保障临床用药的有效性和安全性。因此，对药物质量评价的研究也是生物药剂学研究的一个重要内容。

从生物药剂学的角度，药物体内过程的改变，为口服固体制剂，缓、控释制剂，靶向制剂及手性药物制剂等多种新、老剂型提供新的更为合理的评价指标，如溶出度、释放度、微粒的粒径及生物利用度等。此外人们关注的药品等效性问题已不再仅仅指药剂的等效性，而是更加重视这类药物临床治疗效果是否一致的生物等效性问题。

3. 药品应用方法的研究　在药物临床应用中充分考虑剂型因素、生物学因素对药物效应的影响，还可以指导合理给药方案的拟订并对临床用药问题进行合理解释。如高血压患者一般在上午9~10时和下午16~18时血压最高，易发生脑出血；凌晨2~3时最低，易发生脑动脉供血不足，如果所用降压药物在服药后0.5小时生效、2~3小时达峰，则高血压患者的最佳服药时间为上午7时和下午14时两次为宜，以使药物作用最强时与血压的两个高峰期同步产生适时的降压效应。

知识拓展

明代医家陈嘉谟曰："医家一只眼，药家两只眼，病家全无眼。"所言医家关注的是病情，而药家既需要通晓"药"，又应熟悉"证"，唯有此途径，才能为"无眼"之病家进行安全有效的药物治疗。这一认识与现代生物药剂学所认为的，决定药效的因素绝非仅为药物的化学结构，剂型因素及生物因素同样对药物效应产生影响，二者不谋而合。

在影响中药制剂的"效"产生的"药"因素中，包含：剂量、给药途径、中药炮制等；而中医所言"证"除了疾病的影响因素外，还包含了不同个体差异、性别差异、年龄差异；以上均会对药物在体内过程（吸收、分布、代谢及排泄）产生影响，进而影响中药制剂"效"的发挥。

二、药物的体内过程

药物的体内过程系指药物在体内的吸收、分布、代谢及排泄的过程，它与药物的疗效和毒性密切相关。药物吸收以后在体内发生的过程总称为配置；其中，药物在体内的吸收、分布及排泄称为转运，代谢变化过程称为生物转化（biotransformation）。由于代谢和排泄过程通常是不可逆的，故可合称为消除过程（elimination）。

（一）吸收

1. 药物的跨膜转运 药物从用药部位到达作用部位而产生药效，首先要通过许多屏障，这些屏障是互相联络的生物膜。生物膜是一种半透性膜，体内各部位的生物膜化学性质有所不同，一般由类脂质、蛋白质及糖类等组成。生物膜的结构以脂质双分子层为骨架，其极性部分向外，非极性部分向内，蛋白质分子分布在磷脂双层内或吸附于膜的表面，不同蛋白质分子其功能也各不相同。糖类分子以糖脂和糖蛋白的形式存在，多数分布在膜的外表面，参与膜的重要功能。也正是由于各类脂质、蛋白质和糖类分子在膜上的不对称分布，导致膜功能具有不对称性和方向性。脂质双分子层内部横向分子间的附着力弱，使极性部分具有流动性，脂溶性药物易于通过而实现跨膜转运。生物膜上存在很多有内在蛋白或膜脂质分子运动所产生的微孔，这些微孔贯穿细胞膜且充满水分，称为膜孔，使得水溶性小分子如水、尿素、甘油等能自由通过。

膜转运（membrane transport）系指物质通过生物膜的现象。膜转运是重要的生命现象之一，在药物的吸收、分布及排泄过程中起着十分重要的作用。由于生物膜具有复杂分子结构和生理功能，药物通过生物膜转运的方式呈多样性。主要包括被动转运（passive transport）、主动转运（active transport）、易化扩散（facilitated diffusion）、胞饮作用（pinocytois）、离子对转运等五种方式。

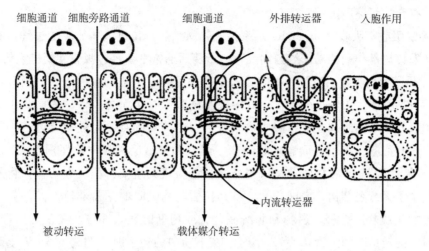

图 23 - 1　药物跨膜转运机制示意图

（1）被动转运　被动转运指存在于膜两侧的物质顺浓度梯度转运，即从高浓度一侧向低浓度一侧的转运方式。由于药物的性质不同，被动转运分为以下两条途径。①脂溶扩散：又称为简单扩散，由于生物膜为类脂双分子层，非解离型的脂溶性药物可溶于液晶态的类脂质膜，进而扩散通过生物膜。对于有机弱酸或弱碱药物，该过程受到 pH 的限制。②膜孔转运：也称为限制扩散，直径小于膜孔的水溶性分子可以经膜孔扩散通过生物膜。

被动转运的特点是：①顺浓度梯度转运；②不需消耗生物体的能量；③不受共存类似物的影响，无饱和现象和竞争抑制现象；④转运速度与膜两侧的浓度差成正比，符合一级速度过程。

（2）主动转运　物质借助于载体或酶促系统，从生物膜的低浓度一侧向高浓度一侧的转运称为主动转运。生物体内一些必需的物质如 K^+、Na^+、葡萄糖、氨基酸、水溶性维生素等，用此方式转运。

主动转运的特点是：①逆浓度梯度转运；②需消耗生物体的能量；③转运速度与载体的量有关，故往往出现饱和现象；④具有结构特异性，结构类似的物质常发生竞争抑制现象；⑤具有部位特异性；⑥受代谢抑制剂的影响，抑制细胞代谢的物质。

（3）易化扩散　易化扩散是指一些物质在生物膜载体的帮助下，由膜的高浓度侧向低浓度侧、顺浓度梯度扩散或转运的过程。生物膜中的特殊载体暂时与药物结合而提高其脂溶性。易化扩散与主动转运都属于载体转运，同样存在饱和现象、竞争抑制现象和部位特异性。不同之处在于易化扩散不需消耗生物体的能量。

（4）胞饮作用　胞饮作用是细胞从细胞外将物质摄入细胞内的现象。与细胞将细菌等异物摄入其内的吞噬作用类似。某些高分子物质，如蛋白质、多肽、脂溶性维生素和重金属等可按胞饮方式吸收。胞饮作用有部位特异性，如蛋白与脂肪颗粒在小肠下段吸收较为明显。

（5）离子对转运　一些高解离度的药物，如季铵盐能与胃肠道中的内源性物质——有机阴离子黏蛋白形成电中性的离子对复合物—这种复合物具有一定的脂溶性，可以被动方式转运。

内源性物质、少数结构与内源性物质相似的外源性物质，以及体内必需物质常常以主动转运、易化扩散或胞饮作用等特殊的方式通过生物膜。大多数药物属于外源性物质，其吸收、分布、排泄多以被动转运方式进行。故对于多数药物而言，转运速度与药物的浓度差成正比，符合一级速度过程。

2. 药物的吸收 吸收（absorption）系指药物从给药部位进入体循环的过程。除血管内给药和某些发挥局部作用的局部给药制剂外，给药后通常都要经过吸收才能进入体内。

（1）胃肠道给药吸收 口服药物的吸收是透过胃肠道上皮细胞后进入血液，胃肠道吸收部位包括胃、小肠、大肠三个部位，其中以小肠吸收最为重要。胃的表面积小，酸性药物可在胃中吸收，液体制剂在胃中吸收也较好，胃中药物的吸收为被动转运。小肠分为十二指肠、空肠和回肠，小肠表面有环状皱褶、绒毛和微绒毛，吸收总面积极大，约为200平方米。小肠，尤其是十二指肠，是口服药物被动吸收的主要部位。大肠包括盲肠、结肠和直肠，但由于无绒毛结构，表面积小，不是口服药物吸收的主要部位，大部分运行至结肠的药物可能是缓释、控释、迟释和肠溶制剂，或药剂的残余部分。在正常生理条件下，内容物在胃中的转运时间约为0.5~3小时，在小肠中的转运时间约为1.5~7小时，在大肠中的转运时间约为14~80小时。这对于设计缓释、控释和迟释制剂很有意义。药物在大肠的吸收以被动转运为主，也有胞饮等转运方式。

（2）非胃肠道给药吸收 ①注射部位吸收：静脉注射药物直接进入血管，无吸收过程，其他注射部位一般有丰富的血液或淋巴循环，药物吸收较快。腹腔注射药物的吸收需经门静脉进入肝脏而产生首过效应，除此之外注射的药物吸收后可直接进入体循环。一般水溶性注射液中药物的吸收为一级动力学过程，而混悬液中难溶性药物的吸收为零级过程。②口腔吸收：口腔黏膜吸收面积不大，但颊黏膜和舌下黏膜上皮均未角质化，且血流量大，有利于药物的吸收。吸收的药物随血液流经口腔黏膜的静脉，经颈内静脉，到达心脏，可绕过肝脏的首过效应。药物在口腔的吸收一般为被动转运，也存在载体转运系统。

其他尚有肺部、眼部、直肠、鼻腔黏膜、阴道黏膜及经皮给药的吸收。

知识拓展

以汤剂的形式进行口服用药为中药传统给药途径。这种给药途径虽具一定便捷性，但也由于古人当时技术条件的限制。如：安宫牛黄丸是中医经典急救方，具有"救急症于即时，挽垂危于顷刻"的美名，临床上适用于高热昏迷不能口服的重症患者；但是对于中药传统丸剂，丹波元坚曰："丸之为物，其体也结，势不外达，而以渐熔化，故其力最缓"；若按现代药学的观点，即为丸剂进入体内后，历经崩解、分散、溶出的步骤，实在不利于急症患者服用；另外，丸剂口服后存在首过效应及血－脑屏障，会使药物进入脑部的量大为减少。在现代应用中，为增强安宫牛黄丸治疗急症的作用，研制并应用了清开灵注射剂，然鉴于本方的主要作用靶部位为脑，因此注射剂同样难以克服血－脑屏障作用。基于经鼻给药后可通过嗅区通路直接递药入脑的现代药学理论，曾有人尝试将安宫牛黄丸中的活性成分采用经鼻给药的方式递送入脑，发现与静脉给药相比，经鼻给药后，有效成分在脑部的富集远远高于静脉给药。

中医历来重视剂型与药效的关系，早在《神农本草经·序录》就已经明确记载："药性有宜丸者、宜散者、宜水煎者、宜酒渍者、宜膏煎者、亦有一物兼宜者、亦有不可入汤酒者、并随药性不得违越"。这一论述精辟地概括了中药剂型的选择必须与药性相适应的原则；另外，随着现代药剂学的最新进展，出现了许多中药新剂型，如缓释、控释制剂，靶向制剂等，极大地丰富了中药剂型的宝库，如何结合现代生物药剂学理论及中医辨证论治原则，从安全性、有效性及经济性三方面考虑，合理开发中药制剂，也成为了现代中药药剂学的重要任务。

（二）药物的分布

药物的分布（distribution）系指药物吸收后，由循环系统送至体内各脏器组织的过程。药物在体内分布后的血药浓度与药理作用有密切关系，不仅决定着药物作用的强度、速度、持续时间，还关系到药物在组织的蓄积、消除和毒副作用等安全性问题。

1. 影响药物分布的因素

（1）药物与血浆蛋白结合　血中的药物可分为血浆蛋白结合型与游离型两种。药物与血浆蛋白的结合常是可逆的，二者处于动态平衡。与血浆蛋白结合的药物不易透过血管壁，游离型药物则能自由向体内各部位转运。当游离型药物被分布或消除，血中浓度降低时，结合型药物可释放出游离型药物。当血药浓度增高，血浆蛋白结合出现饱和或同时使用另一种与血浆蛋白结合力更强的药物后，血浆中游离型药物浓度增加，可导致药物体内分布急剧变动、作用显著增强，甚至出现毒副作用。

（2）血液循环与血管通透性　药物的分布是通过血液循环进行的。药物的分布主要受组织器官血流量的影响，其次为毛细血管的透过性。脑、肝和胃等脏器和组织血液循环速度快，肌肉和皮肤次之，脂肪组织和结缔组织血液循环速度慢。大多数药物通过被动扩散透过毛细血管壁，小分子水溶性药物可从毛细血管的膜孔中透出，脂溶性药物可扩散通过血管的内皮细胞（即脂溶扩散）。毛细血管的透过性因脏器不同而存在差异。脑和脊髓的血管内壁结构致密，细胞间隙极少，极性药物很难透过。

（3）组织结合与蓄积　药物在体内的选择性分布，除了决定于生物膜的转运特性外，组织对药物的亲和力不同也是重要原因之一。体内与药物结合的物质除血浆蛋白外，其他组织细胞内存在的蛋白、脂肪、DNA、酶以及黏多糖等高分子物质，亦能与药物发生非特异性结合。组织结合一般亦是可逆的，药物在组织与血液间保持动态平衡。与组织成分高度结合的药物，在组织中的浓度高于血浆中游离药物浓度。故组织结合程度的大小，对药物在体内的分布有很大影响。

当药物与组织有特殊亲和性时，药物进入组织的速度大于从组织中解脱进入血液的速度，连续给药，组织中的药物浓度逐渐上升的现象称为蓄积。药物若蓄积在靶器官，则可达到满意的疗效；如蓄积在脂肪等组织，则起到贮库作用；若蓄积的药物毒性较大，则可能产生毒副作用。

2. 血 - 脑屏障、血 - 胎屏障　血 - 脑屏障（blood - brain barrier）系指脑毛细血管阻止某些物质由血液进入脑组织的结构。一般水溶性和极性大的药物很难透入脑组织，而脂溶性药物却能迅速向脑内转运。在病理状态下，如脑膜炎症时，血脑通透性可增加。

血 - 胎屏障（blood - placentar barrier）系指在母体循环与胎儿体循环之间存在着的胎盘屏障。胎盘的屏障作用类似于血 - 脑屏障。在妊娠后期，绝大多数药物可通过胎盘到达胎儿体内。另外，孕妇患严重感染、中毒或其他疾病时，可使胎盘的屏障作用降低。

知识拓展

现代研究发现：大多数母体内治疗药物都可以经过胎盘进入胎儿体内，影响胎儿的生理功能和组织器官。中医对妊娠期用药范围也有严格的规定：禁用药为剧毒药、堕胎作用较强的药及药性作用峻猛的药，慎用药为活血化瘀药、行气药、攻下导滞药及温里药。然而中医认为，药物即具有偏性，使用需在辨证的前提下进行。因此，建立中药制剂妊娠安全用药的研究及临床指导体系，对我国妊娠妇女用药安全具有重要的意义。

（三）药物的代谢

药物的代谢（metabolism）是指药物在体内各种酶及体液作用下，所经历的化学结构的转变，又称为生物转化（biotransformation）。药物经代谢后极性往往比原型药物大，更适于肾脏排泄和胆汁排泄。多数药物代谢后活性减弱或失去活性，但也有一些药物的代谢产物比原来的生理活性大，甚至产生毒性。另外，还有一些没有生理活性的药物经代谢产生有活性的代谢产物，据此设计出前体药物（pro‑drug，又称前药）。

药物代谢主要在肝脏内进行，肝脏含有大部分代谢活性酶，血流量大，使之成为最重要的代谢器官。药物代谢也发生在血浆、胃肠道、肠黏膜、肺、皮肤、肾、脑和其他组织内。药物代谢过程可分为两个阶段：第一阶段通常是药物被氧化、羟基化、开环、还原或水解，结果使药物结构中增加了羟基、氨基或羧基等极性基团。第二阶段往往是结合反应，即药物的极性基团或由第一阶段反应后产生的极性基团与葡萄糖醛酸、硫酸、甘氨酸等结合成葡萄糖醛酸苷、硫酸酯或乙酰化物等，增加了药物的极性，使之容易排泄。某些药物经第一阶段代谢后，其水溶性已足以使之排泄，则不发生第二阶段反应。但也有一些药物不经代谢以原型排泄。

由于体内药物代谢过程多由酶系统催化进行，当体内药量增加到某种程度时，会出现代谢饱和现象，以致血药浓度异常增高，甚至产生毒副作用。

药物的代谢可因给药途径不同而产生差异。此外，酶抑、酶促作用，合并用药，以及生理因素，如性别、年龄、个体、疾病、饮食等差别，均会影响代谢过程。

（四）药物排泄

药物排泄（excretion）系指体内药物以原型或代谢物的形式排出体外的过程。药物排泄最主要的途径是肾排泄，其次是胆汁排泄，也可由乳汁、唾液、呼吸、汗液等排泄。

1. 肾排泄　肾的基本解剖单位是肾单位，如图 23‑2 所示，人的左右肾分别有 100 万 ~150 万个肾单位。肾单位由肾小体、近曲小管、髓袢和远曲小管及集合管组成。肾小体包括肾小球和肾小囊两部分。

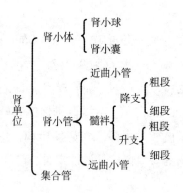

图 23‑2　肾单位示意图

药物的肾排泄是肾小球的滤过、肾小管的重吸收和肾小管的分泌等综合作用的结果。

肾排泄率 = 滤过率 + 分泌率 − 重吸收率

（1）肾小球的滤过　血液由入球小动脉进入肾小球，肾小球毛细血管壁有很多直径约 6 ~ 10nm 的微孔，滤过率极高。流经肾小球的血浆，除血浆蛋白（分子量在 66000 以上）不能滤过外，其他溶质和药物等随滤液进入肾小管。与血浆蛋白结合的药物不被滤过，故药物与血浆蛋白结合率，以及合并用药物发生竞争结合，都会影响药物的肾排泄。肾小球的滤过作用强弱可用肾小球滤过率表示。

（2）肾小管的重吸收　肾小管的重吸收系指被肾小球滤过的药物，在通过肾小管时重新转运回到血液的过程。肾小球滤过的水分 99% 被重吸收回到血液，溶解于血浆中的机体必需成分及药物也同样反复滤过和重吸收。肾小管重吸收存在主动和被动转运两种机制。多数药物经代谢后，水溶性增加，重吸收减少，有利于肾排泄。身体的必需物质如葡萄糖等被主动转运重吸收。

（3）肾小管的分泌　肾小管的分泌系指药物由血管外侧通过上皮细胞向肾小管内转运的过程。肾小管分泌主要发生在近曲小管，是主动转运过程，可逆浓度梯度进行，需要载体和能量，有饱和与竞争抑制现象。

2. 胆汁排泄　许多药物或其代谢物能从胆汁排泄，其转运机制主要是主动分泌，具有主动转运的特点。少量小分子或脂溶性药物也可以通过肝细胞膜上的微孔或类脂质部分向胆汁扩散，属于被动转运。胆汁排泄对于药物的代谢产物，特别是极性较强的代谢产物是主要的消除途径。

胆汁中排泄的药物或其代谢物在小肠中被重新吸收返回门静脉的现象称为肠肝循环（enterohepatic circulation）。药物的代谢物常以结合型排入胆汁，在肠道中水解为原型药物，脂溶性增加，易被重新吸收而进入肝门静脉。肠 − 肝循环可使药物在体内存留较长时间，故可使作用时间明显延长，但亦可能造成药物在体内的蓄积，引起药物中毒反应。

另外，药物亦可从乳汁、唾液、汗液等排泄。药物从乳汁排泄可能会影响婴儿的健康和安全。一般唾液排泄对药物消除没有临床意义，但可用唾液中药物浓度和血浆药物浓度比值相对稳定的规律，以唾液中药物的浓度代替血浆中药物的浓度来研究药物的体内过程。

三、影响药物制剂疗效的因素

药物制剂的疗效不仅与药物的化学结构和剂量有关，同时与药物的剂型因素和机体的生物因素密切相关。

（一）药物的物理化学因素

1. 药物的解离度与脂溶性　大多数药物是有机弱酸或弱碱，在溶液中以解离型和非解离型共同存在。药物的非解离型脂溶性较高，易透过生物膜；而解离型脂溶性较低，难以通过生物膜。药物非解离型的比例，取决于该药的解离常数（pK_a）和环境的 pH。

根据 Henderson − Hasselbalch 公式，弱酸药物

$$pK_a - pH = \lg \frac{C_u}{C_i} \tag{23 - 1}$$

弱碱药物

$$pK_a - pH = \lg \frac{C_i}{C_u} \tag{23 - 2}$$

式中，C_u 为未解离型药物的浓度；C_i 为解离型药物的浓度。

当解离型药物和非解离型药物各占一半时，$pKa = pH$，弱酸、弱碱的 pK_a 值即为其解离一半时的 pH。当 pH 变动一个单位，未解离型和解离型的比例也随即变动 10 倍。故酸性药物在 pH 较低的环境中、碱性药物在 pH 较高的环境中吸收良好。

如乙酰水杨酸的 $pK_a = 3.5$，在胃中（$pH = 1.5$），$\lg \dfrac{C_u}{C_i} = 2$，即 99% 为分子型，故在胃中吸收良好；而弱碱性药物奎宁的 $pK_a = 8.4$，在胃中几乎全部解离故不被吸收，在 pH 5~7 的小肠中分子型比例增大，吸收增加。

主要在小肠吸收的药物，由于小肠的表面积大，即使是弱酸性药物，如水杨酸（$pK_a = 3.5$），在小肠仍有良好的吸收。对于两性离子型药物通常在等离子点的 pH 时吸收最好。

非解离型药物的脂溶性对吸收至关重要。有些药物口服，即使以大量的非解离型存在，吸收并不佳，究其原因是药物分子的脂溶性差。药物的脂溶性可用油水分配系数表示，药物的 pK_a 值如果相同，则它们的吸收速度与油水分配系数成正比。但油水分配系数并非越大越好，当药物以分子型通过生物膜时若脂溶性太强与类脂强结合，则不易与水性体液混合而再转运。

2. 药物的溶出速度与溶解度　药物的吸收通常是从溶液开始的，多数情况下药物须以单个分子（或离子）状态与生物膜接触，才能被吸收进入体循环。因此，对固体制剂或呈混悬形式的固体药物来说，吸收前存在崩解、分散、溶解过程。对于一些难溶或溶出速度很慢的药物或制剂，其吸收过程往往受到药物溶出速度的限制，即溶出是吸收的限速过程。在该情况下，溶出速度能直接影响药物起效快慢、药效强度和持续时间。一般认为药物的溶解度小于 1mg/ml 时，吸收易受到溶出速度限制。多数弱酸性或弱碱性药物成盐后能增加药物的溶解度，同时也可提高药物的吸收，提高疗效。弱酸性药物制成碱金属盐，弱碱性药物制成弱酸盐后，溶解度增加，溶出加快。

3. 药物粒径　药物的溶解速度与药物粒子大小有一定关系。粒子越小，比表面积越大，其溶解速度也越快，药物疗效也越高。因一般口服药物，需要在胃肠液中溶解后，才能在体内吸收而起效，故难溶性药物粒径的大小是影响溶出和吸收的重要因素。采用微粉化或固体分散技术减小难溶性药物的粒径，可加速药物的吸收，有效地提高其生物利用度。但对于没有溶出限制吸收过程的药物，盲目地进行微粉化处理，可能会有某些弊端，如可加速不稳定药物的分解，增加易挥发性药物的损失，增加药物的刺激性等。

4. 药物晶型　化学结构相同的药物，可因结晶条件不同而得到晶格排列不同的晶型，这种现象称为同质多晶（polymorphism）现象。同质多晶型中有稳定型、亚稳定型和不稳定型。不同的晶型在物理性质上有所差别，常有不同的红外光谱、密度、熔点、溶解度及溶出速度。一般稳定型的结晶熔点高、溶解度小、溶出缓慢；不稳定型却与此相反，且易转化成稳定型；亚稳定型介于二者之间，熔点较低，具有较高的溶解度和溶出速度，也可以转变为稳定型，但速度较慢。晶型不同能造成药物吸收速度差异，进而影响药物的疗效。

制剂设计时，一般选用亚稳定型结晶。为防止晶型转化，可采用适当的措施，如混悬液中加入高分子材料增加分散介质的黏度，加入表面活性剂吸附于晶核表面干扰新晶核的形成等。

（二）药物的剂型因素

1. 药物剂型与给药途径　药物剂型对药物的吸收及其生物利用度有非常大的影响。制剂中药物的吸收分为两个阶段：即药物从制剂中释放溶出，然后通过生物膜吸收。剂型不同从而导致药物的起效快慢、作用强度、作用部位、持续时间及副作用等不同。不同剂型制剂中药物的释放与吸收过程如图23-3所示。

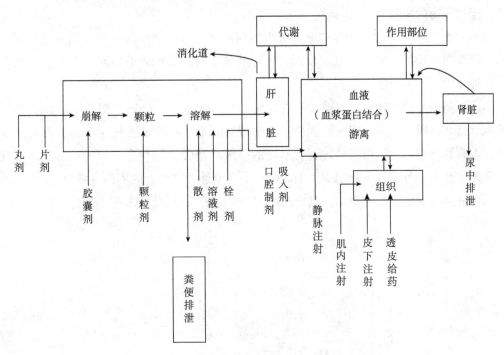

图 23 - 3　不同剂型制剂中药物的释放与吸收过程示意图

（1）注射液体剂型　静脉注射剂没有吸收过程，显效最快。而肌内和皮下注射需经组织吸收而进入体循环，所以显效稍慢。注射部位周围一般有丰富的血液和淋巴循环，且影响因素少，故通常注射给药较口服给药吸收快。注射药物的吸收为被动转运方式，亲脂性药物可直接通过毛细血管内皮细胞吸收，而非脂溶性药物主要通过毛细血管壁上的微孔进入毛细血管。药物从制剂中释放的速度是注射给药吸收的限速因素，各种注射剂中药物释放速度一般按以下顺序排列：水溶液 > 水混悬液 > 油溶液 > O/W 乳剂 > W/O 乳剂 > 油混悬液。

①溶液型注射液：大部分注射液是药物的水溶液，可以各种途径注射，能与体液混合，很快被吸收。非水溶剂制成的注射液，注射入肌内后，溶剂被体液稀释析出药物沉淀，有可能使药物吸收不规则或不完全。

以油为溶剂的注射液，因溶剂与组织液不相溶，可在注射部位形成贮库。影响其药物吸收的主要因素是药物从油相向水性组织液的分配过程，它与药物的溶解度、油水分配系数有关。油溶性注射剂可起到长效作用。

②混悬型注射液：注射混悬型注射液后，药物微粒沉积在注射部位，药物溶出是吸收的限速过程，也受微粒大小、结晶状态等因素的影响。混悬型注射液可用作长效制剂。

静脉注射混悬液后，药物的微粒易被单核 - 巨噬细胞吞噬，主要分布在肝、脾等器官，有靶向作用。例如喜树碱混悬剂静脉注射用于治疗肝癌，可提高疗效，降低毒性。

油混悬液一般用于肌内注射，药物的吸收可长达数周至数月。

③乳剂型注射剂：乳剂型注射液（O/W）静脉注射后，系统的巨噬细胞吞噬乳滴，药

物富集于单核－吞噬细胞系统丰富的脏器，如肝、脾、肺、肾等。肌内注射后，药物多通过淋巴系统转运，适用于治疗肿瘤的淋巴转移。乳剂型注射剂中药物在吸收过程中需从内相向外相转移，延缓了药物的释放，起到长效作用。注射液中加入某些高分子物质可增加黏度，延缓药物的吸收，延长药效。

（2）口服剂型　一般认为，口服剂型生物利用度高低的顺序为：溶液剂＞混悬剂＞颗粒剂＞胶囊剂＞片剂＞丸剂＞包衣片剂。各种剂型影响药物疗效的因素已在前述有关章节作过详细介绍，不再赘述。

不同给药途径的药物吸收显效，由快到慢的顺序通常为：静脉＞吸入＞肌内＞皮下＞舌下或直肠＞口服＞皮肤。但有些药物，舌下或直肠给药吸收速度仅次于静脉注射和吸入给药；也有直肠给药比口服吸收差者。常用的口服剂型吸收的顺序通常为：溶液剂＞混悬剂、乳剂＞散剂＞胶囊剂＞片剂＞丸剂。也有个别例外的情况，故不能一概而论。

同一种药物制成不同的剂型，其血药浓度与时间的关系如图23－4所示。

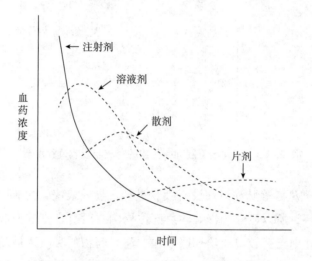

图23－4　同种药物不同剂型血药浓度比较图

2. 药用辅料　辅料在制剂中不可缺少，它不仅可以改变药物及其制剂的理化性质，而且可直接影响药物的生物利用度。因此，在制剂处方设计时除了应考虑辅料对制剂成型影响外，更重要的是如何选择合适的辅料使药物制剂更好地发挥临床疗效。

药物制剂中，辅料与主药，辅料与辅料，甚至辅料与机体之间都可能产生相互作用而影响药物的体内过程。如澳大利亚报道的苯妥英钠胶囊中毒事件，原因是将填充剂由原来的硫酸钙改为乳糖，药物吸收增加而引起的。辅料对药物制剂可能会产生不同的作用，如络合物的形成、吸附作用的产生、药物表面性质的改变、溶出速度的变化、黏度的改变等等，有的能加速或延缓药物的释放和吸收。表面活性剂能溶解生物膜的类脂物质改变其通透性或降低药物与生物膜间的表面张力，可增加药物吸收。但在临界胶束浓度以上，药物进入胶束则有可能使其吸收受阻。应该注意的是，制剂中长期反复使用大剂量的表面活性剂，可能导致黏膜细胞结构的损害。

对于疏水性强的药物，难以用减小粒径的方法改善溶出速度。因为粒径减小后，粉体吸附较多的空气，难以润湿，不利于药物的溶出。可用亲水性辅料如淀粉、乳糖与其混合，或在其表面包上一层亲水性物质（如阿拉伯胶、羟丙基纤维素等）使接触角减小，提高亲水性，加速溶出。疏水性辅料的应用可影响制剂的崩解和药物的溶出。

许多制剂新技术和新剂型，如固体分散技术、β－环糊精包合技术及缓释、控释制剂等，也和药用辅料的应用密不可分。

3. 制剂工艺技术　制剂工艺是中药加工成型的重要过程，任何一个中药制剂都以它特定的工艺或多或少地影响着制剂的临床疗效。包括中药前处理方法：粉碎、混合、制粒、提取、分离、浓缩、干燥以及制剂成型等工艺的选择，新技术的应用。

难溶性药物利用超微粉碎技术微粉化，可以有效地减少粉粒的粒径，加快成分的溶出。将难溶性有效成分制成固体分散体，再制成适宜的剂型，可增加其溶出速度。采用包合技术将中药挥发油制成β－环糊精包合物既可以提高其稳定性，也可以增大水溶性。这些新技术在制剂中的应用，是提高药物生物利用度、增强疗效的有效方法。

（三）机体的生物因素

1. 胃肠道 pH　消化道各部位的不同 pH 环境决定着弱酸性和弱碱性药物的解离状态，由于消化道上皮细胞膜是一种类脂膜，分子型药物比离子型药物易于吸收。因此，弱酸性药物在胃中容易吸收，弱碱性药物在肠中容易吸收，大肠只对极少数经胃和小肠吸收不完全的药物才呈现有限的吸收。

胃肠道 pH 环境只影响药物的被动转运吸收，主动转运药物是在特定部位受载体或酶系统作用吸收，不受消化道 pH 环境的影响。

2. 胃排空与肠蠕动　胃排空（gastric emptying）系指食物由胃经幽门排入十二指肠的过程。胃排空的快慢用胃排空速率表示。胃内容物排空所需的时间称胃排空时间。

胃排空及肠蠕动的快慢可显著影响药物在小肠的吸收。胃排空速率慢，药物在胃中存留时间延长，与胃黏膜接触机会及面积增大，主要在胃中吸收的弱酸性药物的吸收会增加。由于大多数药物的主要吸收部位在小肠，故胃排空加快，到达小肠部位所需时间缩短，有利于药物在小肠的吸收，药物起效快。但胃排空快并非对所有药物吸收均有利，例如主动转运机制吸收的维生素 B_2，其特定吸收部位在小肠上部，若胃排空慢，药物逐渐进入小肠，吸收较完全；若空腹口服，胃排空快，出现载体饱和现象，其生物利用度就差。

肠蠕动增加可促进固体制剂的崩解与溶解，使溶解的药物与肠黏膜接触机会增多，利于药物吸收。肠的蠕动可决定肠内容物的停留时间，肠的蠕动性愈大，药物滞留时间愈短，制剂中药物溶出及吸收的时间就短，故不能一概而论。

3. 药物的首过效应　在胃肠道吸收的药物经肝门静脉进入肝脏，继而进入体循环的过程中可能有部分药物在肝内生物转化。这种在药物进入体循环前因肝脏摄取而代谢或经胆汁排泄使进入体循环的原型药物量减少的现象称为肝脏的首过效应（first－pass effect）。首过效应愈大，药物被代谢愈多，其血药浓度也愈低，药效影响越大。腹腔注射给药也同样受到肝脏首过效应的影响。另外，在药物吸收过程中，药物在胃肠道内或经过肠壁时，也可因发生各种代谢反应，出现原型药物吸收量减少的首过效应。为避免或减少首过效应，常采用静脉、皮下、肌内、舌下、直肠下部给药或经皮给药。

此外，性别、年龄、种族差异及病理状态等均能引起药物疗效的差异。性别对药物的敏感性，一般雌性动物比雄性动物敏感性大，人也如此。药物对新生儿、乳儿、老年及肝、肾功能障碍患者等的药效和副作用比对正常成人明显。由于种属或种族差异，药物敏感程度亦不相同。个体间生理、病理状况的不同，药物吸收、分布、代谢、排泄等体内过程也会变化，导致药物效应不同。

知识拓展

中药药物动力学与化学药物动力学的区别

1. 中药药动学研究需符合中医药传统理论 中医药理论的特征之一就在于强调整体观，即发挥药物的整体调节作用；运用辨证施治的方法进行组方治疗疾病。因此传统中药制剂无论复方还是单方，其药效都是其中多种化学成分相互作用所产生的综合效果；中药本身的特点决定了中药药物动力学具有"整体观"的特点；这是与化学合成药的药物动力学的本质区别，即：中药药物动力学必须在中医药理论指导下进行研究才能更准确更完整更科学地揭示药物动力学特征。因此，从单个或几个指标成分来研究中药复方的药物动力学都是片面的，而必须从整体观念来把握。

2. 中药药动学研究方法的难度大 与化学药物相比，中药由多种化学成分所组成，但是真正的有效成分不很清楚。从化学上来认识一味中药，其就是一个大复方，是由多种化学成分组成的；而中药复方则更为复杂，其本身存在多种化学物质，另外它们在体内会发生代谢变化或复杂的相互作用变化。有些化学成分在治疗用的方剂中含量极微，一般多在毫克水平或更低，常难以检测。中药中化学成分的含量还受多种因素，导致如产地、种植条件、品种所用部位、收获时间等因素，导致难以控制其质量的均一性。这些都给研究中药的药动学带来极大的困难与挑战。

扫码"学一学"

第二节 药物动力学概论

一、药物动力学概述

1. 药物动力学的含义 药物动力学（pharmacokinetics）亦称为"药动学""药物代谢动力学""药代动力学"，是应用动力学原理及数学处理方法来研究药物在体内的吸收、分布、代谢、排泄等过程，探讨药物在体内存在位置、数量（或浓度）与时间三者之间关系，并提出解释这些数据所需要的数学关系式的科学。

2. 药物动力学的研究内容 药物动力学主要研究药物在体内的经时变化过程，并提出这种变化过程的数学模型。主要研究内容如下。

（1）建立药物动力学模型 选用恰当的数学方法，解析处理实验数据，得到药物在体内吸收、分布、代谢、排泄的规律，找出药物量（或浓度）与时间函数，测算动力学参数。

（2）研究制剂的生物利用度 用于定量解释和比较制剂的内在质量。

（3）应用药物动力学参数设计给药方案 确定给药剂量、给药间隔及个体化给药方案等，以其达到最佳治疗作用，为临床药学提供科学依据。

（4）研究药物体外的动力学特征 如溶出度、释放度与体内动力学特征的关系。旨在寻找便捷的体外测定方法来合理地反映药物制剂的体内特征。

（5）指导与评估药物制剂的设计与生产 为选择最佳剂型、处方组成和工艺设计等提供理论依据。

（6）探讨药物化学结构与药物动力学特征之间的关系 指导药物化学结构改造、修饰，定向寻找高效低毒的新药。

药物动力学的研究多是通过测定血药浓度的变化来进行，多数药物的血药浓度与药理作用之间是平行关系，即药物的药理作用强弱通常可以用血药浓度来说明。研究血药浓度变化规律对于了解药物药理作用的强弱与持续时间至关重要。

3. 生物药剂学与药物动力学的关系　生物药剂学是药剂学与药物动力学结合的产物。生物药剂学若要阐明药物的剂型因素、生物因素与药效之间的关系，就必须借助于药物动力学的手段来了解药物在体内的动态变化规律。其目的在于为正确评价药物制剂的质量，设计合理的剂型、制剂处方与工艺及临床合理应用等提供科学依据。

药物动力学在药剂学中的应用首先是在生物利用度和制剂工艺研究方面。制剂的生物利用度研究所采用的血药浓度和尿药浓度的单次或多次给药测定法，都需根据药物动力学的原理对实验进行设计，并对数据进行处理。

生物药剂学和药物动力学作为药剂学的分支学科，从产生以来就互相依存、共同发展。生物药剂学为药物动力学开辟了广泛的实际应用领域，而药物动力学则为生物药剂学的深入研究和发展提供了可靠的理论根据和有力的研究手段。

二、药物动力学常用术语

（一）药物转运的速度过程

药物进入体内以后，体内药量或药物浓度将随着时间的推移不断发生变化，研究这种变化规律就涉及速度过程。在药物动力学研究中，一般将药物体内转运的速度过程分为三种类型。

1. 一级速度过程（first order processes）　如果药物在体内某部位转运的速度与该部位的药量或血药浓度的一次方成正比，则称为一级速度过程，即一级动力学过程或线性动力学过程。通常药物在常用剂量时，其体内的各个过程多为一级速度过程或近似一级速度过程。

一级速度过程具有的特点：①半衰期与剂量无关；②单剂量给药的血药浓度－时间曲线下面积与剂量成正比；③一次给药情况下，尿药排泄量与剂量成正比。

2. 零级速度过程（zero order processes）　如果药物的转运速度在任何时间都是恒定的，与浓度无关，这种速度过程就称为零级速度过程或零级动力学过程。通常恒速静脉滴注的给药速度、控释制剂中药物的释放速度为零级速度过程。以零级动力学过程消除的药物，其生物半衰期随剂量的增加而增加。

3. 非线性速度过程（nonlinear processes）　当药物在体内动态变化过程不具有上述特征，其半衰期与剂量有关、血药浓度－时间曲线下面积与剂量不成正比时，其速度过程称为非线性速度过程。

通常符合这种速度过程的药物在高浓度时表现为零级速度过程，而在低浓度时是一级速度过程，其原因有两方面：一是药物的代谢酶被饱和；二是与主动转运有关的药物跨膜转运时载体被饱和。

（二）隔室模型

药物进入体内后，各部位的药物浓度始终在不断变化，这种变化虽然复杂，但仍服从一定的规律。药物动力学研究时用隔室模型来模拟机体系统，根据药物的体内过程和分布速度的差异，将机体划分为若干"隔室"或称"房室"。在同一隔室内，各部分的药物均处于动态平衡，但不意味浓度相等。最简单的是一房室模型或称单室模型；较复杂的动力学模型，如双室模型和多室模型。

1. 单室模型（one compartment model） 药物进入体内后，能迅速分布到机体各部位，在血浆、组织与体液之间处于一个动态平衡的"均一"状态，这时，可把整个机体作为一个隔室，称为单室模型。

2. 双室模型（two compartment model） 药物进入体内以后，能很快进入机体的某些部位来说，但对另一些部位来说，则需要一段时间才能完成分布。这样按药物的转运速度将机体划分为药物分布均匀程度不同的两个独立系统，即双室模型。在双室模型中，一般将血液，以及血流丰富能够瞬时分布的组织器官，如心、肝、脾、肺、肾等划分为一个"隔室"，称为中央室。将血液供应较少、药物分布缓慢的组织器官，如骨骼、脂肪、肌肉等划分为另一个"隔室"，称为周边室或外室。

3. 多室模型（multi – compartment model） 若外室中又有一部分组织、器官或细胞内药物的分布更慢，还可以从外室划分出第三个隔室，甚至第四个隔室。分布稍快的称为浅外室，分布慢的称为深外室，由此形成多室模型。

需要注意的是，隔室的划分具有抽象性。它不是以生理解剖部位进行的划分，而是从药物分布的速度与完成分布所需要的时间来划分的，因而不具解剖学的实体意义。隔室的划分还具有相对性。当实验条件比较精密、数据比较准确和充足时，可以按药物在体内分布速度将机体划分为多个隔室。若实验条件比较简陋，实验数据较少或误差较大时，不能区分药物的不同分布速度，只能将机体划分为单一或较少隔室。这种情况下若盲目追求多分隔室，必将给数据分析带来困难，处理结果可信度降低。从理论上讲，药物动力学可以处理任意多室模型，但隔室越多，实验和数据处理就越复杂。因此，药物的体内隔室数不宜多于 3 个。隔室的划分还具有客观性，不可随意而划。某种药物在体内动态过程的描述，应以科学实验数据为准。

（三）药物动力学模型参数

1. 速度常数 速度常数是描述药物转运（消除）快慢的动力学参数。速度常数越大，转运（消除）速度越快。一级速度常数以时间的倒数为单位，如 1/h 或 h^{-1}；零级速度常数单位是"浓度/时间"。

常见的速度常数如下。

k_a 为吸收速度常数；

k 为总消除速度常数；

k_e 为尿药排泄速度常数；

k_0 为零级滴注（或输注）的速度常数；

k_m 为代谢速度常数；

k_{bi} 为胆汁排泄速度常数；

k_{lu} 为经肺消除速度常数。

总消除速度常数为体内代谢和排泄速度常数的总和：

$$k = k_e + k_m + k_{bi} + k_{lu} + \cdots$$

速度常数的加和性是一个重要的特征。

2. 表观分布容积 表观分布容积（apparent volume of distribution）是体内药量与血药浓度间相互关系的一个比例常数。即：

$$V = \frac{X}{C} \tag{23 – 3}$$

式中，X 为体内药量；V 是表观分布容积；C 是血药浓度。表观分布容积的单位通常以

L 或 L/kg 表示。

表观分布容积可以理解为，体内药量按血药浓度均匀分布时所需要的体液容积。表观分布容积不具有直接的生理意义，在多数情况下不涉及真实的容积。其数值的大小能反映该药的分布特性。一般水溶性或极性大的药物不易进入细胞内或脂肪组织中，血药浓度较高，表观分布容积较小；而亲脂性药物通常在血液中的浓度较低，表观分布容积则较大，往往超过体液总体积。故表观分布容积只能反映药物在体内粗略的分布情况，是药物的一个特征参数，对于一种药物，该参数是一个确定的值。

3. 清除率　清除率（clearance，Cl）是指机体或消除器官在单位时间内能清除掉相当于多少体积的血液中的药物。

清除率的单位表示为：体积/时间。清除率表示从血液或血浆中清除药物的速度或效率，并不表示被清除的药物量。单位时间所清除的药物量等于清除率与血药浓度的乘积。

多数药物通过肝代谢或肾排泄从体内消除，因而药物的总清除率等于肝清除率与肾清除率之和。

（四）药-时曲线与半对数药-时曲线

以时间为横坐标、体内药量或药物浓度为纵坐标而绘制的曲线称为药-时曲线；以时间为横坐标、体内药量或药物浓度的对数为纵坐标而绘制的曲线称为半对数药-时曲线。

药-时曲线，尤其是半对数药-时曲线在药物动力学研究中极为有用。前者除可用于观察药效快慢、药效强弱外，也可由曲线下面积计算生物利用度和其他参数，后者则主要用于药物隔室模型的分析及药物动力学参数的估算等。

（五）生物半衰期

生物半衰期（biological half-life）是指体内药量或药物浓度消除一半所需的时间，又称消除半衰期。生物半衰期是衡量药物从体内消除速度快慢的指标。药物生物半衰期除与药物结构性质有关外，还与机体消除器官的功能有关。通常，同一种药物对于正常成人的生物半衰期相对稳定，生物半衰期的改变，可反映出消除功能的变化。

三、生物利用度与生物等效性

（一）生物利用度（bioavailability，BA）

生物利用度系指剂型中的药物被吸收进入体循环的速度和程度，包括绝对生物利用度与相对生物利用度。

1. 生物利用速度（rate of bioavailability，RBA）　是指药物进入体循环的快慢。常用血药浓度、达峰时间比较制剂吸收的快慢。

2. 生物利用程度（extent of bioavailability，EBA）　是指药物进入血液循环的多少。可通过血药浓度-时间曲线下的面积表示。试验制剂与参比制剂的血药浓度-时间曲线下面积之比称为相对生物利用度。当参比制剂是静脉注射剂时，则得到的比率称为绝对生物利用度。

相对生物利用度

$$F = \frac{AUC_T}{AUC_R} \times 100\% \qquad (23-4)$$

绝对生物利用度

$$F = \frac{AUC_T}{AUC_R} \times 100\% \qquad (23-5)$$

上述两式中，脚注 T 与 R 分别代表试验制剂与参比制剂，iv 代表静脉注射剂。

3. 生物利用度的指标

（1）峰浓度（C_{max}）　峰浓度是指血管外给药后，体内所能达到的最高血药浓度，又称峰值。峰浓度是与治疗效果和毒性水平有关的参数。

（2）达峰时间（t_{max}）　达峰时间是指血药浓度达到峰值的时间。达峰时间是反映药物起效速度的参数。

（3）血药浓度 – 时间曲线下面积（AUC）　血药浓度 – 时间曲线下面积与药物吸收总量成正比，是代表药物吸收程度的参数。

4. 生物利用度与临床疗效的关系

知识拓展

很多中药成分，口服生物利用度很低，这也是中药成分进入体内所面临的共性问题，如中药黄芩中的活性成分黄芩苷，口服的生物利用度很低（3% ~4%）；从而影响了口服药物疗效的发挥；当其制备为磷脂复合物后，可显著提高其生物利用度（17.38%），从而有效提高其临床疗效。

另外，对中药的临床使用，《汤液本草》指出："药气与食气不欲相逢，食气消则服药，药气消则进食。"即：古人认为，药物应空腹服用。现在的观点认为，药物与食物之间的相互作用应具体分析，区别对待。当食物与药物同时服用时，胃肠道中的食物对药物的生物利用度产生影响，从而影响药物的疗效和毒性。

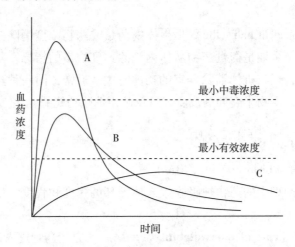

图 23 – 5　三种制剂的血液浓度 – 时间曲线的比较

药物疗效不仅与药物吸收的程度有关，而且也与药物的吸收速度有关。如果一种药物的吸收速度太慢，在体内不能产生足够高的治疗浓度，即使药物全部被吸收，也达不到治疗效果。图 23 – 3 中，三种制剂 A、B、C 具有相同的 AUC，但制剂 A 吸收快，达峰时间短，峰浓度大，已超过最小中毒浓度，因此在临床上可能会出现中毒反应；制剂 B 达峰比制剂 A 稍慢，血药浓度有较长时间落在最小中毒浓度与最小有效浓度之间，可得到较好的疗效；制剂 C 的血药浓度一直在最小有效浓度以下，在临床上可能无效。因此，制剂的生物利用度应该用三个指标 C_{max}、t_{max}、AUC 全面评价，这三个指标是制剂生物等效性评价的重要参数。

（二）生物等效性（bioequivalence，BE）

生物等效性是指一种药物的不同制剂在相同试验条件下，给以相同剂量，反映其吸收程度和速度的主要药动学参数无统计学差异。

（三）生物利用度与生物等效性的试验方法

生物等效性试验中，一般通过比较受试药品和参比制剂的相对生物利用度，对两者的生物等效性做出判定。

《中国药典》（2015 年版）四部通则中药物制剂的人体生物利用度和生物等效性指导原则，详细规定了普通制剂生物等效性试验的设计、实施和评价，以及调释制剂的生物等效性试验的要求。

（四）体外溶出度与生物利用度相关性

评价制剂生物有效性的体内量化指标是生物利用度，体外量化指标是溶出度。若经过试验证明二者之间具有良好的相关性，则可以用体外溶出度反映体内生物利用度，以保证制剂的生物利用度和临床疗效。

溶出度（dissolution rate）系指活性药物从片剂、胶囊剂或颗粒剂等普通制剂在规定条件下溶出的速率和程度。

固体制剂口服后在胃肠道中需经崩解、溶解，药物才能被机体吸收，对于难溶性药物，其溶出是吸收的限速过程，溶解速度的快慢将直接影响到药物的生物利用度。凡检查溶出度的制剂，不再进行崩解时限的检查。

1. 溶出度测定的原理 溶出度的测定原理，可用经修改的 Noyes–Whitney 方程表示：

$$\frac{\mathrm{d}C}{\mathrm{d}t} = KS(C_S - C) \tag{23–6}$$

从上式可以看出制剂中药物的溶出速度 $\mathrm{d}C/\mathrm{d}t$ 与溶出速度常数 K、固体药物的表面积 S、固体制剂表面的饱和溶液浓度 C_S 和溶出介质中实际药物浓度 C 的差值成正比。K 值可随温度的变化而变化，S 值随着固体制剂的崩解而增大，并且由于难溶性药物在体内的溶出很慢，溶出的药物很快被吸收，故 $C_S \gg C$。

体外溶出度测定的环境应体现或部分体现体内的溶出与吸收的条件，如模拟胃肠的蠕动；在恒温动态条件下测定；保持较大的浓度差等以保证药物的连续溶出。

2. 需测定溶出度的药物 一些难溶性药物，其溶出速度是吸收的限速过程，溶解速度的快慢将直接影响到药物的生物利用度。通常需要测定溶出度的药物有：①在消化液中难溶的药物；②与其它成分容易发生相互作用的药物；③久贮后溶解度降低的药物；④主药成分不易从制剂中释放；⑤剂量小、药效强、副作用大的药物。

3. 溶出度测定的目的 固体制剂溶出度测定的目的是：①研究制剂的制备工艺过程及工艺技术对药物溶出度的影响；②研究药物不同晶型、不同颗粒大小与溶出速度的关系；③研究制剂中的辅料和制剂配方对药物溶出度的影响；④寻找制剂在临床上使用无效或疗效不理想的原因；⑤比较药物在不同剂型中的溶出度，作为选择或改变药物剂型的依据；⑥比较药物或中药有效成分的各种酯类、盐类的溶出度；⑦探索制剂体外溶出度与体内生物利用度的关系。

4. 溶出度测定的方法 《中国药典》（2015 年版）四部制剂通则（0931）规定采用第一法（篮法）、第二法（桨法）、第三法（小杯法）、第四法（桨碟法）、第五法（转筒法）测定溶出度。溶出度实验装置较多，选择使用总的要求为：①能体现药物在体内条件下的溶出与吸收过程；②分辨率高，能灵敏地区别溶出速度的差别；③重现性好；④结构简单，部件易标准化；⑤耐腐蚀性强。

容器的大小和形状对测定结果影响较大，一般采用圆底烧杯，在搅拌时不会形成死角，容积为1000ml，第三法采用250ml。

测定时转篮或搅拌桨的转速应保持恒定，篮轴的转速应在各品种项下规定转速的±4%范围之内。运转时应保持平稳，不得有明显的晃动与振动。

测定方法：测定前对仪器装置进行必要的调试。分别量取经脱气处理的溶出介质，置各溶出杯，待溶出介质温度恒定在37±0.5℃，取供试品6片（粒、袋），分别投入6个干燥转篮内（或容器中），按各品种项下规定的转速启动仪器，计时；至规定的取样时间（实际取样时间与实际规定的时间差异不得超过±2%），吸取溶出液适量（取样位置应在转篮顶端至液面的中点，距溶出杯内壁10mm处；多次取样时，所量取溶出介质的体积之和应在溶出介质的1%之内，如超出总体积的1%时，应及时补充相同体积、相同温度的溶出介质，或在计算时加以校正），立即用适当的微孔滤膜滤过，自取样至滤过应在30秒钟内完成。取澄清滤液，照该品种项下规定的方法测定，算出每片（粒、袋）的溶出量。

5. 溶出度参数的提取　固体制剂溶出度试验中，每隔一定时间取样1次，测定一系列的溶出百分数–时间数据，对试验数据进行处理，求出若干特征参数，用这些参数来表征制剂的体外溶出特征或用它们与药物体内过程参数的相关性来评估制剂的生物有效性。

用固体药物或固体制剂体外累积溶出百分率与时间数据绘图，所得实验曲线如图23–6所示。

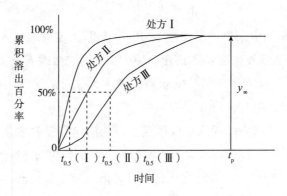

图23–6　由实验曲线直接提取参数示意图

从图中曲线可直接提取参数：①y_∞，即累积溶出最大量，是曲线的最高点。②t_m，溶出某百分比的时间，如$t_{0.8}$，即药物溶出80%所需要的时间；$t_{0.5}$，即药物溶出50%所需要的时间。③AUC，累积溶出百分率–时间曲线下的面积。④t_p，出现累积溶出最大量y_∞的时间。

溶出特征参数也可以通过单指数模型、对数正态分布模型和威布尔分布模型求得。

6. 体内–体外相关性　生物利用度是评价药物制剂质量的一项重要指标，然而由于生物利用度试验的特殊性，无法将其作为常规产品质量控制手段。如果体外溶出度与体内吸收之间具有良好的相关性，溶出度则可以在一定程度上反映药物制剂在体内的吸收和临床疗效。

体内–体外相关性是指由制剂产生的生物学性质或由生物学性质衍生的参数（如t_{max}、C_{max}或AUC），与同一制剂的物理化学性质之间，建立的合理定量关系。只有确定了制剂体内外具有相关性后，才能通过体外溶出度试验预测制剂的体内过程。这种体内 – 体外相关性也可以用于筛选制剂处方和制备工艺，保证制剂产品体内外性能的一致性。

下面介绍两种常用的体内外相关性建立方法与数据处理方法。

（1）单点相关关系的建立 某一溶出时间点如 $t_{0.5}$、$t_{0.9}$ 或 T_d 与某一药动学参数如 C_{max}、t_{max} 或 AUC 的相关关系。单点相关只能说明部分相关。

例如，某片剂溶出试验数据 6 次平均值和健康受试者口服该片生物利用度参数（8 人平均值）见表 23 – 1。

表 23 – 1 片剂的生物利用度参数

试验制剂	A	B	C	D
$t_{0.5}$（min）	3.2	15.4	45	88
C_{max}（μg/ml）	14.3	13.6	11.3	10.5
t_{max}（min）	83.3	75.5	112.2	134.1
AUC（μg·ml^{-1}·min）	2767	2807	2500	2541

分别将三组数据 $t_{0.5}$ – C_{max}、$t_{0.5}$ – t_{max}、$t_{0.5}$ – AUC 回归处理，求得两两相关系数，分别为 0.954、0.957、0.801。结果表明，试片 A、B、C、D 溶出试验参数 $t_{0.5}$ 依次延长，口服后血药浓度峰值依次减小，达峰时间依次推迟，两两相关性好。$t_{0.5}$ – AUC 相关性差，因此溶出试验所得 $t_{0.5}$ 不能预测该片剂的生物利用度。

（2）体内吸收曲线与体外溶出曲线相关关系的建立 这种相关是最高水平的相关关系。

①体内吸收百分率的求算：利用 Wagner – Nelson 法计算某时间体内吸收的药物分数公式

$$F_a = \frac{(X_A)_t}{(X_A)_\infty} = \frac{C_t + k \cdot \text{AUC}_{0 \to t}}{K \cdot \text{AUC}_{0 \to \infty}}$$

式中，Fa 为药物吸收百分率；$(X_A)_t$ 为 t 时吸收的累积药量；$(X_A)_\infty$ 为被吸收的全部药量；C_t 为 t 时的血药浓度；k 为消除速度常数；$\text{AUC}_{0 \to t}$ 和 $\text{AUC}_{0 \to \infty}$ 分别为 0 时到 t 时和 0 时到吸收结束时的血药浓度 – 时间曲线下面积。

②体外累积溶出百分率与吸收百分率相关关系的建立：当药物的溶出为体内药物吸收的限速因素时，可利用线性最小二乘法回归原理，将同批试样体外累积溶出曲线和体内吸收曲线上对应的各个时间点的溶出百分率和吸收百分率回归，得直线回归方程，求得相关方程和相关系数，判断体外溶出与体内吸收的相关性。

例如，已知某片剂在不同时间的累积溶出百分率（F_d）和口服吸收百分率（F_a），见表 23 – 2。

表 23 – 2 某片剂的溶出与吸收百分率

t（h）	1	2	3	4	5	6	7	8
F_d（%）	33.29	48.47	69.66	75.99	87.74	92.41	96.27	98.53
F_α（%）	29.85	44.88	63.51	73.47	79.52	86.51	90.7	97.89

将 F_d – F_α 回归处理，得直线方程：

$$F_a = 0.9845 F_d - 3.3339 \quad r = 0.9948$$

表明该片剂的体外溶出度与口服吸收有很好的相关性，可以用于预测该片剂的生物利用度。

重点小结

重点难点	药师考点
1. 生物药剂学的概念和研究的基本内容	☆☆☆生物药剂学定义及研究内容
2. 药物的体内过程及其影响因素	☆☆药物的体内过程及其影响因素；药物动力学的概念和研究的基本内容
3. 药物动力学定义及研究内容	☆药物动力学常用术语
4. 药物动力学常用术语	
5. 生物利用度和生物等效性的含义及测定方法	

【思考题】

1. 什么是生物药剂学？研究意义及内容是什么？

2. 药物剂型因素与生物因素包括哪些？

3. 体内过程及其影响因素有哪些？何为药物在体内的排泄、处置与消除？

4. 药物动力学常用术语。

5. 生物利用度和生物等效性的含义及测定方法。

6. 溶出度测定的意义、方法及药物制剂体内外相关性的含义与建立。

（李春花　彭　涛　董自亮）

扫码"练一练"